内科疾病临床诊疗思维

NEIKE JIBING LINCHUANG ZHENLIAO SIWEI

张玲玲　等　主编

上海科学普及出版社

图书在版编目（CIP）数据

内科疾病临床诊疗思维／张玲玲等主编. —上海：上海科学普及出版社，2024.5
ISBN 978-7-5427-8686-9

Ⅰ.①内… Ⅱ.①张… Ⅲ.①内科–疾病–诊疗 Ⅳ.①R5

中国国家版本馆CIP数据核字（2024）第087662号

统　　筹　张善涛
责任编辑　陈星星　　郝梓涵
整体设计　宗　宁

内科疾病临床诊疗思维

主编　张玲玲　等

上海科学普及出版社出版发行

（上海中山北路832号　邮政编码200070）

http://www.pspsh.com

各地新华书店经销　　山东麦德森文化传媒有限公司印刷
开本　787×1092 1/16　印张 22.75　插页 2　字数 582 000
2024年5月第1版　　2024年5月第1次印刷

ISBN 978-7-5427-8686-9　定价：198.00元
本书如有缺页、错装或坏损等严重质量问题
请向工厂联系调换
联系电话：0531-82601513

编·委·会

◎ **主　编**

张玲玲　商秀芳　秦桂英　徐　凤

王君波　于传民　艾珊珊

◎ **副主编**

陈延磊　刘　冲　裴瑞芝　唐德为

明淑敏　朱华芳　刘新玲

◎ **编　委**（按姓氏笔画排序）

于传民（济南市济阳区济阳街道办事处社区卫生服务中心）

王君波（山东省青州市人民医院）

艾珊珊（庆云县人民医院）

朱华芳（上海市黄浦区老年护理医院）

刘　冲（鄂州市中医医院）

刘新玲（湖北省襄阳市第一人民医院）

张玲玲（山东省泰安市宁阳县第一人民医院）

陈延磊（济南市天桥区桑梓店镇卫生院）

明淑敏（临清市第二人民医院）

秦桂英（诸城市人民医院）

徐　凤（淄博市中医医院柳泉院区）

唐德为（威海市胸科医院）

商秀芳（山东省滕州市洪绪镇卫生院）

裴瑞芝（山东省第二康复医院）

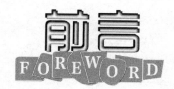

　　内科学是一门研究疾病的病因、诊断、治疗和预后的临床学科,其具体范畴是在整个医学历史发展中形成的,并且是在不断更新变化的。近年来,随着现代影像技术、计算机技术、生物医学工程、分子生物学等学科的发展,内科学也发生了前所未有的变化。新概念、新理论、新观点、新技术、新疗法不断涌现,新设备、新器械和新材料也越来越多地应用于临床,这些变化对于上岗不久的内科医师来说均是不小的挑战。即使是工作多年的临床医师,在医学科研不断深入、医学理论更为完善、医疗技术迅速发展的今天,也存在更新知识和进一步提高技术的愿望。但目前相关书籍繁杂且部分知识未得到更新。鉴于此,编者们总结临床工作经验,综合国内外先进的研究成果,编写了《内科疾病临床诊疗思维》一书,希望本书对提高我国内科疾病的诊疗水平贡献一份力量。

　　本书以临床实际应用为目的,以现代内科学临床诊疗指南为依据,先介绍了内科疾病常见症状与体征、内科疾病常用治疗技术;后从病因、发病机制、病理生理、临床表现、体格检查、辅助检查、诊断依据、治疗原则、预后等对临床内科疾病进行了阐述。本书内容翔实,语言精练,结构合理,重点突出,既顺应了现代医学的发展需要,又可以提高临床内科医师的诊疗水平,可作为各级医疗机构内科医务人员、医学院校教师和相关科研工作者的参考用书。

　　本书在编写过程中,由于编者较多,写作方式和文笔风格不一,再加上时间有限,难免存在疏漏和不足之处,敬请各位读者提出宝贵意见,以期再版修订。

《内科疾病临床诊疗思维》编委会

2024 年 1 月

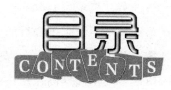

第一章　内科疾病常见症状与体征 ……………………………………………… (1)

　　第一节　呼吸困难 ……………………………………………………………… (1)

　　第二节　胸痛 …………………………………………………………………… (3)

　　第三节　水肿 …………………………………………………………………… (5)

　　第四节　发绀 …………………………………………………………………… (7)

　　第五节　便秘 …………………………………………………………………… (9)

　　第六节　发热 …………………………………………………………………… (12)

　　第七节　脾大 …………………………………………………………………… (13)

　　第八节　腰痛 …………………………………………………………………… (15)

　　第九节　黄疸 …………………………………………………………………… (16)

第二章　内科疾病常用治疗技术 ………………………………………………… (19)

　　第一节　氧气疗法 ……………………………………………………………… (19)

　　第二节　机械通气 ……………………………………………………………… (25)

　　第三节　神经介入治疗技术 …………………………………………………… (35)

第三章　神经内科疾病 …………………………………………………………… (41)

　　第一节　头痛 …………………………………………………………………… (41)

　　第二节　眩晕 …………………………………………………………………… (51)

　　第三节　三叉神经痛 …………………………………………………………… (65)

　　第四节　舌咽神经痛 …………………………………………………………… (69)

　　第五节　前庭蜗神经疾病 ……………………………………………………… (72)

　　第六节　特发性面神经炎 ……………………………………………………… (73)

　　第七节　急性细菌性脑膜炎 …………………………………………………… (76)

　　第八节　脑出血 ………………………………………………………………… (79)

　　第九节　高血压脑病 …………………………………………………………… (93)

　　第十节　脊神经疾病 …………………………………………………………… (100)

第四章　心内科疾病……………………………………………………………………（111）

　　第一节　稳定型心绞痛……………………………………………………………（111）

　　第二节　不稳定型心绞痛…………………………………………………………（120）

　　第三节　舒张性心力衰竭…………………………………………………………（130）

　　第四节　继发性高血压……………………………………………………………（135）

　　第五节　特殊类型高血压…………………………………………………………（146）

　　第六节　急性心力衰竭……………………………………………………………（160）

　　第七节　慢性收缩性心力衰竭……………………………………………………（171）

第五章　呼吸内科疾病……………………………………………………………………（181）

　　第一节　流行性感冒………………………………………………………………（181）

　　第二节　急性气管-支气管炎……………………………………………………（186）

　　第三节　慢性支气管炎……………………………………………………………（187）

　　第四节　弥漫性泛细支气管炎……………………………………………………（191）

　　第五节　支气管扩张症……………………………………………………………（196）

第六章　消化内科疾病……………………………………………………………………（203）

　　第一节　消化性溃疡………………………………………………………………（203）

　　第二节　胃食管反流病……………………………………………………………（211）

　　第三节　慢性胃炎…………………………………………………………………（218）

　　第四节　溃疡性结肠炎……………………………………………………………（227）

　　第五节　嗜酸性胃肠炎……………………………………………………………（231）

　　第六节　功能性消化不良…………………………………………………………（234）

　　第七节　功能性便秘………………………………………………………………（238）

　　第八节　酒精性肝病………………………………………………………………（241）

　　第九节　脂肪肝……………………………………………………………………（245）

　　第十节　肝硬化……………………………………………………………………（253）

第七章　肾内科疾病………………………………………………………………………（267）

　　第一节　急性肾小球肾炎…………………………………………………………（267）

　　第二节　急进性肾小球肾炎………………………………………………………（274）

　　第三节　慢性肾小球肾炎…………………………………………………………（281）

　　第四节　隐匿性肾小球肾炎………………………………………………………（286）

　　第五节　IgA 肾病…………………………………………………………………（290）

　　第六节　特发性膜性肾病…………………………………………………………（298）

　　第七节　局灶节段性肾小球硬化 ……………………………………………（309）

　　第八节　肾小管酸中毒 ………………………………………………………（318）

第八章　内分泌科疾病 ……………………………………………………………（321）

　　第一节　单纯性甲状腺肿 ……………………………………………………（321）

　　第二节　高碘性甲状腺肿 ……………………………………………………（325）

　　第三节　糖尿病 ………………………………………………………………（327）

　　第四节　肥胖症 ………………………………………………………………（350）

参考文献 ……………………………………………………………………………（355）

第一章

内科疾病常见症状与体征

第一节 呼 吸 困 难

正常人平静呼吸时，其呼吸运动无须费力，也不易察觉。呼吸困难尚无公认的明确定义，通常是指伴随呼吸运动所出现的主观不适感，如感到空气不足、呼吸费劲等。体格检查时可见患者用力呼吸，辅助呼吸肌参加呼吸运动，如张口抬肩，并可出现呼吸频率、深度和节律的改变。严重呼吸困难时，可出现鼻翼翕动、发绀，患者被迫采取端坐位。许多疾病可引起呼吸困难，如呼吸系统疾病、心血管疾病、神经肌肉疾病、肾脏疾病、内分泌疾病（包括妊娠）、血液系统疾病、类风湿疾病及精神情绪改变等。正常人运动量大时也会出现呼吸困难。

一、呼吸困难的临床类型

(一)肺源性呼吸困难

肺源性呼吸困难的两个主要原因是肺或胸壁顺应性降低引起的限制性缺陷和气流阻力增加引起的阻塞性缺陷。限制性呼吸困难的患者(如肺纤维化或胸廓变形)在休息时可无呼吸困难，但当活动使肺通气接近其最大受限的呼吸能力时，就有明显的呼吸困难。阻塞性呼吸困难的患者(如阻塞性肺气肿或哮喘)，即使在休息时，也可因努力增加通气而致呼吸困难，且呼吸费力而缓慢，尤其是在呼气时。尽管详细询问呼吸困难感觉的特性和类型有助于鉴别限制性和阻塞性呼吸困难，然而这些肺功能缺陷常是混合的，呼吸困难可显示出混合和过渡的特征。体格检查和肺功能测定可补充得之于病史的详细信息。体格检查有助于显示某些限制性呼吸困难的原因(如胸腔积液、气胸)，肺气肿和哮喘的体征有助于确定其基础的阻塞性肺病的性质和严重程度。肺功能检查可提供限制性或气流阻塞存在的数据，可与正常值或同一患者不同时期的数据做比较。

(二)心源性呼吸困难

在心力衰竭早期，心排血量不能满足活动期间的代谢增加，因而组织和大脑酸中毒使呼吸运动大大增强，患者过度通气。各种反射因素，包括肺内牵张感受器，也可促成过度通气，患者气短，常伴有乏力、窒息感或胸骨压迫感。其特征是"劳力性呼吸困难"，即在体力运动时发生或加重，休息或安静状态时缓解或减轻。

在心力衰竭后期,肺充血水肿,僵硬的肺脏通气量降低,通气用力增加。反射因素,特别是肺泡-毛细血管间隔内毛细血管旁感受器,有助于肺通气的过度增加。心力衰竭时,循环缓慢是主要原因,呼吸中枢酸中毒和低氧起重要作用。端坐呼吸是在患者卧位时发生的呼吸不舒畅,迫使患者取坐位。其原因是卧位时回流入左心的静脉血增加,而衰竭的左心不能承受这种增加的前负荷,其次是卧位时呼吸用力增加。端坐呼吸有时发生于其他心血管疾病,如心包积液。急性左心功能不全,患者常表现为阵发性呼吸困难。其特点是多在夜间熟睡时,因呼吸困难而突然憋醒,胸部有压迫感,被迫坐起,用力呼吸。轻者短时间后症状消失,称为夜间阵发性呼吸困难。病情严重者,除端坐呼吸外,尚可有冷汗、发绀、咳嗽、咳粉红色泡沫样痰,心率加快,两肺出现哮鸣音、湿啰音,称为心源性哮喘。其是由于各种心脏病发生急性左心功能不全,导致急性肺水肿所致。

(三)中毒性呼吸困难

糖尿病酸中毒产生一种特殊的深大呼吸类型,然而,由于呼吸能力储存完好,故患者很少主诉呼吸困难。尿毒症患者由于酸中毒、心力衰竭、肺水肿和贫血联合作用造成严重气喘,患者可主诉呼吸困难。急性感染时呼吸加快,是由于体温增高及血中毒性代谢产物刺激呼吸中枢引起的。吗啡、巴比妥类药物急性中毒时,呼吸中枢受抑制,使呼吸缓慢,严重时出现潮式呼吸或间停呼吸。

(四)血源性呼吸困难

由于红细胞携氧量减少,血含氧量减低,引起呼吸加快,常伴有心率加快。发生于大出血时的急性呼吸困难是一个需立即输血的严重指征。呼吸困难也可发生于慢性贫血,除非极度贫血,否则呼吸困难仅发生于活动期间。

(五)中枢性呼吸困难

颅脑疾病或损伤时,呼吸中枢受到压迫或供血减少,功能降低,可出现呼吸频率和节律的改变。如病损位于间脑及中脑上部时出现潮式呼吸;中脑下部与脑桥上部受累时出现深快均匀的中枢型呼吸;脑桥下部与延髓上部病损时出现间停呼吸;累及延髓时出现缓慢不规则的延髓型呼吸,这是中枢呼吸功能不全的晚期表现;叹气样呼吸或抽泣样呼吸常为呼吸停止的先兆。

(六)精神性呼吸困难

癔症时,其呼吸困难主要特征为呼吸浅表频速,患者常因过度通气而发生胸痛、呼吸性碱中毒。易出现手足搐搦症。

二、呼吸困难的诊断思维

根据呼吸困难多种多样的临床表现可引导出对某些疾病的诊断思维。以下可供参考。

(一)呼吸频率

每分钟呼吸超过 24 次称为呼吸频率加快,见于呼吸系统疾病、心血管疾病、贫血、发热等。每分钟呼吸少于 10 次称为呼吸频率减慢,是呼吸中枢受抑制的表现,见于麻醉安眠药物中毒、颅内压增高、尿毒症、肝性脑病等。

(二)呼吸深度

呼吸加深见于糖尿病及尿毒症酸中毒,呼吸变浅见于肺气肿、呼吸肌麻痹及镇静剂过量。

(三)呼吸节律

潮式呼吸和间停呼吸见于中枢神经系统疾病和脑部血液循环障碍如颅内压增高、脑炎、脑膜炎、颅脑损伤、尿毒症、糖尿病昏迷、心力衰竭、高山病等。

(四)年龄性别

儿童呼吸困难应多注意呼吸道异物、先天性疾病、急性感染等,青壮年则应想到胸膜疾病、风湿性心脏病、结核,老年人应多考虑冠心病、肺气肿、肿瘤等。癔症性呼吸困难较多见于年轻女性。

(五)呼吸时限

吸气性呼吸困难多见于上呼吸道不完全阻塞如异物、喉水肿、喉癌等,也见于肺顺应性降低的疾病如肺间质纤维化、广泛炎症、肺水肿等。呼气性呼吸困难多见于下呼吸道不完全阻塞,如慢性支气管炎、支气管哮喘、肺气肿等。大量胸腔积液、大量气胸、呼吸肌麻痹、胸廓限制性疾病则呼气、吸气均感困难。

(六)起病缓急

呼吸困难缓起者包括心肺慢性疾病,如肺结核、肺尘埃沉着病、肺气肿、肺肿瘤、肺纤维化、冠心病、先心病等。呼吸困难发生较急者有肺水肿、肺不张、呼吸系统急性感染、迅速增长的大量胸腔积液等。突然发生严重呼吸困难者有呼吸道异物、张力性气胸、大块肺梗死、成人呼吸窘迫综合征等。

(七)患者姿势

端坐呼吸见于充血性心力衰竭患者,一侧大量胸腔积液患者常喜卧向患侧,重度肺气肿患者常静坐而缓缓吹气,心肌梗死患者常叩胸做痛苦貌。

(八)劳力活动

劳力性呼吸困难是左心衰竭的早期症状,肺尘埃沉着症、肺气肿、肺间质纤维化、先天性心脏病往往也以劳力性呼吸困难为早期表现。

(九)职业环境

接触各类粉尘的职业是诊断肺尘埃沉着病的基础;饲鸽者、种蘑菇者发生呼吸困难时应考虑外源性过敏性肺泡炎。

(十)伴随症状

伴咳嗽、发热者考虑支气管-肺部感染,伴神经系统症状者注意脑及脑膜疾病或转移性肿瘤,伴霍纳综合征者考虑肺尖瘤,伴上腔静脉综合征者考虑纵隔肿块,触及颈部皮下气肿时立即想到纵隔气肿。

（陈延磊）

第二节　胸　痛

胸痛主要由胸部疾病引起,少数由其他部位的病变所致,心血管系统疾病是胸痛的常见原因,但其他部位的疾病也可引起胸痛症状,如肝脓肿等。因痛阈个体差异性大,胸痛的程度与原发疾病的病情轻重并不完全一致。

一、病因

(一)胸壁疾病
肋软骨炎、带状疱疹、流行性肌炎、颈胸椎疾病、胸部外伤、肋间神经痛和肋骨转移瘤。

(二)呼吸系统疾病
胸膜炎、肺炎、支气管肺癌和气胸。

(三)纵隔疾病
急性纵隔炎、纵隔肿瘤、纵隔气肿。

(四)心血管疾病
心绞痛、心肌梗死、心包炎、胸主动脉瘤、肺栓塞和夹层动脉瘤等。

(五)消化系统疾病
食管炎、胃十二指肠溃疡、胆囊炎、胰腺炎等。

(六)膈肌疾病
膈疝、膈下脓肿。

(七)其他
骨髓瘤、白血病胸骨浸润、心脏神经官能症等。

二、临床表现

(一)发病年龄
青壮年胸痛,应注意结核性胸膜炎、自发性气胸、心肌炎、心肌病、风湿性心脏瓣膜病;年龄在40岁以上患者还应注意心绞痛、心肌梗死与肺癌。

(二)胸痛部位
(1)局部有压痛,炎症性疾病,尚伴有局部红、肿、热表现。

(2)带状疱疹是成簇水疱沿一侧肋间神经分布伴剧痛,疱疹不越过体表中线。

(3)非化脓性肋骨软骨炎多侵犯第1～2肋软骨,对称或非对称性,呈单个或多个肿胀隆起,局部皮色正常,有压痛,咳嗽、深呼吸或上肢大幅度活动时疼痛加重。

(4)食管及纵隔病变,胸痛多位于胸骨后,进食或吞咽时加重。

(5)心绞痛和心肌梗死的疼痛多在心前区与胸骨后或剑突下,疼痛常放射至左肩、左臂内侧,达环指与小指,也可放射于左颈与面颊部,患者误认为牙痛。

(6)夹层动脉瘤疼痛位于胸背部,向下放射至下腹、腰部及两侧腹股沟和下肢。

(7)自发性气胸、胸膜炎和肺梗死的胸痛多位于患侧腋前线与腋中线附近,后二者如累及肺底、膈胸膜,则疼痛也可放射于同侧肩部。肺尖部肺癌(肺上沟癌、Pancoast癌)以肩部、腋下痛为主,疼痛向上肢内侧放射。

(三)胸痛性质
(1)带状疱疹呈刀割样痛或灼痛,剧烈难忍。

(2)食管炎则为烧灼痛。

(3)心绞痛呈绞窄性并有重压窒息感。

(4)心肌梗死则疼痛更为剧烈并有恐惧、濒死感。

(5)纤维素性胸膜炎常呈尖锐刺痛或撕裂痛。

(6)肺癌常为胸部闷痛,而 Pancoast 癌则呈火灼样痛,夜间尤甚。

(7)夹层动脉瘤为突然发生胸背部难忍撕裂样剧痛。

(8)肺梗死也为突然剧烈刺痛或绞痛。常伴呼吸困难及发绀。

(四)持续时间

(1)平滑肌痉挛或血管狭窄缺血所致疼痛为阵发性。

(2)炎症、肿瘤、栓塞或梗死所致疼痛呈持续性。如心绞痛发作时间短暂,而心肌梗死疼痛持续时间很长且不易缓解。

(五)影响胸痛因素

影响胸痛因素包括诱因、加重与缓解。劳累、体力活动、精神紧张可诱发心绞痛发作,休息、含服硝酸甘油或硝酸异山梨酯,可使心绞痛缓解,而对心肌梗死疼痛则无效。胸膜炎和心包炎的胸痛则可因深呼吸和咳嗽而加剧。反流性食管炎的胸骨后灼痛,饱餐后出现,仰卧或俯卧位加重,服用抗酸剂和促动力药多潘立酮或西沙必利后可减轻或消失。

三、胸痛伴随症状

(1)胸痛伴吞咽困难或咽下痛者,提示食管疾病,如反流性食管炎。

(2)胸痛伴呼吸困难者,提示较大范围病变,如大叶性肺炎、自发性气胸、渗出性胸膜炎和肺栓塞等。

(3)胸痛伴面色苍白、大汗、血压下降或休克表现时,多考虑心肌梗死、夹层动脉瘤、主动脉窦瘤破裂和大块肺栓塞等。

(陈延磊)

第三节　水　　肿

人体组织间隙有过多的液体积聚使组织肿胀称为水肿。水肿可分为全身性水肿与局部性水肿。当液体在体内组织间隙呈弥漫性分布时呈全身性水肿(常为凹陷性);液体积聚在局部组织间隙时呈局部性水肿;发生于体腔内称积液,如胸腔积液、心包积液。一般情况下,水肿这一术语不包括内脏器官局部的水肿,如脑水肿、肺水肿等。

一、发生机制

在正常人体中,一方面血管内液体不断地从毛细血管小动脉端滤出,至组织间隙成为组织液,另一方面组织液又不断地从毛细血管小静脉端回吸入血管中。两者经常保持动态平衡,因而组织间隙无过多液体积聚。

保持这种平衡的主要因素:①毛细血管内静水压;②血浆胶体渗透压;③组织间隙机械压力(组织压);④组织液的胶体渗透压。当维持体液平衡的因素发生障碍出现组织间液的生成大于回吸收时,则可产生水肿。

产生水肿的主要因素:①钠与水的潴留,如继发性醛固酮增多症;②毛细血管滤过压升高,如右心衰竭;③毛细血管通透性增高,如急性肾小球肾炎;④血浆胶体渗透压降低,如血浆清蛋白减少；⑤淋巴回流受阻，如丝虫病。

二、病因与临床表现

（一）全身性水肿

1.心源性水肿

风心病、冠心病、肺心病等各种心脏病引起右心衰竭时出现。

心源性水肿主要由有效循环血量减少，肾血流量减少，继发性醛固酮增多引起水、钠潴留及静脉淤血，毛细血管滤过压增高，组织液回吸收减少所致。前者决定水肿程度，后者决定水肿的部位。水肿程度可由于心力衰竭程度而有不同，可自轻度的踝部水肿以致严重的全身性水肿。

心源性水肿的特点是水肿首先出现于身体下垂部位（下垂部位流体静水压较高）。能起床活动者，水肿最早出现于踝内侧，行走活动后明显，休息后减轻或消失；经常卧床者以腰骶部水肿最为明显。水肿为对称性、凹陷性。此外通常有颈静脉曲张、肝大、静脉压升高，严重时还出现胸腔积液、腹水等右心衰竭的其他表现。

2.肾源性水肿

肾源性水肿见于急慢性肾小球肾炎、肾盂肾炎、急慢性肾衰竭等，发生机制主要是由多种因素引起肾排泄水、钠减少，导致水、钠潴留，细胞外液增多，毛细血管静水压升高，引起水肿。水、钠潴留是肾性水肿的基本机制。导致水、钠潴留的因素如下：①肾小球超滤系数及滤过率下降，而肾小管回吸收钠增加（球-管失衡），导致水、钠潴留；②大量蛋白尿致低蛋白血症，血浆胶体渗透压下降致使水分外渗；③肾实质缺血，刺激肾素-血管紧张素-醛固酮系统，醛固酮活性增高，导致水、钠潴留；④肾内前列腺素产生减少，致使肾排钠减少。

肾源性水肿特点是疾病早期晨间起床时有眼睑与颜面水肿，以后发展为全身水肿（肾病综合征时为重度水肿）。常有尿改变、高血压、肾功能损害的表现。

3.肝源性水肿

任何肝脏疾病引起血浆清蛋白明显下降时均可引起水肿。

失代偿期肝硬化主要表现为腹水，也可首先出现踝部水肿，逐渐向上蔓延，而头、面部及上肢常无水肿。

门脉高压症、低蛋白血症、肝淋巴液回流障碍、继发醛固酮增多等因素是水肿与腹水形成的主要机制。肝硬化在临床上主要有肝功能减退和门脉高压两方面表现。

4.营养不良性水肿

慢性消耗性疾病长期营养缺乏、神经性厌食、胃肠疾病、妊娠呕吐、消化吸收障碍、重度烧伤、排泄或丢失过多、蛋白质合成障碍等所致低蛋白血症或B族维生素缺乏均可产生水肿。

营养不良性水肿特点是水肿发生前常有消瘦、体重减轻等表现。皮下脂肪减少所致组织松弛，组织压降低，加重了水肿液的潴留。水肿常从足部开始逐渐蔓延至全身。

5.其他原因的全身水肿

（1）黏液性水肿时产生非凹陷性水肿（由于组织液所含蛋白量较高），颜面及下肢水肿较明显。

（2）特发性水肿为一种原因不明或原因尚未确定的综合征，多见于妇女，特点为月经前7~14天出现眼睑、踝部及手部轻度水肿，可伴乳房胀痛及盆腔沉重感，月经后水肿逐渐消退。

（3）药物性水肿，可见于糖皮质激素、雄激素、雌激素、胰岛素、萝芙木制剂、甘草制剂等疗程中。

(4)内分泌性水肿,腺垂体功能减退症、黏液性水肿、皮质醇增多症、原发性醛固酮增多症等。

(5)其他可见于妊娠中毒症、硬皮病、血管神经性水肿等。

(二)局部性水肿

(1)局部炎症所致水肿为最常见的局部水肿,见于丹毒、疖肿、蛇毒中毒等。

(2)淋巴回流障碍性水肿多见于丝虫病、非特发性淋巴管炎、肿瘤等。

(3)静脉阻塞性水肿常见于肿瘤压迫或肿瘤转移、静脉血栓形成、血栓性静脉炎、上腔或下腔静脉阻塞综合征等。

(4)变态反应性水肿见于荨麻疹、血清病,以及食物、药物等引起的变态反应等。

(5)血管神经性水肿属变态反应或神经源性病变,部分病例与遗传有关。

三、伴随症状

(1)水肿伴肝大可为心源性、肝源性与营养不良性水肿,而同时有颈静脉曲张者则为心源性水肿。

(2)水肿伴重度蛋白尿常为肾源性水肿,而轻度蛋白尿也可见于心源性水肿。

(3)水肿伴呼吸困难与发绀常提示由心脏病、上腔静脉阻塞综合征等所致。

(4)水肿与月经周期有明显关系可见于特发性水肿。

(5)水肿伴失眠、烦躁、思想不集中等见于经前期紧张综合征。

(商秀芳)

第四节　发　绀

一、概念

发绀是指血液中脱氧血红蛋白增多,使皮肤、黏膜呈青紫色的表现。广义的发绀还包括由异常血红蛋白衍生物(高铁血红蛋白、硫化血红蛋白)所致皮肤黏膜青紫现象。

发绀在皮肤较薄、色素较少和毛细血管丰富的部位如口唇、鼻尖、颊部与甲床等处较为明显,易于观察。

二、病因、发生机制及临床表现

发绀的原因有血液中还原血红蛋白增多及血液中存在异常血红蛋白衍生物两大类。

(一)血液中还原血红蛋白增多

血液中还原血红蛋白增多所致引起的发绀,是发绀的主要原因。

血液中还原血红蛋白绝对含量增多。还原血红蛋白浓度可用血氧未饱和度表示,正常动脉血氧未饱和度为 5%,静脉内血氧未饱和度为 30%,毛细血管中血氧未饱和度约为前两者的平均数。每 1 g 血红蛋白约与 1.34 mL 氧结合。当毛细血管血液的还原血红蛋白量超过 50 g/L(5 g/dL)时,皮肤黏膜即可出现发绀。

1.中心性发绀

由于心、肺疾病导致动脉血氧饱和度（SaO_2）降低引起。发绀的特点是全身性的，除四肢与面颊外，也见于黏膜（包括舌及口腔黏膜）与躯干的皮肤，但皮肤温暖。中心性发绀又可分为肺性发绀和心性混血性发绀两种。

（1）肺性发绀：①病因见于各种严重呼吸系统疾病，如呼吸道（喉、气管、支气管）阻塞、肺部疾病（肺炎、阻塞性肺气肿、弥漫性肺间质纤维化、肺淤血、肺水肿、急性呼吸窘迫综合征）和肺血管疾病（肺栓塞、原发性肺动脉高压、肺动静脉瘘）等。②发生机制是由于呼吸功能衰竭，通气或换气功能障碍，肺氧合作用不足，致使体循环血管中还原血红蛋白含量增多而出现发绀。

（2）心性混血性发绀：①病因见于发绀型先天性心脏病，如法洛（Fallot）四联症、艾森曼格（Eisenmenger）综合征等。②发生机制是由于心与大血管之间存在异常通道，部分静脉血未通过肺进行氧合作用，即经异常通道分流混入体循环动脉血中，如分流量超过心排血量的1/3时，即可引起发绀。

2.周围性发绀

由于周围循环血流障碍所致，发绀特点是常见于肢体末梢与下垂部位，如肢端、耳垂与鼻尖，这些部位的皮肤温度低、发凉，若按摩或加温耳垂与肢端，使其温暖，发绀即可消失。此点有助于与中心性发绀相互鉴别，后者即使按摩或加温，发绀也不消失。此型发绀又可分为淤血性周围性发绀、真性红细胞增多症和缺血性周围性发绀3种。

（1）淤血性周围性发绀：①病因，如右心衰竭、渗出性心包炎、心脏压塞、缩窄性心包炎、局部静脉病变（血栓性静脉炎、上腔静脉综合征、下肢静脉曲张）等。②发生机制，是因体循环淤血、周围血流缓慢，氧在组织中被过多摄取所致。

（2）缺血性周围性发绀：①病因，常见于重症休克。②发生机制，由于周围血管痉挛收缩，心排血量减少，循环血容量不足，血流缓慢，周围组织血流灌注不足、缺氧，致皮肤黏膜呈青紫、苍白。③局部血液循环障碍，如血栓闭塞性脉管炎、雷诺病、肢端发绀症、冷球蛋白血症、网状青斑、严重受寒等，由于肢体动脉阻塞或末梢小动脉强烈痉挛、收缩，可引起局部冰冷、苍白与发绀。

（3）真性红细胞增多症：所致发绀也属周围性，除肢端外，口唇也可发绀。其发生机制是由于红细胞过多，血液黏稠，致血流缓慢，周围组织摄氧过多，还原血红蛋白含量增高所致。

3.混合性发绀

中心性发绀与周围性发绀并存，可见于心力衰竭（左心衰竭、右心衰竭和全心衰竭），因肺淤血或支气管-肺病变，致血液在肺内氧合不足及周围血流缓慢，毛细血管内血液脱氧过多所致。

（二）异常血红蛋白衍化物

血液中存在着异常血红蛋白衍化物（高铁血红蛋白、硫化血红蛋白），较少见。

1.药物或化学物质中毒所致的高铁血红蛋白血症

（1）发生机制：由于血红蛋白分子的二价铁被三价铁所取代，致使失去与氧结合的能力，当血液中高铁血红蛋白含量达 30 g/L 时，即可出现发绀。此种情况通常由伯氨喹、亚硝酸盐、氯酸钾、次硝酸铋、磺胺类、苯丙砜、硝基苯、苯胺等中毒引起。

（2）临床表现：其发绀特点是急骤出现，暂时性，病情严重，经过氧疗青紫不减，抽出的静脉血呈深棕色，暴露于空气中也不能转变成鲜红色，若静脉注射亚甲蓝溶液、硫代硫酸钠或大剂量维生素 C，均可使青紫消退。分光镜检查可证明血中高铁血红蛋白的存在。由于大量进食含有亚硝酸盐的变质蔬菜而引起的中毒性高铁血红蛋白血症，也可出现发绀，称"肠源性青紫症"。

2.先天性高铁血红蛋白血症

患者自幼即有发绀,有家族史,而无心肺疾病及引起异常血红蛋白的其他原因,身体一般健康状况较好。

3.硫化血红蛋白血症

(1)发生机制:硫化血红蛋白并不存在于正常红细胞中。凡能引起高铁血红蛋白血症的药物或化学物质也能引起硫化血红蛋白血症,但患者须同时有便秘或服用硫化物(主要为含硫的氨基酸),在肠内形成大量硫化氢为先决条件。所服用的含氮化合物或芳香族氨基酸则起触媒作用,使硫化氢作用于血红蛋白,而生成硫化血红蛋白,当血中含量达 5 g/L 时,即可出现发绀。

(2)临床表现:发绀的特点是持续时间长,可达几个月或更长时间,因硫化血红蛋白一经形成,不论在体内或体外均不能恢复为血红蛋白,而红细胞寿命仍正常;患者血液呈蓝褐色,分光镜检查可确定硫化血红蛋白的存在。

三、伴随症状

(一)发绀伴呼吸困难

常见于重症心、肺疾病和急性呼吸道阻塞、气胸等;先天性高铁血红蛋白血症和硫化血红蛋白血症,虽有明显发绀,但一般无呼吸困难。

(二)发绀伴杵状指(趾)

病程较长后出现,主要见于发绀型先天性心脏病及某些慢性肺内部疾病。

(三)急性起病伴意识障碍和衰竭

见于某些药物或化学物质急性中毒、休克、急性肺部感染等。

(商秀芳)

第五节　便　　秘

健康人排便习惯多为 1 天 1~2 次或 1~2 天 1 次,粪便多为成形或为软便,少数健康人的排便次数可达每天 3 次,或 3 天 1 次,粪便可呈半成形或呈腊肠样硬便。便秘是指排大便困难、粪便干结、次数减少或便不尽感。便秘是临床上常见的症状,发病率为3.6%~12.9%,女性多于男性,男女之比为1.00:(1.77~4.59),随着年龄的增长,发病率明显增高。便秘多长期存在,严重时影响患者的生活质量。由于排便的机制极其复杂,从产生便意到排便的过程中任何一个环节的障碍均可引起便秘,因此便秘的病因多种多样,但临床上以肠道疾病最常见,同时应慎重排除其他病因。

一、病因和发病机制

(一)排便生理

排便生理包括产生便意和排便动作两个过程。随着结肠的运动,粪便被逐渐推向结肠远端,到达直肠。直肠被充盈时,肛门内括约肌松弛,肛门外括约肌收缩,称为直肠肛门抑制反射。直肠壁受压力刺激并超过阈值时产生便意。睡醒及餐后,结肠的动作电位活动增强,更容易引发便

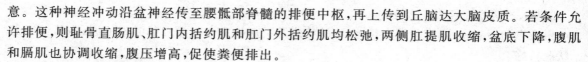

意。这种神经冲动沿盆神经传至腰骶部脊髓的排便中枢,再上传到丘脑达大脑皮质。若条件允许排便,则耻骨直肠肌、肛门内括约肌和肛门外括约肌均松弛,两侧肛提肌收缩,盆底下降,腹肌和膈肌也协调收缩,腹压增高,促使粪便排出。

(二)便秘的病因

以上排便生理过程中任何一个环节的障碍均可引起便秘,病因主要包括肠道病变、全身性疾病和神经系统病变(表1-1)。此外,还有些患者便秘原因不清,治疗困难,又称为原发性便秘、慢性特发性或难治性便秘。

表 1-1 便秘的病因

部位	病因
肠道	结肠梗阻:腔外(肿瘤、扭转、疝、直肠脱垂)、腔内(肿瘤、狭窄)
	结肠肌肉功能障碍:肠易激综合征、憩室病
	肛门狭窄/功能障碍
	其他:溃疡病、结肠冗长、纤维摄入及饮水不足
全身性	代谢性:糖尿病酮症、卟啉病、淀粉样变性、尿毒症、低钾血症
	内分泌:全垂体功能减退症、甲状腺功能减退症、甲状腺功能亢进症合并高钙血症、肠源性高血糖素过多、嗜铬细胞瘤
	肌肉:进行性系统性硬化病、皮肌炎、肌强直性营养不良
	药物:止痛剂、麻醉剂、抗胆碱能药、抗抑郁药、降压药等
神经病变	周围神经:Hirschsprung 病、肠壁神经节细胞减少或缺如、神经节瘤病、自主神经病
	中枢神经:肠易激综合征、脑血管意外、大脑肿瘤、帕金森病、脊髓创伤、多发性硬化、马尾肿瘤、脑脊膜膨出、精神/人为性因素

二、诊断

首先明确有无便秘,其次明确便秘的原因。便秘的原因多种多样,首先应排除有无器质性疾病,尤其是有报警症状时,如便血、消瘦、贫血等。因此,采集病史时应详细询问,包括病程的长短,发生的缓急,饮食习惯,食物的质和量,排便习惯,是否服用引起便秘的药物,有无腹部手术史,工作是否过度紧张,个性及情绪,有无腹痛、便血、贫血等伴随症状。体格检查时,常可触及存留在乙状结肠内的粪块,需与结肠肿瘤、结肠痉挛相鉴别。肛门指检可为诊断提供重要线索,如发现直肠肿瘤、肛门狭窄、内痔、肛裂等,根据病史及查体的结果,确定是否需要进行其他诊断性检查。

(一)结肠、直肠的结构检查

1.内镜

内镜可直观地检查直肠、结肠有无肿瘤、憩室、炎症、狭窄等,必要时取活组织病理检查,可帮助确诊。

2.钡剂灌肠

钡剂灌肠可了解直肠、结肠的结构,发现巨结肠和巨直肠。

3.腹部平片

腹部平片能显示肠腔扩张、粪便存留和气液平面。

（二）结肠、直肠的功能检查

对肠道解剖结构无异常，病程达 6 个月，一般治疗无效的严重便秘患者，可进一步做运动功能检查。

1.胃肠通过时间（GITT）测定

口服不同形态的不透 X 线标志物，定时摄片，可测算胃肠通过时间和结肠通过时间，有助于判断便秘的部位和机制，将便秘区分为慢通过便秘、排出道阻滞性便秘和通过正常的便秘，对后 2 种情况，可安排有关直肠肛门功能检查。

2.肛门直肠测压检查

采用灌注或气囊法进行测定，可测定肛门内括约肌和肛门外括约肌的功能。痉挛性盆底综合征患者在排便时，肛门外括约肌、耻骨直肠肌及肛提肌不松弛。Hirschsprung 病时，肛门直肠抑制反射明显减弱或消失。

3.其他

其他包括肛门括约肌、直肠壁的感觉检查，肌电记录及直肠排便摄片检查等。

（三）其他相关检查

在询问病史及查体时，还应注意有无可引起便秘的全身性疾病或神经病变的线索，如发现异常，则安排相应的检查以明确诊断。

三、治疗

应采取主动的综合措施和整体治疗，注意引起便秘的病理生理及其可能的环节，合理应用通便药。治疗措施包括以下几点。

（1）治疗原发病和伴随疾病。

（2）改变生活方式，使其符合胃肠道通过和排便生理。膳食纤维本身不被吸收，能使粪便膨胀，刺激结肠运动，因此对膳食纤维摄取少的便秘患者，通过增加膳食纤维可能有效缓解便秘。含膳食纤维多的食物有麦麸、水果、蔬菜、大豆等。对有粪便嵌塞的患者，应先排出粪便，再补充膳食纤维。

（3）定时排便，建立正常排便反射：定时排便能防止粪便堆积，这对于有粪便嵌塞的患者尤其重要，需注意训练前先清肠。另外，要及时抓住排便的最佳时机，清晨醒来和餐后，结肠推进性收缩增加，有助于排便。因此，应鼓励、训练患者醒来和餐后排便，使患者逐渐恢复正常的排便习惯。

（4）适当选用通便药，避免滥用造成药物依赖甚至加重便秘：容积性泻剂能起到膳食纤维的作用，使粪便膨胀，刺激结肠运动，以利于排便。高渗性泻剂包括聚乙烯乙二醇、乳果糖、山梨醇及高渗电解质液等，由于高渗透性，使肠腔内保留足够的水分，软化粪便，并刺激直肠产生便意，以利于排便。刺激性泻剂，如蓖麻油、蒽醌类药物、酚酞等，能刺激肠蠕动，增加肠动力，减少吸收，这些药物多在肝脏代谢，长期服用可引起结肠黑便病，反而加重便秘。润滑性泻剂，如液状石蜡能软化粪便，可口服或灌肠。

（5）尽可能避免药物因素，减少药物引起便秘。

（6）手术治疗：对先天性巨结肠病，手术治疗可取得显著疗效。对顽固性慢通过性便秘，可考虑手术切除无动力的结肠，但应严格掌握手术适应证，必须具备以下几点：①有明确的结肠无张力的证据。②无出口梗阻的表现，不能以单项检查确诊出口梗阻性便秘。③肛管收缩有足够的张力。④患者无明显焦虑、抑郁及其他精神异常。⑤无肠易激综合征等弥漫性肠道运动的证据。

⑥发病时间足够长,对发病时间短的或轻型患者,首选保守治疗,长期保守治疗无效才考虑手术治疗。

（于传民）

第六节 发 热

发热是造血系统疾病的常见症状。发热为淋巴瘤、白血病、朗格汉斯细胞组织细胞增生症、反应性噬血组织细胞增生症及粒细胞缺乏症等的首发表现。

一、发病机制

造血系统疾病的发热机制主要有两方面:一是因粒细胞减少,免疫功能减退引起的各种病原体感染,这是感染性发热;二是造血系统疾病本身引起的发热,大多为肿瘤性发热,如淋巴瘤、白血病等引起的非感染性发热,与肿瘤组织核蛋白代谢亢进、肿瘤细胞坏死、人体白细胞对组织坏死的反应,以及肿瘤组织本身释放的内源性致热源等有关。其中淋巴瘤可引起不明原因的长期发热,有时成为临床上的"发热待查",一时难以明确诊断。淋巴瘤,尤其是霍奇金病,常可引起特征性周期热,也称 Pel-Ebstein 热。

二、常见疾病

（一）淋巴瘤

有周围浅表淋巴结明显肿大的淋巴瘤,活组织检查可以确诊。深部淋巴瘤如腹型 Hedgkin病,尤其累及腹膜后淋巴结者常引起长期发热或周期热。腹部 CT 检查有重要诊断参考价值。Hedgkin 病的热型变化不一,并无特异性。所谓 Pel-Ebstein 热,是指周期性反复发作的弛张热,过去认为是本病特征之一,其实并不常见,而且偶尔也见于急性白血病与网状细胞肉瘤等疾病。抗生素治疗对淋巴瘤发热无效,而吲哚美辛有明显的退热作用,是因为后者可抑制地诺前列酮,从而影响体温调节中枢所致。

（二）白血病

各种急性与亚急性白血病,尤其周围血液中白细胞未显著增多的发热患者易被误诊,但这类患者均有明显贫血与出血倾向。血液检查中仍可见未成熟的早期白细胞。骨髓涂片检查可确定诊断。感染是白血病患者最常见的主要合并症之一。白血病患者的抗感染能力显著降低,由于疾病本身的原因,体液免疫和细胞免疫低下,加上接受多种抗肿瘤药物治疗,此类患者感染的症状和体征往往不明显,血常规也无白细胞和中性粒细胞增多,发热往往是唯一的表现。中性粒细胞减少时血液肿瘤患者发生的严重感染中,随着中性粒细胞减少时间的延长,二重或多重感染明显增加。细菌培养结果有助于指导抗菌药物的选择。结合《抗菌药物临床指导原则》对 3 种给药方案的临床疗效进行判定。①痊愈:应用 3～4 天后体温降至正常,并保持 3 天以上。②显效:应用 3～4 天后体温明显下降,但未至正常。③进步:应用 3～4 天后体温有所下降,但不够明显。④无效:应用 3～4 天后体温无明显下降,改用或加用其他药物者。

（于传民）

第七节 脾 大

正常脾在肋缘下不能触及。在立位、内脏下垂、左侧胸腔积液、积气或肺气肿时,如左膈位置下移明显,有时可触及脾。除此以外,凡脾被触及者均表示有脾大。但若脾呈轻微肿大或其厚度增加,则脾虽有肿大也不一定能触及,需用叩诊法检查脾区的浊音界有无扩大,必要时需经超声探查、放射性核素扫描或 CT 检查才可发现。脾大一般均反映脾有器质性病理改变,但也有少数例外。因此,还应注意其形态、质地、表面情况、有无压痛等体征。

判别脾大应注意:①肿大的脾位于左肋缘下,贴近腹壁,较易触及,并紧随呼吸运动而上下移动。②有明确边缘,在轻、中度肿大时,其边缘常与肋缘平行,明显肿大的脾边缘可扪及 1～2 个切迹。③脾大的叩诊浊音区与左下胸脾浊音区相连接。

临床上辨认脾大常无困难。但有时需和显著肿大的肝左叶、左肾肿瘤和肾盂积水、结核性腹膜炎伴有的缠结粘连网膜肿块相鉴别。肿大肝左叶的边缘与肝右叶相连,易与脾大鉴别。肾位于腹膜后,随呼吸运动度较小,充气肠曲位于肾的前面,叩诊呈鼓音,据此可和肿大的脾区别。临床表现如下。

一、急性白血病

肝大、脾大是本病较常见的体征,约占 50%,以急性淋巴细胞白血病为多见,其次为急单,再次为急粒。常为轻度到中度肿大。病程发展快,有明显贫血、出血等表现,周围血可见较多原始细胞;骨髓原始细胞在 30% 以上。

二、慢性白血病

慢性粒细胞白血病起病缓慢,早期多无明显症状,往往在体格检查或其他疾病就诊时偶然发现脾大或白细胞异常而获得确诊。慢粒患者脾明显肿大,因脾大压迫胃肠而引起食欲减退、左上腹坠痛等消化道症状。晚期患者几乎都有脾大,甚至可占满全腹而入盆腔,质地坚硬而表面光滑。脾栓塞或脾周围炎并发症较其他白血病为多见。约 40% 的患者有肝大,约 75% 的患者有胸骨压痛,但淋巴结肿大及皮肤、眼眶及骨组织浸润很少见,除非患者有急变倾向。慢性粒细胞白血病早期急变时,脾不缩小反而有增大倾向,可有脾区疼痛。

慢性淋巴细胞白血病是一群无免疫活性的淋巴细胞,其存活期长,增殖缓慢,逐步积累而浸润骨髓、血液、淋巴结和各种器官,最终导致造血功能衰竭。本病多见于老年,表现为全身淋巴结肿大,脾常肿大,一般质软,中度肿大;伴乏力、体重减轻、腹胀、厌食等常见症状。部分患者可有骨骼疼痛,多表现为钝痛、隐痛或胸骨压痛。有时偶因血常规检查,发现淋巴细胞增多而确诊。

三、溶血性贫血

急性溶血性贫血时脾常有轻度肿大,慢性溶血性贫血时脾大明显,脾一般呈轻、中度肿大,质较硬,无压痛。结合患者有贫血、黄疸、网织红细胞增高、骨髓红系明显增生等表现,可诊断溶血性贫血。但当溶血性贫血有较明显黄疸时,应注意与黄疸型肝炎、肝硬化等鉴别。

四、少见类型的白血病

嗜酸性粒细胞白血病、嗜碱性粒细胞白血病、毛细胞性白血病等可出现肝大。其中嗜酸性粒细胞白血病、嗜碱性粒细胞白血病肝脾轻中度肿大。毛细胞性白血病脾大常见，就诊时约 1/4 的患者主诉为脾大所致的腹部胀满或不适，诊断时脾大可见于 85% 左右的患者，巨脾多见。浅表淋巴结肿大较少，偶尔可有轻度的肝大，软组织浸润、溶骨性骨损害、脾破裂均见报道。不明原因的脾明显肿大，伴血细胞减少者，在排除其他疾病后应列入毛细胞性白血病的鉴别诊断范畴。外周血分类淋巴细胞增多者，应注意从形态学观察有无毛细胞的特征，即警惕毛细胞性白血病的存在。屡次骨髓"干抽"或报告"增生低下"的脾大伴血细胞减少者，同样要想到毛细胞性白血病的可能。

五、恶性淋巴瘤

脾浸润大多由腹部淋巴结病灶经淋巴管扩散而来。霍奇金病早期脾大不常见，但随病程进展而增多，一般在 10% 左右。霍奇金病脾大者经病理检查，仅 32% 有病变，可见脾受累程度与临床所见并不一致。脾大见于 30%～40% 早期成人非霍奇金淋巴瘤。霍奇金病肝病变是从脾通过门静脉播散而来，因此肝有病变者，脾均已累及，患者预后较差。肝实质受侵可引起肿大，活组织检查 25%～50% 的非霍奇金淋巴瘤有肝累及，尤多见于滤泡或弥漫性小裂细胞非霍奇金淋巴瘤。

六、特发性血小板减少性紫癜

特发性血小板减少性紫癜特点为血小板寿命缩短，骨髓巨核细胞增多，80%～90% 患者的血清或血小板表面有 IgG 抗体，脾无明显肿大。本病肝及淋巴结一般不肿大，10%～20% 患者可有轻度脾大。颅内出血时可出现相应神经系统病理反射。

七、真性红细胞增多症

真性红细胞增多症是以红细胞异常增殖为主的一种慢性骨髓增殖性疾病。以红细胞容量、全血总容量和血液黏滞度增高为特征。脾大占 86.9%，肝大占 24.1%。通常为轻至中度肿大，质较硬。晚期发展为骨髓纤维化，脾可极度肿大。脾大的原因可能与充血或髓外造血有关。

八、骨髓纤维化

骨髓纤维化是一种由于骨髓造血组织中胶原增生，其纤维组织严重影响造血功能所引起的一种骨髓增生性疾病，原发性骨髓纤维化又称"骨髓硬化症""原因不明的髓样化生"。本病具有不同程度的骨髓纤维组织增生，以及主要发生在脾，其次在肝和淋巴结内的髓外造血。肝大和脾大是最重要的临床表现，发生率几乎为 100%。偶尔患者自己发现左上腹有一肿块或体格检查时被发现。有人认为脾大程度与病程有关，脾肋下每 1 cm 代表 1 年病程。由于脾大，常感觉腹部饱满或沉重压迫。脾触之坚实，一般无压痛；但如脾增大太快，可因脾局部梗死而发生局部疼痛，甚至可以听到摩擦音。典型的临床表现为幼粒-幼红细胞性贫血，并有较多的泪滴状红细胞，骨髓穿刺常出现干抽，脾常明显肿大，并具有不同程度的骨质硬化。

（裴瑞芝）

第八节 腰 痛

在泌尿内科疾病中通常所说的腰部疼痛是指肾区疼痛。因为肾实质没有感觉神经分布,所以受损害时没有疼痛感,但 T_{10} 至 L_1 段的感觉神经分布在肾被膜、输尿管和肾盂上,当肾盂、输尿管内张力增高或被膜受牵扯时刺激到感觉神经,可发生肾区疼痛。

一、临床表现

根据疼痛性质可分为两类。

(一)肾绞痛

表现为腰背部间歇性剧烈绞痛,常向下腹、外阴及大腿内侧等部位放射。疼痛可突然发生,伴有恶心、呕吐、面色苍白、大汗淋漓,普通止痛药不能缓解。常由输尿管内结石、血块或坏死组织等阻塞引起。梗阻消失疼痛即便缓解。常伴肉眼或镜下血尿。

(二)肾区钝痛及胀痛

(1)肾病所致疼痛:疾病导致肾肿大,肾被膜被牵撑引起疼痛。常见于急性肾炎、急性肾盂肾炎、肾静脉血栓、肾盂积水、多囊肾及肾癌等。

(2)肾周疾病所致腰痛:如肾周围脓肿、肾梗死并发肾周围炎、肾囊肿破裂及肾周血肿。肾区疼痛较重,患侧腰肌紧张,局部明显叩压痛。

(3)肾下垂也可致腰痛。

(4)脊柱或脊柱旁疾病:脊柱或脊柱旁软组织疾病也可引起腰部疼痛。此外胰、胆及胃部疼痛也常放射腰部。

二、鉴别诊断

(一)肾绞痛

肾绞痛发作时常伴血尿。腹部 X 线平片可见结石。尿路造影及 B 超检查可见结石。

(二)肾病所致的腰痛

均伴有相应肾病表现。急性肾盂肾炎除腰痛外,尚有膀胱刺激症状,以及畏寒、高热等全身表现。患侧腰区叩痛,尿白细胞增多,细菌培养阳性。肾小球疾病腰痛一般都较轻,并且不是患者来就诊的主要原因。

(三)肾周围脓肿所致腰痛

腰痛明显,畏寒、高热等全身中毒症状。体检患侧腰部肌肉紧张,局部压痛、叩痛。实验室检查外周血白细胞增多并出现核左移。腹部 X 线平片示肾外形不清,腰大肌阴影消失。B 超检查发现肾周暗区。

(四)肾梗死所致腰痛

腰痛突然发生,患侧剧痛,伴恶心、呕吐及发热、血尿。体格检查患侧肾区叩痛,外周血白细胞增多,血清谷草转氨酶升高,尿乳酸脱氢酶升高,放射性核素肾血管造影对诊断有意义。

（刘　冲）

第九节 黄 疸

黄疸是由于血清中胆红素升高致使皮肤、黏膜和巩膜发黄的症状和体征。正常胆红素最高为 17.1 μmol/L（1.0 mg/dL），其中结合胆红素 3.42 μmol/L，非结合胆红素 13.68 μmol/L。胆红素为 17.1～34.2 μmol/L，临床不易察觉，称为隐性黄疸，超过 34.2 μmol/L（2.0 mg/dL）时出现黄疸。观察黄疸应在自然光线下进行，需与服用大量米帕林、胡萝卜素等所致的皮肤黄染区别，尚需与球结膜下脂肪积聚区别。造血系统疾病黄疸一般指溶血性黄疸。

胆红素的正常代谢：体内的胆红素主要来源于血红蛋白。血液循环中衰老的红细胞经单核-吞噬细胞系统的破坏和分解，生成胆红素、铁和珠蛋白。正常人每天由红细胞破坏生成的血红蛋白约 7.5 g，生成胆红素 4 275 μmol（250 mg），占总胆红素的 80％～85％。另外 171～513 μmol（10～30 mg）的胆红素来源于骨髓幼稚红细胞的血红蛋白和肝内含有亚铁血红素的蛋白质（如过氧化氢酶、过氧化物酶及细胞色素氧化酶与肌红蛋白等），这些胆红素称为旁路胆红素，占总胆红素的 15％～20％。

上述形成的胆红素称为游离胆红素或非结合胆红素（uncon jugated bilirubin，UCB），与血清蛋白结合而输送，不溶于水，不能从肾小球滤出，故尿液中不出现非结合胆红素。非结合胆红素通过血液循环运输至肝后，在血窦与清蛋白分离并经 Disse 间隙被肝细胞摄取，在肝细胞内和 Y、Z 两种载体蛋白结合，并被运输至肝细胞光面内质网的微粒体部分，经葡糖醛酸转移酶的催化作用与葡糖醛酸结合，形成胆红素葡糖醛酸酯或称结合胆红素（conju gated bilirubin，CB）。结合胆红素为水溶性，可通过肾小球滤过，从尿中排出。

结合胆红素从肝细胞经胆管排入肠道后，由肠道细菌的脱氢作用还原为尿胆原（总量为 68～473 μmol），尿胆原的大部分被氧化为尿胆素从粪便中排出，称粪胆素。小部分（10％～20％）被吸收，经肝门静脉回到肝内，其中的大部分再转变为结合胆红素，又随胆汁排入肠内，形成所谓"胆红素的肠肝循环"。被吸收回肝的小部分尿胆原经体循环由肾排出体外，每天不超过 6.89 μmol（4 mg）。

一、发病机制

血液系统疾病黄疸是由于大量红细胞被破坏，形成大量非结合胆红素，超过肝细胞的摄取、结合与排泄力所致，另外，由于溶血性造成的贫血、缺氧和红细胞破坏产物的毒性作用，削弱了肝细胞胆红素的代谢功能，使非结合胆红素在血中潴留，超过正常的水平而出现黄疸。

溶血性黄疸可分为以下几种：①先天性溶血性贫血，如珠蛋白生成障碍性贫血、遗传性球形红细胞增多症。②后天性获得性溶血性贫血，如自身免疫性溶血性贫血、新生儿溶血、不同血型输血后的溶血，及蚕豆病，伯氨喹、蛇毒、毒蕈中毒，阵发性睡眠性血红蛋白尿等。

二、临床表现

一般黄疸为轻度，呈浅柠檬色，不伴皮肤瘙痒，其他症状主要为原发病的表现。如急性溶血时可有发热、寒战、头痛、呕吐、腰痛，并有不同程度的贫血和血红蛋白尿（尿呈酱油或茶色），严重者可有急性肾衰竭;慢性溶血多为先天性,除伴贫血外尚有脾大。

三、实验室检查

血清总胆红素增加,以未结合胆红素为主,结合胆红素基本正常。由于血中未结合胆红素增加,故总胆红素形成也代偿性增加,从胆道排至肠道也增加,致尿胆原增加,粪胆素随之增加,粪色加深。肠内的尿胆原增加,重吸收至肝内者也增加,由于缺氧及毒素作用,肝处理增多尿胆原的能力降低,致血中尿胆原增加,并从肾排出,故尿中尿胆原增加,但无胆红素。急性溶血性黄疸尿中有血红蛋白排出。隐血试验阳性,血液检查除贫血外尚有网织红细胞增加、骨髓红细胞系列增生旺盛等。

(刘新玲)

第二章

内科疾病常用治疗技术

第一节 氧气疗法

氧气疗法(简称氧疗)是各种原因引起的急性低氧血症患者常规和必不可少的治疗,有着纠正缺氧、缓解呼吸困难、保护重要生命器官的功能,有利于疾病痊愈。

低氧血症是肺心病发生和发展的一个重要影响因素,如果长期的低氧血症得不到纠正,持续的肺血管痉挛和肺动脉高压可使肺小动脉肌层肥厚、内膜纤维增生、管腔狭窄,加上肺毛细血管床大大减少,肺循环阻力增加,肺动脉压力持续和显著升高,右心负荷增加,最终导致右心衰竭。

夜间氧疗试验(NOTT)和医学研究协会(MRC)的研究结果显示:长期氧疗(LTOT)是影响慢性阻塞性肺疾病(COPD)发展最重要的因素之一。持续家庭氧疗可延长 COPD 患者的寿命,所延长寿命的时间与每天吸氧时间相关。其他长期氧疗的效果包括可减少红细胞增多的发生(与降低碳氧血红蛋白水平有关,而不是改善动脉血氧饱和度的结果)、降低肺动脉压力、改善呼吸困难、改善睡眠、减少夜间心律失常的发生。氧疗增加运动耐力,其主要机制是在同样工作负荷下减少每分通气量,因而氧疗延迟了通气受限的发生;提高动脉氧分压,使氧输送能力增强、逆转了低氧血症引起的支气管痉挛;增加了呼吸肌对氧的摄取利用。总之,COPD 急性加重期吸氧具有挽救生命的作用,慢性呼吸衰竭患者长期氧疗可延长寿命。

一、氧疗的生理机制

为了明确氧疗的机制,首先要了解低氧和低氧血症的病理生理。长期氧疗的目的是纠正低氧血症,而又不引起高碳酸血症酸中毒,且有利于提高患者的生存率、改善生活质量、预防肺心病和右心衰竭的发生。总之,纠正低氧可保持生命器官的功能。

氧分压(PaO_2)由 3 个因素决定:①吸入氧浓度(FiO_2);②肺泡通气量(VA);③肺弥散功能与通气/血流比。高原地区的 FiO_2 减少、肺泡通气降低和心肺疾病引起的肺弥散功能和通气/血流(V/Q)分布异常时均可产生低氧血症。氧疗可提高 FiO_2,但是否能提高 PaO_2,很大程度上与肺弥散功能和通气/血流比异常的程度有关。其他可影响氧疗效果的因素有肺不张、低氧性的肺血管痉挛,或两者引起的 V/Q 失衡、通气减少等。输送氧到组织依赖于心排血量、机体脏器灌注和毛细血管情况,血液的氧输送量由血红蛋白浓度和血红蛋白对氧的亲和力来决定,血

pH、PCO_2 和 2、3-二磷酸甘油水平会影响氧的这种输送能力，氧输送能力可因碳氧血红蛋白水平增高而降低。

(一)呼吸系统效果

氧疗可使气道阻力减小，而每分通气量（VE）和平均吸气流速均与 $P_{0.1}$（作为呼吸驱动的指标）有关。患者于运动时吸氧，呼吸肌运动较弱时就能满足机体对氧的需求，因而运动耐力有所提高。正常人吸 40% 的氧气即可减少通气和膈肌疲劳肌电图信号，并伴有疲劳程度的降低。在 COPD 患者中，氧疗也可使膈肌疲劳及反常腹肌运动的肌电图信号延迟。

(二)血流动力学效果

正常人予以氧疗可以使心率下降，COPD 患者也有同样的现象。这种心率下降与心排血量增加有关。有一些 COPD 患者还表现有左心室射血分数的增加。

氧疗还可减少夜间血氧饱和度（SaO_2）的降低，使夜间肺动脉压降低。FiO_2 增加，使肺血管扩张，因而可改善 COPD 的预后，如肺动脉压降低超过 0.7 kPa（5 mmHg），则 COPD 患者的预后较好。

(三)组织氧的改善

正常人运动时，做功量一定的情况下，低氧与每分钟通气量（VE）增高和血乳酸水平增高相关，因此氧疗可减少动脉乳酸水平，二氧化碳排除和 VE。限制性肺部疾病患者氧疗后也显示有血乳酸水平降低，反映了组织氧供的改善，这是由于动脉血氧含量增加所致。

(四)神经精神的改善

许多有低氧血症的 COPD 患者除了有肺、心血管功能异常外，还有脑部的损害。长期慢性缺氧使患者注意力不集中、记忆力和智力减退、定向力障碍，并有头痛、嗜睡、烦躁等表现。神经精神症状的轻重与慢性低氧血症的程度有关。吸氧可使 COPD 患者的神经精神功能有所改善，这个现象提示纠正组织缺氧对于改善精神状况非常重要。总之，长期氧疗可改善大脑的缺氧状态，减轻神经精神症状。

(五)血液系统的效果

氧疗可逆转继发性的红细胞增多症及延长血小板存活时间。

二、氧疗的肺康复作用

肺康复治疗中提倡便携式和家庭氧疗处方。长期氧疗的作用主要体现在以下几方面。

(一)增加运动耐力

无数研究表明，当呼吸不同浓度的氧气时，低氧血症患者的运动耐力有所增加，运动耐受时间延长。有人认为携带便携式氧气设备的额外做功可抵消氧疗的作用，但也有研究表明，尽管增加了携带氧气设备的做功，但仍能从氧疗中获益，且随着氧流量增加，则这种益处会相应增加。

(二)症状改善

氧疗对周围化学感受器张力有重要的作用。由于提高了 PaO_2，减少了颈动脉体的刺激，因而减轻了 COPD 患者的呼吸困难，在正常个体也是这样。

疲劳症状的改善与前述对神经精神的作用有关，氧疗更大的益处可能是由于增加了患者的活动能力，使其能更加主动地参加锻炼、减轻抑郁。

(三)纠正低氧血症和减缓肺功能恶化

氧疗后大多数患者动脉血氧分压明显升高，而没有出现二氧化碳潴留。研究结果发现，夜间氧疗可维持动脉血氧饱和度在 90％以上,睡眠时动脉二氧化碳分压仅轻度增加,且这种轻度增高无重要意义。氧疗可延缓肺功能的恶化,氧疗后正常人第 1 秒用力呼气容积(FEV_1)降低值为每年 18～35 mL,COPD 患者 FEV_1 下降值为50～90 mL。

(四)降低肺动脉压和延缓肺心病进展

长期氧疗可降低肺动脉压,减轻或逆转肺动脉高压的恶化。对肺动脉的改善作用受以下因素的影响。

1.氧疗的时间

每天氧疗的时间越长,肺动脉压的改善越明显。

2.肺动脉压的水平

长期氧疗对轻、中度肺动脉高压效果更好。

3.个体差异

对缺氧及氧疗的反应存在着个体化差异,每天吸氧 15 个小时以上能纠正大多数重症 COPD 患者的肺动脉压的恶化。

因此可以肯定,长期氧疗能稳定或阻断肺动脉高压的发展,一部分患者可缓解肺动脉高压。

长期氧疗还可使血细胞比容减少、血液黏稠度降低,以及使心、肺供氧增加,进一步改善心功能,延缓肺心病的发展。COPD 患者在氧疗 4 周后始出现血细胞比容降低,且氧疗前血细胞比容越高(≥0.55)者,疗效越好。

(五)提高生存率及生活质量

有一研究对 COPD 长期家庭氧疗患者进行了 5 年的随访发现,氧疗组每天鼻导管吸氧至少 15 个小时,病死率为 45％,而非氧疗组为 67％。可移动式氧疗能使患者增加身体锻炼的机会,从而打破了慢性呼吸疾病患者由于不能运动而形成的恶性循环,可更好地改善生存率,并提高生活质量。

三、氧疗的临床指征

急性低氧血症患者常规予以吸氧治疗,吸氧的方式依病情而定,此为住院患者综合治疗的一部分。

长期氧疗(LTOT)非常昂贵,因此氧疗处方必须有充分的临床依据。不同的国家有不同的 LTOT 处方标准。因有不同的供氧和输送方式,故标准也不同。

目前仅有 COPD 患者的氧疗标准,但一般认为这些标准也适用于其他肺部疾病引起的慢性低氧血症患者,如囊性纤维化、继发于间质性肺炎和慢性肉芽肿性疾病的肺纤维化,严重的限制性肺部疾病。

LTOT 是依据患者在海平面上呼吸室内空气时出现慢性低氧血症,测定其动脉血气值和脉搏血氧饱和度值来确定的。

(一)家庭氧疗处方

几个国家已经制订出严格的 LTOT 处方标准,在美国 LTOT 处方是根据两个关于氧疗的会议制订的。

开始 LTOT 的临床标准是依据休息时 PaO_2 测定的结果。血氧定量法测 SaO_2 用来随时调整氧流速,如果怀疑高碳酸血症或酸中毒,则必须测定动脉血气。

1.长期氧疗的适应证

慢性呼吸衰竭稳定 3～4 周,尽管已进行了必要的和适当的治疗,仍有以下几种情况:①静息时,$PaO_2 \leqslant 7.3$ kPa(54.8 mmHg)或 $SaO_2 \leqslant 88\%$,有或无高碳酸血症;②静息时 PaO_2 在 7.3～8.0 kPa(55～60 mmHg)或 $SaO_2 \leqslant 89\%$,如果患者有肺动脉高压、充血性心力衰竭(并重力依赖性水肿)或血细胞比容 $\geqslant 55\%$。

长期氧疗一般用于第Ⅳ期 COPD 患者,一些 COPD 患者在急性发作前没有低氧血症,且发作后可恢复到以往的水平,则不再需要长期吸氧。接受了适当的治疗,患者病情稳定后,患者需要在 30～90 天后重新评估,如果患者没有达到氧疗的血气标准,则氧疗不再继续。

2.氧疗的剂量

足以将 PaO_2 提高至 8.0 kPa(60 mmHg)或 $SaO_2 \geqslant 90\%$ 的氧流量大小。

3.氧疗的时间

除了仅在运动和睡眠需要吸氧外,氧疗的时间一般至少 15 小时/天。

4.治疗的目标

将 SaO_2 提高到 $\geqslant 90\%$ 和(或)$PaO_2 \geqslant 8.0$ kPa(60 mmHg),但是 $PaCO_2$ 升高不超过 1.3 kPa(10 mmHg),pH 不低于 7.25。应当规律地监测动脉血气 PaO_2,不断调整氧流量直到达到预期治疗目的。

LTOT 时通常采用鼻导管给氧,Venturi 面罩供氧则给氧浓度更为准确。

(二)临床稳定性

进行夜间氧疗(NOT)试验后,许多患者 PaO_2 有自动改善的现象。Timms 发现,NOT 试验 4 周以后,PaO_2 上升到了 7.3 kPa(55 mmHg)以上,则不再需要氧疗,可用于氧疗患者的筛选。另外也有人发现适合进行 LTOT 的患者予以氧疗 3 个月以后,在不吸氧的情况下,PaO_2 可升至 7.9 kPa(59 mmHg)。目前还没有能力预测哪些患者 PaO_2 能够提高到这种程度。

应鼓励进行 LTOT 的患者戒烟,因研究发现在 LTOT 期间仍有 $8\% \sim 10\%$ 的患者继续吸烟。

(三)特殊情况下的氧疗

美国目前的处方标准是,低氧血症患者在运动和睡眠时应予以氧疗。一般情况下在睡眠和运动(即低氧血症恶化)时,已经氧疗的患者需要将氧流量增加 1 L/min。如果在运动时,PaO_2 下降至 7.3 kPa(55 mmHg),则推荐使用便携式氧疗系统。目前已认识到 COPD、脊柱后凸、囊性纤维化、间质性肺疾病患者在睡眠时有低氧血症的情况,且夜间 SaO_2 的降低与肺动脉压增加相关,夜间氧疗可改善夜间的 PaO_2,而不会引起 $PaCO_2$ 大幅度的增高,且夜间氧疗消除了夜间发生氧饱和度降低的可能,使肺动脉压趋于正常。

低氧血症患者乘飞机旅行时应特别注意,虽然通常商业飞机的飞行高度超过 9 144 m,但大多数航班机舱内予以加压,使之相当于 2 438.4 m 的高度,在这个高度时正常人和患者的 PaO_2 可下降 2.1～4.3 kPa(16～32 mmHg),已经接受 LTOT 的慢性低氧血症患者或接近低氧血症的患者,在旅行前需要予以仔细评估。一种方法是使用低氧血症激发试验:COPD 患者休息时呼吸 15％的氧气(相当于 2 438.4 m 激发试验高度),如患者的 PaO_2 降至6.7 kPa(50 mmHg),则在飞行期间需要另外补充氧。临床症状不稳定的低氧血症患者不提倡乘飞机旅行。

四、供氧和氧输送设备

（一）供氧设备

住院患者多使用墙壁氧，必要时可结合有创或无创呼吸机。

家庭氧疗的供氧设备基本上有 4 种：压缩气罐、液体氧、分子筛氧浓缩器和新的膜分离器。每一系统均有其优点和缺点。每一患者所适合的系统依赖于患者的条件和临床用途。氧疗系统的重量、价格，便携方式对老年残疾病者特别重要。原则上如果患者能走动，那么就不能使用限制患者活动的氧疗设备，至少部分时间是这样。

1.压缩气体罐

其为传统的供氧设备，较便宜，在高流量时可释放 100％的氧气。压缩气体罐在高压下贮存。便携式（小的）压缩气罐因氧气供应时间短和需频繁再填充而使其使用受限。一般不提倡在家中填充氧气罐，因为需要氧气供应商的帮助。

压缩氧气的优点是价格便宜、实用，能够长期贮存。

压缩氧气的缺点是重量大、氧气供应时间短、不易搬动，如果开关阀突然自行打开可发生危险。

2.液体氧

液体氧贮存在极低的温度下，比压缩气体所需的贮存容积小（1 L 液体氧＝860 L 气体），可将室温下等量的气体缩小至原来容量的 1％。其他优点有：系统的压力低，可提供更多的便携式氧疗机会，且易于运输；液体氧的便携式设备更轻便，也容易从大的氧站再填充；同压缩气体一样，液体氧也可提供 100％的氧浓度。液体氧系统的流量范围是通过加热、控制气体蒸发的速度来调节的。

液体氧比压缩气体更昂贵。如果患者有能力支付和需要外出旅行时，这种液体氧更适合。液体氧的缺点是价格高、需要间断地进行压力释放导致氧浪费，甚至不用时也需这样做。

3.分子筛氧浓缩器

分子筛氧浓缩器是目前最便宜的供氧设备，为电力设备，通过一个分子筛从空气中分离氧，氧气输送给患者，氮气则回到空气中。氧浓缩器的重要优点是价格效益比高，缺点是移动性差，不能携带，一般在固定的地方如汽车或房间里使用，且需要电源和常规维护，可作为供氧后备设备。分子筛氧浓缩器是一种复杂的仪器，需要经常维修才能保证其功能正常。当使用的氧流量过大时，氧浓度会降低，避免这一问题的方法是选择大型号的筛床；另一个问题是增加仪器的使用时间，会使输出氧浓度降低，即使是常规维修，细心保养也是如此，因此分子筛氧浓缩器需要进行系统技术检查，以保证其工作状态良好。目前新型仪器有氧浓度表，有助于患者的使用。分子筛不能浓缩水蒸气，因此需要高流量氧气时，常需要湿化。另外仪器也可浓缩有毒气体，筛床的消耗还可造成工业污染，设备位置固定限制了患者的活动。尽管有这些缺点，这种氧浓缩器还是具有明显的优点，如不需要反复填充就是其最大的优点。

4.膜分离器

使用聚乙烯膜和压缩器从空气中浓缩氧气。这种膜通常可使氧气和水蒸气透过，可使输出的氧气得到适当的湿化。膜分离器较分子筛浓缩器有技术优势：首先，膜浓缩器需更换的零件较少（仅有管内滤器需要更换），这种设备尤其适用于农村；作为后备设备，维护费用低，有经济上的优势；虽然膜分离器产生的氧浓度低为 45％，但氧流量的范围仍较大；不需要湿化是其在经济上的另一个优势,适合于气管内氧疗;它还是一个细菌滤过器,聚乙烯有异物屏障作用。

(二)氧输送设备

氧输送设备有多种,传统的面罩和鼻导管最常见,经气管氧疗(TTOT)有增加的趋势,不同的氧输送设备,可使吸氧效率得到不同程度的改善。

1.面罩

使用合适的面罩是最好的氧输送方法之一,但不如鼻导管的耐受性好。固定式面罩使用高流量氧气,这种面罩可提供一个持续的、预定好的氧浓度。可调式面罩如 Venturi 面罩的氧浓度可调,调节空气的进量可控制氧浓度在 $25\%\sim50\%$。在高流量时面罩的使用效果好,当氧的浓度$<35\%$时多不需要使用。

面罩的优点是可保持一定的吸氧浓度,吸入氧浓度不受潮气量和呼吸频率的影响。

面罩的缺点是面罩的无效腔会影响二氧化碳的排出,增加二氧化碳分压;所需氧流量较高(一般>4 L/min),耗氧量大,故家庭氧疗中很少使用;患者感觉不舒适、进食和讲话不方便。

2.鼻导管

鼻导管无疑是最常用的氧输送形式。它廉价、舒适,患者易于接受,吸氧的同时可以吃饭、睡眠、谈话和吐痰。氧浓度不会因患者从鼻子或口腔呼吸而有所改变。但吸入氧浓度随患者呼吸深度和频率不同而有所变化。氧流量与吸入氧浓度大致呈以下关系:吸入氧浓度$=21+4\times$氧流量(L/min)。氧流量高时患者往往不能耐受局部冲力和刺激作用,可产生皮炎和黏膜干燥,故FiO_2不能过高。在某种程度上,适当湿化可避免此种情况的发生。与面罩吸氧不同,鼻导管吸氧不会使 CO_2 重新吸入。

由于向肺泡输送氧气仅占自由呼吸周期的一小部分(大约是开始的 1/6),剩余的时间用来填充无效腔和呼气,因此,输送的大部分氧气没有被患者利用,而是跑到空气中白白地浪费掉了,在呼气时氧气被浪费 $30\%\sim70\%$。

3.TTOT

TTOT 首先由 Heim Lich 提出。在局部麻醉下,将穿刺针穿刺进入气管内,将导管(直径$1.7\sim2.0$ mm)放入气管内,拔出穿刺针,导管送至隆突上 2 cm 处。外端固定于颈部,与输氧管相接。呼气时,气道无效腔可起储存氧气的作用,故氧流量比经鼻氧疗减少 50%,且供氧不随呼吸深浅和频率的变化而变化。

TTOT 有美容优点,能保持患者的个人形象,帮助患者避免了社会孤独症,使患者容易接受这种治疗,且此氧疗使所需氧流量较少,因而仪器变轻,移动范围加大,患者感觉较好,氧疗的效果也好,还可减少家庭氧疗费用。

TTOT 的缺点是易发生干燥,分泌物阻塞导管,需每天冲洗导管 $2\sim3$ 次,还可发生局部皮下气肿、局部皮肤感染,出血和肺部感染。对有气道高反应、严重心律失常和精神焦虑者慎用。在我国使用较少。

(秦桂英)

第二节　机　械　通　气

一、基本原理

正常人自主呼吸时由于呼吸肌主动收缩,膈下降,胸内负压增加,使肺泡内压低于气道口压,气体进入气管、支气管和肺泡内。目前临床采用的机械通气,主要是使用正压通气的方式来支持肺功能。正压通气是指由呼吸机提供高于肺泡内压的正压气流,使气道口与肺泡之间产生压力差,从而建立人工通气,因而,机械通气在通气过程中,气道压力势必升高。任何正压通气方式均应有 3 个必备的机械功能:启动、限制和切换。

(一)启动

启动是指使呼吸机开始送气的驱动方式,它有 3 种方式:时间启动、压力启动和流量启动。

1.时间启动

时间启动用于控制通气,是指呼吸机按固定频率进行通气。当呼气期达到预定的时间后,呼吸机开始送气,即进入吸气期,不受患者自主吸气的影响。

2.压力启动

压力启动用于辅助呼吸。压力启动是当患者存在微弱的自主呼吸时,吸气时气道内压降低为负压,触发呼吸机送气,而完成同步吸气。呼吸机的负压触发范围$-0.49 \sim -0.098$ kPa($-5 \sim -1$ cmH$_2$O),一般成人设置在-0.098 kPa(-1 cmH$_2$O),小儿 0.049 kPa(0.5 cmH$_2$O)以上。辅助呼吸使用压力触发时,能保持呼吸机工作与患者吸气同步,利于撤离呼吸机。当患者吸气用力强弱不等时,传感器装置的灵敏度调节困难,易发生患者自主呼吸与呼吸机对抗及过度通气或通气不足。

由于同步装置的技术限制,患者开始吸气时,呼吸机要延迟 20 毫秒左右才能同步送气,这称为呼吸滞后。患者呼吸频率越快,呼吸机滞后时间越长,患者出现欲吸而无气,反而增加呼吸做功。

3.流量启动

流量启动用于辅助呼吸。流量启动是指在患者吸气开始前,呼吸机输送慢而恒定的持续气流,并在呼吸回路入口和出口装有流速传感器,由微机测量两端的流速差值,若差值达到预定水平,即触发呼吸机送气。持续气流流速一般设定为 10 L/min,预定触发流速为 3 L/min。流量触发较压力触发灵敏度高,患者呼吸做功较小。

(二)限定

限定是指正压通气时,为避免对患者和机器回路产生损害作用,应限定呼吸机输送气体的量。一般有 3 种方式。

1.容量限定

预设潮气量,通过改变流量、压力和时间 3 个变量来输送潮气量。

2.压力限定

预设气道压力,通过改变流量、容量和时间 3 个变量来维持回路内压力。

3.流速限定

预设流速,通过改变压力、容量和时间 3 个变量来达到预设的流速。

(三)切换

切换指呼吸机由吸气期转换成呼气期的方式。有 4 种切换方式。

1.时间切换

达到预设的吸气时间,即停止送气,转向呼气。

2.容量切换

当预设的潮气量送入肺后,即转向呼气。

3.流速切换

当吸气流速降低到一定程度后,即转向呼气。

4.压力切换

当吸气压力达到预定值后,即转向呼气。

随着呼吸生理理论的发展,呼吸机的技术性能不断改善,机械通气在临床上应用日益增多。机械通气可大大降低呼吸衰竭的病死率,是治疗呼吸衰竭重要的有效手段。

二、适应证与禁忌证

(一)适应证

任何原因引起的缺氧与 CO_2 潴留,均是呼吸机治疗的适应证。

1.应用范围

(1)心肺脑复苏时。

(2)中毒所致的呼吸抑制。

(3)神经-肌肉系统疾病造成的中枢或周围性呼吸抑制和停止。脑卒中、脑外伤、各类脑炎、脑部手术、癫痫持续状态、各种原因所致的脑水肿,脊髓、神经根、呼吸肌等受损造成的呼吸抑制、减弱和停止等。

(4)胸、肺部疾病,如急性呼吸窘迫综合征(ARDS)、严重肺炎、胸肺部大手术后、COPD、危重哮喘等。

(5)胸部外伤,如肺挫伤、开放性或闭合性血气胸、多发多处肋骨骨折所致的连枷胸,只要出现无法纠正的低氧血症,均是应用机械通气的适应证。

(6)循环系统疾病,急性肺水肿、心脏大手术后常规机械通气支持等。

(7)雾化吸入治疗。

2.应用指征

(1)任何原因引起的呼吸停止或减弱(<10 次/分)。

(2)呼吸窘迫伴低氧血症[$PaO_2<8.0$ kPa(60 mmHg)]。

(3)肺性脑病(强调意识障碍严重程度)。

(4)呼吸道分泌物多,无力排出。

(5)胸部手术后严重低氧血症。

(6)心脏大手术后,尤其是接受体外循环的患者。

(7)胸部外伤致连枷胸和反常呼吸。

（二）禁忌证

呼吸机治疗没有绝对禁忌证。任何情况下,对危重患者的抢救和治疗,均强调权衡利弊。病情复杂,矛盾重重,需选择利最大、弊最小的治疗方案。除未经引流的气胸和肺大疱是呼吸机治疗的禁忌证外,其余均是相对禁忌证。

(1)严重肺大疱和未经引流的气胸。

(2)低血容量性休克患者在血容量未补足以前。

(3)肺组织无功能。

(4)大咯血气道未通畅前。

(5)心肌梗死。

(6)支气管胸膜瘘。

(7)缺乏应用机械通气的基本知识或对机械通气机性能不了解。

三、常用机械通气模式

几种常见的通气模式典型气道压力曲线示意图见图 2-1。

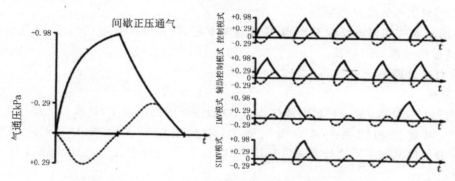

图 2-1　几种通气模式的典型气道压力曲线

虚线示正常的自主呼吸,实线示机械通气时的压力曲线

（一）控制通气

控制通气(CV)也称为间歇正压通气(IPPV),其特点是无论患者自主呼吸如何,呼吸机总是按预定的频率、潮气量(VT)或压力进行规律的通气,适应于自主呼吸消失或很微弱的患者。应用于自主呼吸较强的患者则很难达到自主呼吸与机械通气的协调。对自主呼吸增强的患者,如应用辅助通气模式仍不能与自主呼吸协调,可应用药物抑制自主呼吸后再采用控制通气模式。近年生产的呼吸机均兼有控制与辅助通气方式,或二者结合组成辅助控制通气方式。

（二）辅助通气

辅助通气(AV)与控制通气不同,启动是由患者自发吸气动作来触发。因此,它的通气频率决定于患者的自主呼吸,VT 决定于预先设定的容积(或压力)的大小。对自主呼吸频率尚稳定的患者,应尽量采用辅助通气。

（三）辅助控制通气

辅助控制通气是一种较先进的通气模式。它与单纯辅助通气的主要不同在于,当自主呼吸频率过慢,每分通气量小于设定值时,呼吸机本身可测知,并自动以控制通气方式来补充,以防止通气不足,比较安全。即使采用辅助或辅助控制通气模式,有时自主呼吸仍难与机械通气协调,这时应注意触发灵敏度的调节,同时应注意气路是否漏气、堵塞,吸氧浓度是否不足,设定通气频率、每分通气量是否合适等。

(四)间歇指令通气与同步间歇指令通气

1.间歇指令通气(IMV)

在每分钟内,按事先设置的呼吸参数(频率、流速、流量、容量、吸/呼等),给予患者指令性呼吸,通气与自主呼吸不同步;在指令通气间隔时间内,患者可以有自主呼吸,自主呼吸频率、流速、流量、容量、吸/呼等不受呼吸机的影响。

2.同步间歇指令通气(SIMV)

呼吸机提供的指令性通气可以由自主呼吸触发,即通气能与自主呼吸同步,是IMV的改良。

3.IMV/SIMV 通气模式的优点

(1)无须大量镇静剂。

(2)可减少因通气过度而发生碱中毒的机会。

(3)长期通气治疗时可防止呼吸肌萎缩,有利于脱离机械通气。

(4)降低平均气道内压,减少机械通气对循环系统的不良影响。

4.IMV/SIMV 通气模式的缺点

对患者增加通气的要求反应不良,可导致通气不足,增加患者呼吸功消耗,可导致呼吸肌疲劳,使呼吸机撤离过渡时间延长。

(五)压力支持通气

1.工作原理

压力支持通气(PSV)是一种辅助通气方式,在自主呼吸的前提下,每次吸气都接受一定水平的压力支持,以辅助和增强患者的吸气能力,增加吸气幅度和吸入气量。与单独应用IMV/SIMV通气模式的不同之处是患者每次吸气(指令性或自主性),均能得到压力支持,支持水平随需要设定。

2.临床应用

主要应用于自主呼吸能力不足,但神经调节无明显异常的患者。应用PSV时,机体可在一定水平的压力支持下,克服疾病造成的呼吸道阻力增加和肺顺应性下降,得到充足的VT。随病情好转,压力支持水平可逐渐降低,常用于机械通气撤除的过程中、重症哮喘、COPD,胸部外伤和手术后需长期机械通气机支持者。

(六)容积支持通气

容积支持通气(VSV)是一种特殊的辅助通气模式,它的优点是能保持恒定的潮气量,当患者自主呼吸增强时支持压力水平自动降低,相反,则自动增加支持压力水平。当患者自主呼吸停止20秒以上时,VSV可自动转换为压力调节容积控制通气。

(七)持续气道正压通气

持续气道正压通气(CPAP)是指在有自主呼吸的条件下,整个呼吸周期内均人为地施以一定水平的正压,故又可称为自主呼吸基础上的全周期正压通气。

1.CPAP 通气模式的特点

(1)CPAP是一种独立的通气模式。

(2)CPAP是在自主呼吸的基础上,整个呼吸周期内均给予一定水平的正压。

(3)CPAP与呼气末正压通气(PEEP)相仿,也能防止气道闭合和肺泡萎陷,但CPAP仅仅是一种自主呼吸的通气方式,呼吸机并不提供恒定的潮气容积与吸气流速,在纠正由严重肺功能障碍所致的换气功能障碍时,远不如 PEEP 效果明显。

(4)CPAP 对自主呼吸要求较高,许多有严重肺功能障碍的患者,不适合应用于 CPAP 通气模式。

2.CPAP 通气模式的主要优缺点

吸气时恒定的持续正压气流(超过吸气气流)使吸气省力,呼吸做功减少;与患者的连接方式较为灵活,经人工气道或面罩均可。CPAP 可引起循环紊乱和气压伤等。

3.临床应用

其主要用于脱机前过渡或观察自主呼吸情况,如吸气压力、VT、VE 等。

(八)双气道正压通气

1.工作原理

吸气、呼气相的压力均可调节。P_1 相当于吸气压力,P_2 相当于呼气压力;T_1 相当于吸气时间,T_2 相当于呼气时间。这两个时相的压力和时间均可根据临床的需要随意调整。

2.临床应用

自主呼吸和控制呼吸时均可使用。一般情况下,根据临床需要,可灵活调节出多种通气方式。当 P_1=吸气压力,T_1=吸气时间,P_2=0 或 PEEP 值,T_2=呼气时间,即相当于定时压力调节的 PPV;当 P_1=PEEP,T_1=无穷大,P_2=0,T_2=0,即相当于 CPAP;当 P_1=吸气压力,T_1=吸气时间,P_2=0 或 PEEP 值,T_2 值为期望的控制呼吸周期,即相当于 IMV 或 SIMV。

3.注意事项

应用时应监测 VT,适当设置报警参数,以防通气量不足,尤其当气道压力增高时,VT 常常多变或不恒定。

(九)压力调节容积控制通气

1.工作原理

呼吸机通过不断监测患者的胸/肺的顺应性(压力-容量变化),计算出达到预定潮气量所需的最低吸气压力,反馈性地自动调节吸气压力,在 VT 保证前提下,将患者的吸气压力降低至最恰当水平。

2.临床应用

压力调节容积控制通气(PRVCV)模式主要适用于有气道阻力增高的患者,如危重支气管哮喘;或肺部病变较重如气道阻力增加和肺顺应性下降明显的患者。即使肺内存在着严重的时间常数不等和气体分布不均,应用 PRVCV 通气模式,也能得到较好的治疗效果;对需要较高初始流速或流量才能打开的闭合气道和肺单位,PRVCV 可能会有一定的价值,如 ARDS 患者的肺泡萎陷。

四、主要的通气功能

(一)吸气末屏气

呼吸机在吸气相产生正压,但在吸气末和呼气前,压力仍保持在一定水平,犹如自主吸气的屏气;然后再行呼气。这种将吸气末压力保持在一定水平的通气功能,称为吸气末屏气,或称为吸气平台或吸气末停顿。

该通气功能的优点是,延长了吸气时间,有利于气体分布与弥散,适用于气体分布不均、以缺氧为主(如弥散障碍或通气/血流比例失调)的呼吸衰竭。吸气末屏气通气功能有利于雾化吸入药物在肺内的分布和弥散,也有助于进行某些肺功能数据的监测,如气道阻力和静态顺应性等。

(二)呼气末正压通气

呼气末正压通气(PEEP)是指呼吸机在呼气末仍保持在一定的正压水平。

1.临床应用

PEEP 适用于由 Qs/Qt 增加所致的低氧血症,如 ARDS。PEEP 纠正 ARDS 低氧血症的作用机制是避免和防止小气道的闭合,减少肺泡萎陷,降低 Qs/Qt,纠正由 Qs/Qt 增加所致的低氧血症;增加 FRC,有利于肺泡-毛细血管两侧气体的充分交换;肺泡压升高,在 FiO_2 不变的前提下,能使肺泡-动脉血氧分压差$[P_{(A-a)}O_2]$升高,有利于氧向肺毛细血管内弥散;PEEP 使肺泡始终处于膨胀状态,能增加肺泡的弥散面积;肺泡充气的改善,能使肺顺应性增加,在改善肺的通气、弥散、V/Q 失调的同时,还可减少呼吸做功。

2.最佳 PEEP 选择

最佳 PEEP 应是能使萎陷的肺泡膨胀至最好状态、Qs/Qt 降低至最低水平、PaO_2 被提高至基本满意水平、对血流动力学影响和肺组织气压伤降低至最低程度的 PEEP 水平。疾病的严重程度不同,最佳 PEEP 水平不尽相同,即使是同一个患者,在疾病发生和发展的不同阶段,所需要的 PEEP 水平也可能不同。确定最佳 PEEP 水平最简便的选择法是:在保持 FiO_2<60% 前提下,能使 PaO_2≥8.0 kPa(60 mmHg)时的最低 PEEP 水平。临床常用的确定最佳 PEEP 水平的方法是:在循环状态能负担前提下,FiO_2 降至 40%~50%、PaO_2≥8.0 kPa(60 mmHg)时的最低 PEEP 水平。呼吸机应用过程中,应该根据患者氧合状况监测结果随时调节 PEEP 水平。

3.内源(内生)性 PEEP(PEEPi)或自发性 PEEP(auto-PEEP)

内源性 PEEP 是指因呼气时间短或呼吸阻力过高,致肺泡内气体滞留,使肺泡内压在整个呼吸周期均保持正压,相当于 PEEP 的作用,称 PEEPi 或 auto-PEEP,可由多种使呼吸道阻力增加的疾病造成,克服 PEEPi 的常用方法是应用相同水平的 PEEP。

(三)呼气延长或延迟

根据等压点(EPP)学说,呼气延长或延迟可减少支气管的动态压缩,有助于气体排出。COPD 患者习惯于噘嘴样呼吸,目的在于使 EPP 向口腔端移动,减少气道的动态压缩,有利于呼气。

(四)叹息

叹息即指深吸气。不同呼吸机设置的叹息次数和量不尽相同,一般每 50~100 次呼吸周期中有 1~3 次相当于 1.5~2 倍于潮气量的深吸气,它相当于正常人的呵欠。目的是使那些易于陷闭的肺泡定时膨胀,改善这些部位肺泡的通气,防止肺不张,对长期卧床和接受机械通气治疗的患者有一定价值。

(五)反比通气

正常状态下,吸气时间总是少于呼气时间,吸/呼(I/E)多在 1:(1.5~2)。反比通气(IRV)时,吸气延长,大于呼气时间,I/E 可在(1.1~1.7):1。吸气延长有利于改善氧合、纠正缺氧、减少二氧化碳的排出,可以用于治疗 ARDS 或其他原因所致的低碳酸血症。

五、参数设置和调节

(一)常用参数及设置

1.呼吸频率

呼吸频率主要考虑因素是自主呼吸频率。自主呼吸频率正常、减弱、停止时,按正常呼吸频率设置(16~20 次/分),自主呼吸频率>28 次/分时,初始呼吸频率不易设置过低,随着引起自主呼吸频率增快的原因去除,再将呼吸频率逐渐下调。其次考虑呼吸衰竭的病理生理,在有气道阻力增高时,选择慢而深的呼吸频率,限制性肺部疾病时,选择稍快的呼吸频率(18~24 次/分)。

2.潮气量(VT)与每分通气量(VE)

VT 与呼吸频率有一定关系,首次 VT 设置,应掌握一定规律,减少设置盲目性。一般先以 5~10 mL/kg 设置,以后根据动脉血气分析调整。特殊状况下,如有肺大疱、可疑气胸、血容量减少尚未纠正、血压下降等,应先将 VT 设置在较低水平,将呼吸频率适当提高,以预防通气不足。自主呼吸频率过快时,为减少对抗,呼吸频率设置应与自主呼吸频率接近,此时应适当降低 VT 水平。VE 等于 VT 与呼吸频率乘积,VE 可以不做设置。

3.吸/呼比

呼吸功能正常者以 1:1.5 左右为妥,阻塞性通气功能障碍为 1:(2~2.5);限制性通气功能障碍为 1:(1~1.5)。吸气末屏气时间,应算在吸气时间内。

4.PEEP

初接受呼吸机治疗时,一般不主张立即应用或设置 PEEP。根据缺氧纠正的难易度适当设置 PEEP 水平,再依据缺氧纠正情况,调节 PEEP 水平。

5.FiO₂ 设置

开始时为迅速纠正低氧血症,可应用较高 FiO_2(>60%),100%也十分常用。随着低氧血症的纠正,再将 FiO_2 逐渐降低至 60%以下;低氧血症改善明显后,将 FiO_2 设置在 40%~50%水平为最佳。FiO_2 设置原则是使 PaO_2 维持在 8.0 kPa(60 mmHg)前提下的最低 FiO_2 水平。当低氧血症未能纠正时,不能盲目以提高 FiO_2 的方式纠正缺氧,应该选择其他通气方式,如 PEEP 等。

(二)常用参数调节

合理调节机械通气各类参数是机械通气治疗的必备条件,否则,非但达不到治疗目的,相反却会引起各种并发症,严重时能直接导致死亡。常用参数调节依据动脉血气分析指标、心脏功能、血流动力学状况,避免肺组织气压伤。

1.动脉血气分析指标

(1)PaO_2:是低氧血症是否被纠正的标准。$PaO_2 \geq 8.0$ kPa(60 mmHg),说明所设置的参数基本合理,如果 FiO_2 水平已经降至 40%~50%水平,可以暂时不进行调整,待 PaO_2 稳定一段时间后再进行调整,直至降低至准备脱机前的水平;如果所设置的 FiO_2 水平较高,应逐渐降低 FiO_2 直至相对安全的水平。

若低氧血症未被纠正时,可按以下思路调整机械通气参数。①分析低氧血症产生的原因,调整相应参数。Qs/Qt 增加时,选择 PEEP;弥散障碍时,提高 FiO_2;通气功能障碍时,去除呼吸道分泌物、保持呼吸道通畅,并适当增加 VT。②采用各种能纠正低氧血症的方法,如增加 VT、延长吸气时间、增加吸气平台压或吸气屏气的时间、应用 PEEP、提高 FiO_2 等,并观察疗效,酌情选择最佳方法。

（2）$PaCO_2$：是判断呼吸性酸、碱中毒的主要指标。呼吸性酸中毒，$PaCO_2 > 6.7$ kPa（50 mmHg），提示通气不足；呼吸性碱中毒，$PaCO_2 < 4.7$ kPa（35 mmHg），提示通气过度。过度通气时，降低 VT，缩短呼气时间；严重低碳酸血症，如心功能和血流动力学状况允许，采用反比通气。通气不足时，保持呼吸道通畅，增加 VT、VE，呼吸频率和延长呼气时间。

2.心功能和血流动力学状况

已存在心功能障碍和血流动力学紊乱，慎用 PEEP、吸气延长、吸气末屏气和反比通气等。

3.肺组织气压伤

熟悉容易引起气压伤的通气模式和通气功能，如 PEEP、PSV、高 VT 等。如有肺组织气压伤易发因素，如先天性或后天性肺大疱、肺损伤时，避免使用容易引起气压伤的通气模式和功能。无法避免使用这些模式和功能时，严密观察，及时发现和处理。即使是没有肺组织气压伤易发因素的患者，也应严密观察，警惕气压伤。

（三）报警参数设置和调节

1.容量（VT 或 VE）报警

容量报警的临床意义是预防漏气和脱机。多数呼吸机监测呼出气 VT、VE 或 VT 和 VE 同时监测。设置依据：依 VT 或 VE 的水平不同而异，高水平设置与 VT 或 VE 相同；低水平能维持生命的最低 VT 或 VE 水平。

2.压力报警

其分上限、下限压力报警，用于对气道压力的监测。气道压升高，超过上限水平时，高压报警；气道压降低，低于低压水平时，低压报警装置被启用。低压报警装置是对脱机的又一种保护措施，高压报警多提示咳嗽、分泌物堵塞、管道扭曲、自主呼吸与机械通气拮抗或不协调等。高压报警参数，设置在正常气道最高压（峰压）$0.49 \sim 0.98$ kPa（$5 \sim 10$ cmH_2O）水平；低压报警参数，设置为能保持吸气的最低压力水平。

3.低 PEEP 或 CPAP 水平报警

低 PEEP 或 CPAP 水平报警是保障 PEEP 或 CPAP 的压力能在所要求的水平。未应用 PEEP 或 CPAP 时，不需要设置。

4.FiO_2 报警

FiO_2 报警是保障 FiO_2 在所需要的水平。设置依据根据病情，一般高于或低于实际设置的 FiO_2 值的 $10\% \sim 20\%$ 即可。

六、机械通气对生理的影响

（一）对血流动力学的影响

正压通气使胸膜腔内压（ITP）增高，减少静脉回流至右心的血量，从而导致心排血量下降，下降程度与平均气道压、肺顺应性、胸壁顺应性及 PEEP（CPAP）水平有关。ITP 升高还阻碍右心室排空，使右心室收缩末容量增加，右心房压升高，体循环静脉回流下降；过大的潮气量和高水平的 PEEP（CPAP）会对右冠状动脉疾病和右心室功能不全患者产生不利影响。肺泡扩张压迫肺毛细血管床，从而增加肺血管阻力（PVR），增加右心室后负荷。当升高气道压力传递到心脏周围时，左心室也会发生改变。其机制是高 PEEP（CPAP）使右心室舒张末容量（RVEDV）增加，导致室间隔右向左移动，降低左心室顺应性、影响前负荷；较高的 RVEDV 也使心包腔内压增加,限制心脏活动。

为了避免有害的血流动力学影响,应采用支持心血管功能的措施,包括:①谨慎补充液体,维持合理的血容量及合适的前负荷;②给予强心药维持足够的心肌收缩力;③应用血管扩张药或血管收缩药。但最关键的是选择合适的通气方式、合理调节 VT、吸气时间及吸气流速,把机械通气对静脉回流影响减至最小。

(二)对脏器功能的影响

正压通气对肾功能的直接影响是使肾灌注减少、肾内血流重新分布,致肾小球滤过率降低,钠和水排泄减少,尿量减少。扩充血容量、给予利尿剂,或给予小剂量多巴胺可减少正压通气对肾功能的直接影响。

应用正压通气治疗超过 3 天,有近 40% 的患者会出现胃肠道出血,这主要由于胃肠黏膜急性的多发性溃疡所致。应用抗酸治疗,维持胃液 pH>5.0,能有效防止胃肠道出血。

七、呼吸机撤离

呼吸机治疗的时间随病情而异,少时可仅数小时,多时可数月或数年。合理掌握脱机时机,能降低呼吸机治疗的并发症。

(一)脱机指征

(1)导致呼吸衰竭的原发病已经解除或正在解除之中。

(2)通气和氧合能力良好。

(3)咳嗽和主动排痰能力强。

(4)呼吸肌有力量。

(5)气道通畅。

(二)撤离呼吸机标准

1.通气功能

VC 10～15 mL/kg,VT 5～8 mL/kg,FEV_1>10 mL/kg,最大吸气压>1.96 kPa(20 cmH_2O),静态每分通气量<10 L,每分钟最大自主通气量不少于 20 L(≥20 L)。

2.氧合指标(动脉血气分析)

(1)FiO_2<40% 时,PaO_2>8.0 kPa(60 mmHg)。

(2)FiO_2 为 100% 时,PaO_2>40.0 kPa(300 mmHg);$P_{(A-a)}O_2$ 为 40.0～47.1 kPa(300～353 mmHg)。

(3)Qs/Qt<15%,SaO_2>85%。

(4)VD/VT 为 0.55～0.6。

3.浅快呼吸指数(f/VT)和吸气初始 0.1 秒时口腔闭合压($P_{0.1}$)

浅快呼吸指数和吸气初始 0.1 秒时口腔闭合压是近年来主张应用的指标。前者≤105,后者为 0.39～0.59 kPa(4～6 cmH_2O),预计撤机可能成功。

截至目前,大量临床研究始终尚未寻找到切实可行的呼吸机撤离指标。

(三)撤离呼吸机的方法

人工气道会妨碍患者主动而有效的排痰,人工气道拔除后,咳嗽动作恢复,有效排痰能改善通气和氧合,脱机、拔管后,各项指标有可能较脱机前明显改善。因而,只要患者呼吸平稳,就应在严密观察下试行脱机。

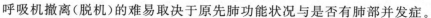

呼吸机撤离(脱机)的难易取决于原先肺功能状况与是否有肺部并发症。

1.直接脱机

撤离容易的患者直接脱机,可以先逐步降低呼吸机条件,观察氧合水平,撤除机械通气后,生命体征稳定,通气和氧合水平符合标准,可以脱机并拔除人工气道。

2.间断脱机

撤离困难的患者可以分次或间断撤离,即将脱机的时间分开,先是以分钟或小时为单位,每天分次脱机,以后视病情逐渐增加每天脱机的次数或延长每次脱机的时间,然后改成逐日或白天脱机、夜间上机等,直至完全脱机。

3.改变通气模式

在间断脱机前,常采用一定的通气模式作为撤除呼吸机的过渡措施。如应用 SIMV,逐渐降低 SIMV 呼吸次数,当降至 5 次/分时仍能较好地维持通气和氧合,再试行脱机。如应用 PSV 时,先逐渐增加 PSV 的压力支持水平,促进肺、胸廓的膨胀,做被动性的肺功能锻炼,然后逐渐降低 PSV 压力,降至一定水平后仍能维持较好呼吸,可以试行脱机,或转为 SIMV 的通气模式,再按 SIMV 撤机方法脱机。

4.拔除人工气道

改变通气模式或间断脱机时,仍能维持较好的通气和氧合时,方可拔除人工气道。对病情复杂的患者,即使暂时脱机成功,也应慎重拔除人工气道,适当延长人工气道拔除后观察的时间。因为撤离失败屡有发生,保留人工气道的患者,再次行机械通气治疗并不困难,而拔除人工气道后,重新建立人工气道费时、费力,还会增加痛苦,严重时会给生命带来威胁。

5.拔管后气道护理

拔管后气道护理是脱机成败的关键。加强气道护理能促进呼吸道分泌物排出,保持气道通畅,预防肺部感染。主要方法有超声雾化吸入、拍背震荡、刺激咽喉部产生咳嗽与排痰,抗生素和祛痰药等。

(四)脱机困难的原因和处理

1.撤机困难的原因

原发病因未能解除,呼吸肌疲劳和衰弱,心理障碍。

2.脱机困难的处理

尽早、尽快控制和去除原发病因;采用特殊通气模式与通气功能,尽早锻炼呼吸肌力量,预防呼吸肌疲劳与衰竭;加强营养支持治疗,增加呼吸肌力量;树立信心,克服心理障碍;原有慢性呼吸功能不全,尽早做腹式呼吸,增强和改善呼吸功能。脱机困难的患者需要做相当长时间的观察、摸索和调试。大部分患者最终可能获得成功,部分患者需要长期呼吸机治疗。

八、常见并发症

(一)气压伤

气压伤较常见临床类型是气胸、皮下和(或)纵隔气肿。气压伤多为闭合性,胸膜腔内压高低取决于破裂口类型;处理方法是排气减压或停止呼吸机治疗。气压伤重在预防和早期发现,要避免所有可能诱发气压伤的因素,慎用 PEEP 和 PSV 等。

皮下和纵隔的气体除来源于肺组织之外,还可来源于呼吸道呼出的气体,如气管切开引起的皮下和纵隔气肿;胸部外伤和某些特殊检查或治疗也可引起皮下和纵隔气肿。

（二）呼吸系统并发症

较常见的有过度通气、通气不足和呼吸机相关性肺炎（VAP）。前两者主要依靠呼吸机参数调节和设置来预防和处理，后者是临床呼吸机治疗过程中十分棘手的难题。VAP 的病原学特征是多种细菌和真菌同时存在的混合感染，诱发因素很多，如气道开放时空气和环境因素、抵抗力下降、医疗器械污染等。研究还证明，胃肠道反流和误吸也是 VAP 的主要来源。加强气道护理是预防和治疗 VAP 的主要措施，其作用可能超过抗生素的应用。

（三）气管及邻近组织损伤

1.气管食管瘘

气管与食管之间相通，气体由瘘口进入胃肠道，胃肠道消化液也可经瘘口进入呼吸道，是十分危险的并发症，常见于气管与食管的直接损伤。

2.喉损伤

喉损伤是气管插管的重要并发症，主要临床类型是喉部水肿，多发生在拔管后数小时至一天，产生的原因是导管与喉部黏膜的机械性摩擦和损伤。

3.气管损伤

气管损伤引起出血、气管食管瘘、狭窄。

4.血管损伤

气管切开时损伤甲状腺及其血管，气管导管或套管对周围黏膜压迫损伤、感染等侵蚀邻近的大血管。

（四）胃肠道系统并发症

胃肠道系统并发症主要是胃肠道胀气，尤其当应用面罩连接呼吸机、气管插管误入食管、并发气管食管瘘等时，更容易发生，预防的方法是及时安放胃管和应用胃肠减压。

（张玲玲）

第三节　神经介入治疗技术

一、概述

神经介入治疗就是利用血管内导管操作技术，在计算机控制的数字减影血管造影（DSA 系统）的支持下，对累及人体神经系统血管的异常进行纠正，对所造成的神经功能和器质性损害进行诊断与治疗，从而达到消除病痛、恢复正常功能的效果。

神经介入治疗因优点众多而逐渐被广泛应用，其主要优点包括：①操作简单、在微创条件下进行各种诊断和治疗，避免了传统外科手术对人体结构的破坏，从而可减轻对功能的干扰；②直接触及病灶、可重复性好；③适应证广泛，通过通、堵、注、放等技术完成各种诊断和治疗；④定位（诊断）精确、治疗效果显著；⑤不良反应小、并发症少、恢复快和住院时间短。

神经介入治疗也有其绝对或相对禁忌证，包括：①严重神经功能损伤或显著认知功能障碍的患者；②肾功能不全、不能安全使用造影剂的患者；③手术前 3 周内有活动性出血或目前有严重出血倾向、血小板减少的患者；④有严重全身器质性疾病及无安全血管径路（例如，主动脉弓、颈总动脉或颈内动脉严重扭曲、病变部位重度钙化或异常迂曲、病变部位可见活动性血栓等)的患者。

二、神经介入治疗室的环境

从麻醉角度考虑,目前大多数神经介入治疗室的条件并不乐观,并且存在患者转运距离远、转运途中缺乏适当监护、治疗室内光线昏暗、手术中因存在放射线不能近距离观察和处理患者等危险因素。

理想的神经介入治疗室必须具备同手术室相当的麻醉规范及设备,包括墙壁输出氧气、麻醉机、监护仪、气管插管需要的物品、喉罩通气道、吸引器,以及除颤器和简易呼吸囊。这些设备必须经过检查并确保随时能够使用。

三、神经介入治疗的范围

神经血管疾病大致可分为出血性血管病和闭塞性血管病两大类。前者主要包括颅内动脉瘤、颅内动静脉畸形(AVM)、硬脑膜动静脉瘘、颅内海绵状血管瘤等;后者主要包括椎动脉、基底动脉狭窄,大脑中动脉、颈动脉狭窄及急性脑梗死等。此分类决定了神经介入治疗的目的,即对出血性病灶进行封堵、栓塞,而对闭塞性病变进行溶栓、疏通或血管成形。

(一)颅内动脉瘤

颅内动脉瘤由脑血管异常改变产生的脑血管瘤样突起,在成年人中的发病率大约为1%,其最常见于颅底动脉环(Willis 环)周围,大致易发生部位依次为后交通动脉、前交通动脉、大脑中动脉、椎基底动脉和眼动脉段等。

颅内动脉瘤的病因主要包括:①动脉发育异常或缺陷(例如,动脉弹力内板和中层发育不良)、动脉管壁中层有裂隙等先天性因素;②动脉壁粥样硬化使弹力纤维断裂、消失,从而使动脉壁承受来自大动脉冲击的能力减弱;③源自身体某部位的感染栓子由外部侵蚀动脉壁形成感染性或真菌性动脉瘤;④颅脑开放性或闭合性创伤、手术创伤等伤及动脉壁形成的假性或真性动脉瘤。

大多数颅内动脉瘤较小,因而在不发生破裂的情况下患者可无任何临床表现。而较大的颅内动脉瘤贴近脑神经或脑脊液循环通路时则可导致一定的压迫症状。由于颅内动脉瘤具有持续的搏动性,所以对相邻脑组织所产生的挤压损害作用远较其实际大小为重。

颅内动脉瘤是蛛网膜下腔出血的最常见原因,而颅内动脉瘤的致命危险就是直接破裂出血,造成患者脑神经功能障碍甚至死亡。颅内动脉瘤的出血破口处常常被较小的血栓块填堵,这种血栓通常是在1周左右随着体内纤溶系统激活而逐渐溶解。此时任何可能增加血管内压的情况,例如,兴奋、疲劳、便秘甚至体位快速变化和饱食等,均可导致颅内动脉瘤破口开放,再次发生出血,而这将明显增加患者的死亡率和伤残率。

颅内动脉瘤发病突然、变化快、患者精神高度紧张,任何微小刺激即可导致再次出血和死亡率增加,为了减少再次颅内出血的风险,目前倡导超早期(0~3 天)实施介入治疗,大多数患者来不及进行全面的手术前检查。此外,颅内动脉瘤患者大多是老年人,合并有高血压、冠心病或其他脏器损害,对麻醉药的耐受较差,所以麻醉诱导期和手术中极易引起循环功能波动而发生颅内动脉瘤破裂出血或梗死。因此,麻醉诱导必须力求平稳。

(二)AVM

AVM是一种脑血管发育障碍引起的脑局部血管数量和结构异常。发病率是颅内动脉瘤的$1/10\sim1/7$。大约80%的颅内AVM是在一侧大脑半球发病,5%～10%出现在中线深部,5%～10%出现在脑干和小脑。

1.病因

颅内AVM是胚胎时期血管网分化失常导致的发育畸形,无明显的家族史。

2.病理生理

颅内AVM是先天性疾病,并可随年龄逐渐长大,使正常脑组织受压移位而离开原来的位置。颅内AVM的组织结构缺少毛细血管成分,具有粗大、扩张、扭曲的输入和输出血管,它们之间形成异常的直接交通,因而局部脑血管阻力降低,畸形供血动脉内血流速度明显加快,层流现象突出,容易形成局部动脉瘤和动脉囊样扩张。

3.临床表现

位于畸形灶内和灶旁的动脉瘤和囊样扩张是颅内AVM出血的主要原因。在瘘口部位,动脉内的血流压力可直接传递到静脉内,高流量、高灌注压向脆弱的静脉分流,直接导致畸形血管破裂,出现连续性脑内或蛛网膜下腔出血。另外,大量血流在压力差的作用下,短路通过畸形血管团,减少了邻近脑组织的血流灌注,产生盗血现象而引起潜在性脑缺血,导致一过性或持久性神经功能障碍,例如,癫痫发作、共济失调和早老性痴呆等。

(三)硬脑膜动静脉瘘

硬脑膜动静脉瘘是动静脉直接交通在硬脑膜及其延续的大脑镰和小脑幕的异类血管性疾病,大约占颅内血管畸形的15%。虽然硬脑膜动静脉瘘可发生在硬脑膜的任何部位,但是以横窦、乙状窦、海绵窦和小脑幕多见。

1.病因

目前硬脑膜动静脉瘘的病因尚不清楚,但是大多学者支持先天性学说,认为在胚胎发育中,血管发育不良极易导致硬脑膜动静脉瘘的发生。也有人认为,该病与外伤、手术和炎症有关。

2.病理生理

病变部位存在丰富的血管网,动静脉吻合尤为发达,主要是来源于颈外、颈内和椎基底动脉系统的脑膜分支。特点是血供丰富、来源复杂,大多为双侧、对称供血。

3.临床表现

硬脑膜动静脉瘘患者的临床表现复杂多样,主要是与静脉引流方向及速度、流量等有关。大约67%的患者有颅内杂音,与心搏同步,可给患者带来较大痛苦。大约50%的患者出现头痛,大多为搏动性钝痛或偏头痛;大约20%的患者以蛛网膜下腔出血为首发症状。此外,患者也可有颅内压(ICP)增高、中枢神经功能障碍和脊髓功能障碍等。

(四)颈部和颅内动脉狭窄

在缺血性神经介入治疗中,以微支架安装或球囊扩张治疗颈部、颅内动脉狭窄为最常见。

形成颈部、颅内动脉狭窄的病因包括动脉粥样硬化斑块形成、结节性动脉炎、外伤后瘢痕或外科手术并发症。从发病部位上看,50岁以上患者大多是颈动脉分叉部狭窄,30～50岁患者大多是颅内段脑动脉的狭窄,30岁以下的年轻人常常是颈动脉起始部或锁骨下动脉狭窄。

狭窄的动脉可直接造成单位时间内的脑动脉血流量减少,使脑组织的氧化代谢能力绝对降低。动脉粥样硬化引起的狭窄及斑块造成内膜粗糙,极易使血小板等凝血物质附着并形成血栓,后者在血流冲击下脱落，造成脑动脉堵塞。

临床上患者常常是以缺血性神经功能障碍发病，在未发生出血的情况下，一般不会有头痛，而以短暂性脑缺血发作（transient ischemic attack，TIA）为主。个别患者可因脑梗死而出现偏瘫和失语。

四、神经介入治疗的抗凝处理

颅内血管的内皮损伤处、置入动脉的导管内及植入血管内的材料均有促进血栓形成的风险，手术中应持续静脉应用肝素抗凝，以预防血栓形成。而手术结束时应用鱼精蛋白中和肝素。

激活全血凝固时间（activated clotting time，ACT）监测方便、简捷、快速，能及时调整肝素和鱼精蛋白的剂量，防止抗凝不足或过度，预防不良并发症，其正常值为 80～120 秒。ACT 监测在神经介入治疗过程中十分重要，能确保介入治疗的安全性。

治疗前需要首先测定 ACT 基础值，一般是在股动脉套管插入后开始肝素化。抗凝的原则可根据各单位自己的标准和实践经验而调整。一般来讲，首先静脉应用 70～100 U/kg 的肝素，靶目标为使 ACT 达到基础值的 2～3 倍。肝素化过程中每小时至少测一次 ACT，并追加应用额外剂量的肝素，也可根据经验每小时追加应用 1 000 U 的肝素。手术结束时应用鱼精蛋白逆转肝素化的剂量为每 1 g 鱼精蛋白对抗 100 U 肝素。应用鱼精蛋白的并发症包括低血压、变态反应和肺动脉高压。

有研究认为，全身肝素化后，ACT 值保持在 250～300 秒较为理想，小于 250 秒说明肝素化不满意，操作中可形成血栓。手术后抗肝素化，2 小时后测定 ACT，如果小于 150 秒，可安全拔除动脉鞘；如果大于 180 秒，则提示有出血倾向，应相对延长拔管时间，以防出血。

五、神经介入治疗的并发症及处理

神经介入手术并发症的发生快并且严重，其中最严重的并发症是脑梗死和蛛网膜下腔出血，其他包括造影剂反应、微粒栓塞、动脉瘤穿孔、颅内出血、局部并发症、心血管并发症等。在紧急情况下，首先需要辨别并发症是阻塞性还是出血性，因为它决定了下一步不同的治疗措施，因而非常关键。此时，神经介入医师、麻醉科医师和放射科技师之间必须立即就处理措施做完善的沟通，并且麻醉科医师首先要保证气道安全，其次是对症处理和提供脑保护。

（一）出血性并发症

出血大多见于导管、金属导丝、弹簧圈或注射造影剂所致的颅内动脉瘤破裂或普通血管穿孔。颅内动脉瘤手术中破裂大多是因导丝或导管前端在动脉瘤内操作不慎、刺破动脉瘤壁所致。颅内 AVM 破裂出血的原因除了机械性刺激之外，还可有许多因素，例如，栓塞材料过早堵塞增加了病灶内压力；注射造影剂或植入栓塞材料前将微导管楔入小血管，引起血管内损伤或因注射压力突然增加导致供血血管破裂。另外，正常灌注压的突破或阻塞性充血也是造成颅内 AVM 出血的原因。

在临床上，颅内 AVM 破裂出血常常伴有平均动脉压（MAP）突然增高和心率减慢，提示 ICP 升高和造影剂外溢。如果患者清醒，则可会出现意识丧失。此外，头痛、恶心、呕吐和手术区血管性疼痛等常常是颅内大出血的前兆。

对于神经介入手术中发生出血性并发症的患者，快速而恰当的治疗措施可明显影响最终的转归，包括：①解除病因，微小穿孔可予以保守治疗，有时导管本身就可用于阻塞破孔，或尽快置入更多的电解式可脱微弹簧圈以封闭血管裂口。经处理,大部分患者的颅内动脉瘤内会持续形成血栓。②如果 ICP 持续增加,需要进一步行 CT 扫描检查,可能需要行紧急脑室切开术甚至开颅血肿清除术(颅内动脉瘤夹闭术)。③立即逆转肝素的抗凝作用。④降低收缩压,减少出血。⑤通过过度通气[将二氧化碳分压($PaCO_2$)维持在 $4.5\sim5.0$ kPa]和静脉注射甘露醇 $0.25\sim0.5$ g/kg 等措施减轻脑水肿和降低 ICP。

(二)阻塞性并发症

血栓栓塞、栓塞材料、血管痉挛、低灌注、动脉剥离或静脉梗阻等均可导致颅内血管阻塞和缺血。由于脑血管具有壁薄和易痉挛的特点,痉挛性缺血多见。

颅内血管痉挛的原因包括:①手术中导管、导丝等介入治疗器械对血管壁的直接物理刺激。②对比剂用量过大或浓度过高:存在引发脑血管痉挛的基础因素时,对比剂的不良影响、大剂量注射导致的血管内压力变化等可诱发或加剧血管痉挛。③存在动脉粥样硬化、高血压、吸烟等促脑血管痉挛的危险因素。

脑血管痉挛重在预防,手术中应维持正常范围的血压和血容量及适当的血液稀释,手术前可常规应用钙通道阻滞剂(如尼莫地平),多于手术前 2 小时开始静脉应用。尼莫地平作用于平滑肌细胞膜上的钙离子通道,阻止钙离子跨膜内流,从而阻止脑动脉血管收缩,起到解痉作用。尼莫地平是优先作用于脑血管,特别是直径 $70\sim100$ μm 的微血管,对 Wills 环周围大血管的解痉作用有限。

脑血管痉挛的处理措施包括:①应用高血压、高容量和血液稀释的三原则治疗方法,但应警惕肺水肿、心肌缺血、电解质紊乱和脑水肿等相关并发症的出现。②动脉内灌注罂粟碱具有较好的解痉效果。罂粟碱是非特异性血管扩张剂,通过抑制平滑肌细胞磷酸二酯酶活性,加强细胞内环磷酸腺苷(cAMP)和环磷酸鸟苷(cGMP)的作用,舒张平滑肌细胞,从而扩张脑血管和缓解脑血管痉挛。$25\%\sim50\%$ 的脑血管痉挛患者通过局部动脉内应用罂粟碱可以获得临床症状改善,但是罂粟碱的作用为一过性,并可能引起低血压、惊厥、瞬间 ICP 增高、瞳孔散大、呼吸暂停及难以解释的痉挛加重等不良反应,应予以注意。③据报道,动脉内灌注尼莫地平、尼卡地平或酚妥拉明等药物治疗血管痉挛也有效。

对于神经介入手术中发生阻塞性并发症的患者,应采取以下处理措施:①升高动脉压以增加相关血流,并采取脑保护措施。②造影下可视的血栓可通过金属导丝或局部注射盐水机械分解。③通过微导管注射溶栓剂可治疗血栓,但结果不确定。据报道,动脉内局部应用组织纤溶酶原激活物,血管再通率可达 44%;也曾有应用抗血小板药物,例如阿司匹林、噻氯匹定、糖蛋白Ⅱb/Ⅲ等,取得了良好的治疗效果。在溶栓治疗时,增强的血流通过原来的低灌注区可导致脑水肿、出血和 ICP 的突然变化,应予以注意。④血管成形术被广泛认为是最有效的治疗手段,早期应用效果最佳,应在缺血症状出现的 2 小时内实施,以防止从缺血性梗死转化为出血性梗死。Varma等指出,$98\%\sim100\%$ 的血管成形术患者治疗有效,$70\%\sim80\%$ 的血管成形术患者治疗后临床症状改善。血管成形术的并发症包括血管破裂、无防护的颅内动脉瘤再出血。⑤肝素抗凝可用于预防和治疗血管栓塞并发症。⑥地塞米松可治疗栓塞引起的脑水肿。

(三)造影剂性肾病

造影剂性肾病是医源性肾衰竭的第 3 位,占 12%。造影剂引起的肾功能不全与应用高渗造影剂和手术前肾功能不全(特别是糖尿病性肾功能不全)明显相关,其他危险因素还包括高剂量造影剂、液体缺乏、同时服用肾损害药物及既往肾脏病史等。因此,对于存在肾功能障碍的患者,应特别注意以下问题：①应用非离子造影剂可减少医源性肾病的发生；②液体治疗（容量的保证）是防止肾脏并发症的关键，围手术期液体治疗的目标是标准容量，应注意补偿造影剂的利尿效应；③高风险患者建议应用 N-乙酰半胱氨酸 600～1 200 mg/d，手术前和手术后各应用 1 次，可显著降低造影剂肾病的发生率；静脉输注等张重碳酸盐碱化肾小管液体，减轻对小管的损害；其他药物包括血管扩张剂（多巴胺、酚妥拉明）、茶碱、钙通道阻滞剂、抗氧化剂（维生素 C）等也曾尝试应用，但无确凿证据说明其有效。造影剂导致的新发肾功能不全或肾功能不全加重大多为自限性，并且在 2 周内恢复。但是也有患者可能需要透析治疗。对于接受二甲双胍治疗的非胰岛素依赖性糖尿病且已有肾功能损害的患者，一定要更加谨慎，如果肾功能进一步损伤，则可能出现致命性乳酸酸中毒。

（四）造影剂反应

旧的造影剂为离子型、高渗、毒性作用较大，目前应用的新造影剂为非离子型、等渗、毒性作用较低，发生变态反应的概率也明显降低。造影剂反应的诱发因素包括支气管痉挛史、过敏史、心脏疾病、容量不足、血液疾病、肾功能不全、高龄或小儿、焦虑，以及应用 β 肾上腺素受体阻滞剂、阿司匹林或非甾体抗炎药物等。发生造影剂反应后即刻识别并治疗可阻止进一步出现严重并发症。治疗措施均为对症性的，包括给氧和解除支气管痉挛等，严重或持续的支气管痉挛可需要应用肾上腺素治疗，而对于可能是免疫性病因引起的反应，应给予糖皮质激素和抗组胺药物。对于有造影剂过敏史的患者，造影前 12 小时和 2 小时可预防性应用泼尼松龙 50 mg，手术前给予苯海拉明 50 mg。

（五）心血管并发症

在神经介入治疗过程中，特别是颈内动脉分叉处的操作，可直接刺激颈动脉窦，加之支架对血管壁的机械牵张产生减压反射，患者可出现心率减慢和血压明显降低、烦躁、出汗、胸闷等症状。处理时应注意：①手术前建立可靠的静脉输液通路，积极扩容，正确使用血管活性药物，改善心脑供血和纠正心律失常；②手术中操作熟练，尽量减轻牵拉刺激；③释放支架和球囊扩张时，密切观察循环系统的变化；④频繁使用球囊扩张时，静脉注射予阿托品以减轻迷走神经兴奋；⑤手术后密切监测循环功能，防止迟发性心血管事件的发生。

（六）其他并发症

局部穿刺点的并发症常常是出现在手术后，因此需要仔细观察穿刺点，及时发现血肿。其他并发症包括栓塞材料填放位置错误、导管问题和血管狭窄等。

（王君波）

第三章

神经内科疾病

第一节 头 痛

一、概述

头痛是临床最常见的症状之一,在困扰人类的疼痛中,头痛无疑是发病频率最高的,每个人几乎都不止一次地有过头痛的体验。然而,患者述及的头痛常常不能准确定位,实际上头痛是指局限于头颅上半部,包括眉弓、耳轮上缘和枕外隆突连线以上的疼痛。头颅下半部如面部、舌部和咽部疼痛属于颅面痛。

(一)头部痛敏结构

疼痛频发于头部可能有以下原因。首先,为保护颅内重要器官脑的需要,头皮痛觉感受器较身体其他部分更丰富;其次,头面部有鼻通道、口腔、眼和耳等精巧和高度敏感的器官结构,当疾病侵袭时可通过各自独特的方式诱发疼痛;最后,对脑组织及颅内外血管来说,脑肿瘤、脑实质及脑膜炎症、颅内出血及其他脑部病变都可由于病变本身或继发的病理改变引起头痛,血流动力学改变如血压急剧增高、血管痉挛等也可诱发频繁的头痛发作。

头部痛敏结构包括以下几方面:①头皮、皮下组织、帽状腱膜和颅骨骨膜。②头颈部的血管和肌肉,特别是颅外动脉。③眼、耳、鼻腔和鼻窦的精细结构。④颅底动脉及分支、硬脑膜动脉(如脑膜中动脉)、颅内大静脉窦及主要分支。⑤脑底部分硬脑膜、软脑膜和蛛网膜内的动脉,特别是颈内动脉颅内段和大脑前、中动脉近端。⑥视神经、动眼神经、三叉神经、舌咽神经、迷走神经及神经节和颈神经 1~3。小脑幕上部由三叉神经支配,该区域病变主要引起面部、额部、颞部及顶前部疼痛;小脑幕下部(颅后窝)由舌咽、迷走神经和 $C_{2\sim3}$ 神经支配,该区域病变主要引起枕部、耳后及耳咽部疼痛。脑组织本身无感觉神经分布,颅骨、蛛网膜、脑室管膜、脉络丛、软脑膜静脉、颅内小血管和颅骨很少或无感觉神经纤维分布,对疼痛不敏感。

头部痛敏结构受到刺激、压迫和牵张,高级神经活动障碍都可引起疼痛,头颈部肌肉持续性收缩、颅内外动脉扩张、收缩或移位、脑神经和颈神经受压、损伤或化学刺激等均是头痛的常见原因。脑膜中动脉扩张导致搏动性疼痛可放射到眼后部和颞区,起自颈内动脉颅内段和大脑前、中动脉近端的疼痛可放射到眼部和眶颞区。

综上所述,幕上结构所致头痛投射到头部前 2/3,三叉神经第Ⅰ、Ⅱ支支配区;幕下结构所致疼痛投射至顶部、头后部及上位颈神经支配区。面神经、舌咽神经、迷走神经可将疼痛投射至鼻眶区、耳区和咽喉等处。有牵涉痛区域可能出现局部头皮触痛,牙齿或颞颌关节痛可引起颅脑牵涉痛,颈内动脉颈段所致头痛可投射至眼眉、眶上区及颈段脊柱上段,有时也可至枕部。颅外疾病所致疼痛一般鲜有头部牵涉痛。

(二)神经递质在头痛中的作用

神经递质如 5-羟色胺(5-HT)、内啡肽和 P 物质等均参与头痛的发病机制及治疗反应。在三叉神经节及颅脑血管中存在 3 种 5-HT 受体,一些是兴奋性受体,另一些是抑制性,均可与受体激动剂如英明格及受体抑制剂如普萘洛尔(心得安)、二甲麦角新碱等起反应。

这些递质存在于中脑导水管周围区域及延髓、脑桥中缝核,可产生内源性疼痛,并对疼痛调控起重要作用。感觉神经及其中枢通路中 γ-氨基丁酸(GABA)门控通道也有致痛或镇痛作用。

(三)病因及发病机制

头痛的病因及发病机制非常复杂,包括以下几方面。

1.颅内病变

如脑肿瘤、脑出血、蛛网膜下腔出血、脑水肿、脑膜炎、脑脓肿和颅内高压症等,颅内占位性病变在病变体积膨胀或牵拉脑部血管及脑底硬脑膜结构时方可致头痛,且通常早于颅内压升高。颅内压升高患者的双侧枕部和(或)前额部波动性头痛是由于牵拉血管或硬脑膜所致。

2.颅内、外动脉高度扩张及周围结构受累

颅内、外动脉高度扩张及周围结构受累可引起头痛,如偏头痛、发热、缺氧、低血糖、一氧化碳中毒、使用血管扩张药和癫痫大发作之后等,颞动脉炎、枕动脉炎、各类脉管炎和静脉窦炎也可引发严重的持续性头痛,开始时疼痛局限,之后变得弥散。

椎动脉血栓形成所致的头痛多位于耳后,基底动脉血栓形成所致疼痛则投射到枕部,有时也可出现在前额。颈动脉分流所致疼痛多投射到眼、眉及前额,颅内动脉瘤也会引发牵涉痛,后交通动脉损伤多投射到眼部。注射组胺及摄取乙醇后所致头痛均可能为脑血管扩张所致,腌肉中亚硝酸盐引起的所谓热狗性头痛,以及中餐菜肴中使用味精(谷氨酸钠)都可能通过血管扩张机制引发头痛。发热性疾病伴搏动性或持续性头痛可能因血管扩张引起,头痛通常以前额或后枕区为主。压迫颈内动脉常可减轻一侧头痛,压迫颈静脉或向蛛网膜下腔注射生理盐水可减轻两侧头痛,类似于 5-HT 性头痛。摇动头部可加剧脑膜血管搏动,刺激脑底周围痛觉结构,使疼痛加重。嗜铬细胞瘤、恶性高血压、性行为及服用单胺氧化酶抑制剂等出现的双侧严重的搏动性头痛与血压极度升高有关。咳嗽性头痛或用力性头痛也是由于颅内血管扩张所致,通常为良性,也可与嗜铬细胞瘤、动静脉畸形等颅内病变有关。

3.功能性或精神性疾病

额、颞、顶、枕和后颈部肌肉可因精神因素、职业、慢性炎症、外伤、劳损或邻近组织病变而发生收缩,引起紧张性头痛,以及临床常见的神经症头痛等。

4.鼻窦感染或阻塞

如上颌窦和额窦炎相应区域皮肤可有触痛,筛窦炎和蝶窦炎疼痛局限于鼻根部以下深部中线处,蝶窦病变有时也可出现顶部疼痛。可能由于压力改变及对痛觉敏感的窦壁刺激所致。额窦炎和筛窦炎疼痛晨醒时最严重,直立后可逐渐缓解,引流后减轻,弯腰和擤鼻可因压力改变而加剧疼痛。鼻窦疼痛有两个明显特征:①搏动性疼痛时压迫同侧颈动脉可减轻或消除。②可有

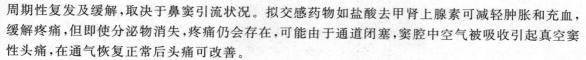

周期性复发及缓解,取决于鼻窦引流状况。拟交感药物如盐酸去甲肾上腺素可减轻肿胀和充血,缓解疼痛,但即使分泌物消失,疼痛仍会存在,可能由于通道闭塞,窦腔中空气被吸收引起真空窦性头痛,在通气恢复正常后头痛可改善。

5.脑膜刺激所致头痛

由于感染或出血使脑膜受刺激所致的头痛常急性发作,较严重,区域泛化,位置较深,呈持续性,并伴颈部强硬,向前屈颈时尤明显。通常认为颅内压升高所致,放出脑脊液后可部分缓解。此外,脑膜血管扩张和炎症及化学物质等对脑膜和大血管痛觉感受器刺激可能是引起头痛及颈强直的重要因素。例如,由表皮样囊肿突然破裂所致的化学性脑膜炎,脑脊液压力基本正常,头痛却异常剧烈。

6.眼源性头痛

弱视和屈光不正等也可引起头痛。通常位于眼眶、前额或颞部,常继发于长时间近距离用眼过度,为持续性酸痛。远视和散光(近视少见)可导致眼外肌及额、颞甚至后枕部肌肉持续性收缩而引起头痛。纠正屈光不正可消除头痛。眼外科手术中牵扯眼外肌或虹膜也会引发疼痛。神经源性疾病导致的复视或一只眼用眼罩遮住而使用单眼的患者常有前额部疼痛,虹膜炎或急性青光眼使眶内压增高,可产生眼球持续性酸痛,并向前额放射。

7.韧带、肌肉及上位脊柱关节病变伴发的头痛

(1)头痛通常牵涉至同侧枕部和颈背部,有时可波及颞部和前额。向所累的韧带、肌肉及关节腔中注射高渗性盐水可产生疼痛,老年人由于风湿性或肥大性关节炎常频繁发作这类头痛,颈部扭伤或头颈部突然屈曲、伸展及扭转也可发生;如关节炎引起疼痛,经数小时制动后活动时会感觉僵硬和疼痛。

(2)纤维性肌炎所致头痛在靠近颈部及其他肌肉颅骨附着处有明显触痛结节,可能仅在牵涉痛区有深部触痛或不自主性继发性保护性肌肉痉挛,特征是疼痛较稳定,并从一侧逐渐发展至双侧头部,寒冷或通风等可促其发作,有时疼痛严重,但不影响睡眠,肌肉按摩、热敷及痛点封闭疗效不确定,可使部分患者的疼痛缓解。单侧枕部疼痛常被误诊为枕神经痛。

8.全身疾病

生化或内分泌改变也是头痛的原因,如月经期头痛、绝经期头痛等。

9.腰穿后头痛

由于脑脊液渗漏使颅内压降低引起头痛,压迫颈静脉通常可使头痛加剧,一旦脑脊液渗漏停止,压力恢复,头痛消失。

(四)分类

1.根据发病急缓分类

分为急性头痛(病程在 2 周内)、亚急性头痛(病程在 3 个月内)和慢性头痛(病程超过3 个月)。

2.根据头痛严重程度分类

分为轻度、中度和重度头痛。

3.根据病因分类

分为原发性头痛(如偏头痛、丛集性头痛、紧张性头痛等)和继发性头痛(如外伤、感染、肿瘤等所致)。

国际头痛协会制订的头痛分类,分为偏头痛、紧张性头痛、丛集性头痛和慢性发作性偏侧头痛等 13 类,均有明确的诊断标准,已在临床广泛采用。表 3-1 为头痛常见的临床特点。

表 3-1　头痛常见的临床特点

	无先兆偏头痛（普通型偏头痛）	有先兆偏头痛（典型偏头痛）	丛集性头痛（组胺性头痛、偏头痛性神经痛）	紧张性头痛	脑膜刺激性头痛,如脑膜炎、SAH	脑肿瘤	颞动脉炎
部位	单侧或双侧额颞部	同无先兆	单侧眶颞部	全头部或头顶部	全头部,或双侧枕部,额部	单侧或全头部	颞部多见,单侧或双侧
年龄性别	多见于青少年、年轻或中年成人,有时见于儿童,女性多见	同无先兆	青少年及成年男性(90%)	成人居多,男女均可发病,女性多见	年龄和性别不限	年龄和性别不限	50 岁以上,男女均可发病
临床表现	呈搏动性;以单侧眼后或耳部为剧;发展为弥漫性钝痛;头皮敏感	同无先兆,常有家族史	剧烈的非搏动性头痛	压迫性(非搏动性),紧箍感,不适感	剧烈,持续性深部疼痛,颈部较明显	程度各异,持续疼痛,可使患者痛醒	搏动性,发展为持续性疼痛,烧灼感,动脉增粗,有触痛
每天发病规律	睡醒或一天中较晚时间发病;多数持续 4～72 小时,偶可更长	同无先兆	多在夜间,睡后 1～2 小时发病;偶在白天发作	持续性,程度各异,持续数天、数周、数月	快速进展,数分钟至数小时达高峰	持续数分钟至数小时时,清晨易加重	先为间歇性,可发展为持续性
病程发作规律	间歇期不规律,可数周和数月发作 1 次,中年及妊娠期减少	同无先兆	每天夜间或白天发作,持续数周至数月,间隔数月或数年后可复发	数月至数年发作一次或多次	单次发作	一生发作 1 次,持续数周至数月	可持续数周到数月
诱发因素	闪光,噪声,紧张,饮酒可诱发;黑暗和睡眠可减轻	同无先兆	某些病例饮酒可诱发	疲劳和神经紧张	无	无;有时与体位有关	无
伴随症状	有时出现恶心,呕吐	闪光,视野缺损,暗点;偏身感觉异常,无力,构音障碍,眩晕,意识模糊罕见	流泪,鼻塞,流涕,结膜充血,眼睑下垂	抑郁,焦虑,紧张	颈强,克氏征和布氏征阳性	视盘水肿,呕吐,意识不清,抽搐,局部体征	视力丧失;风湿性多发性肌痛,发热,体重减轻,血沉增快

续表

	无先兆偏头痛（普通型偏头痛）	有先兆偏头痛（典型偏头痛）	丛集性头痛（组胺性头痛、偏头痛性神经痛）	紧张性头痛	脑膜刺激性头痛,如脑膜炎、SAH	脑肿瘤	颞动脉炎
治疗	麦角胺,英明格,非甾体抗炎药,预防发作可用普萘洛尔或阿米替林	同无先兆	发作前用麦角胺;吸氧,舒马普坦,二甲麦角新碱,皮质类固醇,顽固者可用锂剂	抗焦虑和抗抑郁药	治疗脑膜炎或出血	皮质类固醇、甘露醇,治疗肿瘤	皮质类固醇

(五)诊断

临床应详细询问与头痛有关的线索有助于头痛的病因诊断,病史对慢性复发性头痛诊断尤为重要(表 3-2)。

表 3-2　头痛的临床特点与可能的类型或原因的关系

	头痛的临床特点	可能的类型及原因
起病年龄	青春期、青年	偏头痛、紧张性头痛
	老年	高血压头痛、颞动脉炎
出现时间	清晨	脑肿瘤、鼻窦炎
	午后	紧张性头痛
	晚上或入睡后	丛集性头痛,睡后痛醒多为颅内器质性疾病
头痛发作频度	发作性	偏头痛
	持续性紧张性头痛、脑肿瘤	蛛网膜下腔出血
	连续数天发作	丛集性头痛
头痛持续时间	数秒至数分钟	脑神经痛(如三叉神经痛、舌咽神经痛),颈神经痛
	2~3 小时至 1~2 天	偏头痛、紧张性头痛
	数天	低颅内压头痛,耳、鼻性头痛
	持续进行性	脑肿瘤
	脑卒中样发作、持续剧痛	蛛网膜下腔出血、硬膜下血肿
头痛部位	全头痛	脑肿瘤、腰穿后头痛、紧张性头痛
	一侧头痛	偏头痛、颞动脉炎、颅内动脉瘤和耳性、鼻性头痛
	前头痛	丛集性头痛、眼性头痛、三叉神经第 1 支痛
	后枕部痛	蛛网膜下腔出血、紧张性头痛、枕大神经痛、后颅凹肿瘤、颈性头痛
头痛性质	搏动样	精神性或心因性头痛
	部位不定	偏头痛、各种原因所致的血管扩张性头痛
	头部发紧似钳夹	紧张性头痛
	电击样	脑神经痛(如三叉神经痛、舌咽神经痛),颈神经痛
	刀割、钻痛样	蛛网膜下腔出血、硬膜下血肿

续表

	头痛的临床特点	可能的类型及原因
头痛诱发及加重因素	用力、咳嗽、打喷嚏	颅内压增高性头痛
	与体位关系	血管扩张型头痛，卧位常加重；低颅内压头痛，卧位减轻或消失；第Ⅲ脑室肿瘤，可因体位改变加重或减轻
	用眼	眼性头痛
	精神紧张	紧张性头痛
头痛合并症状	呕吐	偏头痛及蛛网膜下腔出血、脑膜炎等颅内压增高性头痛
	焦虑、失眠	紧张性头痛
	神经系统局灶性体征	脑肿瘤、硬膜下血肿、颅内动脉瘤等颅内器质性疾病

1.询问病史时应注意

(1)头痛性质：胀痛、钝痛或酸痛，无明确定位，性质多样，多见于功能性或精神性头痛；头部紧箍感、头顶重压感和钳夹样痛，多见于紧张性头痛；电击样、针刺样和烧灼样锐痛，多为神经痛；异常剧烈头痛，伴有呕吐常提示为脑膜刺激性头痛，如蛛网膜下腔出血、偏头痛和丛集样头痛等；搏动性头痛是重要信息，为偏头痛或血管性头痛，患者常主诉跳痛或搏动性头痛，但要注意"跳动"或"跳痛"常代指疼痛加剧，并非指搏动性头痛。

须谨慎评价患者对头痛严重程度的描述，注意他们可能淡化或夸大症状，因对疼痛的体验是主观的，是个人耐受性及心理状态等多因素决定的，为客观反映疼痛严重程度，可询问患者能否坚持日常工作，是否从睡梦中痛醒或因疼痛无法入睡。

(2)头痛起病速度：偏头痛、青光眼、化脓性鼻窦炎和蛛网膜下腔出血的头痛突然发生，数分钟内达到高峰；细菌性或病毒性脑膜炎发病相对较缓慢，1～2天或数天头痛达到高峰；脑肿瘤为亚急性或慢性头痛。眼球或颅骨的冰凿痛或冰激凌头痛是由于咽部冷刺激所致的疼痛，通常迅速发生，持续数秒钟。急性起病且第一次发生的剧烈头痛多为器质性病变，应高度警惕，进一步查明病因。

(3)头痛发生时间与持续时间：某些头痛在特定的时间发生。①有先兆的偏头痛：多发生于清晨或白天，约半小时疼痛程度达到顶点，不经治疗持续4～24小时或更长，一般数周发作1次，1周发作数次者较罕见。②典型丛集样头痛：发生在入睡后1～2小时或白天固定的时间，持续数周至数月，单次发作一般持续10～30分钟。③颅内肿瘤所致头痛：可在白天或晚间任何时间发作，持续数分钟至数小时。④数年规律性反复发作的头痛为血管性或紧张性头痛，血管性头痛为剧烈搏动性头痛伴呕吐，紧张性头痛持续数周、数月甚至更长时间，程度变化不定。

(4)头痛部位：确定头痛部位是单侧或双侧，前部或后部，局限或弥散，颅内或颅外等。①颅外病变导致头痛多局限而表浅，如颅外动脉炎症时头痛局限于血管分布区，颅内病变导致头痛多弥散而深在。②小脑幕以上：病变头痛一般位于额、颞、顶区，小脑幕以下病变头痛通常位于枕部、耳后部和上颈部，也可放射至前额。③鼻窦、牙齿、眼和上位颈椎损伤引发疼痛定位不明确，但患者通常能指出病痛的区域，如前额、上颌和眶周。④颅后窝损伤所致疼痛位于病变同侧后枕部，幕上损伤引发额部、颞部和头顶部疼痛。⑤头顶部和枕部疼痛常提示紧张性头痛，较少情况可能是蝶窦、筛窦病变或大的脑静脉血栓形成。

疼痛部位可能具有欺骗性，如前头痛可因青光眼、鼻窦炎、椎-基底动脉血栓形成和颅内压增高等引起;耳部疼痛可为耳本身疾病,也可能指示咽喉部、颈部、颅后窝等处病变;眶周和眶上疼痛除反映局部病变,更可能是颈内动脉颈段异常分流所致。

(5)头痛诱发或缓解因素:头痛可与特定的生物学事件相关,即存在促发或缓解因素。①血管性、高颅内压性、颅内感染性头痛,以及鼻窦炎和脑肿瘤所致头痛常在咳嗽、打喷嚏、大笑、摇头、俯首和弯腰等动作后加剧。②低颅内压性头痛常在卧床时减轻,直立时加重,丛集性头痛则在直立时缓解。③按摩颈肌可明显减轻慢性或职业性颈肌痉挛性头痛,颈椎关节炎活动颈部时可有僵硬感和疼痛,一段制动期后,如夜间睡眠时出现典型肌紧张。④月经期前可出现程度较轻的规律性头痛发作(经前期紧张)或偏头痛发作。⑤高血压性头痛类似脑肿瘤,多清晨时明显,激动或情绪紧张可诱发。⑥鼻窦炎所致头痛发作时间如同定点样准时,多睡醒后或上午 10 时发作,弯腰及气压改变时会加剧。⑦视疲劳性头痛因长时间阅读书籍、凝视耀眼的车灯或注视电视和电脑屏幕等原因所致,闭目休息或经过一夜睡眠之后可明显减轻。⑧饮酒、过劳、负重、弯腰、扭伤、咳嗽及性交等均可致特殊类型头痛发作。⑨关节炎或神经痛正在发作的患者,冷空气可诱发头痛。⑩偏头痛患者可因生气、兴奋、焦虑、激动或担心等引起发作,以无先兆的偏头痛多见,有时在一段时期的紧张性活动或极度精神压力后发作,持续数小时或一天,称为周末偏头痛。⑪压迫颈总动脉、颞浅动脉可使头痛暂时减轻或缓解,是偏头痛和颅外动脉扩张性头痛的特征。

2.头痛伴随症状和体征

注意头痛患者有无发热、意识障碍、精神症状,以及恶心、呕吐、眩晕、视力减退、视野缺损、眼肌麻痹、眼底出血、视盘水肿、鼻窦炎症、血压增高、脑膜刺激征、痫性发作和共济失调等,有助于头痛诊断及鉴别。因此,对头痛患者应进行细致的神经系统检查,并检查血压、体温和眼底等,颅脑听诊发现杂音可提示大的动静脉畸形,触诊可发现粗硬的颞动脉伴触痛,以及鼻窦炎出现敏感区或有触痛的脑神经等。

(1)头痛伴视力障碍:①眼源性头痛如青光眼。②偏头痛发作前多有视觉先兆,如闪光性暗点和偏盲等,基底动脉型偏头痛可出现双眼黑矇。③某些脑肿瘤可出现短暂性视力减退或视力模糊,如前额叶眶区肿瘤可出现 Foster-Kennedy 综合征,肿瘤侧视力障碍呈进行性加重。④椎-基底动脉短暂性脑缺血发作。⑤头痛伴有复视可见于动脉瘤、蛛网膜炎和结核性脑膜炎等。

(2)头痛伴呕吐:①典型偏头痛、普通型偏头痛、基底动脉型偏头痛和其他血管性头痛。②颅内感染性头痛,如各种类型的脑膜炎和脑炎等。③脑出血和蛛网膜下腔出血等。④高颅内压综合征,如脑肿瘤、脑脓肿、慢性硬膜下血肿引起的颅内压增高和良性颅内压增高症等。⑤癫痫性头痛多伴有呕吐,患者多为儿童和青少年,以前额、眼眶及两颞部的跳痛为多见,疼痛持续数十秒至数十分钟,还可伴有腹痛、出汗和短暂意识丧失,发作时脑电图可有特异性改变。

(3)头痛伴剧烈眩晕:多见于颅后窝病变,如小脑肿瘤、脑桥小脑角肿瘤、小脑耳源性脓肿、椎-基底动脉供血不全等。

(4)头痛伴精神症状:可见于额叶肿瘤或神经梅毒,病程早期出现淡漠和欣快等精神症状;颅内感染性疾病,如各种类型脑炎或脑膜脑炎等。

(5)体位变化时头痛加重:可见于第三脑室附近肿瘤、脑室内肿瘤、颅后窝或高颈髓病变,并可出现意识障碍。

(6)头痛伴自主神经症状:如面色苍白、多汗、心悸、呕吐、腹泻等,多见于偏头痛。

(7)头痛伴脑神经麻痹及其他神经系统定位体征:多见于脑肿瘤、硬膜下血肿、蛛网膜下腔出血和脑动脉瘤等,慢性硬脑膜下血肿和肿瘤的头痛平躺时加剧,尤其前颅窝病变;假性脑瘤所致头痛通常也在仰卧位时加剧。

3.辅助检查

在神经系统检查基础上,可根据患者具体情况选择合适的辅助检查,如头部 CT 或 MRI、腰椎穿刺及脑脊液检查等。

对某些头、颈椎病变产生的头痛,头颅和(或)颈椎 X 线片,头颅 CT、MRI 和脑电图检查等有重要的诊断价值。腰椎穿刺和脑脊液检查也很重要,对颅内炎症性病变、蛛网膜下腔出血、低颅内压等诊断是必不可少的,神经影像学和脑脊液检查的重要性常是其他检查不能取代的。如怀疑头痛可能与头部五官病变有关时应作专科检查。

(六)治疗原则

头痛治疗原则如下。

(1)减轻或终止头痛发作的症状。

(2)预防头痛复发。

(3)力争对头痛进行病因治疗。

二、偏头痛

偏头痛是反复发作的一侧搏动性原发性头痛。西方国家的患病率为 10%,仅次于紧张性头痛。女性多见。

(一)病因与发病机制

主要有 3 种学说。

1.血管学说

认为颅内血管先收缩产生先兆,继之颅外血管剧烈扩张、血流淤滞而头痛。

2.神经血管学说

认为下丘脑和边缘系统的功能障碍与偏头痛的前驱症状有关,先兆及头痛的发生均与神经元功能障碍继发血管改变有关。先兆期脑血流(CBF)降低从枕叶皮质向前扩散,头痛开始后 CBF 增加,并持续到头痛缓解。中脑的中缝背核可能是偏头痛的发生器,其发作与该区被激活和三叉神经末梢受到刺激有关,三叉神经末端释放化学物质如 P 物质,导致局部炎性反应和血管舒张,激发头痛。

3.神经递质学说

5-HT 在偏头痛的发生中具有重要的作用,中脑 5-HT 神经元受到刺激可以出现 CBF 的增加,偏头痛发作中血浆 5-HT 水平降低,以上均提示 5-HT 与偏头痛有关。儿茶酚胺、组胺、血管活性肽、前列环素和内源性阿片物质等亦有可能与偏头痛有关。

(二)临床表现

偏头痛的分类:①有先兆的偏头痛。②无先兆的偏头痛:有典型先兆性偏头痛、有典型先兆非偏头痛性头痛、无头痛的典型先兆、家族性偏瘫性偏头痛(FHM)、散发性偏瘫性偏头痛、基底型偏头痛。③其他类型偏头痛:通常为偏头痛前驱症状的儿童周期性综合征、视网膜性偏头痛、偏头痛并发症、可疑的偏头痛。

大多数偏头痛发生在儿童和青年期,男女比为 4:1。10% 的患者有先兆。临床症状如下。

(1)前驱症状:在偏头痛发作前一天或数天,有些患者会有一些异常现象,如怕光、怕吵、情绪不稳定、困倦等。

（2）先兆症状：主要是视觉症状，如眼前闪光、冒金星、水波纹、城垛形、视野缺损等，持续20～30分钟。有少许患者只有先兆而不头痛。

（3）头痛症状：在先兆症状消失后出现剧烈头痛，单侧、搏动性、中等或重度搏动性或烧灼性头痛，逐渐涉及一侧头部或全头，伴恶心、呕吐、畏光、畏声，持续4～72小时。患者愿意在黑屋子内休息，睡觉后大多数患者能缓解，日常活动时加重。

（4）头痛后期：发作中止后，患者感到疲劳、无力、烦躁、注意力不集中、食欲差等，但1～2天后就好转。

（三）辅助检查

（1）颅多普勒超声检查（transcranial doppler，TCD）：在偏头痛发作期有颅内动脉扩张，血流速度变慢，缓解期正常。

（2）头颅 CT 和（或）MRI：如无结构性异常，所见应正常。

（四）诊断

偏头痛的诊断要点如下。

（1）搏动性头痛意味着跳痛，或随心跳变化。

（2）偏头痛在较小的孩子通常为双侧性，青春期或近成人时表现为单侧性。

（3）排除其他疾病导致头痛的可能。

（4）先兆以可逆的局灶神经系统症状为特点，持续时间不超过60分钟。

（五）鉴别诊断

1.紧张性头痛

由于过度疲劳、精神紧张、姿势不良等原因引起头部颅顶肌、颞肌和颈肌持续收缩而产生的慢性头痛，多为双侧少为单侧，头痛持续30分钟至7天，轻至中等程度紧缩性或压迫性头痛，颈部牵拉、发僵、酸痛，用力活动不会加重头痛，多不伴有恶心、呕吐、畏光、畏声或畏嗅。

2.丛集性头痛

头痛持续15～180分钟，程度剧烈，位于眶部、眶上部、颞部或这些部位的任意组合，一天发作可以多达8次，而且至少伴有以下一项征象，所有症状均发生在同侧：流泪、结膜充血、鼻塞、流涕、面部出汗、眼睑水肿、眼睑下垂或瞳孔缩小，发作时其额动脉突出。

（六）治疗

治疗须根据头痛发作的频率及有无并存疾病而定。一般来说，治疗可分预防性、急性期治疗。

1.预防性治疗

如果患者的偏头痛每周发作超过一次，应该考虑长期预防性用药。应改变生活习惯，减少诱发原因。具体药物的选用主要凭经验，但也受并存疾病的制约。

（1）β 受体阻滞剂：普萘洛尔每次 10～40 mg，每天 4 次；阿替洛尔 40～240 mg/d。

（2）钙通道阻滞剂：二线用药，维拉帕米 80 mg，每天 3 次或 4 次；氟桂利嗪 5～10 mg 每晚口服；尼莫地平 20～40 mg，每天 2 次。

（3）抗抑郁剂：阿米替林 50～75 mg/d，每天 3 次。

（4）抗惊厥剂：丙戊酸钠 250～750 mg，每天 2 次；苯妥英钠 200～400 mg/d。

（5）非甾体抗炎药：阿司匹林；布洛芬 400 mg，每天 3 次。

2.急性治疗

休息,保持安静。

(1)5-羟色胺受体(5-HT 1B/1D 受体)激动剂:舒马曲坦(尤舒)25～50 mg,立即口服或6 mg皮下注射,皮下注射更易见效。

(2)麦角生物碱衍生物:酒石酸麦角胺 0.25～1.0 mg,肌内注射;麦角胺 0.6～1.0 mg 口服。

(3)非甾体抗炎药:阿司匹林 0.6～1.0 mg;布洛芬 0.6～1.2 g;泰诺林 1.3 g,每天 2 次。

(4)甲氧氯普胺与氯丙嗪可能有效。

(5)布桂嗪、吗啡有效但易成瘾,应尽量避免。

(七)预后

大多数患者经积极的急性治疗后,能够终止急性发作,经预防治疗后能够减少发作的次数和程度。部分患者随年龄的增长而自行停止发作。

三、丛集性头痛

丛集性头痛曾称 Horton 头痛、偏头痛样神经痛(睫状神经痛),是原发性神经血管性头痛之一,为较罕见的头痛类型。其特点为密集(群集、丛集)短暂而成串的剧烈锐痛或爆炸样头痛发作,丛集期持续数周至数月。好发于男性。无家族遗传史。

(一)发病机制

发病机制仍不清楚,可能与偏头痛相同,也属原发性神经血管性头痛。与偏头痛不同之处为丛集性头痛的病灶位于下丘脑灰质中,因其调控生物钟的神经元功能发生紊乱所致。

(二)临床表观

发病年龄为 20～50 岁,平均 30 岁。主要见于男性,男女之比为(4～5)∶1。头痛常突发于凌晨或午睡时,先局限于一侧眶周、球后,可向额、颞、下颌放射,甚至扩展至枕、颈部,呈深部爆炸样剧痛。常伴有同侧眼结合膜充血、流泪、流涕、鼻塞,以及 Horner 综合征,无恶心、呕吐。一次发作持续 15～180 分钟(一般为 30 分钟左右)。发作频度不一,可隔天一次或一天数次。这种成串的头痛发作可连续几周至几个月(一般为 2 周至 3 个月)。在此丛集发作期内,头痛发作十分规律,如每次发作的部位、时间和持续时间几乎固定不变。

在丛集期后,可有较长的间歇期。其复发时间也十分规律,如有的患者好在每年的春季和(或)秋季发病。在丛集期,饮酒或血管扩张药可诱发头痛发作。间歇期二者均不会诱发头痛发作。

(三)诊断

目前尚无一种仪器或实验室检查可作为诊断丛集性头痛的依据,故其诊断主要根据临床表现。按国际头痛学会的头痛分类法,丛集性头痛必须符合下述标准,且须注意与偏头痛等进行鉴别。

(1)至少有以下特点的发作 5 次。

(2)重度单侧眼眶、眶上和(或)颞部疼痛,若不治疗可持续 15～180 分钟。

(3)头痛侧至少伴随以下症状之一:结合膜充血、流泪、鼻塞、流涕、前额及面部出汗、瞳孔缩小和(或)眼裂变窄、眼睑水肿。

(4)辗转不安或激动(因剧痛)。

(5)发作频度,隔天 1 次至每天 1～8 次。

（四）治疗

因本病头痛发作时间十分短暂，一般药物治疗也难以奏效，故多在丛集期之初期就应采用药物进行预防性治疗。一线预防药为盐酸维拉帕米（异搏定）缓释片（60～120 mg 口服，每天 1 次）和碳酸锂（300～900 mg/d，分 2 次口服），二线预防药为丙戊酸钠（500 mg/d，分 2 次服）。在丛集期开始或在发作高峰期，可给予小剂量及短程皮质类固醇治疗，如地塞米松（2～4 mg，每天 1～2 次）、泼尼松（20 mg，每天 1～2 次）等。但均须注意其禁忌证和毒副作用的防治。此外，在间歇期不允许给予预防药物。

四、紧张性头痛

紧张性头痛以前曾被称为肌肉收缩性头痛、应激性头痛、特发性头痛及心因性头痛，是一种慢性隐源性头痛，其发病机制尚不完全清楚。目前认为是由多因素，如精神因素、姿势不良，或头颈部其他疾病引起，是最常见的一种头痛类型。

（一）临床表现

其临床特点是头痛发作频率高，经常天天痛，多为双侧痛，部位无明显界限，多在额颞部、枕部，严重者整个头部甚至牵涉到颈肩部。性质为钝痛、胀痛，头部有压迫感、紧束感。

不伴恶心、呕吐，以及视觉前驱症状。对日常活动无明显影响。有的患者伴有精神紧张、抑郁或焦虑。检查除偶然有肌肉痉挛或颈后肌压痛外，无其他异常发现。在临床上可分为发作性紧张性头痛和慢性紧张性头痛两型。发作性紧张性头痛的疼痛部位多在后颈部，主要与附着在颅骨的肌肉长时间收缩有关；而慢性紧张性头痛几乎天天痛，多是双侧弥散性痛，常伴有抑郁或焦虑，每月头痛天数超过 15 天。

（二）诊断

紧张性头痛的诊断某种程度上是排除诊断，需要排除其他原因引起的头痛。

（三）治疗

治疗可用抗抑郁或抗焦虑剂，如百忧解、黛安神，以及镇静剂；抗炎止痛药，如阿司匹林、对乙酰氨基酚（扑热息痛）、吲哚美辛（消炎痛）、布洛芬、萘普生。

（秦桂英）

第二节　眩　晕

一、概述

（一）眩晕的病理生理学基础

人体维持平衡主要依赖于由前庭系统、视觉、本体感觉组成的平衡三联，前庭系统是维持平衡、感知机体与周围环境相关的主要器官，其末梢部分的 3 个半规管壶腹嵴及 2 个囊斑，分别感受直线及角加速度刺激，冲动通过前庭一级神经元 Scarpa's 神经节传到二级神经元即位于延髓的前庭神经核，再通过前庭脊髓束、网状脊髓束、内侧纵束、小脑和动眼神经诸核，产生姿势调节反射和眼球震颤。大脑前庭的代表区为颞上回听区的后上半部、颞顶交界岛叶的上部。从末梢感受器到大脑前庭中枢的整个神经通路称为前庭或静动系统,将头部加速度运动驱使内淋巴流动机械力转换成控制体位、姿势或眼球运动的神经冲动,故每个前庭毛细胞等于一个小型换能器。本系统病变或受非生理性刺激不能履行运动能转换时则引起眩晕。

视觉、本体觉是平衡三联的组成部分,不仅本身负有传送平衡信息的作用,而且与前庭系统在解剖和生理上有密切联系,此两系统引起眩晕的程度轻、时间短,常被本系统其他症状所掩盖。3种定位感觉之一受损,发出异常冲动可引起眩晕,最常见的是前庭功能紊乱,所输入的信息不代表其真实的空间位置,与另两个平衡感受器输入信息矛盾,平衡皮层下中枢一般认为在脑干,当其综合的空间定位信息与原先印入中枢的信息迥异,又无能自动调节便反映到大脑,大脑则感到自身空间定位失误便产生眩晕。自身运动误认为周围物体运动,或周围物体运动误认为自身运动,随着时间的推移及前庭中枢的代偿,尽管两侧前庭功能仍不对称,这种"不成熟"的信息逐渐被接纳,转变为"熟悉"的信息,则眩晕消失,平衡功能恢复,此即前庭习服的生理基础。

(二)眩晕与平衡功能

1.平衡功能

平衡功能指人体维持静息状态和正常空间活动的能力,各种姿势坐、卧、立、跑、跳及旋转等活动,依赖于视觉、本体觉、前庭系统各不相同感受,经网状结构联结、整合,最后统一完成人体在空间的定位觉,当感受到平衡失调时,将"情报"向中枢神经系统传入经过大脑皮质和皮质下中枢的整合,再由运动系统传出适当的动作,纠正偏差,稳定躯体达到新的平衡。这是一连串复杂的反射过程,可归纳为3个重要环节。

(1)接受与传递信息:平衡信息来自"平衡三联"的基本器官,由视觉得知周围物体的方位,自身与外界物体的关系;本体觉使人时刻了解自身姿势、躯体位置;前庭感受辨别肢体运动方向,判别身体所在空间位置。

(2)效应或反应:躯体重心一旦发生位移,平衡状态立即发生变化,平衡三联立即将变化"情报"传入中枢,由运动系统传出适当的动作,使伸肌、屈肌、内收、外展肌的协调弛张及眼肌反位性移动达到新的平衡。

(3)协调与控制:初级中枢在脑干前庭神经核和小脑,高级中枢在颞叶,其对末梢反应起调节抑制作用。维持平衡既靠潜意识的协调反射,也靠有意识的协调运动。任何参与平衡末梢感受器病变,中枢与末梢之间的联系破坏,都可造成平衡失调。

2.眩晕与平衡的关系

眩晕是主观症状,平衡失调是客观表现,眩晕可诱发平衡失调,平衡失调又加重眩晕,两者的关系有几种可能性。

(1)眩晕与平衡障碍两者在程度上一致:前庭末梢性病变,如梅尼埃病急性期,眩晕与平衡障碍的程度相符合,随着病情的好转,眩晕与平衡障碍都恢复,两者的进度相一致。

(2)眩晕轻而平衡障碍重:见于中枢性眩晕,脑桥小脑脚的听神经瘤及脑膜瘤,枕骨大孔区畸形如颅底凹陷症、Arnold Chiari畸形平衡功能障碍明显,而眩晕不重。如脊髓小脑变性,走路蹒跚,闭眼无法站立,但眩晕不明显,许多学者总结"病变越接近前庭终器,眩晕越重"。

(3)眩晕重而平衡功能正常:官能症或精神因素为主的疾病往往表现有明显眩晕而平衡功能正常。诊断精神性眩晕应持慎重态度,Brain曾强调,所有眩晕患者,不论其精神因素多大,应检查前庭功能;所有眩晕患者不论其器质因素有多大,勿忘记精神性反应。

（三）眩晕的分类

为了明确诊断和有效治疗,对眩晕症进行分类,实有必要,几种不同分类法各有一定价值。

1.根据眩晕性质分类

Hojt-Thomas 分为真性和假性眩晕,真性眩晕是由眼、本体觉和前庭系统疾病引起,有明显的外物或自身旋转感,由于受损部位不同又可分为眼性、本体感觉障碍性和前庭性眩晕。眼性眩晕可以是生理现象,也可以是病理性的,如在高桥上俯视脚下的流水,会感自身反向移动及眩晕;在山区仰视蓝天流云会感觉自身在移动;在列车上可出现眩晕及铁路性眼震,眼震快相与列车前进方向一致,这些都是视觉和视动刺激诱发生理性眩晕,脱离其境症状就消失。眼视动系统疾病,如急性眼肌麻痹因复视而眩晕,遮蔽患眼眩晕可消失。本体感觉障碍引起的眩晕称姿势感觉性眩晕,见于后索病变,如脊髓小脑变性、脊髓痨,有深部感觉障碍和共济失调而引起眩晕。由于视觉和本体觉对位向感受只起辅助作用,故此两系统疾病引起之眩晕都不明显,临床上有视觉和本体觉病变者,其本系统症状远远大于眩晕,即眩晕是第二位乃至第三位的症状,很少以眩晕主诉就医。

假性眩晕多由全身系统性疾病引起,如心、脑血管疾病,贫血,尿毒症,药物中毒,内分泌疾病及神经官能症等;几乎都有轻重不等的头晕症状,患者感"漂漂荡荡",没有明确转动感,前庭中枢性眩晕也属假性眩晕范畴。

2.根据疾病解剖部位或系统分类

DeWeese 分前庭系统性眩晕和非前庭系统性眩晕;Edward 将眩晕分为颅内和颅外两大类,这两种分类只说明眩晕起始部位,未述及原因对治疗无帮助。

3.眩晕症的定位、定性分类法

既有解剖部位,又有疾病性质的分类,符合神经耳科学诊断原则,有临床实用价值,分为前庭末梢性眩晕,包括从外耳、中耳、内耳到前庭神经核以下的炎症、缺血、肿瘤等病变;前庭中枢性眩晕,包括前庭核(含神经核)以上至小脑、大脑皮质病变所致眩晕症。

（四）眩晕症治疗原则

1.一般治疗

卧床休息,避免声光刺激。

2.心理治疗

应消除眩晕患者恐惧心理,解除顾虑,告知眩晕并非致命疾病,轻者可痊愈,眩晕重者经代偿后可减轻或消除。

3.病因治疗

根据具体情况施治,梅尼埃病用脱水剂、前庭神经炎用抗病毒治疗、迷路脑梗死用血管扩张剂等。

4.对症治疗

应掌握原则的合理选择药物,根据病情轻重、药作用强弱、不良反应大小选药,避免多种同类药物同时应用,如氟桂利嗪和尼莫地平同用,可引起药物作用超量,导致头晕、嗜睡。恢复期或慢性期少用地芬尼多等前庭神经镇静剂,有碍前庭功能的代偿,使眩晕及平衡障碍恢复延迟。老年患者应注意全身系统疾病及药物不良反应。

二、几种常见眩晕症

(一)梅尼埃病

1.病因

病因众说纷纭,目前一致认为内淋巴分泌过多或吸收障碍可形成积水,出现吸收与分泌障碍病因不清,将常讨论的几种学说简述如下。

(1)自主神经功能紊乱及内耳微循环障碍学说:Emlie 早就提出梅尼埃病(Meniere's disease,MD)与血管痉挛有关,Cheathe 认为内耳和眼球循环相似,包含在密闭有一定容量的结构内均为终末动脉,很容易造成区域性微循环障碍,Pansius 观察 MD 与青光眼患者唇和甲床毛细血管功能障碍。正常状态下交感、副交感神经互相协调维持内耳的血管的舒缩功能,若交感神经占优势,小血管痉挛易产生膜迷路积水。Lermoyez 认为用血管痉挛学说解释眩晕频繁发作比用膜迷路破裂和钾离子中毒学说更合理。

(2)免疫性损害学说:Quinke 提出 MD 症状与血管神经性水肿有关,McCabe 提出该病为自身免疫病,Derebery 认为免疫复合体沉淀在内淋巴囊可产生膜迷路积水,循环免疫复合物(CIC)介导的Ⅲ型变态反应可能是该病的原因;Yoo 用Ⅱ型胶原,诱发动物内淋巴积水,称其为自身免疫性耳病,并发现患者抗Ⅱ型胶原抗体明显增高,提出细胞和体液免疫介导的免疫性内淋巴积水约占病因的 10%。Andersen 观察人的内淋巴囊(ES)有不同数量白细胞,其对清洁内耳的外来微生物是很重要的,ES 有引起免疫反应的细胞基础,其免疫活性紊乱,可导致 MD 发作。Tomoda 认为免疫反应的中间产物,可改变血管通透性引起膜迷路积水。

(3)变态反应:Duke 已认为Ⅰ型变态反应与该病有直接因果关系。由抗原刺激体液免疫系统,产生特异性 IgE 附着于肥大细胞,机体处于致敏状态,再接触抗原即可发病。据称来自食物变应原占多数,呼吸道变应原次之,此类患者有明显季节性,常伴其他过敏性疾病。

(4)解剖因素:Clemis 提出前庭水管(VA)狭窄是 MD 的特征之一。Shea 认为 VA 狭窄及周围骨质气化不良是临床症状出现前就隐匿存在,一旦被病毒感染、外伤、免疫反应等因素触发,即表现出临床症状。Arenberg 病理证明 MD 者内淋巴囊上皮血管成分减少,吸收上皮蜕变,ES 周围组织纤维化,使内淋巴吸收障碍。

(5)精神因素及其他:House 等提出该病与精神因素有关,Fowler 提出身心紊乱可引发该病;但 Grary 认为 MD 本身可以引起情绪不稳定,情绪并不是发病诱因;Power 认为机体代谢障碍可能是内淋巴积水的原因,如甲状腺功能低下可产生积水,补充甲状腺素可使症状缓解;颅脑外伤后内耳出血,血块堵塞内淋巴管可形成膜迷路积水,颞骨横行或微型骨折,最容易堵塞内淋巴管而产生积水。中耳炎、耳硬化症,先天性梅毒的患者,可合并膜迷路积水,产生 MD 症状。

2.发病机制

真正发病机制尚不清楚,目前尚停留在动物试验及理论推测阶段,能被接受学说有以下3 种。

(1)内淋巴高压学说:Portmann 提出内淋巴高压可引起眩晕及耳聋,后 McCabe 将人工内淋巴液注入蜗管,出现耳蜗微音电位下降,压力去除后微音电位恢复正常,更进一步证明内淋巴高压引起听力下降。Portmann 就根据"高压学说"进行内淋巴囊减压术获得良好效果,此手术沿用至今已有很多类型,Kitahara 在行 ES 手术时,在囊内外放置大量类固醇可提高疗效。

(2)膜迷路破裂学说:内外淋巴离子浓度各异,内淋巴为高钾,对神经组织有毒害作用;外淋巴离子浓度与脑脊液相似,即钾低钠高,给神经细胞提供适宜介质环境,膜迷路是内外淋巴之间存在的离子弥散屏障,互不相通。Lawrence 提出"膜破裂及中毒论",Schuknecht 对这一理论进行补充认为 MD 发作与膜迷路破裂有关,用膜迷路破裂学说解释发作性眩晕及波动性耳聋。

（3）钙离子超载学说:Meyer、Zum、Gottesberge 等揭示积水动物模型电化学方面的变化,内淋巴积水后,蜗管的 K^+、Na^+、Cl^- 均无变化,但内淋巴电位(EP)下降,Ca^{2+} 浓度增高10倍以上,提高了蜗管的渗透压,加重内淋巴积水。

3.组织病理学改变

MD 组织病理学方面有 3 个突破性进展:①Meniere 提出内耳病变可诱发眩晕、耳聋、耳鸣;②Hallpike 及 Cairn 提出 MD 的病理改变为膜迷路积水,同时发现内淋巴囊周围有纤维性变;③Schuknecht 首先观察到扩张的膜迷路破裂,膜迷路有很强的自愈能力,破裂后可愈合,并以此解释症状的缓解与复发,具体的病理学改变为膜迷路膨胀,MD 最显著病理特点为内淋巴系统扩张,主要变化是下迷路(蜗管及球囊)膨胀,球囊可扩大 4～5 倍,术前耳道加压时出现眩晕和眼震,即 Hennebert 征阳性,MD 有此症者约占 35%;膜迷路破裂可能与症状的缓解或加重有关,Lindsay 认为球囊、椭圆囊与 3 个半规管衔接处是膜迷路最薄弱点易于破裂,如果裂孔小很快愈合,破裂范围广泛,在球囊或前庭膜形成永久性瘘管。

4.临床表现

（1）临床症状:MD 临床表现多种多样,对患者威胁最大的是发作性眩晕,其次为耳聋、耳鸣、耳闷。①眩晕:2/3 患者以眩晕为首发症状,常在睡梦中发作,起病急,有自身或环境旋转、滚翻、摇摆或颠簸感,剧烈眩晕持续数分或数小时不等,很少超过 2 天。眩晕发作时,常伴有自发眼震及面色苍白、出汗、呕吐等自主神经症状,眩晕发作后多数慢慢恢复,少数患者眩晕瞬间即逝或一觉醒后即痊愈。发作频率无一定之规律,个别患者可间隔 1～5 年,一般规律为首次犯病以后犯病次数逐渐增多,达高潮后逐渐减少发作次数,直到听觉严重损失后眩晕减轻或消失。眩晕的剧烈程度因人而异,同一患者每次犯病的轻重不一,有的患者发作前有耳聋、耳闷、耳鸣加重的先兆,有些与精神、情绪、疲劳有关,有些无任何先兆及诱因。②耳鸣:耳鸣是一主观症状,可以是 MD 最早期症状,有时比其他症状早几年,而未引起人们重视。Mawson 报道 80% 患者有此症状,病程早期常为嗡嗡声或吹风样属于低频性耳鸣,患者常能耐受,后期蝉鸣属于高频性耳鸣,诉说整天存在,在安静环境耳鸣加重,患者常不能耐受,但尚能入睡,说明大脑皮质抑制时耳鸣减轻或消失,发病前耳鸣加重,眩晕缓解后耳鸣减轻。可根据耳鸣确定病变侧,耳鸣的消长反映病变的转归。③耳聋:急性发作时耳聋被眩晕掩盖,早期低频感音神经性耳聋,常呈可逆性的,有明显波动性听力减退者只 1/4,虽然患耳听力下降,但又惧怕强声,此种现象表明有重震,听力损失可在1～2 年内发病数次后即达 60 dB,也可能多次波动后听力仍正常,也可能某次严重发病后达全聋。④内耳闷胀感:以前认为耳聋、耳鸣、眩晕为 MD 典型三征。现在发现 1/3 的患者有患耳胀满感,常出现于眩晕发作之前,反复发作此症不明显或消失,将其归之于 MD 的第四征。⑤自主神经症状:恶心、呕吐、出汗及面色苍白等自主神经症状是 MD 的客观体征,William 认为这是一种诱发症状,是由于前庭神经核与迷走神经核位置较近,前庭神经核受刺激后,兴奋扩散到迷走神经核所致。

（2）体征:MD 发作高潮期不敢活动,患者有恶心、呕吐、平衡障碍、自发性眼震,高潮过后患者也是疲惫不堪,面色苍白,双目紧闭,神情不安。①纯音测听:早期即可逆期为低频(0.25～1.00 kHz)听力下降,呈上升型听力曲线,多次检查有 10～30 dB 的波动;中期高频(4～8 kHz)下降，2 kHz 听力正常呈"峰"型曲线；后期 2 kHz 也下降或高频进一步下降，呈平坦型或下坡型曲线。②重振试验：正常情况下，人耳对声音主观判断的响度随刺激声音强度变化而增减，MD 病变在耳蜗，出现声音强度与响度不成比例变化，强度略有增加而响度增加明显，此种现象称重振。通常双耳响度平衡试验阳性，若双耳阈差超过 35 dB，患耳接受 80 dB 纯音刺激时，可被健耳 45 dB 纯音响度所平衡称重震现象。阻抗测听镫肌反射阈降低，正常人阈上 70 dB 才出现镫肌反射，有重振者两者差≤60 dB 就出现反射，可作为 MD 诊断根据。③电反应测听：可客观地测出从蜗神经到脑干下丘核的电位，MD 病变在耳蜗，用耳蜗电图（EcochG）可测得总和电位（SP）与蜗神经动作电位（AP）幅度的比值，国内多家报道 SP/AP 比值≥37％作为耳蜗病变的诊断根据。④甘油试验：此试验有特异性，利用甘油的高渗作用，改变膜迷路的渗透压，促进内耳水分重新吸收，按 1.2 g/kg 体重计算甘油量加 50％生理盐水稀释后服用，为减少胃肠道刺激可加入橙汁、柠檬调味，空腹服用，服前及服后 1 小时、2 小时、3 小时纯音测听，0.25～1.00 kHz 连续 2 个频率听阈下降10 dB者，为甘油试验阳性，该试验阳性具有诊断价值，阴性也不能排除本病，据国内外报道本病阳性率为 50％～60％。⑤前庭功能检查：发作早期少数患者前庭功能处于激惹状态，可见到向患侧水平眼震，称刺激性眼震；几小时后前庭处于抑制状态，可看到向健侧水平或水平旋转型眼震称麻痹型眼震，若借助 Frenzel 眼镜或眼震仪，可提高自发眼震的检出率，眼震方向对确定病变侧别有重要价值，患侧半规管功能低下，Stahle 报道 95％冷热反应低下，4％正常，1％敏感。前庭脊髓反射检查，眩晕发作后可原地踏步试验，走直线试验，书写、指鼻及跟膝胫试验及 Romberg 试验，患者均向前庭功能损害侧偏斜。现用静态姿势图定量检查 Romberg 试验，可定量测试晃动轨迹的长度和速度，MD 者晃动的轨迹较正常人长，速度大，重心后移。

5.诊断要点

（1）诊断根据：①典型三联征发作史，即发作性旋转性眩晕，伴耳聋、耳鸣，约 1/3 患者有耳堵塞感称四联征。多数是三联征同时出现，少数是单以耳聋或眩晕为首发症状，若干年后才出现典型三联征，每次发作时间在 20 分钟以上，至少发作 2 次以上方能确诊为 MD。②听功能检查，纯音测听早期低频下降呈上升型曲线，听力波动以低频为主，波动范围为 10～30 dB；中期高频下降，唯 2 kHz 听力较好，呈"峰形"曲线；晚期呈下坡型曲线或听力全丧失。③重振试验，EcochG 负 SP 占优势，阻抗测听镫肌反射阈＜60 dB，均提示病变在耳蜗。空腹服甘油后，低频听阈可降低 10～30 dB；SP/AP 较服甘油前比值下降 15％为阳性。

（2）鉴别诊断：除 MD 病外，其他内耳疾病和第Ⅷ对脑神经病变也可出现眩晕、耳聋、耳鸣，应在排除其他疾病基础上诊断本病。应除外之疾病：①突发性耳聋；②脑桥小脑角肿瘤；③良性阵发性位置性眩晕；④前庭神经病变；⑤后循环缺血常称椎-基底动脉供血不足；⑥氨基糖苷类药物中毒性眩晕；⑦外伤性眩晕；⑧枕骨大孔区畸形。

6.治疗

因机制不清，MD 病因及对症治疗方法繁多，治疗目的是消除眩晕，保存听力。急性发作期主要痛苦为眩晕及恶心、呕吐，间歇期以耳聋、耳鸣为主，故 MD 治疗采用以下几种。

（1）一般治疗：绝对卧床休息，嘱其躺在舒适体位，闭目，头固定不动，避免声光刺激，耐心解释病情，说明本病为内耳疾病，并非脑血管意外无生命危险，通过治疗可缓解、消除恐惧及焦虑心里。控制食盐和水分的摄取，水分控制在 1 天 1 000～1 500 mL，食盐控制在 1.5 g/d 左右，MD 最原始的治疗方法就是控制水分及食盐的摄取。

（2）前庭神经镇静剂：①地西泮是 γ-氨基丁酸拮抗剂，主要作用为镇静、安眠，使精神和肌肉松弛,可抑制前庭神经核的活性,减轻外周前庭性眩晕,适用于 MD 患者的恐惧、烦躁心理。镇静作用部位在边缘系统海马区和杏仁核;肌松是由于抑制脊髓中间神经元活动,从而减弱多种肌肉反射。口服 2 小时后血药浓度达峰值,半衰期 20～40 小时,缓慢由尿中排泄。每天 5～30 mg,分 3 次口服;呕吐持续不减者可静脉注射 10～20 mg,每隔 3～4 小时注射 1 次,24 小时总量不超过 100 mg,应缓慢静脉注射,防止呼吸抑制。不良反应轻,有嗜睡、乏力、便秘、心悸等,静脉注射可发生血栓性静脉炎,肌内注射刺激性大。青光眼及重症肌无力患者禁用,眩晕症状缓解后即可停用。同类药物中还有艾司唑仑,为新型镇静类药物,既有高效镇静催眠作用,也有抗焦虑及弱的骨骼肌松弛和抗胆碱作用,作用温和入睡自然而快,作用时间长,醒后无不适感,每次 1～2 mg,抗眩晕可每次 2～4 mg。②利多卡因静脉滴注能阻滞各种神经冲动,作用于脑干前庭神经核及前庭终器。Gerjot 以 1％利多卡因 1～2 mg/kg 加入 5％葡萄糖注射液 100～200 mL 静脉滴注或缓推,很快使眩晕、恶心、呕吐消失,若症状不缓解可继续应用或加大剂量,既可减轻眩晕使患者安静入睡,也可减轻耳鸣。据一般报道,本品对眩晕、呕吐耳鸣控制良好,有效率可达 80％。24 小时最大量不超过 5 mg/kg,对心动过缓或心肌传导障碍者不能应用。

(3)抗胆碱能制剂:抗胆碱药能阻滞胆碱能受体,使乙酰胆碱不能与受体结合,抑制腺体分泌,适用于眩晕、胃肠自主神经反应严重,恶心、呕吐胃肠症状明显者。还能解除平滑肌痉挛,使血管扩张,改善内耳微循环。①氢溴东莨菪碱:属副交感神经阻滞剂,0.3～0.5 mg 口服、皮下注射或稀释于 5％葡萄糖注射液 10 mL 静脉注射;②东莨菪碱透皮治疗系统(TTS-S):东莨菪碱口服或注射半衰期短,需频繁给药,血液药物浓度曲线有"峰谷"现象,很难掌握用量。之后制成 TTS-S,贴剂疗效快且可持续给药,据观察疗效优于茶苯海明、安慰剂,McCauley 用双盲法比较 TTS-S、茶苯海明、安慰剂,眩晕控制率分别为 84％、68％、41％,TTS-S 明显优于茶苯海明及安慰剂,其对 MD 眩晕控制率达 81.5％。不良反应为口干但较口服及注射本剂轻,TTS-S 对恶心、呕吐严重者尤为实用;③硫酸阿托品:0.5 mg 皮下注射或稀释后静脉滴注,症状消失或缓解后可停药;④山莨菪注射液 10 mg 肌内注射或静脉滴注,症状未完全消失 30～60 分钟后可重复注射 1 次。青光眼患者忌用抗胆碱能药,因该药有扩大瞳孔增高眼压之患。

(4)抗组胺药及其各种合成剂:此类药物对前庭神经元有抑制作用,许多镇静和抗抑郁药物都被证明是抗组胺类药,它们是 H_1、H_2 受体拮抗剂,H_1 受体拮抗型抗组胺药尚有抗胆碱能作用,故有止吐功能。氟桂利嗪、桂利嗪、异丙嗪、苯海拉明、吩噻嗪等经典抗组胺剂,都有前庭镇静和止吐作用。临床常用药有以下 4 种。①异丙嗪(非那根):眩晕发作时口服,能阻断平滑肌、毛细血管内皮、神经组织上的 H_1 受体,与组胺起竞争性拮抗作用,抗组胺作用强,兼有中枢镇静和抗胆碱作用,口服后迅速吸收 30～60 分钟血浓度达高峰,有效浓度维持 3～6 小时,大多在肝内代谢破坏,24 小时内主要肾脏排泄。不良反应有口干、嗜睡,静脉注射可使血压下降,成人每次 25 mg 口服每天 2 次,小儿可 12.5 mg 口服;针剂 25 mg 加入 100 mL 生理盐水中静脉滴注,因有刺激性不做皮下注射。②地芬尼多(眩晕停):主要作用是缓解血管痉挛,在前庭系二级神经元(前庭神经核)上,阻断来自前庭终器的刺激,有轻度抗胆碱作用,减轻眩晕发作。通过抑制化学感受器,发挥止吐作用,控制眩晕有效率达 80％,眩晕消失后即停药。③茶苯海明(晕海宁):属乙醇胺类 H_1 受体拮抗剂,抗组胺作用强,尚有较强的中枢抑制和抗胆碱能作用。口服后易吸收,2～3 小时血液浓度达峰值,可维持 4～6 小时,代谢产物由尿中排出,半衰期约 8 小时,眩晕发作时口服 50 mg,每天 3 次,不良反应有口干、嗜睡。④晕动片:主要成分为抗胆碱药,每片含东莨菪碱 0.20 mg,巴比妥钠 0.03 mg,阿托品 0.15 mg。抗胆碱药能阻断胆碱能受体,使神经介质乙酰胆碱不能与受体结合而呈现与拟胆碱药相反的作用,可抑制腺体分泌,松弛胃肠道平滑肌,阻断骨骼肌运动终板内 N-胆碱能受体,使其松弛,对大脑皮质有镇静作用,治疗与预防眩晕有一定效果。不良反应有口干、嗜睡、扩瞳。青光眼患者禁用。

(5)血管扩张剂:内耳微血管障碍是本病原因,故改善微循环,对控制眩晕、耳聋、耳鸣效果良好。①倍他司汀:其结构与磷酸组胺相似,商品名为倍他定,有毛细血管扩张作用,改善脑及内耳循环,可抑制组胺的负反馈调节,产生抗过敏作用,控制内耳性眩晕效果较好。4~8 mg 口服,每天 3 次,1 个月后可停药观察疗效;静脉用倍他司汀氯化钠液 500 mL,含倍他司汀 20 mg,10~15 天为 1 个疗程。不良反应有口干,胃不适,心悸,但很少发生。②氟桂利嗪:是新型选择性钙通道阻滞剂,世界卫生组织将其归入第四类钙通道阻滞剂,可阻滞缺氧条件下 Ca^{2+} 跨膜进入胞内,造成细胞死亡。保护脑及迷路血管内皮细胞完整性,减少血小板释放的 5-羟色胺及前列腺素对细胞破坏。另可抑制血管收缩降低血管阻力,降低血管通透性减轻膜迷路积水,增加耳蜗内辐射小动脉血流量,改善内耳微循环,对中枢及末梢性眩晕均有疗效,该药由肠道吸收,2~4 小时血浓度达峰值,血中 90% 药与血浆蛋白结合,主要代谢器官为肝脏,80% 经粪便排除。10 mg 口服,每天 1 次,持续服药 1 个月。③碳酸氢钠($NaHCO_3$):动物试验证明,中、小动脉痉挛时,静脉滴注 $NaHCO_3$ 后血管扩张,常用浓度有 4%~7%,7% 可按 2 mL/kg 给药;通常用 4% $NaHCO_3$ 200~400 mL 静脉滴注。用药机制为药物吸收后中和病变区的酸性代谢产物,释放 CO_2,局部 CO_2 分压增加,可扩张毛细血管,改善微循环;提高机体碱储备,促进营养过程正常化。④磷酸组胺:该药静脉注射前作皮试,观察无反应方可静脉滴注,皮试方法是 1 mg 磷酸组胺稀释 10 倍,做皮丘试验,红晕不明显方可静脉滴注,1~2 mg 加入 5% 葡萄糖注射液 200 mL 中静脉滴注,每分钟 10~20 滴,至患者面部开始潮红为止,每天 1 次,7 次为 1 个疗程。滴注时须定期测心率及血压,皮肤微红、轻度瘙痒为适宜量,若皮肤明显发红、心慌、胸闷,应减量或停药。以后每周用组胺 1 mg 做皮下注射 1 次。⑤盐酸罂粟碱:对血管平滑肌有松弛作用,使脑血管阻力降低,用于脑血管痉挛及栓塞,能控制 MD 引起之眩晕,每次 30~60 mg 口服每天 3 次;皮下、肌内及静脉注射量每次 30~60 mg,每天不宜超过 300 mg。⑥5% CO_2 混合氧吸入:CO_2 吸入使内耳微循环改善,还可影响血管纹中碳酸酐酶,将氢离子吸入蜗管,降低内淋巴 pH,可减轻症状,每次吸入 15 分钟每天 3 次。⑦灯盏花黄酮注射剂:可使内耳微血管扩张,增加血流量降低外周血管阻力,5 mg/mL,用12~20 mg 加到 5% 葡萄糖注射液静脉滴注,每天 1 次,14 次为 1 个疗程,休息7 天作第二个疗程,病情轻可只作 1 个疗程。

(6)降低血液黏稠度:①川芎嗪有抗血小板聚集作用,对已聚集血小板有解聚作用,抑制平滑肌痉挛,扩张小血管,改善微循环,能通过血-脑屏障,有抗血栓和溶血栓作用。口服 100 mg,每天 3 次;肌内注射 40~80 mg,每天 1~2 次,可静脉滴注 40~80 mg 加到 5%~10% 葡萄糖250~500 mg 中,每天 1 次,7~10 次为1个疗程;②复方丹参制剂能活血化瘀,具有扩张小血管、抑制凝血,促进组织修复作用,实验证明复方丹参针剂能增强缺氧耐受力,使脑及冠状动脉血流量增加,聚集的红细胞有不同程度解聚,降低血液黏稠度,减少纤维蛋白原含量。口服每次 3 片,每天 3 次;肌内注射 2 mL,每天 2 次;以本品 8~16 mL 加入右旋糖酐-40 或 5% 葡萄糖注射液100~500 mL 静脉滴注,每天 1 次,2 周为 1 个疗程。

(7)利尿剂:病理证实 MD 病理改变为膜迷路积水,故可采用利尿剂脱水治疗。依他尼酸、呋塞米对内耳有损害,可引起感音神经性聋,不适用于治疗 MD。常用的利尿剂有以下 3 种。①乙酰唑胺:为常用利尿剂,已有许多医师用其治疗 MD,为碳酸酐酶抑制剂,使肾小球 H^+ 与

Na^+ 交换减慢,水分排泄增快,消除内耳水肿。250 mg 口服,每天 1～2 次,早餐后服药疗效最高,服药后作用可持续 6～8 小时,急性发作疗效较好,长期服用,可同时用氯化钾缓释片 0.5 g 每天 3 次,连服 10 天,也可用 500 mg 乙酰唑胺加入 10％ 葡萄糖注射液 250 mL 静脉滴注,每天 2 次。动物试验证明静脉注射乙酰唑胺后外淋巴渗透压明显降低,血清渗透压无改变。此药主要用于眩晕发作之急性发作期,不可长期应用。②氢氯噻嗪(双氢克尿塞):直接作用肾髓袢升支和远曲小管,抑制 Na^+ 的再吸收,促进氯化钠和水分排泄,也增加钾的排泄,口服 1 小时出现利尿作用,2 小时达高峰持续 12 小时;每天量25～75 mg,每天 2～3 次,口服 1 周后停药或减量,长服此药可引起低血钾故应补钾,可同时服氯化钾缓释片 0.5 g,每天 3 次。③50％甘油溶液:口服50～60 mL每天2次,连续服用 7 天,能增加外淋巴渗透压,以减轻膜迷路积水,为减轻甘油对胃肠刺激可加入少许橙汁或柠檬汁调味。

(8)其他辅助治疗:①右旋糖酐-40 能降低血液黏稠度,防止凝血,本品输入血管内,能吸附在损伤的血管内膜、红细胞、血小板表面,改变其表面负电荷,根据“同性相斥”原理,起到防止血小板向血管壁贴附,红细胞相斥不易凝聚,阻止血栓形成,能提高血浆胶体渗透压,其平均分子量约 4 万的多糖体,因分子量较小使组织液进入血管,增加血容量,降低血液黏稠度,有血液稀释作用,在体内停留时间较短,易从尿中排出,有渗透性利尿作用,还可改善耳蜗微循环。用于眩晕早期有一定疗效,250～500 mL/d 静脉滴注,10～14 次为 1 个疗程。③三磷腺苷及代谢产物腺苷,可直接使血管平滑肌舒张,降低血压,参与体内脂肪、蛋白、糖核苷酸代谢,并在体内释放能量,供细胞利用。10～20 mg 肌内注射或加入右旋糖酐-40 静脉滴注每天 1 次,1～2 周为 1 个疗程。③类固醇治疗,若拟诊与自身免疫或变态反应因素有关的 MD,可口服或静脉滴注类固醇,如地塞米松片 0.75 mg 口服每天 3 次,1 周后递减;或地塞米松 5～10 mg 静脉滴注,3 天后可递减。Ariyasu 观察 20 例前庭性眩晕患者,10 例服类固醇,10 例服安慰剂,服类固醇组,9 例明显减轻,安慰剂组仅 3 例缓解,7 例改服类固醇后 6 例缓解,证明类固醇有减轻内淋巴积水作用,其疗效明显优于安慰组。

(9)间歇期的治疗:若无症状无须任何治疗,有平衡障碍、耳聋、耳鸣者,可根据症状特点进行相应治疗,目的是防止眩晕发作及听力进一步下降。

防止眩晕急性发作:生活规律,减少精神、情绪刺激,低盐饮食,每天限定盐在 1.5 g 以下,建议患者避免 CATS(咖啡、酒、烟和紧张),可防止眩晕发作。对耳聋、耳鸣等耳蜗症状的治疗常选用神经营养剂及血管扩张剂,改善内耳微循环,当拟诊内淋巴高压者可加服利尿剂可以按上述方法进行。

(10)氨基糖苷类抗生素(AmAn)在 MD 的应用:半个世纪以来 MD 内外科治疗不尽如人意,为了寻找疗效佳操作简单方法,现纷纷利用 AmAn 的不良反应破坏前庭终器,消除顽固眩晕的目的。Fowler 首先肌内注射链霉素治疗双侧 MD;Schuknecht 改用该药鼓室内注射治疗单侧致残性梅尼埃病,Beck 改用庆大霉素鼓室内注射取得良好效果;此种方法简单、安全、创伤小,可在门诊进行,是控制眩晕较好的治疗方法。现统称为“化学性迷路切除术”,庆大霉素治疗的另一优点是多数患者感耳鸣减轻。

1)治疗机制:Kimura 认为庆大霉素能同时损害前庭和耳蜗毛细胞,对前庭的损害重于耳蜗,从生物性质看,庆大霉素含氨基和胍基带正电荷,与带负电荷的前庭毛细胞相吸,与带正电的耳蜗毛细胞相斥,即对前庭毛细胞有亲和力易受损害。Hayashida 认为 Ⅰ 型前庭毛细胞是庆大霉素靶细胞,该细胞受损后不向中枢传递病理性兴奋,达到消除眩晕目的;Pender 认为庆大霉素除破坏毛细胞外,还损害前庭系暗细胞分泌功能,且暗细胞破坏发生在毛细胞之前,鼓室注射庆大霉素经过圆窗膜、前庭窗环韧带、微小血管淋巴管、中耳及内耳间骨缝进入外淋巴液,再渗透到内淋巴及毛细胞,历时48~72小时,而内淋巴液及毛细胞向外排泄药物很缓慢,很少剂量就足以破坏前庭功能。

2)治疗方法:AmAn药物中,庆大霉素较链霉素安全系数大,即有较大治疗窗,治疗量与中毒量差别较大,该药以良好的危险/疗效比而成为主要的AmAn类药,耳聋的出现率低于链霉素,又因本身就是水剂,注射入中耳腔疼痛轻等优点,现多数采用庆大霉素鼓室注射。它是一种酸性药物pH为5,使用前用碳酸氢钠中和,配制方法为4×10^4U相当于40 mg/mL庆大霉素加入5%碳酸氢钠0.5 mL缓冲至1.5 mL,安瓿庆大霉素终末浓度为30 mg/mL,pH=6.8。患者取仰卧位,头向健侧转15°,在手术显微镜下,表麻鼓膜后下或前下象限,用细腰穿针将配制好的庆大霉素溶液注射入鼓室内0.3~0.5 mL,尽可能保证液平面超过圆窗和前庭窗,保持头位30~60分钟,治疗过程中告诫患者避免吞咽动作。一般分为急性与慢性两种给药模式,急性给药为每天鼓室注射1次,连续3~5次为1个疗程。为保存听力Toth和parnes提出慢性给药法,每周注射1次可减少听力损害,2~4周后若出现振动性幻觉、眩晕、共济失调,眼震、耳聋、耳鸣等症状之一则停药。Guaranta及Lon grid提出小剂量给药法,庆大霉素为20 mg/mL,治疗前及治疗后1~3个月每月进行听及前庭功能检查。Blakley综合11篇公开发表关于鼓室注射庆大霉素的文章,认为眩晕控制率达90%,高于内淋巴囊手术,听力损失率约30%。

3)化学性迷路切除术的适应证、禁忌证及并发症。①适应证:MD正规药物治疗及低盐饮食6个月仍频繁发作眩晕,纯音测听言语频率下降>60 dB,对侧为正常耳者;接受手术治疗包括内淋引流术,前庭神经切断术后仍残留眩晕症状,可用庆大霉素鼓室注射作为补救性治疗;药物保守治疗未能奏效,因全身情况不能耐受手术者;MD后期,源于耳石器兴奋,产生Tumarkin耳石危象,发作猝倒者。②禁忌证:双侧MD以保守治疗为主;老年患者,Odkivist认为超过70岁者,外周前庭功能损伤后很难代偿,易引起慢性前庭功能低下。若眩晕发作频繁,易倾倒,对患者生命有威胁,也可小剂量,长间隔庆大霉素鼓室注射,故年老属相对禁忌证;患耳进行客观检查,即对冷热无反应者列为相对禁忌证;外耳道有炎症存在,待治愈后再进行鼓室庆大霉素注射。③并发症:听力下降是最主要的并发症,Murofushi认为都有不同程度听力下降,一般为轻、中度,很少严重听力损害;各家报道的鼓膜穿孔不一,若仅鼓膜注射不做切口或置管,可降低穿孔率;有的患者出现共济失调和振动幻觉,靠中枢及健侧代偿,2~4周后症状可消失,长期平衡功能障碍者可行前庭习服治疗;在治疗过程中出现眩晕、恶心、呕吐、失衡等症状,一般在末次注射后2~10天发生,停止注射后症状可消失;眩晕症状加重或消失后又复发。化学性迷路切除是近年来采用较多的治疗方法,亟待解决问题是如何保存听力及停药指征。

(二)良性阵发性位置性眩晕

良性阵发性位置性眩晕(benign paroxysmal positional vertigo,BPPV),是指某一特定头位诱发的短暂性眩晕,Dix和Hallpike首先描述了BPPV的特征,包括典型病史及临界头位试验方法,向患侧卧出现旋转性眼震,直立头位时有反向眼震;多见于中年患者。本病为自限性疾病,大多于数天至数月后渐愈,故称为"良性",但也有长期不愈,超出3个月者称为顽固性位置性眩晕。本病常为特发性,但也可继发于其他疾病,如头部外伤、病毒性迷路炎、镫骨手术或化脓性中耳炎及内耳供血不足等。Froehling报道BPPV发病率,每年64/100 000,临床很常见,约占眩晕患者的1/3。

1.病因

病因不详,原发或持发占 50％～70％,也可继发于其他疾病

(1)外伤:轻度头颅外伤后如挥鞭样损伤可诱发本病,镫骨手术后也可有耳石脱落进入半规管,诱发体位性眩晕。

(2)耳部疾病:中耳乳突感染如病毒性迷路炎、化脓性中耳炎,梅尼埃病缓解期,外淋巴瘘等。

(3)内耳供血不足:因动脉硬化、高血压致内耳供血不足,囊斑的胶质膜变薄,耳石脱落进入半规管;老年迷路发生退行性变时,椭圆囊斑的耳石进入半规管常沉积于后半规管壶腹嵴处,若找不出原因则称特发性 BPPV。

2.发病机制

特发性 BPPV 发病有多种学说,多数倾向 Schuknecht 提出的嵴顶结石症和 Hall 提出的管结石症学说,头位改变时重力作用于耳石牵引壶腹嵴而产生眩晕和眼震。

半规管及嵴顶上存在的物质是耳石还是其他物质尚有不同看法,Welling 及 Parnes 在进行后半规管阻塞时,发现管中飘浮颗粒是嗜碱性的,认为是移位的耳石;Mariarty 观察 566 例颞骨切片,22％嵴顶有嗜碱性颗粒沉积,后半规管较外、上半规管多见,认为其除耳石外,可能还有细胞碎片、迷路微小出血发展为碎片,其中白细胞、吞噬细胞聚积于半规管可形成与移位耳石相同作用。

3.临床表现及诊断

(1)后半规管性 BPPV:发病突然,通常发生于在床上头部突然向一侧活动或作伸颈动作时出现眩晕和眼震,改变头位后眩晕可减轻或消失。在坐位迅速改变至激发头位时,3～6 秒潜伏期后出现旋转性眼震,易疲劳,病程可为数小时或数天,可伴恶心、呕吐,但一般无听力障碍、耳鸣等症状,无中枢神经症状及体征,缓解期可无任何不适。

(2)水平半规管性 BPPV:眩晕发作也较短暂,常在床上向患侧翻身时发作眩晕及眼震,垂直运动如抬头或弯腰后不引起眩晕。与后半规管性眼震相比,其潜伏期稍短,2～3 秒,持续时间则可能略长。眼震与头转动方向一致,称为向地性变位水平性眼震,而少部分眼震向健侧,即背离地面,称为向天性变位水平性眼震。

4.治疗

虽多数学者认为 BPPV 是自限性疾病,自愈率很高,但自愈时间可达数月或数年,严重者丧失工作能力,应尽早查出患病原因,对原发病进行病因及对症治疗。

(1)药物治疗:①改善内耳微循环常用药,都可喜(甲磺酸阿米三嗪＋萝巴新)能增加动脉血氧分压及血氧饱和度,1 片,每天 2 次,服 1 个月后可停药观察;银杏叶制剂为自由基清除剂,血小板活化因子抑制剂,故可抑制血管壁通透性,抑制血小板聚集,可防止脑组织细胞破坏,增加缺血组织血流量,降低血液黏稠度,银杏叶提取物、金纳多 40～80 mg,每天 3 次,服 1 个月后停药观察,根据眩晕情况决定是否继续服药,最长不超过 2 个月;倍他司汀为组胺类药,可抑制前庭神经核的多突触神经元活动,使血管扩张,改善脑及内耳微循环,且可减少膜迷路之内淋巴量,对控制眩晕效果较好,用量为 6～12 mg,口服每天 3 次,一般口服 1～2 个月为 1 个疗程。②抗眩晕药及抗胆碱能药,可抑制前庭神经减轻眩晕及恶心呕吐等伴发自主神经症状。同梅尼埃病治疗中所述。

(2)耳石症体位治疗:患者闭目坐立,向一侧卧至枕部接触检查床,保持该位置直至眩晕消失后坐起,30 秒后再向另一侧侧卧,两侧交替进行直至眩晕症状消失。此法可由患者自己每3 小时

进行 1 次,患者的症状多在 1～2 天内减轻,通常于 7～14 天消失。此法是依据嵴顶结石症学说而提出,体位变换的机械力有助于分散、溶解半规管嵴顶处的微粒,使半规管耳石复位,从而加快恢复。

(3)前庭习服治疗:通过前庭体操增强前庭系对抗眩晕的耐力,常用 Cawthore 前庭训练操,疗效可达 80%。

(三)前庭神经炎或前庭神经元炎

前庭神经炎又称前庭神经元炎。首先由 Ruttin 报道,为突然眩晕发作而无耳蜗及其他神经系统症状的疾病。Nylen 称此病为前庭神经炎。Dix 及 Hallpike 总结本病临床表现后改名为前庭神经元炎。直到 Schuknecht 对 4 名患者进行组织病理学研究,发现前庭神经和外周感受器同时受损,又定名为前庭神经炎,目前两种命名均被沿用。

(1)发病机制:前庭神经炎的病因现仍不够明确,可能与病毒感染或病灶感染性疾病有关,80%患者发病时有上感、扁桃体炎、副鼻窦炎史,也有学者认为与血管因素有关,前庭神经小动脉的循环紊乱可能为本病的另一病因,Magnusson 对 24 例符合本病患者的观察结果,发现其中 6 例有小脑动脉梗死,故考虑血管因素也可能为本病的病因。Matsuo 认为身体其他部位病毒感染后,血-脑屏障受损,病毒直接侵犯前庭神经或神经节而使其受损;或病毒感染后的免疫性神经损害。

(2)临床表现:前庭神经炎多发于中年人,无性别差异,多见于单侧。表现为突发性眩晕及平衡失调,多为摇摆不稳感,偶有旋转性眩晕,常伴有恶心、呕吐。向健侧自发性眼震,患侧半规管功能低下。通常持续数天后逐渐减轻,3～4 周后转为位置性眩晕,6 个月后症状全消失。诊断本病需除外梅尼埃病及中枢性眩晕。

(3)治疗:发作时可服用或注射前庭神经抑制剂,如地西泮、地芬尼多等;自主神经症状重者服用抗胆碱能制剂东莨菪碱等,同时用血管扩张剂、神经营养剂,用法用量同 MD 治疗所述。拟诊前庭神经炎者,可用抗病毒制剂,吗啉胍(病毒灵)抗病毒谱较广,100 mg 或 200 mg 口服,每天 3 次,至病毒感染症状消除;阿昔洛伟(ACV)对 5 种疱疹病毒有选择性抑制作用,对细胞毒性小,适用于单纯疱疹病毒感染、带状疱疹、EB 病毒感染。口服或静脉滴注均可达抑制病毒的复制,静脉注射后可分布于肾、脑、皮肤、心、肺,大部以原形从肾排泄,静脉滴注 5～20 mg/kg,每天 3 次,5～10 天为 1 个疗程;口服 200～600 mg,每天 4～6 次,7 天为 1 个疗程。静脉滴注过快,或量过大可引起肾功能损伤,故对肾功不全、老年人、婴幼儿及孕妇慎用。恢复期可进行前庭功能训练。

(4)预后:以往认为本病预后良好,3～6 个月不治可自愈,但 Takeda 曾对 10 例发病后两年有半规管麻痹患者进行随诊,4 例恢复,6 例持续位置性眩晕。Okinaka 对 60 例患者随访 8 周～18 年,发现起病后 1 个月仍有漂浮感者占 70%,随时间推移百分比下降,1 年后为 51%,3 年后仍有者占 33%,5 年后占 27%,10 年后仍残留有主观症状者 2 例。患者年龄越小,恢复越快、越完全。

(四)颈源性眩晕

本病也称 Barre-Lieou 综合征,Barre、Lieou 首先报告颈椎关节病变可引起眩晕,Gray 报告颈椎病、肌肉韧带损伤可引起眩晕,眩晕患者有颈椎病者,并非皆为颈源性眩晕,其发病率各家报道不一,20%～50%,当头突然转动或处于一定头位可诱发出短暂眩晕,数秒至数十分钟不等,常为旋转性眩晕,可伴或不伴耳聋、耳鸣。

1.发病机制

Biesinger 提出颈源性眩晕的机制如下。

（1）颈交感神经受刺激：颈关节病可刺激交感神经,使内耳动脉痉挛,可引起眩晕、头痛、耳鸣,切断交感神经可消除眩晕。

（2）颈椎骨质损害：如颈椎退行性变,骨质增生横突孔压迫椎动脉,炎症、外伤使颈椎节段出现异常活动,称颈椎节段性不稳,Hensinger 提出寰枢关节不稳随年龄增长而加重,是产生颈源性眩晕的重要因素。颈部软组织病变,如颈肌损伤、风湿性颈肌炎、椎间盘突出,使有关肌群痉挛,压迫血管或导致相应关节段不稳。

（3）椎动脉本身病变：动脉粥样硬化性狭窄、畸形等,症状更易发生。

（4）神经反射机制：颈椎 1～3 节段本体觉功能紊乱,向前庭神经脊髓核发出异常冲动,而诱发眩晕。

2.临床表现及检查

（1）眩晕的形式：可为运动错觉性眩晕,发病年龄多在 40 岁以上,也可为头昏、晃动、站立不稳、沉浮感等多种感觉,也可有两种以上的眩晕感同时存在。眩晕反复发作,其发生与头部突然转动有明显关系。一般发作时间短暂,数秒至数分钟不等,也有持续时间较长者。部分患者有自发性和位置性眼震,为水平型或水平旋转型。出现率高达 90%,多数呈反复发作性且和头颈活动关系密切。有 50% 以上伴耳鸣,约 1/3 患者有渐进性耳聋。部分患者有自发及位置性眼震。

（2）头痛：出现率 60%～80%,呈发作性跳痛,多局限于项枕部,重者伴以恶心呕吐、出汗、流涎等自主神经症状,易误诊为偏头痛。

（3）视觉症状：可有视觉先兆,眼前一过性黑矇或闪光,40% 患者可有视力减退、复视、一过性视野缺损及不成形幻视。

（4）颈神经根症：约 30% 患者可有颈神经根压迫症状,上肢串行性麻木或感觉异常,无力持物不自主坠落,枕小或耳大神经压痛;部分患者有颈部活动受限,晨起颈项痛。

（5）意识障碍：发作性意识障碍占 25%～30%,常于头颈转动时突发;可伴肢体张力低下,口周麻木、耳鸣、眼前火花、猝倒发作;意识障碍可持续 10～15 分钟,但少数患者可为 2～3 小时。

检查：①颈部触诊可发现棘突、横突、枕外隆凸下方,肩胛上区有压痛、僵硬感。个别患者在按压某一部位时可出现眩晕及眼震或扣诊颈部时眩晕明显减轻。②颈扭曲试验可呈阳性,但应再作位置试验以排除耳石器病变及良性位置性眼震。有严重颈椎病者应慎用或禁用此法。③其他的激发性眼震电图检查可无异常,或出现头位性眼震,少数可有冷热试验增强。④颈椎 X 线检查有助于了解颈椎病变。⑤超声多普勒颈椎血流检查,可有血管受压、血流减少征象。⑥脑血管数字减影或 MRA 可清楚观察颈、椎-基底动脉及其分支的走行及血管粗细改变。

3.诊断

眩晕与颈部运动有关,表现出椎-基底动脉供血不全的症状,前庭功能检查、X 线检查及超声多普勒检查有异常表现,并排除引起眩晕的其他疾病。

4.治疗

（1）病因治疗主要以颈椎的外科治疗为主,包括颈石膏固定、颈牵引,必要时手术治疗。

（2）理疗、普鲁卡因椎旁注射、按摩等。

（3）嘱患者避免诱发眩晕的头位,进行适当的体育锻炼。睡眠时枕头不能过高或过低,且应使肩上部也着枕。

(4)可适当使用抗眩晕药及钙通道阻滞剂或血管扩张剂,维生素类等药物治疗。

(五)血管性眩晕

血管性眩晕是老年人常见疾病,指前庭系统(核或终器)血液灌注不足而引发眩晕,供血情况取决于血管状态、血液成分及血液灌注压三个因素。内耳及前庭神经主要由椎-基底动脉(VBA)供血,常见疾病有:①内听动脉综合征,又称迷路卒中,发病可能有情绪因素,表现为突发严重眩晕、恶心、呕吐,10～20天后表现为位置性眩晕,伴或不伴耳聋或耳鸣,检查有自发性眼震及平衡障碍。②椎-基底动脉短暂缺血性眩晕(VBTIV)是眩晕门诊中最常见疾病,Caplan 称为椎-基底动脉供血不足(VBI),Millikam 已清楚将 VBI 定为"无梗死的短暂的脑血液减少所致短暂的不能满足脑代谢所需血运的结果"。Toole 将 VBTIA 与脑血管疾病分开成单独疾病,其原因可能是单一的也可能是多方面的,微栓子致动脉栓塞,血流动力学改变;当侧支循环健全时能维持脑局部供血,一时性血压下降、心排血量减少、体位改变等血流动力学改变,造成脑灌注不足,体位改变时可突然出现眩晕。

1.临床表现

与受累部位、血流量减少程度、个体耐受能力有关。

(1)眩晕与平衡障碍为常见症状,且可长时间内为唯一症状,孤立症状出现率为 10%～62%,作为首发症状约 48%,常于 2～5 分钟达高峰,持续 30 分钟至数小时。

(2)视觉障碍:视力模糊、水平或垂直复视、黑矇、眼前闪光样发作。

(3)肢体麻木、构音困难(口吃)。

(4)经颅多普勒(TCD)可了解脑血流情况,SPECT 测定脑局部血流量,敏感度为 88%。

(5)脑 CT 及 MRI,常显示有腔隙性梗死。根据临床症状及客观检查在排除其他疾病基础上,诊断本病。

2.治疗

(1)治疗原发病:如高血压、糖尿病、高脂血症、心脑综合征等应积极处理。

(2)钙通道阻滞剂:常用药物尼莫地平,口服 20～40 mg,每天 3 次。可选择性阻断病理状态下细胞膜的钙通道,减少平滑肌痉挛,增加脑血管血流量,服 2～3 周后停药观察。

(3)抗血小板聚集剂:病理状态下血小板可相互黏着,聚集形成微栓。①阿司匹林:对血小板凝聚有强大抑制作用,抑制血小板的前列腺素合成酶,减少血小板凝聚,阻止血栓形成,75 mg,口服,每天 1 次。以肠溶片为佳,减少胃黏膜刺激症状,在长期应用治疗期间注意观察脑及内脏出血情况。②双嘧达莫(潘生丁):可抑制磷酸二酯酶,以阻止环磷酸腺苷(cAMP)的降解,抑制肾上腺素、低浓度凝血酶诱导的血小板凝聚,防止血栓形成。25 mg,口服,每天 3 次,长期服用,可与阿司匹林合用。③阿司匹林和双嘧达莫(潘生丁)缓释剂(阿司潘)的联合应用比单独使用其中一种药物的预防效果更好,且不增加出血等不良反应。常用量为 12.5/100.0～25/200 mg,口服,每天2 次服用。

(4)甲磺酸阿米三嗪＋萝巴新(都可喜)可增加脑组织血氧含量及血氧饱和度,可再建有氧代谢。常用量 1 片,口服,每天 2 次。

(5)复方麦角异碱口服溶液(活血素)是二氢麦角隐亭与咖啡因的合剂,可同时阻断肾上腺素 α_1 和 α_2 受体,改善微循环增加脑血流量,促进脑组织对葡萄糖的摄取,防止血小板及红细胞聚集,口服吸收快半小时达第一高峰,血浆半衰期长达 7.56～18.00 小时。2～4 mL,饭前或饭后口服,每天 2 次,据临床观察有效率为 80%～90%,不良反应有消化道不适、头痛等。本药应用方便、安全,对心功能不全慎用静脉滴注者尤为适用。服用 15～30 天后可停药观察。

(6)巴曲酶注射液(东菱迪芙)是单一成分巴曲酶,不含任何可能有药理作用的杂质。其作用有以下几种。①系统调节凝血-纤溶两大系统的失衡:迅速分解纤维蛋白原,降低血纤维蛋白原浓度,抑制血栓形成,迅速诱发组织纤溶酶原激活剂(tPA)的释放,增加纤溶系统活性,促进血栓溶解,对其他凝血因子及血小板数无影响。②显著改善血液流变学诸因素:降低全血黏度,抑制红细胞的聚集,增强红细胞的变形能力,降低灌注状态下的血管压力(如脑、心及耳蜗的),显著改善微循环。③抑制缺血和缺血再灌注导致的系列细胞损伤:保护神经细胞(减少死亡及凋亡)及其他脏器细胞减少死亡及血管内皮细胞(减少梗死后的出血发生率)。实验证实:通过降低缺血及缺血再灌注后自由基、兴奋性氨基酸和神经源性一氧化氮(NO)及内皮素的生成,降低乳酸及减轻水肿,增加成纤维细胞生长因子(bFGF)的生成起到神经细胞的保护及修复作用。还通过封闭白细胞表面的 CD11a/CD18,CD11b/CD18 黏附分子显著增加缺血脑组织的血流量,起到神经保护作用,降低红细胞与血管内皮细胞的黏附。也通过改善红细胞的变形能力,降低红细胞的聚集力,降低血浆纤维蛋白原浓度,使红细胞与内皮细胞黏附所需的连接作用减弱,并且抑制其表面黏附因子而实现其神经保护作用。5 BU 溶于 100～200 mL 的生理盐水,静脉滴注 1 小时以上,隔天 1 次,每次 5 BU,共 10 次为 1 个疗程。用药期间,观察血纤维蛋白原,如有出血倾向立即停药,一般很安全。

(秦桂英)

第三节　三叉神经痛

一、概述

三叉神经痛是指原因未明的三叉神经分布范围内的突发性、短暂性、反复性及刻板性的剧烈的疼痛。

三叉神经痛常见于中年女性,发病率为 5.7/10 万～8.1/10 万,患病率为 45.1/10 万。

二、病因与发病机制

三叉神经痛的病因及发病机制目前还不清楚。

(一)周围病变学说

有的学者根据手术、尸体解剖或 MRA 检查的资料,发现很多三叉神经痛的患者在三叉神经入脑桥的地方有异常的血管网压迫,刺激三叉神经根,从而产生疼痛。

(二)中枢性学说

根据患者的发作具有癫痫发作的特点,学者认为患者的病变是在中枢神经系统,是与面部疼痛有关的丘脑-皮质-三叉神经脊束核的刺激性病变所致。

(三)短路学说

三叉神经进入脑桥有一段无髓鞘区,由于受血管压迫等因素的作用,可以造成无髓鞘的神经纤维紧密地结合,在这些神经纤维之间形成假性"突触",相邻神经纤维之间的传入、传出冲动之间发生"短路"(传入、传出的冲动由于"短路",而都可以成为传入的信号)冲动的叠加,容易达到神经元的痛阈,诱发疼痛。

三、病理

有关三叉神经痛的病理报道很少。有的研究发现,患者的三叉神经节细胞有变性,轴突有增生,其髓鞘有节段性的脱失等。

四、临床表现

(一)发病情况
常见于 50 岁左右的女性患者,男女患者的比例为 1∶3。

(二)疼痛部位
三叉神经一侧的下颌支疼痛最为常见,其次是上颌支、眼支。有部分患者可以累及两支(多为下颌支和上颌支),甚至三支(有的作者提出,如果疼痛区域在三叉神经第一支,尤其是单独影响三叉神经第一支的,诊断三叉神经痛要特别慎重!)。

(三)疼痛特点
疼痛具有突发性、短暂性、反复性及刻板性的特点。发作前没有先兆,突然发作,发作常常持续数秒,很少超过 2 分钟,每次发作的疼痛性质及部位固定,疼痛的程度剧烈,患者难以忍受,疼痛的性质常常为电击样、刀割样。

(四)伴随症状
疼痛发作时可伴有面部潮红、流泪、结膜充血。

(五)疼痛的扳机点
患者疼痛的发作常常可以由触摸、刺激(如说话、咀嚼、洗脸、刷牙)以下部位诱发:口角、面颊、鼻翼。

(六)诱发因素
因吞咽动作能诱发疼痛,所以可摄取流食。与舌咽神经痛不同,因睡眠中吞咽动作不能诱发疼痛,故睡眠中不出现疼痛发作。温暖时不易疼痛发作,故温水浴可预防疼痛发作,也有的患者愿在洗浴中进食。

(七)体征
神经系统检查没有异常的神经系统体征(除刺激"扳机点"诱发疼痛)。

五、诊断与鉴别诊断

(一)诊断
三叉神经痛的诊断根据患者的临床表现,尤其是其发作特点,诊断并不困难。但是要与继发性的三叉神经痛鉴别。继发性三叉神经痛有以下特点:①疼痛的程度常常不如原发性三叉神经痛剧烈,尤其是在起病的初期;②疼痛往往为持续性隐痛、阵痛,阵发性加剧;③有神经系统的阳性体征(尤其是角膜反射的改变、同侧面部的感觉障碍及三叉神经运动支的功能障碍)。常见的继发性三叉神经痛的病因有鼻咽癌颅内转移、听神经瘤、胆脂瘤及多发性硬化等(表 3-3)。

表 3-3 原发性三叉神经痛与继发性三叉神经痛的鉴别

项目	原发性三叉神经痛	继发性三叉神经痛
病因	不明	鼻咽癌颅内转移、听神经瘤、胆脂瘤等
疼痛程度	剧烈	较轻,常为钝痛
疼痛的范围	局限	常累及整个半侧面部
疼痛的持续时间	短暂	持续性痛
扳机点	有	没有
神经系统体征	无	有

(二)鉴别诊断

三叉神经痛还应与以下几种疾病鉴别。

1.颞下颌关节综合征

常常为一侧面部的疼痛,以颞下颌关节处为甚,颞下颌关节活动可以诱发、加重疼痛。患者张口受限,颞下颌关节有压痛。

2.牙痛

很多三叉神经痛的患者被误诊为牙痛,有的甚至拔了多颗牙。牙痛常常为持续性,进食冷、热食品可以诱发、加重疼痛。

3.舌咽神经痛

该病的发作特点及疼痛的性质与三叉神经痛极其相似,但是疼痛的部位有很大的不同。舌咽神经痛的疼痛部位在舌后部及咽部,说话、吞咽及刺激咽部可以诱发疼痛,所以,常有睡眠中疼痛发作。

4.颞动脉炎

常见于老年男性,疼痛为一侧颞部的持续性跳痛、胀痛,常常伴有低热、乏力、精神差等全身症状。查体可见患侧颞动脉僵硬,呈"竹筷"样改变。经激素治疗症状可以缓解、消失。

5.偏头痛

此病的发病率远较三叉神经痛的发病率高:常常见于青年女性,疼痛发作前常常有前驱症状,主要表现为乏力、注意力不集中、精神差等。约65%的患者有先兆症状,主要有视觉的先兆,表现为闪光、暗点、视野的改变等。疼痛表现为一侧头部跳痛,发作以后,疼痛的程度渐进加重,持续数小时到72小时。发作时患者常常有自主神经功能障碍的表现。

六、治疗

(一)药物治疗

目前,三叉神经痛还没有有效的治疗方法。药物治疗控制疼痛的程度及发作的频率仍为首选的治疗方法。药物治疗的原则为个体化原则,从小剂量开始用药,尽量单一用药并适时注意药物的不良反应。常用的药物有以下几种。

1.卡马西平

由于卡马西平的半衰期为12~35小时,故理论上可以每天只服2次。常常从小剂量开始,即0.1 g,每天2次,3~5天后根据患者症状控制的程度来决定加量。每次加0.1 g(早、晚各0.05 g),直到疼痛控制为止。卡马西平每天的用量不要超过1.2 g。

卡马西平常见的不良反应有头昏、共济运动障碍,尤其是女性发生率更高。长期用药要注意检测血常规及肝功能的变化。此外,卡马西平可以引起过敏,导致剥脱性坏死性皮炎,所以,用药的初期一定要观察有无皮疹。孕妇忌用。

卡马西平是目前报道的治疗三叉神经痛的有效率最高的药物,其有效率据国内外的报道可为70%～80%。

2.苯妥英钠

苯妥英钠也可以作为治疗三叉神经痛的药物,但是有效率远较卡马西平低。据国内外文献报道,其有效率为20%～64%。剂量为0.1 g,口服,每天3次。效果不佳时可增加剂量,通常每天增加0.05 g。最大剂量不超过0.6 g。

苯妥英钠的常见不良反应有头昏、共济运动障碍、肝功能损害及牙龈增生等。

3.托吡酯

托吡酯系一种多重机制的新型抗癫痫药物。近年来,国内外有文献报道,在用以上两种经典的治疗三叉神经痛的药物治疗无效时,可以选用该药。通常可以从50 mg,每天2次开始,3～5天症状控制不明显可以加量,每天加25 mg,观察3～5天,直到症状控制为止。每天的最大剂量不要超过250 mg。

托吡酯的不良反应极少。常见的不良反应有头昏、食欲下降及体重减轻。国内外还有报道,有的患者用药以后出现出汗障碍。

4.氯硝西泮

通常作为备选用的药物。4～6 mg/d。常见的不良反应为头昏、嗜睡、共济运动障碍,尤其在用药的前几天。

5.氯甲酰氮䓬

300 mg/d,分3次餐前30分钟口服,无效时可增加到600 mg。该药不良反应发生率高,常见的不良反应有困倦、蹒跚、药疹和粒细胞减少等。有时可见肝功能损害。应用该药治疗应每2个月进行一次血液检查。

6.中(成)药

如野木瓜片(七叶莲),每次3片,每天4次。据临床观察,该药单独使用治疗三叉神经痛的有效率不高,但是可以作为以上药物治疗的辅助治疗药物。此外,还有痛宁片,每次4片,每天3次。

7.常用的方剂

(1)麻黄附子细辛汤加味:麻黄、川芎、附子各20～30 g,细辛、荆芥、蔓荆子、菊花、桃仁、石膏、白芷各12 g,全蝎10 g。

(2)面痛化解汤:珍珠母30 g,丹参15 g,川芎、当归、赤芍、秦艽、钩藤各12 g,僵蚕、白芷各10 g,红花、羌活各9 g,防风6 g,甘草5 g,细辛3 g。

(二)非药物治疗

三叉神经痛的"标准(经典)"治疗为药物治疗,但以下情况时可以考虑非药物治疗:①经应用各种药物正规的治疗(足量、足疗程)无效;②患者不能耐受药物的不良反应;③患者坚决要求不用药物治疗。非药物治疗的方法很多,主要原理是破坏三叉神经的传导。常用的方法有以下几种。

1.神经阻滞(封闭)治疗

该方法是用一些药物(如无水乙醇、甘油、酚等),选择地注入三叉神经的某一支或三叉神经半月神经节内。现在由于影像技术的发展,在放射诱导下,可以较准确地将药物注射到三叉神经半月节,达到治疗的作用。由于甘油注射维持时间较长,故目前多采用甘油半月神经节治疗。神经阻滞(封闭)治疗的方法,患者面部的感觉通常能保留,没有明显的并发症。但是复发率较高,尤其是1年以后。

2.其他方法的三叉神经半月神经节毁坏术

如用射频热凝、伽马刀治疗等。这些方法的远期疗效目前尚未肯定。

3.手术治疗

(1)周围支切除术:通常只适用于三叉神经第一支疼痛的患者。

(2)显微的三叉神经血管减压术:这是目前正在被大家接受的一种手术治疗方法。该方法具有创伤小、安全、并发症少(尤其是对触觉及运动功能的保留)及有效率高的特点。

(3)三叉神经感觉神经根切断:该方法止痛疗效确切。

(4)三叉神经脊束切断术:目前射线(X刀、伽马刀等)治疗在三叉神经痛的治疗中以其微创、安全、疗效好越来越受到大家的重视。

4.经皮穿刺微球囊压迫(percutaneous microballoon compression,PMC)

自Mullan等首次报道使用经皮穿刺微球囊压迫治疗三叉神经痛的技术以来,至今已有大量学者报道他们采用该手段所取得的临床结果。一般认为,PMC方法与当代使用的微血管减压手术及射频热凝神经根切断术在成功率、并发症及复发率方面都有明显的可比性。其优点是操作简单、安全性高,尤其对于高龄或伴有严重疾病不能耐受较大手术者更是首选方法。其简要的方法是丙泊酚诱导气管内插管全身麻醉。在整个治疗过程中监测血压和心率。患者取仰卧位,使用14号穿刺针进行穿刺,皮肤进入点为口角外侧2 cm及上方0.5 cm。在荧光屏指引下调正方向直至进入卵圆孔。应避免穿透卵圆孔。撤除针芯,放入带细不锈钢针芯的4号Fogarty Catheter直至其尖端超过穿刺针尖12～14 cm。去除针芯,在侧位X线下用Omnipaque造影剂充盈球囊直至突向颅后窝。参考周围的骨性标志(斜坡、蝶鞍、岩骨)检查和判断球囊的形状及位置;必要时排空球囊并重新调整导管位置,直至获得乳头突向颅后窝的理想的梨形出现。球囊充盈容量为0.4～1.0 mL,压迫神经节3～10分钟后,排空球囊,撤除导管,手压穿刺点5分钟。该法具有疗效确切、方法简单及不良反应少等优点。

（于传民）

第四节　舌咽神经痛

舌咽神经痛是一种出现于舌咽神经分布区的阵发性剧烈疼痛,疼痛的性质与三叉神经痛相似。本病远较三叉神经痛少见,二者比例为1：(70～85)。

一、病因与发病机制

原发性舌咽神经痛的病因,迄今不明。可能为舌咽及迷走神经的脱髓鞘性病变引起舌咽神经的传入冲动与迷走神经之间发生"短路"所致。以致轻微的触觉刺激即可通过短路传入中枢,中枢传出的脉冲也可通过短路再传入中枢,这些脉冲达到一定总和时,即可激发上神经节及岩神经节、神经根而产生剧烈疼痛。近年来神经血管减压术的开展,发现舌咽神经痛患者椎动脉或小脑后下动脉压迫于舌咽及迷走神经上,解除压迫后症状缓解,这些患者的舌咽神经痛可能与血管压迫有关。造成舌咽神经根部受压的原因可能有多种情况,除血管因素外,还与脑桥小脑角周围的慢性炎症刺激,致蛛网膜炎性改变逐渐增厚,使血管与神经根相互紧靠,促成神经受压的过程。因为神经根部受增厚蛛网膜的粘连,动脉血管也受其粘连发生异位而固定于神经根部敏感区,致使神经受压而缺乏缓冲余地,引起神经的脱髓鞘改变。

继发性原因可能是脑桥小脑角或咽喉部肿瘤,颈部外伤,茎突过长、茎突舌骨韧带骨化等压迫刺激舌咽神经而诱发。

二、临床表现

舌咽神经痛多于中年起病,男女发病率无明显区别,左侧发病高于右侧,偶有双侧发病者。表现为发作性一侧咽部、扁桃体区及舌根部针刺样剧痛,突然开始,持续数秒至数十秒,发作期短,但疼痛难忍,可反射到同侧舌面或外耳深部,伴有唾液分泌增多。说话、反复吞咽、舌部运动、触摸患侧咽壁、扁桃体、舌根及下颌角均可引起发作。2%丁卡因麻醉咽部,可暂时减轻或止住疼痛。按疼痛的部位一般可分为两型。

(一)口咽型

疼痛区始于咽侧壁、扁桃体、软腭及舌后 1/3,而后放射到耳区,此型最为多见。

(二)耳型

疼痛区始于外耳、外耳道及乳突,或介于下颌角与乳突之间,很少放射到咽侧,此型少见。疼痛程度轻重不一,有如电击、刀割、针刺,发作短暂,间歇期由数分钟到数月不等,少数甚至长达 2~3 年。一般发作期越来越短,痛的时间亦越来越长。严重时可放射到头顶和枕背部。个别患者发生昏厥,可能由于颈动脉窦神经过敏引起心脏停搏所致。

神经系统检查无阳性体征。

三、诊断

根据疼痛发作的性质和特点不难做出本病的临床诊断。有时为了进一步明确诊断,可刺激扁桃体窝的"扳机点",能否诱发疼痛;或用 1%丁卡因喷雾咽后壁、扁桃体窝等处,如能遏止发作,则可以证实诊断。如果经喷雾上述药物后,舌咽处的疼痛虽然消失,但耳痛却仍然保留,则可封闭颈静脉孔,若能收效,说明不仅为舌咽神经痛,而且有迷走神经的耳后支参与。

临床表现呈持续性疼痛或有神经系统阳性体征的患者,应当考虑为继发性舌咽神经痛,需要进一步检查明确病因。

四、鉴别诊断

临床上应与三叉神经痛、喉上神经痛、蝶腭神经痛及颅底、鼻咽部和脑桥小脑角肿瘤等病变引起的继发性舌咽神经痛相鉴别。

(一)三叉神经痛

两者的疼痛性质与发作情况完全相似,部位亦与其毗邻,三叉神经第三支疼痛时易与舌咽神经痛相混淆。二者的鉴别点为三叉神经痛位于三叉神经分布区、疼痛较浅表,"扳机点"在睑、唇或鼻翼;说话、洗脸、刮胡须可诱发疼痛发作。舌咽神经痛位于舌咽神经分布区,疼痛较深在,"扳机点"多在咽后壁、扁桃体窝、舌根;咀嚼、吞咽等动作常诱发疼痛发作。

(二)喉上神经痛

喉深部、舌根及喉上区间歇性疼痛,可放射到耳区和牙龈,说话和吞咽动作可以诱发,在舌骨大角间有压痛点。用1%丁卡因涂抹梨状窝区及舌骨大角处,或用2%普鲁卡因神经封闭,均能完全抑制疼痛等特点可与舌咽神经痛相鉴别。

(三)蝶腭神经节痛

此病的临床表现主要是在鼻根、眼眶周围、牙齿、颜面下部及颞部阵发性剧烈疼痛,其性质似刀割、烧灼及针刺样,并向颌、枕及耳部等放射。每天发作数次至数十次,每次持续数分钟至数小时不等。疼痛发作时多伴有流泪、流涕、畏光、眩晕和鼻塞等,有时伴有舌前1/3味觉减退。疼痛发作无明显诱因,也无"扳机点"。用1%丁卡因麻醉中鼻甲后上蝶腭神经节处,5分钟后疼痛即可消失为本病特点。

(四)继发性舌咽神经痛

颅底、鼻咽部及脑桥小脑角肿物或炎症等病变均可引起舌咽神经痛,但多呈持续性痛伴有其他颅神经障碍及神经系统局灶体征。X线颅底拍片,头颅CT扫描及MRI等影像学检查有助于寻找病因。

五、治疗

(一)药物治疗

卡马西平为最常用的药物,苯妥英钠也常用来治疗舌咽神经痛,其他的镇静止痛药物(地西泮、曲马朵)及传统中草药对该病也有一定的疗效。有研究发现NMDA受体在舌咽神经痛的发病机制中起一定作用,所以NMDA受体阻滞剂可有效地减轻疼痛,如氯胺酮。也有学者报道加巴喷丁可升高中枢神经系统5-HT水平,抑制痛觉,同时参与NMDA受体的调制,在神经病理性疼痛中发挥作用。这些药物为舌咽神经痛的药物治疗开辟了一个新领域。

(二)封闭疗法

维生素B_{12}和地塞米松等周围神经封闭偶有良效。有人用95%乙醇或5%酚甘油于颈静脉孔处行舌咽神经封闭。但舌咽神经与颈内动脉、静脉、迷走神经、副神经等相邻,封闭时易损伤周围神经血管,故应慎用。

(三)手术治疗

对发作频繁或疼痛剧烈者,若保守治疗无效可考虑手术治疗。常用的手术方式有以下几种。

1.微血管减压术(MVD)

国内外学者行血管减压术治疗本病收到了良好的效果,因此有学者认为采用神经血管减压术是最佳治疗方案。可保留神经功能,避免了神经切断术所致的病侧咽部干燥、感觉消失和复发之弊端。

2.经颅外入路舌咽神经切断术

术后复发率较高,建议对不能耐受开颅的患者可试用这种方法。

3.经颅舌咽神经切断术

如术中探查没有明显的血管压迫神经,则可选用舌咽神经切断术。

4.经皮穿刺射频热凝术

在CT引导下可大大减少其并发症的发生。另外舌咽神经传入纤维在脑桥处加入了三叉神经的下支,开颅在此毁损可阻止舌咽神经痛的传导通路。

六、预后

舌咽神经痛如不给予治疗,一般不会自然好转,疼痛发作次数频繁,持续时间越来越少,严重影响患者的生活及工作。

（王君波）

第五节　前庭蜗神经疾病

前庭蜗神经包括蜗神经和前庭神经,两者通常一起讨论。

一、蜗神经疾病

(一)病因

各种急、慢性迷路炎,药物中毒(如链霉素、新霉素、庆大霉素等),颞骨,内耳外伤,噪声,听神经炎,脑膜炎,蛛网膜炎,脑桥小脑角肿瘤,脑桥病变,动脉硬化症,神经衰弱,遗传因素和全身性疾病(贫血和高血压等)等。

(二)临床表现

最常见的症状是耳鸣、听觉过敏和耳聋(听力减退或丧失)。根据耳鸣和耳聋的特点可鉴别传导性和神经性。低音调耳鸣(轰轰、嗡嗡似雷声、飞机声)通常是传导器的病变。高音调耳鸣(吱吱声、蝉鸣声、鸟叫声)常为感音器的病变。神经性耳聋听力障碍的共同特点是以高音频率为主,气导大于骨导,Weber 试验偏向健侧。

(三)治疗

首先是病因治疗。其他对症治疗包括应用 B 族维生素、扩张血管药物及能量合剂等。还可行针灸治疗,严重者的听力障碍应佩戴助听器。

二、前庭神经疾病

前庭神经的功能是调节机体平衡和对各种加速度的反应。当前庭功能受到异常刺激和功能障碍时,可出现一系列的症状和体征。

(一)病因

迷路炎、内耳眩晕病、迷路动脉血液供应障碍及药物中毒;脑桥小脑角肿瘤和脑桥小脑角蛛网膜炎;听神经炎和前庭神经元炎;各种原因所致的脑干病变;心血管系统的病变等。

(二)临床表现

1.眩晕

患者感觉自身或外界物体旋转或晃动(或称为运动幻觉)常伴有眼球震颤和共济失调,以及迷走神经的刺激症状如面色苍白、恶心和呕吐、出汗及血压脉搏的变化,严重时可出现晕厥。

2.眼球震颤

通常为自发性眼球震颤,由快相和慢相组成,快相代表眼球震颤的方向。前庭周围性眼球震颤多为水平性,而且伴有明显的眩晕,闭眼后症状并不能减轻。

3.自发性肢体偏斜

表现为站立不稳或向一侧倾倒。肢体偏斜的方向与前庭周围神经病变侧和眼球震颤的慢相是一致的。而前庭中枢性损害三者的方向是不定的。

(三)诊断和鉴别诊断

首先应确定病变是否位于前庭神经,前庭神经损害的部分患者通常伴有听力障碍。其次是根据眩晕的性质和伴发症状、自发性眼球震颤的特点、肢体倾倒的方向及各种前庭功能试验的结果鉴别是前庭周围性病变还是中枢性病变。最后结合以上临床特点和借助于各种辅助检测手段对病变进行进一步的定性诊断或病因诊断。

(四)治疗

1.病因治疗

根据不同的病因采取针对性的治疗,如肿瘤行手术切除;炎症进行抗感染;缺血性病变用扩张血管药物等。

2.对症治疗

(1)常规剂量的各种镇静剂。

(2)常规剂量的抗组胺类药物,如盐酸苯海拉明、氯苯那敏、异丙嗪等。

(3)伴有严重呕吐的患者可肌内注射东莨菪碱 0.3 mg,或阿托品 0.5 mg。

(4)维生素、谷维素等。

(秦桂英)

第六节　特发性面神经炎

一、概述

特发性面神经炎是指原因未明的、茎乳突孔内面神经非化脓性炎症引起的、急性发病的面神经麻痹。该病的发病率为 20/10 万～42.5/10 万,患病率为 258/10 万。

二、病因与病理生理

病因未明。可能因受到风寒、病毒感染或自主神经功能障碍,局部血管痉挛致骨性面神经管内的面神经缺血、水肿、受压而发病。

三、诊断步骤

(一)病史采集要点

1.起病情况

急性起病,数小时至 3～4 天达到高峰。

2.主要临床表现

多数患者在洗漱时感到一侧面颊活动不灵活,口角漏水、面部㖞斜,部分患者病前有同侧耳后或乳突区疼痛。

3.既往病史

病前常有受凉或感冒、疲劳的病史。

(二)体格检查要点

(1)一般情况好。

(2)查体可见一侧周围性面瘫的表现:病侧额纹变浅或消失,不能皱额或蹙眉,眼裂变大,闭眼不全或不能,试闭目时眼球转向外上方,露出白色巩膜称贝耳现象;鼻唇沟变浅,口角下垂,示齿时口角歪向健侧,鼓腮漏气,吹口哨不能,食物常滞留于齿颊之间。

(3)鼓索神经近端病变,可有舌前2/3味觉减退或消失,唾液减少。

(4)镫骨肌神经病变,出现舌前2/3味觉减退或消失与听觉过敏。

(5)膝状神经节病变,除上述表现外还有乳突部疼痛,耳郭和外耳道感觉减退,外耳道或鼓膜出现疱疹,见于带状疱疹引起的膝状神经节炎,称 Hunt 综合征。

(三)门诊资料分析

根据急性起病,典型的周围性面瘫症状和体征,可以做出诊断。但是必须排除中枢性面神经麻痹、耳源性面神经麻痹、脑桥病变、吉兰-巴雷综合征等。

(四)进一步检查项目

(1)如果疾病演变过程或体征不符合特发性面神经炎时,可行颅脑 CT/MRI、腰穿脑脊液检查,以利于鉴别诊断。

(2)病程中的电生理检查可对预后做出估计。

四、诊断对策

(一)诊断要点

急性起病,出现一侧周围性面瘫的症状和体征可以诊断。

(二)鉴别诊断要点

1.中枢性面神经瘫

局限于下面部的表情肌瘫痪,而上面部的表情肌运动如闭目、皱眉等动作正常,且常伴有肢体瘫痪等症状,不难鉴别。

2.吉兰-巴雷综合征

可有周围性面瘫,但多为双侧性,可以很快出现其他颅神经损害,有对称性四肢弛缓性瘫痪、感觉和自主神经功能障碍,脑脊液呈蛋白-细胞分离。

3.耳源性面神经麻痹

多并发中耳炎、乳突炎、迷路炎等,有原发病的症状和体征,头颅或耳部 CT 或 X 线片有助于鉴别。

4.颅后窝病变

如肿瘤、感染、血管性疾病等,起病相对较慢,有其他脑神经损害和原发病的表现,颅脑 MRI 对明确诊断有帮助。

5.莱姆病

莱姆病是由蜱传播的螺旋体感染性疾病,可有面神经和其他脑神经损害,可单侧或双侧,伴有多系统损害表现,如皮肤红斑、血管炎、心肌炎、脾大等。

6.其他

如结缔组织病、各种血管炎、多发性硬化、局灶性结核性脑膜炎等,可有面神经损害,伴有原发病的表现,要注意鉴别。

五、治疗对策

(一)治疗原则

减轻面神经水肿和压迫,改善局部循环,促进功能恢复。

(二)治疗计划

1.药物治疗

(1)皮质类固醇:起病早期 1～2 周应用,有助于减轻水肿。泼尼松 30～60 mg/d,连用 5～7 天后逐渐减量。地塞米松 10～15 mg/d,静脉滴注,1 周后改口服渐减量。

(2)神经营养药:维生素 B_{12}(每次 500 μg,隔天 1 次,肌内注射)、维生素 B_1(每次 100 mg,每天 1 次,肌内注射)、地巴唑(30 mg/d,口服)等可酌情选用。

(3)抗病毒治疗:对疑似病毒感染所致的面神经麻痹,应尽早使用阿昔洛韦(1～2 g/d),连用 10～14 天。

2.辅助疗法

(1)保护眼睛:采用消炎性眼药水或眼药膏点眼,戴眼罩等预防暴露性角膜炎。

(2)物理治疗:如红外线照射、超短波透热等治疗。

(3)运动治疗:可采用增强肌力训练、自我按摩等治疗。

(4)针灸和低脉冲电疗:一般在发病 2～3 周后应用,以促进神经功能恢复。

3.手术治疗

病后半年或 1 年以上仍不能恢复者,可酌情施行面-舌下神经或面-副神经吻合术。

(三)治疗方案的选择

对于药物治疗和辅助疗法,可以数种联用,以期促进神经功能恢复,针灸和低脉冲电疗应在水肿消退后再行选用。恢复不佳者可考虑手术治疗。

六、病程观察及处理

治疗期间定期复诊,记录体征的变化,调整激素等药物的使用。鼓励患者自我按摩,配合治疗,早日康复。

七、预后评估

70％的患者在 1～2 个月可完全恢复,20％的患者基本恢复,10％的患者恢复不佳,再发者约占0.5％。少数患者可遗留有面肌痉挛、面肌联合运动、耳颞综合征和鳄泪综合征等后遗症状。

（于传民）

第七节　急性细菌性脑膜炎

急性细菌性脑膜炎引起脑膜、脊髓膜和脑脊液化脓性炎性改变,又称急性化脓性脑膜炎,多种细菌如流感嗜血杆菌、肺炎链球菌、脑膜炎双球菌或脑膜炎奈瑟菌为最常见的引起急性脑膜炎者。

一、临床表现

(一)一般症状和体征

呈急性或暴发性发病,病前常有上呼吸道感染、肺炎和中耳炎等其他系统感染。患者的症状、体征可因具体情况表现不同,成人多见发热、剧烈头痛、恶心、呕吐和畏光、颈强直、凯尔尼格征和布鲁津斯基征等,严重时出现不同程度的意识障碍,如嗜睡、精神错乱或昏迷。患者出现脑膜炎症状前,如患有其他系统较严重的感染性疾病,并已使用抗生素,但所用抗生素剂量不足或不敏感,患者可能只以亚急性起病的意识水平下降作为脑膜炎的唯一症状。

婴幼儿和老年人患细菌性脑膜炎时脑膜刺激征可表现不明显或完全缺如,婴幼儿临床只表现发热、易激惹、昏睡和喂养不良等非特异性感染症状,老年人可因其他系统疾病掩盖脑膜炎的临床表现,应高度警惕,须腰椎穿刺方可确诊。

脑膜炎双球菌脑膜炎可出现暴发型脑膜脑炎,是因脑部微血管先痉挛后扩张,大量血液聚积和炎性细胞渗出,导致严重脑水肿和颅内压增高。暴发型脑膜炎的病情进展极为迅速,患者于发病数小时内死亡。华-佛综合征发生于 $10\%\sim20\%$ 的患者,表现为融合成片的皮肤瘀斑、休克及肾上腺皮质出血,多合并弥散性血管内凝血(DIC),皮肤瘀斑首先见于手掌和脚掌,可能是免疫复合体沉积的结果。

(二)非脑膜炎体征

如可发现紫癜和瘀斑,被认为是脑膜炎双球菌感染疾病的典型体征,发现心脏杂音应考虑心内膜炎的可能,应进一步检查,特别是血培养发现肺炎球菌和金黄色葡萄球菌时更应注意:蜂窝织炎,鼻窦炎,肺炎,中耳炎和化脓性关节炎;面部感染。

(三)神经系统并发症

细菌性脑膜炎病程中可出现局限性神经系统症状和体征。

1.神经麻痹

炎性渗出物在颅底积聚和药物毒性反应可造成多数颅神经麻痹,特别是前庭耳蜗损害,以展神经和面神经多见。

2.脑皮质血管炎性改变和闭塞

表现为轻偏瘫、失语和偏盲。可于病程早期或晚期脑膜炎性病变过程结束时发生。

3.癫痫发作

局限和全身性发作皆可见。包括局限性脑损伤、发热、低血糖、电解质紊乱(如低血钠)、脑水肿和药物的神经毒性(如青霉素和亚胺培南),均可能为其原因。癫痫发作在疾病后期脑膜炎经处理已控制的情况下出现,则意味着患者存有继发性并发症。

4.急性脑水肿

细菌性脑膜炎可出现脑水肿和颅内压增高,严重时可导致脑疝。颅内压增高必须积极处理,如给予高渗脱水剂,抬高头部,过度换气和必要时脑室外引流。

5.其他

脑血栓形成和颅内静脉窦血栓形成,硬膜下积脓和硬膜下积液,脑脓肿形成甚或破裂。长期的后遗症除神经系统功能异常外,10%~20%的患者还可出现精神和行为障碍,以及认知功能障碍。少数儿童患者还可遗留有发育障碍。

二、诊断要点

(一)诊断

根据患者呈急性或暴发性发病,表现为高热、寒战、头痛、呕吐、皮肤瘀点或瘀斑等全身性感染中毒症状,颈强直及凯尔尼格征等,可伴动眼神经、展神经和面神经麻痹,严重病例出现嗜睡、昏迷等不同程度的意识障碍,脑脊液培养发现致病菌方能确诊。

(二)辅助检查

1.血常规

白细胞增高和核左移,红细胞沉降率增高。

2.血培养

应作为常规检查,常见病原菌感染阳性率可达75%,若在使用抗生素2小时内腰椎穿刺,脑脊液培养不受影响。

3.腰椎穿刺和脑脊液检查

本检查是细菌性脑膜炎诊断的金指标,可判断严重程度、预后及观察疗效,腰椎穿刺对细菌性脑膜炎几乎无禁忌证,相对禁忌证包括严重颅内压增高、意识障碍等;典型 CSF 为脓性或浑浊外观,细胞数$(1\ 000\sim10\ 000)\times10^6/L$,早期中性粒细胞占85%~95%,后期以淋巴细胞及浆细胞为主;蛋白增高,可为$1\sim5\ g/L$,糖含量降低,氯化物亦常降低,致病菌培养阳性,革兰染色阳性率为60%~90%,有些病例早期脑脊液离心沉淀物可发现大量细菌,特别是流感杆菌和肺炎球菌。

4.头颅 CT 或 MRI 等影像学检查

早期可与其他疾病鉴别,后期可发现脑积水(多为交通性)、静脉窦血栓形成、硬膜下积液或积脓、脑脓肿等。

三、治疗方案及原则

(一)一般处理

一般处理包括降温、控制癫痫发作、维持水及电解质平衡等,低钠可加重脑水肿,处理颅内压增高和抗休克治疗,出现 DIC 应及时给予肝素化治疗。应立即采取血化验和培养,保留输液通路,头颅 CT 检查排除颅内占位病变,立即行诊断性腰椎穿刺。当 CSF 结果支持化脓性脑膜炎的诊断时,应立即转入感染科或内科,并立即开始适当的抗生素治疗,等待血培养化验结果才开始治疗是不恰当的。

(二)抗生素选择

表 3-4 中的治疗方案可供临床医师选择,具体方案应由感染科医师决定。

表 3-4　细菌性脑膜炎治疗的抗生素选择

人群	常见致病菌	首选方案	备选方案
新生儿＜1 个月	B 或 D 组链球菌、肠杆菌科、李斯特菌	氨苄西林＋庆大霉素	氨苄西林＋头孢噻肟或头孢曲松
婴儿 1～3 个月	肺炎链球菌、脑膜炎球菌、流感杆菌、新生儿致病菌	氨苄西林＋头孢噻肟或头孢曲松±地塞米松	氯霉素＋庆大霉素
婴儿＞3 个月，儿童＜7 岁	肺炎链球菌、脑膜炎球菌、流感杆菌	头孢噻肟或头孢曲松±地塞米松±万古霉素	氯霉素＋万古霉素或头孢吡肟替代头孢噻肟
儿童 7～17 岁和成人	肺炎链球菌、脑膜炎球菌、李斯特菌、肠杆菌科	头孢噻肟或头孢曲松＋氨苄西林±万古霉素	青霉素过敏者用氯霉素＋TMP/SMZ
儿童 7～17 岁和成人（对肺炎链球菌抗药发生率高组）		万古霉素＋第三代头孢＋利福平	氯霉素（非杀菌）
HIV 感染	同成人＋梅毒、李斯特菌、隐球菌、结核杆菌	病原不清时同成人＋抗隐球菌治疗	
外伤或神经外科手术	金黄色葡萄球菌、革兰阴性菌、肺炎链球菌	万古霉素＋头孢他啶（假单胞菌属加用静脉±鞘内庆大霉素），甲硝唑（厌氧菌）	万古霉素＋美罗培南

(三)脑室内用药

脑室内使用抗生素的利弊尚未肯定,一般情况下不推荐使用,某些特殊情况如脑室外引流、脑脊液短路术或脑积水时,药代动力学及药物分布改变可考虑脑室内给药。表 3-5 供参考。

表 3-5　脑室内应用抗生素的剂量

抗生素	指　征	每天剂量
万古霉素	苯甲异噁唑青霉素抗药	5～20 mg(或 5～10 mg/48 h)
庆大霉素	革兰阴性菌严重感染	2～8 mg(典型剂量 8 mg/d)
氨基丁卡霉素	庆大霉素抗药	5～50 mg(典型剂量 12 mg/d)

(四)皮质类固醇的应用

为预防神经系统后遗症如耳聋等,可在应用抗生素前或同时应用类固醇激素治疗。小儿流感杆菌脑膜炎治疗前可给予地塞米松,0.15 mg/kg,每 6 小时一次,共 4 天;或 0.4 mg/kg,每 12 小时一次,共 2 天。

（王君波）

第八节　脑　出　血

脑出血(intracerebral hemorrhage,ICH)也称脑溢血,是指原发性非外伤性脑实质内出血,故又称原发性或自发性脑出血。脑出血系脑内的血管病变破裂而引起的出血,绝大多数是高血压伴发小动脉微动脉瘤在血压骤升时破裂所致,称为高血压性脑出血。主要病理特点为局部脑血流变化、炎症反应,以及脑出血后脑血肿的形成和血肿周边组织受压、水肿、神经细胞凋亡。80%的脑出血发生在大脑半球,20%发生在脑干和小脑。脑出血起病急骤,临床表现为头痛、呕吐、意识障碍、偏瘫、偏身感觉障碍等。在所有脑血管疾病患者中,脑出血占20%～30%,年发病率为(60～80)/10万,急性期病死率为30%～40%,是病死率和致残率很高的常见疾病。该病常发生于40～70岁,其中>50岁的人群发病率最高,达93.6%,但近年来发病年龄有越来越年轻的趋势。

一、病因与发病机制

(一)病因

高血压及高血压合并小动脉硬化是ICH的最常见病因,约95%的ICH患者患有高血压。其他病因有先天性动静脉畸形或动脉瘤破裂、脑动脉炎血管壁坏死、脑瘤出血、血液病并发脑内出血、烟雾病、脑淀粉样血管病变、梗死性脑出血、药物滥用、抗凝或溶栓治疗等。

(二)发病机制

尚不完全清楚,与下列因素相关。

1.高血压

持续性高血压引起脑内小动脉或深穿支动脉壁脂质透明样变性和纤维蛋白样坏死,使小动脉变脆,血压持续升高引起动脉壁疝或内膜破裂,导致微小动脉瘤或微夹层动脉瘤。血压骤然升高时血液自血管壁渗出或动脉瘤壁破裂,血液进入脑组织形成血肿。此外,高血压引起远端血管痉挛,导致小血管缺氧坏死、血栓形成、斑点状出血及脑水肿,继发脑出血,可能是子痫时高血压脑出血的主要机制。脑动脉壁中层肌细胞薄弱,外膜结缔组织少且缺乏外层弹力层,豆纹动脉等穿动脉自大脑中动脉近端呈直角分出,受高血压血流冲击易发生粟粒状动脉瘤,使深穿支动脉成为脑出血的主要好发部位,故豆纹动脉外侧支称为出血动脉。

2.淀粉样脑血管病

它是老年人原发性非高血压性脑出血的常见病因,好发于脑叶,易反复发生,常表现为多发性脑出血。发病机制不清,可能为血管内皮异常导致渗透性增加,血浆成分包括蛋白酶侵入血管壁,形成纤维蛋白样坏死或变性,导致内膜透明样增厚,淀粉样蛋白沉积,使血管中膜、外膜被淀粉样蛋白取代,弹性膜及中膜平滑肌消失,形成蜘蛛状微血管瘤扩张,当情绪激动或活动诱发血压升高时血管瘤破裂引起出血。

3.其他因素

血液病如血友病、白血病、血小板减少性紫癜、红细胞增多症、镰状细胞病等可因凝血功能障碍引起大片状脑出血。肿瘤内异常新生血管破裂或侵蚀正常脑血管也可导致脑出血。维生素B_1、维生素C缺乏或毒素(如砷)可引起脑血管内皮细胞坏死,导致脑出血,出血灶特点通常为斑点状而非融合成片。结节性多动脉炎、病毒性和立克次体性疾病等可引起血管床炎症,炎症致血管内皮细胞坏死、血管破裂发生脑出血。脑内小动、静脉畸形破裂可引起血肿,脑内静脉循环障碍和静脉破裂亦可导致出血。血液病、肿瘤、血管炎或静脉窦闭塞性疾病等所致脑出血亦常表现为多发性脑出血。

(三)脑出血后脑水肿的发生机制

脑出血后机体和脑组织局部发生一系列病理生理反应,其中自发性脑出血后最重要的继发性病理变化之一是脑水肿。由于血肿周围脑组织形成水肿带,继而引起神经细胞及其轴突的变性和坏死,成为患者病情恶化和死亡的主要原因之一。目前认为,ICH后脑水肿与占位效应、血肿内血浆蛋白渗出和血凝块回缩、血肿周围继发缺血、血肿周围组织炎症反应、水通道蛋白-4(AQP-4)及自由基级联反应等有关。

1.占位效应

主要是通过机械性压力和颅内压增高引起。巨大血肿可立即产生占位效应,造成周围脑组织损害,并引起颅内压持续增高。早期主要为局灶性颅内压增高,随后发展为弥漫性颅内压增高,而颅内压的持续增高可引起血肿周围组织广泛性缺血,并加速缺血组织的血管通透性改变,引发水肿形成。同时,脑血流量降低、局部组织压力增加可促发血管活性物质从受损的脑组织中释放,破坏血-脑屏障,引发脑水肿形成。因此,血肿占位效应虽不是脑水肿形成的直接原因,但可通过影响脑血流量、周围组织压力及颅内压等因素,间接地在脑出血后脑水肿形成机制中发挥作用。

2.血肿内血浆蛋白渗出和血凝块回缩

血肿内血液凝结是脑出血超急性期血肿周围组织脑水肿形成的首要条件。在正常情况下,脑组织细胞间隙中的血浆蛋白含量非常低,但在血肿周围组织细胞间隙中却可见血浆蛋白和纤维蛋白聚积,这可导致细胞间隙胶体渗透压增高,使水分渗透到脑组织内形成水肿。此外,血肿形成后由于血凝块回缩,使血肿腔静水压降低,这也将导致血液中的水分渗透到脑组织间隙形成水肿。凝血连锁反应激活、血凝块回缩(血肿形成后血块分离成1个红细胞中央块和1个血清包绕区)及纤维蛋白沉积等,在脑出血后血肿周围组织脑水肿形成中发挥着重要作用。血凝块形成是脑出血血肿周围组织脑水肿形成的必经阶段,而血浆蛋白(特别是凝血酶)则是脑水肿形成的关键因素。

3.血肿周围继发缺血

脑出血后血肿周围局部脑血流量显著降低,而脑血流量的异常降低可引起血肿周围组织缺血。一般脑出血后6~8小时,血红蛋白和凝血酶释出细胞毒性物质,兴奋性氨基酸释放增多等,细胞内钠聚集,则引起细胞毒性水肿;出血后4~12小时,血-脑屏障开始破坏,血浆成分进入细胞间液,则引起血管源性水肿。同时,脑出血后形成的血肿在降解过程中,产生的渗透性物质和缺血的代谢产物,也使组织间渗透压增高,促进或加重脑水肿,从而形成血肿周围半暗带。

4.血肿周围组织炎症反应

脑出血后血肿周围中性粒细胞、巨噬细胞和小胶质细胞活化,血凝块周围活化的小胶质细胞和神经元中白细胞介素1(IL-1)、白细胞介素6(IL-6)、细胞间黏附因子1(ICAM-1)和肿瘤坏死因子α(TNF-α)表达增加。临床研究采用双抗夹心酶联免疫吸附试验检测41例脑出血患者脑脊液IL-1和S100蛋白含量发现,急性患者脑脊液IL-1水平显著高于对照组,提示IL-1可能促进了脑水肿和脑损伤的发展。ICAM-1在中枢神经系统中分布广泛。Gong等的研究证明,脑出血后12小时神经细胞开始表达ICAM-1,3天达高峰,持续10天逐渐下降;脑出血后1天时血管内皮开始表达ICAM-1,7天达高峰,持续2周。表达ICAM-1的白细胞活化后能产生大量蛋白水解酶,特别是基质金属蛋白酶,促使血-脑屏障通透性增加,血管源性脑水肿形成。

5.AQP-4 与脑水肿

过去一直认为水的跨膜转运是通过被动扩散实现的,而水通道蛋白(aquaporin,AQP)的发现完全改变了这种认识。现在认为,水的跨膜转运实际上是一个耗能的主动过程,是通过 AQP 实现的。AQP 在脑组织中广泛存在,可能是脑脊液重吸收、渗透压调节、脑水肿形成等生理、病理过程的分子生物学基础。迄今已发现的 AQP 至少存在 10 种亚型,其中 AQP-4 和 AQP-9 可能参与血肿周围脑组织水肿的形成。实验研究脑出血后不同时间点大鼠脑组织 AQP-4 的表达分布发现,对照组和实验组未出血侧 AQP-4 在各时间点的表达均为弱阳性,而水肿区从脑出血后 6 小时开始表达增强,3 天时达高峰,此后逐渐回落,1 周后仍明显高于正常组。另外,随着出血时间的推移,出血侧 AQP-4 表达范围不断扩大,表达强度不断增强,并且与脑水肿严重程度呈正相关。以上结果提示,脑出血能导致细胞内外水和电解质失衡,细胞内外渗透压发生改变,激活位于细胞膜上的 AQP-4,进而促进水和电解质通过 AQP-4 进入细胞内导致细胞水肿。

6.自由基级联反应

脑出血后脑组织缺血缺氧发生一系列级联反应造成自由基浓度增加。自由基通过攻击脑内细胞膜磷脂中多聚不饱和脂肪酸和脂肪酸的不饱和双键,直接造成脑损伤发生脑水肿;同时引起脑血管通透性增加,亦加重脑水肿从而加重病情。

二、病理

(一)肉眼所见

脑出血病例尸检时脑外观可见到明显动脉粥样硬化,出血侧半球膨隆肿胀,脑回宽、脑沟窄,有时可见少量蛛网膜下腔积血,颞叶海马与小脑扁桃体处常可见脑疝痕迹,出血灶一般为 2~8 cm,绝大多数为单灶,仅 1.8%~2.7% 为多灶。常见的出血部位为壳核出血,出血向内发展可损伤内囊,出血量大时可破入侧脑室。丘脑出血时,血液常穿破第三脑室或侧脑室,向外可损伤内囊。脑桥和小脑出血时,血液可穿破第四脑室,甚至可经中脑导水管逆行进入侧脑室。原发性脑室出血,出血量小时只侵及单个脑室或多个脑室的一部分;大量出血时全部脑室均可被血液充满,脑室扩张积血形成铸型。脑出血血肿周围脑组织受压,水肿明显,颅内压增高,脑组织可移位。幕上半球出血,血肿向下破坏或挤压丘脑下部和脑干,使其变形、移位和继发出血,并常出现小脑幕疝;如中线部位下移可形成中心疝;颅内压增高明显或小脑出血较重时均易发生枕骨大孔疝,这些都是导致患者死亡的直接原因。急性期后,血块溶解,含铁血黄素和破坏的脑组织被吞噬细胞清除,胶质增生,小出血灶形成胶质瘢痕,大者形成囊腔,称为中风囊,腔内可见黄色液体。

(二)显微镜所见

(1)出血期:可见大片出血,红细胞多新鲜。出血灶边缘多出现坏死。软化的脑组织,神经细胞消失或呈局部缺血改变,常有多形核白细胞浸润。

(2)吸收期:出血 24~36 小时即可出现胶质细胞增生,小胶质细胞及来自血管外膜的细胞形成格子细胞,少数格子细胞含铁血黄素。星形胶质细胞增生及肥胖变性。

(3)修复期,血液及坏死组织渐被清除,组织缺损部分由胶质细胞、胶质纤维及胶原纤维代替,形成瘢痕。出血灶较小可完全修复,较大则遗留囊腔。血红蛋白代谢产物长久残存于瘢痕组织中,呈现棕黄色。

三、临床表现

(一)症状与体征

1.意识障碍

多数患者发病时很快出现不同程度的意识障碍,轻者可呈嗜睡,重者可昏迷。

2.高颅内压征

表现为头痛、呕吐。头痛以病灶侧为重,意识朦胧或浅昏迷者可见患者用健侧手触摸病灶侧头部;呕吐多为喷射性,呕吐物为胃内容物,如合并消化道出血可为咖啡样物。

3.偏瘫

病灶对侧肢体瘫痪。

4.偏身感觉障碍

病灶对侧肢体感觉障碍,主要是痛觉、温度觉减退。

5.脑膜刺激征

见于脑出血已破入脑室、蛛网膜下腔及脑室原发性出血之时,可有颈项强直或强迫头位,克氏征(Kernig 征)阳性。

6.失语症

优势半球出血者多伴有运动性失语症。

7.瞳孔与眼底异常

瞳孔可不等大、双瞳孔缩小或散大。眼底可有视网膜出血和视盘水肿。

8.其他症状

如心律不齐、呃逆、呕吐咖啡色样胃内容物、呼吸节律紊乱、体温迅速上升及心电图异常等变化。脉搏常有力或缓慢,血压多升高,可出现肢端发绀,偏瘫侧多汗,面色苍白或潮红。

(二)不同部位脑出血的临床表现

1.基底节区出血

基底节区出血为脑出血中最多见者,占 60%～70%。其中壳核出血最多,约占脑出血的60%,主要是豆纹动脉尤其是其外侧支破裂引起;丘脑出血较少,约占 10%,主要是丘脑穿动脉或丘脑膝状体动脉破裂引起;尾状核及屏状核等出血少见。虽然各核出血有其特点,但出血较多时均可侵及内囊,出现一些共同症状。现将常见的症状分轻、重两型叙述如下。

(1)轻型:多属壳核出血,出血量一般为数毫升至 30 mL,或为丘脑小量出血,出血量仅数毫升,出血限于丘脑或侵及内囊后肢。患者突然头痛、头晕、恶心呕吐、意识清楚或轻度障碍,出血灶对侧出现不同程度的偏瘫,亦可出现偏身感觉障碍及偏盲(三偏征),两眼可向病灶侧凝视,优势半球出血可有失语。

(2)重型:多属壳核大量出血,向内扩展或穿破脑室,出血量为 30～160 mL;或丘脑较大量出血,血肿侵及内囊或破入脑室。发病突然,意识障碍重,鼾声明显,呕吐频繁,可吐咖啡样胃内容物(由胃部应激性溃疡所致)。丘脑出血病灶对侧常有偏身感觉障碍或偏瘫,肌张力低,可引出病理反射,平卧位时,患侧下肢呈外旋位。但感觉障碍常先于或重于运动障碍,部分病例病灶对侧可出现自发性疼痛。常有眼球运动障碍(眼球向上注视麻痹,呈下视内收状态)。瞳孔缩小或不等大,一般为出血侧散大,提示已有小脑幕疝形成;部分病例有丘脑性失语(言语缓慢而不清、重复言语、发音困难、复述差、朗读正常)或丘脑性痴呆(记忆力减退、计算力下降、情感障碍、人格改

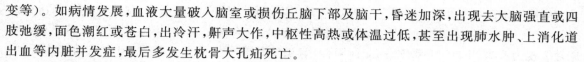

变等）。如病情发展，血液大量破入脑室或损伤丘脑下部及脑干，昏迷加深，出现去大脑强直或四肢弛缓，面色潮红或苍白，出冷汗，鼾声大作，中枢性高热或体温过低，甚至出现肺水肿、上消化道出血等内脏并发症，最后多发生枕骨大孔疝死亡。

2.脑叶出血

脑叶出血又称皮质下白质出血。应用 CT 以后，发现脑叶出血约占脑出血的 15％，发病年龄在 11～80 岁，40 岁以下占 30％，年轻人多由血管畸形（包括隐匿性血管畸形）、烟雾病引起，老年人常见于高血压动脉硬化及淀粉样血管病等。脑叶出血以顶叶最多见，以后依次为颞叶、枕叶、额叶，40％为跨叶出血。脑叶出血除意识障碍、颅内高压和抽搐等常见症状外，还有各脑叶的特异表现。

（1）额叶出血：常有一侧或双侧的前额痛、病灶对侧偏瘫。部分病例有精神行为异常、凝视麻痹、言语障碍和癫痫发作。

（2）顶叶出血：常有病灶侧颞部疼痛；病灶对侧的轻偏瘫或单瘫、深浅感觉障碍和复合感觉障碍；体象障碍、手指失认和结构失用症等，少数病例可出现下象限盲。

（3）颞叶出血：常有耳部或耳前部疼痛，病灶对侧偏瘫，但上肢瘫重于下肢，中枢性面、舌瘫可有对侧上象限盲；优势半球出血可出现感觉性失语或混合性失语；可有颞叶癫痫、幻嗅、幻视、兴奋躁动等精神症状。

（4）枕叶出血：可出现同侧眼部疼痛，同向性偏盲和黄斑回避现象，可有一过性黑矇和视物变形。

3.脑干出血

（1）中脑出血：中脑出血少见，自 CT 应用于临床后，临床已可诊断。轻症患者表现为突然出现复视、眼睑下垂、一侧或两侧瞳孔扩大、眼球不同轴、水平或垂直眼震，同侧肢体共济失调，也可表现大脑脚综合征（Weber 综合征）或红核综合征（Benedikt 综合征）。重者出现昏迷、四肢迟缓性瘫痪、去大脑强直，常迅速死亡。

（2）脑桥出血：占脑出血的 10％左右。病灶多位于脑桥中部的基底部与被盖部之间。患者表现突然头痛，同侧第Ⅵ、Ⅶ、Ⅷ对脑神经麻痹，对侧偏瘫（交叉性瘫痪），出血量大或病情重者常有四肢瘫，很快进入意识障碍、针尖样瞳孔、去大脑强直、呼吸障碍，多迅速死亡。可伴中枢性高热、大汗和应激性溃疡等。一侧脑桥小量出血可表现为脑桥腹内侧综合征（Foville 综合征）、闭锁综合征和脑桥腹外侧综合征（Millard-Gubler综合征）。

（3）延髓出血：延髓出血更为少见，突然意识障碍，血压下降，呼吸节律不规则，心律失常，轻症病例可呈延髓背外侧综合征（Wallenberg综合征），重症病例常因呼吸心跳停止而死亡。

4.小脑出血

小脑出血约占脑出血的 10％。多见于一侧半球的齿状核部位，小脑蚓部也可发生。发病突然，眩晕明显，频繁呕吐，枕部疼痛，病灶侧共济失调，可见眼球震颤，同侧周围性面瘫，颈项强直等，如不仔细检查，易误诊为蛛网膜下腔出血。当出血量不大时，主要表现为小脑症状，如病灶侧共济失调，眼球震颤，构音障碍和吟诗样语言，无偏瘫。出血量增加时，还可表现有脑桥受压体征，如展神经麻痹、侧视麻痹等，以及肢体偏瘫和（或）锥体束征。病情如继续加重，颅内压增高明显，昏迷加深，极易发生枕骨大孔疝死亡。

5.脑室出血

脑室出血分原发与继发两种，继发性是指脑实质出血破入脑室者；原发性指脉络丛血管出血及室管膜下动脉破裂出血,血液直流入脑室者。以前认为脑室出血罕见,现已证实占脑出血的3％～5％。55％的患者出血量较少,仅部分脑室有血,脑脊液呈血性,类似蛛网膜下腔出血。临床常表现为头痛、呕吐、项强、Kernig 征阳性、意识清楚或一过性意识障碍,但常无偏瘫体征,脑脊液血性,酷似蛛网膜下腔出血,预后良好,可以完全恢复正常;出血量大,全部脑室均被血液充满者,其临床表现符合既往所谓脑室出血的症状,即发病后突然头痛、呕吐、昏迷、瞳孔缩小或时大时小,眼球浮动或分离性斜视,四肢肌张力增高,病理反射阳性,早期出现去大脑强直,严重者双侧瞳孔散大,呼吸深,鼾声明显,体温明显升高,面部充血多汗,预后极差,多迅速死亡。

四、辅助检查

(一)头颅 CT

发病后 CT 平扫可显示近圆形或卵圆形均匀高密度的血肿病灶,边界清楚,可确定血肿部位、大小、形态及是否破入脑室,血肿周围有无低密度水肿带及占位效应(脑室受压、脑组织移位)和梗阻性脑积水等。早期可发现边界清楚、均匀的高度密度灶,CT 值为 60～80 Hu,周围环绕低密度水肿带。血肿范围大时可见占位效应。根据 CT 影像估算出血量可采用简单易行的多田计算公式:出血量(mL)=0.5×最大面积长轴(cm)×最大面积短轴(mL)×层面数。出血后 3～7 天,血红蛋白破坏,纤维蛋白溶解,高密度区向心性缩小,边缘模糊,周围低密度区扩大。病后2～4 周,形成等密度或低密度灶。病后 2 个月左右,血肿区形成囊腔,其密度与脑脊液近乎相等,两侧脑室扩大;增强扫描,可见血肿周围有环状高密度强化影,其大小、形状与原血肿相近。

(二)头颅 MRI/MRA

MRI 的表现主要取决于血肿所含血红蛋白量的变化。发病 1 天内,血肿呈 T_1 等信号或低信号,T_2 呈高信号或混合信号;第 2 天～1 周,T_1 为等信号或稍低信号,T_2 为低信号;第 2～4 周,T_1 和 T_2 均为高信号;4 周后,T_1 呈低信号,T_2 为高信号。此外,磁共振血管成像(MRA)可帮助发现脑血管畸形、肿瘤及血管瘤等病变。

(三)数字减影血管造影(DSA)

对脑叶出血、原因不明或怀疑脑血管畸形、血管瘤、烟雾病和血管炎等患者有意义,尤其血压正常的年轻患者应通过 DSA 查明病因。

(四)腰椎穿刺检查

在无条件做 CT 时,且患者病情不重,无明显颅内高压者可进行腰椎穿刺检查。脑出血者脑脊液压力常增高,若出血破入脑室或蛛网膜下腔者脑脊液多呈均匀血性。有脑疝及小脑出血者应禁做腰椎穿刺检查。

(五)TCD

由于简单及无创性,可在床边进行检查,已成为监测脑出血患者脑血流动力学变化的重要方法。①通过检测脑动脉血流速度,间接监测脑出血的脑血管痉挛范围及程度,脑血管痉挛时其血流速度增高。②测定血流速度、血流量和血管外周阻力可反映颅内压增高时脑血流灌注情况,如颅内压超过动脉压时收缩期及舒张期血流信号消失,无血流灌注。③提供脑动静脉畸形、动脉瘤等病因诊断的线索。

(六)EEG 检查

EEG 可反映脑出血患者脑功能状态。意识障碍可见两侧弥漫性慢活动,病灶侧明显;无意识障碍时,基底节和脑叶出血出现局灶性慢波,脑叶出血靠近皮质时可有局灶性棘波或尖波发放;小脑出血无意识障碍时脑电图多正常,部分患者同侧枕颞部出现慢活动;中脑出血多见两侧阵发性同步高波幅慢活动;脑桥出血患者昏迷时可见 $8\sim12$ Hz α 波、低波幅 β 波、纺锤波或弥漫性慢波等。

(七)心电图检查

可及时发现脑出血合并心律失常或心肌缺血,甚至心肌梗死。

(八)血液检查

重症脑出血急性期白细胞数可增至 $(10\sim20)\times10^9/L$,并可出现血糖含量升高、蛋白尿、尿糖、血尿素氮含量增加,以及血清肌酶含量升高等。但均为一过性,可随病情缓解而消退。

五、诊断与鉴别诊断

(一)诊断要点

1.一般性诊断要点

(1)急性起病,常有头痛、呕吐、意识障碍、血压增高和局灶性神经功能缺损症状,部分病例有眩晕或抽搐发作。饮酒、情绪激动、过度劳累等是常见的发病诱因。

(2)常见的局灶性神经功能缺损症状和体征包括偏瘫、偏身感觉障碍、偏盲等,多于数分钟至数小时内达到高峰。

(3)头颅 CT 扫描可见病灶中心呈高密度改变,病灶周边常有低密度水肿带。头颅 MRI/MRA有助于脑出血的病因学诊断和观察血肿的演变过程。

2.各部位脑出血的临床诊断要点

(1)壳核出血:①对侧肢体偏瘫,优势半球出血常出现失语。②对侧肢体感觉障碍,主要是痛觉、温度觉减退。③对侧偏盲。④凝视麻痹,呈双眼持续性向出血侧凝视。⑤尚可出现失用、体象障碍、记忆力和计算力障碍、意识障碍等。

(2)丘脑出血:①丘脑型感觉障碍,对侧半身深浅感觉减退、感觉过敏或自发性疼痛。②运动障碍,出血侵及内囊可出现对侧肢体瘫痪,多为下肢重于上肢。③丘脑性失语,言语缓慢而不清、重复言语、发音困难、复述差、朗读正常。④丘脑性痴呆,记忆力减退、计算力下降、情感障碍、人格改变。⑤眼球运动障碍,眼球向上注视麻痹,常向内下方凝视。

(3)脑干出血:①中脑出血,突然出现复视,眼睑下垂;一侧或两侧瞳孔扩大,眼球不同轴,水平或垂直眼震,同侧肢体共济失调,也可表现 Weber 综合征或 Benedikt 综合征;严重者很快出现意识障碍,去大脑强直。②脑桥出血,突然头痛,呕吐,眩晕,复视,眼球不同轴,交叉性瘫痪或偏瘫、四肢瘫等。出血量较大时,患者很快进入意识障碍,针尖样瞳孔,去大脑强直,呼吸障碍,并可伴有高热、大汗、应激性溃疡等,多迅速死亡;出血量较少时可表现为一些典型的综合征,如 Foville 综合征、Millard-Gubler 综合征和闭锁综合征等。③延髓出血,突然意识障碍,血压下降,呼吸节律不规则,心律失常,继而死亡。轻者可表现为不典型的 Wallenberg 综合征。

(4)小脑出血:①突发眩晕、呕吐、后头部疼痛,无偏瘫。②有眼震,站立和步态不稳,肢体共济失调、肌张力降低及颈项强直。③头颅 CT 扫描示小脑半球或小脑蚓高密度影及第四脑室、脑干受压。

(5)脑叶出血:①额叶出血,前额痛、呕吐、痫性发作较多见;对侧偏瘫、共同偏视、精神障碍;优势半球出血时可出现运动性失语。②顶叶出血,偏瘫较轻,而偏侧感觉障碍显著;对侧下象限盲,优势半球出血时可出现混合性失语。③颞叶出血,表现为对侧中枢性面、舌瘫及上肢为主的瘫痪;对侧上象限盲;优势半球出血时可有感觉性或混合性失语;可有颞叶癫痫、幻嗅、幻视。④枕叶出血,对侧同向性偏盲,并有黄斑回避现象,可有一过性黑矇和视物变形;多无肢体瘫痪。

(6)脑室出血:①突然头痛、呕吐,迅速进入昏迷或昏迷逐渐加深;②双侧瞳孔缩小,四肢肌张力增高,病理反射阳性,早期出现去大脑强直,脑膜刺激征阳性;③常出现丘脑下部受损的症状及体征,如上消化道出血、中枢性高热、大汗、应激性溃疡、急性肺水肿、血糖增高、尿崩症等;④脑脊液压力增高,呈血性;⑤轻者仅表现头痛、呕吐、脑膜刺激征阳性,无局限性神经体征。临床上易误诊为蛛网膜下腔出血,需通过头颅 CT 检查来确定诊断。

(二)鉴别诊断

1.脑梗死

脑梗死发病较缓,或病情呈进行性加重;头痛、呕吐等颅内压增高症状不明显;典型病例一般不难鉴别;但脑出血与大面积脑梗死、少量脑出血与脑梗死临床症状相似,鉴别较困难,常需头颅 CT 鉴别。

2.脑栓塞

脑栓塞起病急骤,一般缺血范围较广,症状常较重,常伴有风湿性心脏病、心房颤动、细菌性心内膜炎、心肌梗死或其他容易产生栓子来源的疾病。

3.蛛网膜下腔出血

蛛网膜下腔出血好发于年轻人,突发剧烈头痛,或呈爆裂样头痛,以颈枕部明显,有的可痛牵颈背、双下肢。呕吐较频繁,少数严重患者呈喷射状呕吐。约 50%的患者可出现短暂、不同程度的意识障碍,尤以老年患者多见。常见一侧动眼神经麻痹,其次为视神经、三叉神经和展神经麻痹,脑膜刺激征常见,无偏瘫等脑实质损害的体征,头颅 CT 可帮助鉴别。

4.外伤性脑出血

外伤性脑出血是闭合性头部外伤所致,发生于受冲击颅骨下或对冲部位,常见于额极和颞极,外伤史可提供诊断线索,CT 可显示血肿外形不整。

5.内科疾病导致的昏迷

(1)糖尿病昏迷:①糖尿病酮症酸中毒,多数患者在发生意识障碍前数天有多尿、烦渴多饮和乏力,随后出现食欲缺乏、恶心、呕吐,常伴头痛、嗜睡、烦躁、呼吸深快,呼气中有烂苹果味(丙酮)。随着病情进一步发展,出现严重失水,尿量减少,皮肤弹性差,眼球下陷,脉细速,血压下降,至晚期时各种反射迟钝甚至消失,嗜睡甚至昏迷。尿糖、尿酮体呈强阳性,血糖和血酮体均有升高。头部 CT 结果阴性。②高渗性非酮症糖尿病昏迷,起病时常先有多尿、多饮,但多食不明显,或反而食欲缺乏,以致常被忽视。失水随病程进展逐渐加重,出现神经精神症状,表现为嗜睡、幻觉、定向障碍、偏盲、上肢拍击样粗震颤、痫性发作(多为局限性发作)等,最后陷入昏迷。尿糖强阳性,但无酮症或较轻,血尿素氮及肌酐升高。突出地表现为血糖常高至 33.3 mmol/L(600 mg/dL)以上,一般为 33.3~66.6 mmol/L(600~1 200 mg/dL);血钠升高可达 155 mmol/L;血浆渗透压显著增高 330~460 mmol/L,一般在 350 mmol/L 以上。头部 CT 结果阴性。

(2)肝性昏迷:有严重肝病和(或)广泛门体侧支循环,精神紊乱、昏睡或昏迷,明显肝功能损害或血氨升高,扑翼(击)样震颤和典型的脑电图改变(高波幅的 δ 波,每秒少于 4 次)等,有助于诊断与鉴别诊断。

(3)尿毒症昏迷:少尿(<400 mL/d)或无尿(<50 mL/d),血尿,蛋白尿,管型尿,氮质血症,水电解质紊乱和酸碱失衡等。

（4）急性酒精中毒：①兴奋期，血乙醇浓度达到 11 mmol/L（50 mg/dL）即感头痛、欣快、兴奋。血乙醇浓度超过 16 mmol/L（75 mg/dL），健谈、饶舌、情绪不稳定、自负、易激怒，可有粗鲁行为或攻击行动，也可能沉默、孤僻；浓度达到 22 mmol/L（100 mg/dL）时，驾车易发生车祸。②共济失调期，血乙醇浓度达到 33 mmol/L（150 mg/dL）时，肌肉运动不协调，行动笨拙，言语含糊不清，眼球震颤，视力模糊，复视，步态不稳，出现明显共济失调。浓度达到 43 mmol/L（200 mg/dL）时，出现恶心、呕吐、困倦。③昏迷期，血乙醇浓度升至 54 mmol/L（250 mg/dL）时，患者进入昏迷期，表现昏睡、瞳孔散大、体温降低。血乙醇浓度超过 87 mmol/L（400 mg/dL）时，患者陷入深昏迷，心率快、血压下降，呼吸慢而有鼾音，可出现呼吸、循环麻痹而危及生命。实验室检查可见血清乙醇浓度升高，呼出气中乙醇浓度与血清乙醇浓度相当；动脉血气分析可见轻度代谢性酸中毒；电解质失衡，可见低血钾、低血镁和低血钙；血糖可降低。

（5）低血糖昏迷：低血糖昏迷是指各种原因引起的重症的低血糖症。患者突然昏迷、抽搐，表现为局灶神经系统症状的低血糖易被误诊为脑出血。化验血糖低于 2.8 mmol/L，推注葡萄糖后症状迅速缓解，发病后 72 小时复查头部 CT 结果阴性。

（6）药物中毒：①镇静催眠药中毒，有服用大量镇静催眠药史，出现意识障碍和呼吸抑制及血压下降。胃液、血液、尿液中检出镇静催眠药。②阿片类药物中毒，有服用大量吗啡或哌替啶的阿片类药物史，或有吸毒史，除了出现昏迷、针尖样瞳孔（哌替啶的急性中毒瞳孔反而扩大）、呼吸抑制"三联征"等特点外，还可出现发绀、面色苍白、肌肉无力、惊厥、牙关紧闭、角弓反张，呼吸先浅而慢，后叹息样或潮式呼吸、肺水肿、休克、瞳孔对光反射消失，死于呼吸衰竭。血、尿阿片类毒物成分，定性试验呈阳性。使用纳洛酮可迅速逆转阿片类药物所致的昏迷、呼吸抑制、缩瞳等毒性作用。

（7）CO 中毒：①轻度中毒，血液碳氧血红蛋白（COHb）可为 10%～20%。患者有剧烈头痛、头晕、心悸、口唇黏膜呈樱桃红色、四肢无力、恶心、呕吐、嗜睡、意识模糊、视物不清、感觉迟钝、谵妄、幻觉、抽搐等。②中度中毒，血液 COHb 浓度可为 30%～40%。患者出现呼吸困难、意识丧失、昏迷，对疼痛刺激可有反应，瞳孔对光反射和角膜反射可迟钝，腱反射减弱，呼吸、血压和脉搏可有改变。经治疗可恢复且无明显并发症。③重度中毒，血液 COHb 浓度可高于 50%。深昏迷，各种反射消失。患者可呈去大脑皮质状态（患者可以睁眼，但无意识，不语，不动，不主动进食或大小便，呼之不应，推之不动，肌张力增强），常有脑水肿、惊厥、呼吸衰竭、肺水肿、上消化道出血、休克和严重的心肌损害，出现心律失常，偶可发生心肌梗死。有时并发脑局灶损害，出现锥体系或锥体外系损害体征。监测血中 COHb 浓度可明确诊断。

应详细询问病史，内科疾病导致昏迷者有相应的内科疾病病史，仔细查体，局灶体征不明显；脑出血者则同向偏视，一侧瞳孔散大，一侧面部船帆现象，一侧上肢出现扬鞭现象，一侧下肢呈外旋位，血压升高。CT 检查可助鉴别。

六、治疗

急性期的主要治疗原则是：保持安静，防止继续出血；积极抗脑水肿，降低颅内压；调整血压；改善循环；促进神经功能恢复；加强护理，防治并发症。

（一）一般治疗

1.保持安静

（1）卧床休息 3～4 周，脑出血发病后 24 小时内，特别是 6 小时内可有活动性出血或血肿继续扩大,应尽量减少搬运,就近治疗。重症需严密观察体温、脉搏、呼吸、血压、瞳孔和意识状态等生命体征变化。

(2)保持呼吸道通畅,头部抬高 15°～30°角,切忌无枕仰卧;疑有脑疝时应床脚抬高 45°角,意识障碍患者应将头歪向一侧,以利于口腔、气道分泌物及呕吐物流出;痰稠不易吸出,则要行气管切开,必要时吸氧,以使动脉血氧饱和度维持在 90% 以上。

(3)意识障碍或消化道出血者宜禁食 24～48 小时,发病后 3 天,仍不能进食者,应鼻饲以确保营养。过度烦躁不安的患者可适量用镇静药。

(4)注意口腔护理,保持大便通畅,留置导尿管的患者应做膀胱冲洗以预防尿路感染。加强护理,经常翻身,预防压疮,保持肢体功能位置。

(5)注意水、电解质平衡,加强营养。注意补钾,液体量应控制在 2 000 mL/d 左右,或以尿量加 500 mL 来估算,不能进食者鼻饲各种营养品。对于频繁呕吐、胃肠道功能减弱或有严重的应激性溃疡者,应考虑给予肠外营养。如有高热、多汗、呕吐或腹泻者,可适当增加入液量,或 10% 脂肪乳 500 mL 静脉滴注,每天 1 次。如需长期采用鼻饲,应考虑胃造瘘术。

(6)脑出血急性期血糖含量增高可以是原有糖尿病的表现或是应激反应。高血糖和低血糖都能加重脑损伤。当患者血糖含量增高超过 11.1 mmol/L 时,应立即给予胰岛素治疗,将血糖控制在 8.3 mmol/L 以下。同时应监测血糖,若发生低血糖,可用葡萄糖口服或注射纠正低血糖。

2.亚低温治疗

能够减轻脑水肿,减少自由基的产生,促进神经功能缺损恢复,改善患者预后。降温方法:立即行气管切开,静脉滴注冬眠肌松合剂(0.9% 氯化钠注射液 500 mL＋氯丙嗪 100 mg＋异丙嗪 100 mg),同时冰毯机降温。行床旁监护仪连续监测体温(T)、心率(HR)、血压(BP)、呼吸(R)、脉搏(P)、血氧饱和度(SPO$_2$)、颅内压(ICP)。直肠温度(RT)维持在 34～36 ℃,持续 3～5 天。冬眠肌松合剂用量和速度根据患者 T、HR、BP、肌张力等调节。保留自主呼吸,必要时应用同步呼吸机辅助呼吸,维持 SPO$_2$ 在 95% 以上,10～12 小时将 RT 降至 34～36 ℃。当 ICP 降至正常后 72 小时,停止亚低温治疗。采用每天恢复 1～2 ℃,复温速度每小时不超过 0.1 ℃。在 24～48 小时内,将患者 RT 复温至 36.5～37 ℃。局部亚低温治疗实施越早,效果越好,建议在脑出血发病 6 小时内使用,治疗时间最好持续 48～72 小时。

(二)调控血压和防止再出血

脑出血患者一般血压都高,甚至比平时更高,这是因为颅内压增高时机体保证脑组织供血的代偿性反应,当颅内压下降时血压亦随之下降,因此一般不应使用降血压药物,尤其是注射利血平等强有力降压剂。目前理想的血压控制水平还未确定,主张采取个体化原则,应根据患者年龄、病前有无高血压、病后血压情况等确定适宜血压水平。但血压过高时,容易增加再出血的危险性,则应及时控制高血压。一般来说,当收缩压≥26.7 kPa(200 mmHg),舒张压≥15.3 kPa(115 mmHg)时,应降血压治疗,使血压控制于治疗前原有血压水平或略高水平。当收缩压≤24.0 kPa(180 mmHg)或舒张压≤15.3 kPa(115 mmHg)时,或平均动脉压≤17.3 kPa(130 mmHg)时可暂不使用降压药,但需密切观察。收缩压在 24.0～30.7 kPa(180～230 mmHg)或舒张压在 14.0～18.7 kPa(105～140 mmHg)宜口服卡托普利、美托洛尔等降压药,收缩压 24.0 kPa(180 mmHg)以内或舒张压 14.0 kPa(105 mmHg)以内,可观察而不用降压药。急性期过后(约 2 周),血压仍持续过高时可系统使用降压药,急性期血压急骤下降表明病情严重,应给予升压药物以保证足够的脑供血量。

止血剂及凝血剂对脑出血并无效果,但如合并消化道出血或有凝血障碍时仍可使用。消化道出血时,还可经胃管鼻饲或口服云南白药、三七粉、氢氧化铝凝胶和(或)冰牛奶、冰盐水等。

(三)控制脑水肿

脑出血后 48 小时水肿达到高峰,维持 3～5 天或更长时间后逐渐消退。脑水肿可使 ICP 增高和导致脑疝,是影响功能恢复的主要因素和导致早期死亡的主要死因。积极控制脑水肿、降低 ICP 是脑出血急性期治疗的重要环节,必要时可行 ICP 监测。治疗目标是使 ICP 降至 2.7 kPa (20 mmHg)以下,脑灌注压大于 9.3 kPa(70 mmHg),应首先控制可加重脑水肿的因素,保持呼吸道通畅,适当给氧,维持有效脑灌注,限制液体和盐的入量等。应用皮质类固醇减轻脑出血后脑水肿和降低 ICP,其有效证据不充分;脱水药只有短暂作用,常用 20％甘露醇、利尿药如呋塞米等。

1.20％甘露醇

20％甘露醇为渗透性脱水药,可在短时间内使血浆渗透压明显升高,形成血与脑组织间渗透压差,使脑组织间液水分向血管内转移,经肾脏排出,每 8 g 甘露醇可由尿带出水分 100 mL,用药后 20～30 分钟开始起效,2～3 小时作用达峰。常用剂量 125～250 mL,1 次/6～8 小时,疗程为 7～10 天。如患者出现脑疝征象可快速加压经静脉或颈动脉推注,可暂时缓解症状,为术前准备赢得时间。冠心病、心肌梗死、心力衰竭和肾功能不全者慎用,注意用药不当可诱发肾衰竭和水盐及电解质失衡。因此,在应用甘露醇脱水时,一定要严密观察患者尿量、血钾和心肾功能,一旦出现尿少、血尿、无尿时应立即停用。

2.利尿剂

呋塞米注射液较常用,脱水作用不如甘露醇,但可抑制脑脊液产生,用于心肾功能不全不能用甘露醇的患者,常与甘露醇合用,减少甘露醇用量。每次 20～40 mg,每天 2～4 次,静脉注射。

3.甘油果糖氯化钠注射液

该药为高渗制剂,通过高渗透性脱水,能使脑水分含量减少,降低颅内压。本品降低颅内压作用起效较缓,持续时间较长,可与甘露醇交替使用。推荐剂量为每次 250～500 mL,每天 1～2 次,静脉滴注,连用 7 天左右。

4.10％人血清蛋白

通过提高血浆胶体渗透压发挥对脑组织脱水降颅内压作用,改善病灶局部脑组织水肿,作用持久。适用于低蛋白血症的脑水肿伴高颅内压的患者。推荐剂量每次 10～20 g,每天 1～2 次,静脉滴注。该药可增加心脏负担,心功能不全者慎用。

5.地塞米松

地塞米松可防止脑组织内星形胶质细胞肿胀,降低毛细血管通透性,维持血-脑屏障功能。抗脑水肿作用起效慢,用药后 12～36 小时起效。剂量每天 10～20 mg,静脉滴注。由于易并发感染或使感染扩散,可促进或加重应激性上消化道出血,影响血压和血糖控制等,临床不主张常规使用,病情危重、不伴上消化道出血者可早期短时间应用。

若药物脱水、降颅内压效果不明显,出现颅高压危象时可考虑转外科手术开颅减压。

(四)控制感染

发病早期或病情较轻时通常不需使用抗生素,老年患者合并意识障碍易并发肺部感染,合并吞咽困难易发生吸入性肺炎,尿潴留或导尿易合并尿路感染,可根据痰液或尿液培养、药物敏感试验等选用抗生素治疗。

(五)维持水电解质平衡

患者液体的输入量最好根据其中心静脉压(CVP)和肺毛细血管楔压(PCWP)来调整,CVP保持在 0.7~1.2 kPa(5~12 mmHg)或者 PCWP 维持在 1.3~1.9 kPa(10~14 mmHg)。无此条件时每天液体输入量可按前 1 天尿量+500 mL 估算。每天补钠 50~70 mmol/L,补钾 40~50 mmol/L,糖类 13.5~18 g。使用液体种类应以 0.9%氯化钠注射液或复方氯化钠注射液(林格液)为主,避免用高渗糖水,若用糖时可按每 4 g 糖加 1 U 胰岛素后再使用。由于患者使用大量脱水药、进食少、合并感染等原因,极易出现电解质紊乱和酸碱失衡,应加强监护和及时纠正,意识障碍患者可通过鼻饲管补充足够热量的营养和液体。

(六)对症治疗

1.中枢性高热

宜先行物理降温,如头部、腋下及腹股沟区放置冰袋,戴冰帽或睡冰毯等。效果不佳者可用多巴胺受体激动剂如溴隐亭 3.75 mg/d,逐渐加量至 7.5~15.0 mg/d,分次服用。

2.痫性发作

可静脉缓慢推注(注意患者呼吸)地西泮 10~20 mg,控制发作后可予卡马西平片,每次 100 mg,每天 2 次。

3.应激性溃疡

丘脑、脑干出血患者常合并应激性溃疡和引起消化道出血,机制不明,可能是出血影响边缘系统、丘脑、丘脑下部及下行自主神经纤维,使肾上腺皮质激素和胃酸分泌大量增加,黏液分泌减少及屏障功能削弱。常在病后第 2~14 天突然发生,可反复出现,表现呕血及黑便,出血量大时常见烦躁不安、口渴、皮肤苍白、湿冷、脉搏细速、血压下降、尿量减少等外周循环衰竭表现。可采取抑制胃酸分泌和加强胃黏膜保护治疗,用 H_2 受体拮抗剂如:①雷尼替丁,每次 150 mg,每天 2 次,口服。②西咪替丁,0.4~0.8 g/d,加入 0.9%氯化钠注射液,静脉滴注。③注射用奥美拉唑钠,每次 40 mg,每 12 小时静脉注射 1 次,连用 3 天。还可用硫糖铝,每次 1 g,每天 4 次,口服;或氢氧化铝凝胶,每次 40~60 mL,每天 4 次,口服。若发生上消化道出血可用去甲肾上腺素4~8 mg 加冰盐水 80~100 mL,每天 4~6 次,口服;云南白药,每次 0.5 g,每天 4 次,口服。保守治疗无效时可在胃镜下止血,须注意呕血引起窒息,并补液或输血维持血容量。

4.心律失常

心房颤动常见,多见于病后前 3 天。心电图复极改变常导致易损期延长,易损期出现的期前收缩可导致室性心动过速或心室颤动。这可能是脑出血患者易发生猝死的主要原因。心律失常影响心排血量,降低脑灌注压,可加重原发脑病变,影响预后。应注意改善冠心病患者的心肌供血,给予常规抗心律失常治疗,及时纠正电解质紊乱,可试用 β 受体阻滞剂和钙通道阻滞剂治疗,维护心脏功能。

5.大便秘结

脑出血患者,由于卧床等原因,常会出现便秘。用力排便时腹压增高,从而使颅内压升高,可加重脑出血症状。便秘时腹胀不适,使患者烦躁不安,血压升高,亦可使病情加重,故脑出血患者便秘的护理十分重要。便秘可用甘油灌肠剂(支),患者侧卧位插入肛门内 6~10 cm,将药液缓慢注入直肠内 60 mL,5~10 分钟即可排便;缓泻剂如酚酞 2 片,每晚口服,亦可用中药番泻叶 3~9 g 泡服。

6.稀释性低钠血症

稀释性低钠血症又称血管升压素分泌异常综合征,10％的脑出血患者可发生。因血管升压素分泌减少,尿排钠增多,血钠降低,可加重脑水肿,每天应限制水摄入量在 $800\sim1\,000$ mL,补钠 $9\sim12$ g;宜缓慢纠正,以免导致脑桥中央髓鞘溶解症。另有脑耗盐综合征,是心钠素分泌过高导致低钠血症,应输液补钠治疗。

7.下肢深静脉血栓形成

急性脑卒中患者易并发下肢和瘫痪肢体深静脉血栓形成,患肢进行性水肿和发硬,肢体静脉血流图检查可确诊。勤翻身、被动活动或抬高瘫痪肢体可预防;治疗可用肝素 $5\,000$ U,静脉滴注,每天 1 次;或低分子量肝素,每次 $4\,000$ U,皮下注射,每天 2 次。

(七)外科治疗

外科治疗可挽救重症患者的生命及促进神经功能恢复,手术宜在发病后 $6\sim24$ 小时进行,预后直接与术前意识水平有关,昏迷患者通常手术效果不佳。

1.手术指征

(1)脑叶出血:患者清醒、无神经障碍和小血肿(<20 mL)者,不必手术,可密切观察和随访。患者意识障碍、大血肿和在 CT 片上有占位征,应手术。

(2)基底节和丘脑出血:大血肿、神经障碍者应手术。

(3)脑桥出血:原则上内科治疗。但对非高血压性脑桥出血如海绵状血管瘤,可手术治疗。

(4)小脑出血:血肿直径 ≥2 cm 者应手术,特别是合并脑积水、意识障碍、神经功能缺失和占位征者。

2.手术禁忌证

(1)深昏迷患者(GCS 3～5 级)或去大脑强直。

(2)生命体征不稳定,如血压过高、高热、呼吸不规则,或有严重系统器质病变者。

(3)脑干出血。

(4)基底节或丘脑出血影响到脑干。

(5)病情发展急骤,发病数小时即深昏迷者。

3.常用手术方法

(1)小脑减压术:是高血压性小脑出血最重要的外科治疗,可挽救生命和逆转神经功能缺损,病程早期患者处于清醒状态时手术效果好。

(2)开颅血肿清除术:占位效应引起中线结构移位和初期脑疝时外科治疗可能有效。

(3)钻孔扩大骨窗血肿清除术。

(4)钻孔微创颅内血肿清除术。

(5)脑室出血脑室引流术。

(八)早期康复治疗

原则上应尽早开始。在神经系统症状不再进展,没有严重精神、行为异常,生命体征稳定,没有严重的并发症、合并症时即可开始康复治疗的介入,但需注意康复方法的选择。早期康复治疗对恢复患者的神经功能,提高生活质量是十分有利的。早期对瘫痪肢体进行按摩及被动运动,开始有主动运动时即应根据康复要求按阶段进行训练,以促进神经功能恢复,避免出现关节挛缩、肌肉萎缩和骨质疏松;对失语患者需加强言语康复训练。

(九)加强护理,防治并发症

常见的并发症有肺部感染、上消化道出血、吞咽困难和水电解质紊乱、下肢静脉血栓形成、肺栓塞、肺水肿、冠状动脉性疾病和心肌梗死、心脏损伤、痫性发作等。脑出血预后与急性期护理有直接关系,合理的护理措施十分重要。

1.体位

头部抬高 15°～30°角,既能保持脑血流量,又能保持呼吸道通畅。切忌无枕仰卧。凡意识障碍患者宜采用侧卧位,头稍前屈,以利口腔分泌物流出。

2.饮食与营养

营养不良是脑出血患者常见的易被忽视的并发症,应充分重视。重症意识障碍患者急性期应禁食 1～2 天,静脉补给足够能量与维生素,发病 48 小时后若无活动性消化道出血,可鼻饲流质饮食,应考虑营养合理搭配与平衡。患者意识转清、咳嗽反射良好、能吞咽时可停止鼻饲,应注意喂食时宜取 45°角半卧位,食物宜做成糊状,流质饮料均应选用茶匙喂食,喂食出现呛咳可拍背。

3.呼吸道护理

脑出血患者应保持呼吸道通畅和足够通气量,意识障碍或脑干功能障碍患者应行气管插管,指征是 $PaO_2 < 8.0$ kPa(60 mmHg)、$PaCO_2 > 6.7$ kPa(50 mmHg)或有误吸危险者。鼓励勤翻身、拍背,鼓励患者尽量咳嗽,咳嗽无力痰多时可超声雾化治疗,呼吸困难、呼吸道痰液多、经鼻抽吸困难者可考虑气管切开。

4.压疮防治与护理

昏迷或完全性瘫痪患者易发生压疮,预防措施包括定时翻身,保持皮肤干燥清洁,在骶部、足跟及骨隆起处加垫气圈,经常按摩皮肤及活动瘫痪肢体促进血液循环,皮肤发红可用 70％乙醇溶液或温水轻柔,涂以 3.5％安息香酊。

七、预后与预防

(一)预后

脑出血的预后与出血量、部位、病因及全身状况等有关。脑干、丘脑及大量脑室出血预后差。脑水肿、颅内压增高及脑疝、并发症及脑-内脏(脑-心、脑-肺、脑-肾、脑-胃肠)综合征是致死的主要原因。早期多死于脑疝,晚期多死于中枢性衰竭、肺炎和再出血等继发性并发症。影响本病的预后因素有:①年龄较大;②昏迷时间长和程度深;③颅内压高和脑水肿重;④反复多次出血和出血量大;⑤小脑、脑干出血;⑥神经体征严重;⑦出血灶多和生命体征不稳定;⑧伴癫痫发作、去大脑皮质强直或去大脑强直;⑨伴有脑-内脏联合损害;⑩合并代谢性酸中毒、代谢障碍或电解质紊乱者,预后差。及时给予正确的中西医结合治疗和内外科治疗,可大大改善预后,减少病死率和致残率。

(二)预防

总的原则是定期体检,早发现、早预防、早治疗。脑出血是多危险因素所致的疾病。研究证明,高血压是最重要的独立危险因素,心脏病、糖尿病是肯定的危险因素。多种危险因素之间存在错综复杂的相关性,它们互相渗透、互相作用、互为因果,从而增加了脑出血的危险性,也给预防和治疗带来困难。目前,我国仍存在对高血压知晓率低、用药治疗率低和控制率低等"三低"现象,恰与我国脑卒中患病率高、致残率高和病死率高等"三高"现象形成鲜明对比。因此,加强高血压的防治宣传教育是非常必要的。在高血压治疗中,轻型高血压可选用尼群地平和吲达帕胺,对其他类型的高血压则应根据病情选用钙通道阻滞剂、β受体阻滞剂、血管紧张素转化酶抑制剂(ACEI)、利尿剂等联合治疗。

有些危险因素是先天决定的,而且是难以改变甚至不能改变的(如年龄、性别);有些危险因素是环境造成的,很容易预防(如感染);有些是人们生活行为的方式,是完全可以控制的(如抽烟、酗酒);还有些疾病常常是可治疗的(如高血压)。虽然大部分高血压患者都接受过降压治疗,但规范性、持续性差,这样非但没有起到降低血压、预防脑出血的作用,反而使血压忽高忽低,易于引发脑出血。所以控制血压除进一步普及治疗外,重点应放在正确的治疗方法上。预防工作不可简单、单一化,要采取突出重点、顾及全面的综合性预防措施,才能有效地降低脑出血的发病率、病死率和复发率。

除针对危险因素进行预防外,日常生活中须注意经常锻炼、戒烟酒,合理饮食,调理情绪。饮食上提倡"五高三低",即高蛋白质、高钾、高钙、高纤维素、高维生素及低盐、低糖、低脂。锻炼要因人而异,方法灵活多样,强度不宜过大,避免激烈运动。

(王君波)

第九节　高血压脑病

高血压脑病(hypertensive encephalopathy,HE)是指血压突然显著升高而引起的一种急性脑功能障碍综合征。可发生于各种原因所致的动脉性高血压患者,其发病率约占高血压患者的5%。发病时血压突然升高,收缩压、舒张压均升高,以舒张压升高为主。临床上出现剧烈头痛、烦躁、恶心呕吐、视力障碍、抽搐、意识障碍甚至昏迷等症状,也可出现暂时性偏瘫、失语、偏身感觉障碍等。本病的特点是起病急、病程短,经及时降低血压,所有症状在数分钟或数天内可完全消失,而不留后遗症,否则可导致严重的脑功能损害,甚至死亡。病理特征主要是脑组织不同程度的水肿,镜下可出现玻璃样变性,即小动脉管壁发生纤维蛋白样坏死。

本病可发生于各种原因导致的动脉性高血压患者,成人舒张压＞18.7 kPa(140 mmHg),儿童、孕妇或产妇血压＞24.0/16.0 kPa(180/120 mmHg)可导致发病。新近发病或急速发病的高血压患者可在血压相对较低的水平发生本病,如儿童急性肾小球肾炎或子痫患者血压在21.3/13.3 kPa(160/100 mmHg)左右即可发病。高血压脑病起病急,病死率高,故对其防治的研究显得尤为重要,目前西医治疗高血压脑病已取得了较好的成效。

一、病因与发病机制

(一)病因

(1)原发性高血压,当受情绪或精神影响时,血压迅速升高,可发生高血压脑病。

(2)继发性高血压,包括肾性高血压、嗜铬细胞瘤、原发性醛固酮增多症、皮质醇增多症、某些肾上腺酶的先天缺陷、妊娠高血压、主动脉狭窄等引起的高血压及收缩期高血压。

(3)少部分抑郁症患者在服用单胺氧化酶抑制剂时可发生高血压脑病,吃过多富含酪胺的食物(奶油、干酪、扁豆、腌鱼、红葡萄酒、啤酒等)也可诱发高血压脑病。

（4）急慢性脊髓损伤的患者，因膀胱充盈或胃肠潴留等过度刺激自主神经可诱发高血压脑病。

（5）突然停用高血压药物，特别是停用可乐亭亦可导致高血压脑病。

（6）临床上应用环孢素时若出现头痛、抽搐、视觉异常等症状时，也应考虑为高血压脑病的可能。

总之，临床上任何原因引起的急进型恶性高血压均可能成为高血压脑病的发病因素。

（二）发病机制

1.脑血管自动调节机制崩溃学说

正常情况下，血压波动时可通过小动脉的自动调节维持恒定的脑血流量，即 Bayliss 效应，此调节范围限制在平均动脉压 $8.0 \sim 24.0$ kPa（$60 \sim 180$ mmHg），在此范围内小动脉会随着血压的波动自动调节保持充足的脑血流量。而当平均动脉压迅速升高达 24.0 kPa（180 mmHg）时，可引起其自动调节机制破坏，使脑血管由收缩变为被动扩张，脑血流量迅速增加，血管内压超出脑间质压，血管内液体外渗，迅速出现脑水肿及颅内压增高，从而导致毛细血管壁变性坏死，出现点状出血及微梗死。

2.脑血管自动调节机制过度学说

脑血管自动调节机制过度学说又称小动脉痉挛学说，血压迅速升高，导致 Bayliss 效应过强，小动脉痉挛，血流量反而减少，血管壁缺血变性，通透性增加，血管内液外渗，引起水肿、点状出血及微梗死等。高血压脑病患者尸检时可见脑组织极度苍白，血管内无血，表明高血压脑病患者脑血管有显著的痉挛。高血压脑病发生时，还可见身体其他器官亦发生局限性血管痉挛，也支持小动脉痉挛的看法。

3.脑水肿学说

（1）有学者认为，上述两种机制可能同时存在。血压急剧升高后，先出现脑小动脉广泛的痉挛，继而出现扩张，造成小血管缺血变性，血管内液和血细胞外渗，引起广泛的脑水肿，从而出现点状出血及微血栓形成，甚至继发较大的动脉血栓形成，严重时因脑疝形成而致死。

（2）高血压脑病是急性过度升高的血压迫使血管扩张，通过动脉壁过度牵伸破坏了血-脑屏障，毛细血管通透性增加，使血浆成分和水分子外溢，细胞外液增加，继发血管源性水肿，导致神经功能缺损。

目前多数学者认为血管自动调节障碍是高血压脑病发病的主要因素。

二、病理

（一）肉眼观察

脑组织不同程度的水肿是高血压脑病的主要病理表现。严重脑水肿者，脑的重量可增加 $20\% \sim 30\%$。脑的外观呈苍白色，脑回变平，脑沟变浅，脑室变小，脑干常因颅内压增高而疝入枕骨大孔，导致脑干发生圆锥形的变形，脑的表面可有出血点，周围有大量的脑脊液外渗，浅表部位动脉、毛细血管及静脉可见扩张。切面呈白色，可见脑室变小、点状及弥散性小出血灶或微小狭长的裂隙状出血灶或腔隙性脑梗死灶。

（二）镜下观察

脑部小动脉管壁发生纤维蛋白样坏死，即玻璃样变性，血管内皮增殖，中层肥厚，外膜增生，血管腔变小或阻塞，形成本病所特有的小动脉病变。毛细血管壁变性或坏死，血-脑屏障结构破坏。血管周围有明显的渗出物,组织细胞间隙增宽,部分神经细胞变性坏死,但胶质细胞增生不多。长期高血压者,还可见到较大的脑动脉壁中层肥大,内膜呈粥样硬化。此外,亦可在皮质及基底节区见到少数胶质细胞肿胀、神经元的缺血性改变及神经胶质的瘢痕形成。

三、临床表现

高血压脑病起病急骤,常因过度劳累、精神紧张或情绪激动诱发,病情发展迅速,急骤加重。起病前常先有动脉压显著增高,并有严重头痛、精神错乱、意识改变、周身水肿等前驱症状,一般经 12～48 小时发展成高血压脑病,严重者仅需数分钟。大部分患者在出现前驱症状时,立即嘱其卧床休息,并给予适当的降压治疗后,脑病往往可以消失而不发作;若血压继续升高则可转变为高血压脑病。本病发病年龄与病因有关,平均年龄为 40 岁;因急性肾小球性肾炎引起本病者多见于儿童或青年;因慢性肾小球肾炎引起者则以成年人多见;恶性高血压在 30～45 岁间最多见。高血压脑病的症状一般持续数分钟到数小时,最长可至 1～2 个月。若不进行及时降压或原发病治疗,使脑病症状持续较长时间,可造成不可逆的神经功能损伤,重者可因继发癫痫持续状态、心力衰竭或呼吸障碍而死亡。本病可反复发作,症状可有所不同。

(一)急性期

1.动脉压升高

原已有高血压者,发病时血压再度增高,舒张压往往升高至 16.0 kPa(120 mmHg)以上,平均动脉压常在 20.0～26.7 kPa(150～200 mmHg)。对于妊娠毒血症的妇女或急性肾小球肾炎儿童,发生高血压脑病时,血压波动范围较已有高血压的患者为小,收缩压可不高于 24.0 kPa(180 mmHg),舒张压亦可不高于 16.0 kPa(120 mmHg)。新近起病的高血压患者脑病发作时的血压水平要比慢性高血压患者发作时的血压低。

2.颅内压增高

颅内压增高表现为剧烈头痛,呕吐,颈项强直及视盘水肿等颅内高压症;并出现高血压性视网膜病变,表现为眼底火焰状出血和动脉变窄及绒毛状渗出物。脑脊液压力可显著增高,甚至在腰椎穿刺时脑脊液可喷射而出,此时腰椎穿刺可促进脑疝的发生,故应慎行。

(1)头痛:为高血压脑病的早期症状,以前额或后枕部为主,咳嗽、紧张、用力时加重。头痛多出现于早晨,程度与血压水平相关,经降压及休息等相应治疗后头痛可缓解。

(2)呕吐:常在早晨与头痛伴发,可以呈喷射性,恶心可以不明显。其原因可能由于颅内压增高刺激迷走神经核所致,也可能是由于颅内高压、脑内的血液供应不足、延髓的呕吐中枢缺血缺氧而致。

(3)视盘水肿:指视盘表面和筛板前区神经纤维的肿胀,镜检发现视盘周围有毛刺样边界不清,随着水肿的发展,视盘边缘逐渐模糊、充血,颜色呈红色,视盘隆起,常超过 2 个屈光度,生理凹陷消失,视网膜静脉充盈、曲张、搏动消失,颅内压持续增高可出现血管周围点状或片状出血。眼底视网膜荧光照相可见视盘中央及其周边区有异常和扩张的毛细血管网,且有液体漏出。轻度视盘水肿可在颅内压增高几小时内形成,高度视盘水肿一般需要几天的时间,此期患者可出现视力模糊、偏盲或黑矇等视力障碍症状,可能与枕叶水肿、大脑后动脉或大脑中动脉痉挛有关。颅高压解除之后,视盘水肿即开始消退。

3.抽搐

抽搐是高血压脑病的常见症状,其发生率为 10.5%～41%,是由于颅内高压、脑部缺血缺氧、脑神经异常放电所致。表现为发作性意识丧失、瞳孔散大、两眼上翻、口吐白沫、呼吸暂停、皮肤发紫、肢体痉挛，并可有舌头咬破及大小便失禁等。发作多为全身性，也可为局限性，一般持续1分钟后，痉挛停止。有的患者频繁发作，最后发展为癫痫持续状态，有些患者则因抽搐诱发心力衰竭而死亡。

4.脑功能障碍

(1)意识障碍：表现为兴奋，烦躁不安，继而精神萎靡、嗜睡、神志模糊等。若病情继续进展可在数小时或1～2天出现意识障碍加重甚至昏迷。

(2)精神症状：表现强哭、强笑、定向障碍、判断力障碍、冲动行为，甚至谵妄、痴呆等症状。

(3)脑局灶性病变：表现短暂的偏瘫、偏盲、失语、听力障碍和偏身感觉障碍等神经功能缺损症状。

5.阵发性呼吸困难

可能由于呼吸中枢血管痉挛、局部脑组织缺血及局部酸中毒引起。

6.高血压脑病的全身表现

(1)视网膜和眼底改变：视网膜血管出现不同程度的损害，如血管痉挛、硬化、渗出和出血等。血管痉挛是视网膜血管对血压升高的自身调节反应；渗出是小血管壁通透性增高和血管内压增高所致；出血则是小血管在高血压作用下管壁破裂的结果。

(2)肾脏和肾功能：持续性高血压可引起肾小动脉和微动脉硬化、纤维组织增生，促成肾大血管的粥样硬化与血栓形成，从而使肾缺血、肾单位萎缩和纤维化。轻者出现多尿、夜尿等，重者导致肾衰竭。若为肾性高血压，血压快速升高后，又可通过肾小血管的功能和结构改变，加重肾缺血，加速肾脏病变和肾衰竭。

(二)恢复期

血压下降至正常后症状消失，辅助检查指标转入正常，一般可在数天内完全恢复正常。

四、辅助检查

(一)血液、尿液检查

高血压脑病本身无特异性的血、尿改变，若合并肾功能损害，可出现氮质血症，血中酸碱度及电解质紊乱，尿中可出现蛋白尿、白细胞、红细胞、管型等改变。

(二)脑脊液检查

外观正常；多数患者脑脊液压力增高，多为中度增高，少数正常；细胞数多数正常，少数可有少量红细胞、白细胞；蛋白含量多数轻度增高，个别可达 1.0 g/L。

(三)脑电图检查

可见弥散性慢波或者癫痫样放电。急性期脑电图可出现两侧同步的尖、慢波，尤以枕部明显。严重的脑水肿可出现广泛严重的慢节律脑电活动波；当出现局灶性脑电波时可能存在有局灶病变。脑电图表现可以间接反映高血压脑病的严重程度。

(四)CT、MRI 检查

颅脑 CT 可见脑水肿所致的弥漫性白质密度降低，脑室变小；部分患者脑干及脑实质内可见弥漫性密度减低，环池狭窄；MRI 显示脑水肿呈长 T_1 与长 T_2 信号；这种信号可以在脑实质或脑干内出现，而且在 FLAIR 不被抑制，而呈更明显的高信号；CT 和 MRI 的这种改变通常在病情稳定后 1 周左右消失。

五、诊断与鉴别诊断

(一)诊断依据

(1)有原发或继发性高血压等病史,发病前常有过度疲劳、精神紧张、情绪激动等诱发因素。急性或亚急性起病,病情发展快,常在 12～48 小时达高峰;突然出现明显的血压升高,尤以舒张压升高为主[常大于 16.0 kPa(120 mmHg)]。

(2)出现头痛、抽搐、意识障碍、呕吐、视盘水肿、偏瘫、失语、高血压性视网膜病变等症状和体征;眼底显示 3～4 级高血压视网膜病变。

(3)头颅 CT 或 MRI 显示特征性顶枕叶水肿。脑脊液清晰,部分患者压力可能增高,可有少量红细胞或白细胞,蛋白含量可轻度增高;合并尿毒症者尿中可见蛋白及管型,血肌酐、尿素氮可升高。

(4)经降低颅内压和血压后症状可迅速缓解,一般不遗留任何脑损害后遗症。

(5)需排除高血压性脑出血、特发性蛛网膜下腔出血及颅内占位性病变。

(二)鉴别诊断

1.高血压危象

(1)指高血压病程中全身周围小动脉发生暂时性强烈痉挛,导致血压急剧升高,引起全身多脏器功能损伤的一系列症状和体征。

(2)出现头痛烦躁、恶心呕吐、心悸气促及视力模糊等症状。伴靶器官病变者可出现心绞痛、肺水肿或高血压脑病。

(3)血压以收缩压显著升高为主,常＞26.7 kPa(200 mmHg),也可伴有舒张压升高。

2.高血压性脑出血

(1)多发生于 50 岁以上的老年人,有较长时间的高血压动脉硬化病史。

(2)于体力活动或情绪激动时突然发病,有不同程度的头痛、恶心、呕吐、意识障碍等症状。

(3)病情进展快,几分钟或几小时内迅速出现肢体功能障碍及颅内压增高的症状。

(4)查体有神经系统定位体征。

(5)颅脑 CT 检查可见脑内高密度血肿区。

3.特发性蛛网膜下腔出血

(1)意识障碍常在发病后立即出现,血压升高不明显。

(2)有头痛、呕吐等颅内压增高的症状和脑膜刺激征阳性体征,伴或不伴有意识障碍。

(3)眼底检查可发现视网膜新鲜出血灶。脑脊液压力增高,为均匀血性脑脊液。

(4)脑 CT 可发现在蛛网膜下腔内或出血部位有高密度影。

4.原发性癫痫

(1)无高血压病史,临床症状与血压控制程度无关。

(2)具有发作性、短暂性、重复性、刻板性的临床特点。

(3)出现突发意识丧失、瞳孔散大、两眼上翻、口吐白沫、四肢抽搐等表现。

(4)脑电图见尖波、棘波、尖-慢波或棘-慢波等痫样放电。

(5)部分癫痫患者有明显的家族病史。

六、治疗

(一)高血压脑病急性期治疗

主要应降低血压和管理血压,降压药物使用原则应做到迅速、适度、个体化。①发作时应在数分钟至1小时内使血压下降,原有高血压的患者舒张压应降至14.7 kPa(110 mmHg)以下,原血压正常者舒张压应降至10.7 kPa(80 mmHg)以下,维持1~2周,以利脑血管自动调节功能的恢复。②根据患者病情及心肾功能情况选用降压药物,以作用快、有可逆性、无中枢抑制作用、毒性小为原则。③在用药过程中,严密观察血压变化,避免降压过快过猛,以防血压骤降而出现休克,导致心脑肾等重要靶器官缺血或功能障碍如失明、昏迷、心绞痛、心肌梗死、脑梗死或肾小管坏死等。④血压降至一定程度时,若无明显神经功能改善甚至加重或出现新的神经症状,应考虑是否有脑缺血的可能,可将血压适当提高。⑤老年人个体差异大,血压易波动,故降压药应从小剂量开始,渐加大剂量,使血压缓慢下降。⑥注意血压、意识状态、尿量及尿素氮的变化,如降压后出现意识障碍加重,尿少,尿素氮升高,提示降压不当,应加以调整。⑦一般首选静脉给药,待血压降至适当水平后保持恒定2~3天,再逐渐改为口服以巩固疗效。

1.降压药物

(1)硝普钠:能扩张周围血管、降低外周阻力而使血压下降,能减轻心脏前负荷,不增加心率和心排血量;作用快而失效亦快,应在血压监护下使用。硝普钠50 mg,加入5%葡萄糖注射液500 mL中静脉滴注,滴速为1 mL/min(开始每分钟按体重0.5 μg/kg,根据治疗反应以每分钟0.5 μg/kg递增,逐渐调整剂量,常用剂量为每分钟按体重3 μg/kg,极量为每分钟按体重10 μg/kg),每2~3分钟测血压一次,根据血压值调整滴速使血压维持在理想水平;本药很不稳定,必须新鲜配制,应在12小时内使用。

(2)硝酸甘油:5~10 mg加入5%葡萄糖注射液250~500 mL中静脉滴注,开始10 μg/min,每5分钟可增加5~10 μg,根据血压值调整滴速。硝酸甘油作用迅速,且不良反应小,适于合并有冠心病、心肌供血不足和心功能不全的患者使用。以上两药因降压迅猛,静脉滴注过程亦应使用血压监护仪,时刻监测血压,以防血压过度下降。

(3)利血平:通过耗竭交感神经末梢儿茶酚胺的贮藏、降低周围血管阻力、扩张血管而起到降血压作用,该药使用较安全,不必经常监护血压,但药量个体差异较大,从250~500 mg或更大剂量开始,而且起效较缓慢、降压力量较弱,不作为首选,可用于快速降压后维持用药。

(4)硫酸镁:有镇静、止痉及解除血管痉挛而降压的作用,可用于各种原因所致的高血压脑病,一般为妊娠高血压综合征所致子痫的首选药物。25%硫酸镁注射液10 mL肌内注射,必要时可每天2~3次;或以25%硫酸镁注射液溶于500 mL液体中静脉滴注。但应注意硫酸镁使用过量会出现呼吸抑制,一旦出现立即用10%葡萄糖酸钙注射液10~20 mL缓慢静脉注射以对抗。

(5)卡托普利:12.5 mg舌下含服,无效0.5小时后可重复1~2次,有一定的降压效果。

(6)尼莫地平:针剂50 mL通过静脉输液泵以每小时5~10 mL的速度输入,较安全,个别患者使用降压迅速,输入过程亦应使用血压监护仪,根据血压调整输入速度,以防血压过度下降。

2.降低颅内压

要选降低颅内压快的药物。

(1)20%甘露醇:125~250 mL快速静脉滴注,每4~6小时1次,心肾功能不全者慎用,使用期间密切监控肾功能变化,注意监控水、电解质变化。

(2)甘油果糖:250 mL,每天1～2次,滴速不宜过快,以免发生溶血反应,心肾功能不全者慎用或禁用,其降颅内压持续时间比甘露醇约长2小时,并无反跳现象,更适用于慢性高颅内压、肾功能不全或需要较长时间脱水的患者;使用期间需密切监控血常规变化。

(3)呋塞米:20～40 mg,肌内注射或缓慢静脉滴注,1～1.5小时后视情况可重复给药。

3.控制抽搐

首选地西泮注射液,一般用量为10 mg,缓慢静脉注射,速度应小于2 mg/min,如无效可于5分钟后使用同一剂量再次静脉注射;或氯硝西泮,成人剂量为1～2 mg,缓慢静脉注射,或用氯硝西泮4～6 mg加入0.9%氯化钠注射液48 mL通过静脉输液泵输入(每小时4～6 mL),可根据抽搐控制情况调整泵入速度;或苯巴比妥0.1～0.2 g,肌内注射,以后每6～8小时重复注射0.1 g;或10%水合氯醛30～40 mL,保留灌肠。用药过程应严密观察呼吸等情况。待控制发作后可改用丙戊酸钠或卡马西平等口服,维持2～3个月以防复发。

4.改善脑循环和神经营养

由于脑水肿与脑缺血,故在高血压脑病急性期治疗后,可给予改善脑循环和神经营养的药物,如神经细胞活化剂:脑活素、胞磷胆碱等。

5.病因治疗

积极对高血压脑病的原发病进行治疗,对于高血压脑病的控制及恢复尤显重要。

(二)高血压脑病恢复期治疗

血压控制至理想水平后,可改口服降压剂以巩固治疗,积极防治水电解质及酸碱平衡失调;对有心力衰竭、癫痫、肾炎等病症时,应进行相应处理。

七、预后与预防

(一)预后

与以下因素有关。

1.病因

高血压脑病的预后视致病的原因而定,病因成为影响高血压脑病预后的重要因素。因而积极治疗原发病是本病治疗的关键。

2.复发

高血压脑病复发频繁者预后不良,如不及时处理,则会演变成急性脑血管疾病,甚至死亡。

3.治疗

高血压脑病的治疗重在早期及时治疗,预后一般较好,若耽误治疗时间,则预后不良。发作时病情凶险,但若能得到及时的降压治疗,预后一般较好。

4.并发症

高血压脑病若无并发症则预后较好,若并发脑出血或脑梗死则加重脑部损伤;合并高血压危象,可造成全身多脏器损害,更加重病情,预后不良。

5.降压

血压控制情况直接影响高血压脑病的预后,若降压效果不好,可使脑功能继续受到损伤;若血压降得太低,又可造成脑缺血性损伤,更加重脑损伤。

(二)预防

本病可发生于各种原因导致的动脉性高血压患者,成人舒张压>18.7 kPa(140 mmHg),儿童、孕妇或产妇血压>24.0/16.0 kPa(180/120 mmHg),可导致发病。新近发病或急速发病的高血压患者可在血压相对较低的水平发生本病,如儿童急性肾小球肾炎或子痫患者血压在21.3/13.3 kPa(160/100 mmHg)即可发生。高血压脑病起病急、病死率高,故对其预防显得尤为重要。

(1)控制高血压:积极治疗各种原因导致的动脉性高血压患者,使血压控制在正常水平。

(2)控制体重:所有高血压肥胖者,减轻体重可使血压平均下降约15%。强调低热量饮食必须与鼓励体育活动紧密结合,并持之以恒。

(3)饮食方面:限制食盐量,食盐日摄入量控制在5 g左右,并提高钾摄入,有助于轻、中度高血压患者血压降低;限制富含胆固醇的食物,以防动脉粥样硬化的发生和发展;避免服用单胺氧化酶抑制剂或进食含酪胺的食物,以防诱发高血压脑病。

(4)增强体质:经常坚持适度体力活动可预防和控制高血压。

(5)积极治疗和控制各种容易引起高血压脑病的诱因。

(秦桂英)

第十节 脊神经疾病

脊神经疾病是指各种原因引起的脊神经支配区的疾病。主要临床表现是按照受损神经支配区分布的运动、感觉和自主神经功能障碍。根据病因分为外伤、卡压、感染、中毒、营养障碍、遗传等;根据损伤范围分为单神经病、多发神经病等。

一、单神经病

(一)定义

单神经病是单一神经受损产生与该神经分布一致的运动、感觉功能缺失症状和体征。

(二)病因和发病机制

单神经病可因局部性原因或全身性原因引起。局部性原因主要有急性创伤、缺血、机械性卡压、高温、电击和射线损伤等。全身性原因可为代谢性疾病和中毒,在这种情况下,神经对局部压迫更为敏感,受压后更易出现神经损害。

周围神经卡压综合征是指周围神经经过某些解剖上的特定部位受到卡压,如经过肌肉的腱性起点,穿过肌肉,绕过骨性隆起,或经过骨纤维鞘管及异常纤维束带处,因这些部位较硬韧,神经在这些部位反复摩擦造成局部水肿等炎症反应,引起血液循环障碍,发生髓鞘脱失,造成不同程度的感觉及运动功能障碍。

(三)临床表现及治疗

1.正中神经麻痹

正中神经由来自 $C_5 \sim T_1$ 的纤维组成,沿肱二头肌内侧沟伴肱动脉下降至前臂之后分支,支配旋前圆肌、桡侧腕屈肌、各指屈肌、掌长肌、拇对掌肌及拇短展肌。

正中神经的常见损伤原因是肘前区静脉注射时,药物外渗引起软组织损伤,肱骨或前臂骨折或腕部割伤,或腕管综合征的卡压所致。正中神经受损部位不同,表现不同:①正中神经受损部位在上臂时,前臂不能旋前,桡侧 3 个手指屈曲功能丧失,握拳无力,拇指不能对掌、外展。鱼际肌出现萎缩后手掌平坦,拇指紧靠示指而状如猿手。掌心、鱼际、桡侧 3 个半手指掌面和 2、3 指末节背面的皮肤感觉减退或丧失。由于正中神经富含自主神经纤维,损害后常出现灼性神经痛。②当损伤位于前臂中下部时,运动障碍仅有拇指的外展、屈曲与对指功能丧失。③腕管综合征:是临床上最常见的正中神经损害。正中神经在腕部经由腕骨与腕横韧带围成的骨纤维通道——腕管,到达手部。多见于中年女性,右侧多见。手和腕长期过度使用引起腕横韧带及内容肌腱慢性损伤性炎症,使管腔狭窄,导致正中神经受压,产生桡侧手掌及桡侧 3 个半指的疼痛、麻木、感觉减退、手指运动无力和鱼际肌麻痹、萎缩。腕管掌侧卡压点有压痛及放射痛,疼痛可放射到前臂甚至肩部。甩手后疼痛减轻或消失是其特点,有鉴别诊断价值。治疗轻症采用局部夹板固定制动,服用非甾体抗炎药,配合腕管内注射泼尼松龙可有效缓解症状;严重者需手术离断腕横韧带以解除正中神经受压。

2.尺神经麻痹

尺神经由 $C_7 \sim T_1$ 的纤维组成,初在肱动脉内侧下行,继而向后下进入尺神经沟,再沿前臂掌面尺侧下行,主要支配尺侧腕屈肌、指深屈肌尺侧半、小鱼际肌、拇收肌与骨间肌,还支配手掌面 1 个半指,背面 2 个半指的皮肤感觉。

尺神经损伤可由于腕、肘部外伤、尺骨鹰嘴部骨折、肘部受压等所致。尺神经损伤的主要表现如下。①运动障碍:手部小肌肉的运动丧失,精细动作困难;屈腕能力减弱并向桡侧偏斜;拇指不能内收,其余各指不能内收和外展;多数手肌萎缩,小鱼际平坦,骨间肌萎缩,骨间隙加深。拇指以外和各掌指关节过伸,第 4、5 指的指间关节弯曲,形成"爪形手"。②感觉障碍:以小指感觉减退或丧失最明显。

尺神经在肘管内受压的临床表现称为肘管综合征。肘管是由肱骨内上髁、尺骨鹰嘴和肘内侧韧带构成的纤维-骨性管道,其管腔狭窄,屈肘时内容积更小,加之位置浅表,尺神经易于此处受到嵌压。主要表现小指及环指尺侧感觉障碍,小肌肉萎缩,肘关节活动受限,肘部尺神经增粗及肘内侧压痛等。

腕部尺管内有尺神经和尺动、静脉通过,尺神经在其内受压引起"尺管综合征"。病因以腱鞘囊肿最多,常见于需要长期用手根部尺侧重压或叩击工具的职业人员和长时间手持鼠标操作电脑者。若尺神经浅支受累可引起尺神经支配区感觉障碍;深支卡压可致手的内侧肌萎缩,无力,手深部胀痛和灼痛,夜间痛显著,拇指内收及其他四指收展无力,环指、小指可表现为爪形畸形,夹纸试验阳性。以上症状极易与肘部尺管综合征相混淆,可检查小指掌背侧感觉,如小指背侧感觉正常,可以排除肘部尺神经压迫,因为手背皮支是在尺神经进入腕部尺管之前分出的。治疗主要包括关节制动、应用非甾体抗炎药及手术减压。

3.桡神经麻痹

桡神经源自 $C_5 \sim C_8$ 神经根,行于腋动脉后方,继而与肱深动脉伴行入桡神经沟,转向外下至肱骨外上髁上方,于肱桡肌与肱肌间分为浅、深两终支分布于前臂及手背。所支配各肌的主要功能是伸肘、伸腕及伸指。由于其位置浅表,是臂丛神经中最易受损的神经。

桡神经损伤的常见病因是骨折、外伤、炎症或睡眠时以手代枕,手术中上肢长时间外展和受压上肢被缚过紧等。近年来,醉酒深睡导致的桡神经受压损伤发病率有所增加。桡神经损伤的典型表现是腕下垂,但受损伤部位不同,症状也有差异:①高位损伤时上肢所有伸肌瘫痪,肘关节、腕关节和掌指关节均不能伸直;上肢伸直的情况下前臂不能旋后,手呈旋前位,垂腕至腕关节不能固定,因而握力减弱;②在上臂中1/3以下损伤时,伸肘功能保留;③在前臂上部损伤时伸肘、伸腕功能保留;④前臂中 1/3 以下损伤时,仅出现伸指功能丧失而无垂腕;⑤腕关节部损伤时仅出现感觉障碍。桡神经损伤的感觉障碍一般轻微,多仅限于手的虎口区,其他部位因邻近神经的重叠支配而无明显症状。

4.腓总神经麻痹

腓总神经源自 $L_4 \sim S_3$ 神经根,在大腿下 1/3 从坐骨神经分出,是坐骨神经的两个主要分支之一。其下行至腓骨头处转向前方,分出腓肠外侧皮神经,支配小腿外侧面感觉,在腓骨颈前分为腓深和腓浅神经,前者支配胫骨前肌、蹈长伸肌、蹈短伸肌和趾短伸肌,后者支配腓骨长肌和腓骨短肌及足背 2~5 趾背面皮肤。在腓骨颈外侧,腓总神经位置浅表,又贴近骨面,因而最易受损。

腓总神经麻痹的最常见原因为各种原因的压迫,也可因腓骨头或腓骨颈部外伤、骨折等引起;糖尿病、感染、乙醇中毒和铅中毒也是致病的原因。临床表现包括足与足趾不能背屈,足下垂并稍内翻,行走时为使下垂的足尖抬离地面而用力抬高患肢,并以足尖先着地呈跨阈步态。不能用足跟站立和行走,感觉障碍在小腿前外侧和足背。

5.胫神经麻痹

胫神经由 $L_4 \sim S_3$ 神经根组成。在腘窝上角自坐骨神经分出,在小腿后方下行达内踝后方,在屈肌支持带深面踝管内,分为足底内、外侧两终末支,支配腓肠肌、比目鱼肌、腘窝、跖肌、趾长屈肌和蹈长屈肌及足底的所有短肌。其感觉分支分布于小腿下 1/3 后侧与足底皮肤。

胫神经麻痹多为药物、乙醇中毒,糖尿病等引起,也见于局部囊肿压迫及小腿损伤。主要表现是足与足趾不能屈曲,不能用足尖站立和行走,感觉障碍主要在足底。当胫神经及其终末支在踝管处受压时可引起特征性表现——足与踝部疼痛及足底部感觉减退,称为"踝管综合征"。其病因包括穿鞋不当、石膏固定过紧、局部损伤后继发的创伤性纤维化及腱鞘囊肿等。

6.臂丛神经痛

臂丛由 $C_5 \sim T_1$ 脊神经的前支组成,包含运动、感觉和自主神经纤维,主要支配上肢的运动和感觉。臂丛神经痛是由多种病因引起的臂丛支配区以疼痛、肌无力和肌萎缩为主要表现的综合征。常见的病因是臂丛神经炎、神经根型颈椎病、颈椎间盘突出、颈椎及椎管内肿瘤、胸廓出口综合征、肺尖部肿瘤及臂丛神经外伤。

(1)臂丛神经炎:也称为原发性臂丛神经病或神经痛性肌萎缩,多见于成人,男性多于女性。半数患者有前驱感染史,如上呼吸道感染、流感样症状,或接受免疫治疗,或接受外科手术。因而多数学者认为这是一种变态反应性疾病。少数患者有家族史。

本病起病呈急性或亚急性,主要是肩胛部和上肢的剧烈疼痛,常持续数小时至2周,肩与上肢的活动可明显加重疼痛,而后逐渐减轻,但肌肉无力则逐渐加重,在2~3周时达高峰。肌无力多限于肩胛骨区和上臂近端,臂丛完全损害者少见。数周后肌肉有不同程度的萎缩及皮肤感觉障碍。部分患者双侧臂丛受累。急性期治疗可用糖皮质激素,如口服泼尼松 20~40 mg/d,连用1~2 周或静脉滴注地塞米松 5~10 mg/d,待病情好转后逐渐减量。可口服非甾体解热止痛剂,也可应用物理疗法或局部封闭疗法止痛。恢复期注意患肢功能锻炼,给予促进神经细胞代谢药物及针灸等。90%患者在 3 年内康复。

（2）神经根型颈椎病：是继发性臂丛神经病最常见的病因，因椎间盘退行性变及椎体骨质增生性病变，压迫颈神经根和（或）脊髓导致的临床综合征，表现为颈痛及强迫头位、臂丛神经痛及脊髓压迫症状，可单独或先后合并出现，其中臂丛神经痛最常见。

颈椎病多在 40～50 岁起病，男性较多见，病程缓慢，常反复发作。表现为 C_5～C_7 神经根受压引起臂丛神经痛，压迫运动神经根产生肌痛性疼痛，根性痛表现为发麻或触电样疼痛，位于上肢远端，与神经根支配节段分布一致，相应区域可有感觉减退。肌痛性疼痛常在上肢近端、肩部和（或）肩胛等区域，表现持续性钝痛和（或）短暂的深部钻刺样不适感，许多患者因疼痛引起肩部运动受限，病程较长可导致凝肩，肩部附近常有肌腱压痛，肱二头肌、肱三头肌反射可减低。颈椎X 线侧位片可见生理前凸消失，椎间隙变窄，斜位片可见椎间孔变小狭窄。颈椎 CT 或 MR 可较清晰地显示神经根与周围解剖结构的关系，可为诊断与鉴别诊断提供重要依据。肌电图检查有助于确定根性受损的诊断，同侧椎旁肌可出现失神经支配现象。根据以上临床表现和辅助检查，神经根型颈椎病不难诊断，但需注意与周围神经卡压综合征相鉴别。

颈椎病引起的神经根损害大多数采用非手术综合治疗即可缓解，需注意平卧时枕头不宜过高，避免颈部过伸、过屈，不宜使头位固定在某一位置，时间太久等。局部理疗、针灸等措施，颈椎牵引及用颈托支架或吊带牵引以减少颈部活动，均有助于减轻病情及促进功能恢复。药物治疗可以口服非甾体消炎止痛药。疼痛较重者，可用局部麻醉剂加醋酸泼尼松龙 25 mg 在压痛点局部注射。有以下情况可考虑手术治疗：①临床与放射学证据提示伴有脊髓病变；②经适当地综合治疗疼痛不缓解；③受损神经根支配的肌群呈进行性无力。

（3）胸廓出口综合征：是指一组臂丛和锁骨下血管在由第一肋骨所形成的胸腔出口处遭受压迫所致的综合征，是臂丛神经受卡压的常见原因。在此部位可能产生致压作用的既有骨性的，如颈肋、第 1 肋；也有软组织性的，如前斜角肌、中斜角肌、锁骨下肌及连接颈肋和第 1 肋的纤维束带等。主要表现为患侧颈肩部疼痛不适，由于臂丛下干受压出现尺神经分布区麻木、疼痛，并向前臂及手部尺侧放射，小鱼际肌及骨间肌萎缩或瘫痪，有时累及正中神经可致动作失调，持物易落等，当同时伴锁骨下动脉受压时，可出现肢体怕冷、发凉，上举时苍白，脉细触摸不到等表现。检查发现患侧锁骨上区饱满，可触及前斜角肌紧张。存在颈肋时锁骨上窝可消失，触之有隆起感，并出现压痛及放射痛。过度外展试验阳性。但此征必须注意与颈椎疾病相鉴别。

7.肋间神经痛

肋间神经痛是肋间神经支配区的疼痛。原发性者罕见，继发性者可见于邻近组织感染（如胸椎结核、胸膜炎、肺炎）、外伤、肿瘤（如肺癌、纵隔肿瘤、脊髓肿瘤）、胸椎退行性变、肋骨骨折等。带状疱疹病毒感染也是常见原因。临床特点：①由后向前沿一个或多个肋间呈半环形的放射性疼痛；②呼吸、咳嗽、打喷嚏、打哈欠或脊柱活动时疼痛加剧；③相应肋骨边缘压痛；④局部皮肤感觉减退或过敏。水疱带状疱疹病毒引起者发病数天内在患处出现带状疱疹。胸部与胸椎影像学检查、腰穿检查可提示继发性肋间神经痛的部分病因。

治疗原则如下。①病因治疗：继发于带状疱疹者给予抗病毒治疗，如用阿昔洛韦 5～10 mg/kg静脉滴注，8 小时 1 次；肿瘤、骨折等病因者按其治疗原则行手术、化学药物治疗及放射治疗。②镇静止痛：可用地西泮类药物、布洛芬、双氯芬酸等药物。③B 族维生素与血管扩张药物，如维生素 B_1、维生素 B_{12}、烟酸、地巴唑。④理疗：可改善局部血液循环，促进病变组织恢复，但结核和肿瘤病患者不宜使用。⑤局部麻醉药行相应神经的封闭治疗。

8.股外侧皮神经病

股外侧皮神经病也称为感觉异常性股痛,是临床最常见的皮神经炎。股外侧皮神经由 $L_2 \sim L_3$ 脊神经后根组成,是纯感觉神经,分布于股前外侧皮肤。

股外侧皮神经病的主要病因是受压与外伤,长期用硬质腰带或盆腔肿瘤、妊娠子宫等均是可能的因素。其他,如感染、糖尿病、乙醇及药物中毒、动脉硬化等也是常见病因。临床表现为本病男性多于女性,起病可急可缓,多为单侧;大腿前外侧面皮肤感觉异常,包括麻木、针刺样疼痛、烧灼感,可有局部感觉过敏。行走、站立症状加重;查体可有髂前上棘内侧或其下方的压痛点,股外侧皮肤可有局限性感觉减退或缺失。对症状持续者应结合其他专业的检查及盆腔 X 线检查,以明确病因。

治疗除针对病因外,可给予口服 B 族维生素,也可给予止痛药物。局部理疗、封闭也有疗效。疼痛严重者可手术切开压迫神经的阔筋膜或腹股沟韧带。

9.坐骨神经痛

坐骨神经痛是沿着坐骨神经通路及其分布区域内以疼痛为主的综合征。坐骨神经是人体中最长的神经,由 $L_4 \sim S_3$ 的脊神经前支组成,在腘窝上角附近分为胫神经和腓总神经,支配大腿后侧和小腿肌群,并传递小腿与足部的皮肤感觉。

坐骨神经痛有原发性和继发性两类,原发性坐骨神经痛也称为坐骨神经炎,为感染或中毒等原因损害坐骨神经引起。继发性者临床更为多见,是因坐骨神经通路受病变的压迫或刺激所致。根据发病部位可分为根性、丛性和干性。根性坐骨神经痛病变主要在椎管内及脊椎,如腰椎间盘突出、椎管内肿瘤、脊椎骨结核与骨肿瘤,腰椎黄韧带肥厚、粘连性脊髓蛛网膜炎等;丛性、干性坐骨神经痛的病变主要在椎管外,常为腰骶神经丛及神经干邻近组织病变,如骶髂关节炎、盆腔疾病(肿瘤、子宫附件炎)、妊娠子宫压迫、臀部药物注射位置不当及梨状肌病变造成的坐骨神经卡压等。

临床表现:①青壮年男性多见,急性或亚急性起病。②沿坐骨神经走行区的疼痛,自腰部、臀部向大腿后侧、小腿后外侧和足部放射,呈持续性钝痛并阵发性加剧,也有呈刀割样或烧灼样疼痛者,夜间疼痛加剧。③患者为减轻疼痛,常采取特殊姿势:卧位时卧向健侧,患侧下肢屈曲;平卧位欲坐起时先使患侧下肢屈曲;坐下时以健侧臀部着力;站立时腰部屈曲,患侧屈髋屈膝,足尖着地;俯身拾物时,先屈曲患侧膝关节。以上动作均是为避免坐骨神经受牵拉而诱发疼痛加重所采取的强迫姿势。④直腿抬高试验(Lasègue 征)阳性。⑤根性坐骨神经痛以腰骶部疼痛明显,在咳嗽、打喷嚏和排便用力等产生 Valsalva 动作的状态时疼痛加重。在 $L_4 \sim L_5$ 棘突旁有明显压痛,于坐骨神经干走行区的臀点、股后点、腓点及踝点可有轻压痛;丛性坐骨神经痛以骶部疼痛明显,疼痛除沿坐骨神经放射外,还可放射至股前及会阴部,于坐骨神经干走行区各点压痛明显;干性坐骨神经痛以臀部以下疼痛为特点,沿坐骨神经干走行区各点压痛明显。⑥神经系统检查可有轻微体征,如患侧臀肌松弛、小腿轻度肌萎缩,踝反射减弱或消失。小腿外侧与足背外侧可有轻微感觉减退。辅助检查的主要目的是寻找病因。包括腰骶部 X 线、腰部脊柱 CT、MRI 等影像学检查;脑脊液常规、生化及动力学检查;肌电图与神经传导速度测定等。

坐骨神经痛的诊断根据疼痛的分布区域、加重的诱因、减痛的姿势、压痛部位、Lasègue 征阳性及踝反射改变一般无困难,同时应注意区分是神经根还是神经干受损。诊断中的重点是明确病因,应详细询问病史,全面进行体格检查,注意体内是否存在感染病灶,重点检查脊柱、骶髂关节、髋关节及盆腔内组织的情况,针对性地进行有关辅助检查。鉴别诊断主要区别局部软组织病变引起的腰、臀及下肢疼痛,如腰肌劳损、急性肌纤维组织炎、髋关节病变引起的局部疼痛。

治疗首先应针对病因。如局部占位病变者,应尽早手术治疗。结核感染患者需抗结核治疗,引起腰椎间盘突出者大多数经非手术治疗可获缓解。对症处理包括以下几种:①卧硬板床休息;②应用消炎止痛药物,如布洛芬;③B族维生素;④局部封闭;⑤局部理疗可用于肺结核、肿瘤的患者;⑥在无禁忌的前提下可短期口服或静脉应用糖皮质激素治疗。

二、多发性神经病

(一)定义

多发性神经病曾称作末梢神经炎,是由不同病因引起的,以四肢末端对称性感觉、运动和自主神经功能障碍为主要表现的临床综合征。

(二)病因与病理

引起本病的病因都是全身性的。

1.代谢障碍与营养缺乏

糖尿病、尿毒症、血卟啉病、淀粉样变性等疾病由于代谢产物在体内的异常蓄积或神经滋养血管受损均可引起神经功能障碍;妊娠、慢性胃肠道疾病或胃肠切除术后,长期酗酒、营养不良等均可因维持神经功能所需的营养物质缺乏而致病。

2.各类毒物中毒

(1)药物:呋喃唑酮、呋喃西林、异烟肼、乙胺丁醇、甲硝唑、氯霉素、链霉素、胺碘酮、甲巯咪唑、丙米嗪、长春新碱、顺铂等。

(2)工业毒物:丙烯酰胺、四氯化碳、三氯乙烯、二硫化碳、正己烷、有机磷和有机氯农药、砷制剂、菊酯类农药等。

(3)重金属:铅、汞、铊、铂、锑等。

(4)生物毒素:白喉、伤寒、钩端螺旋体病等。

3.遗传性疾病

遗传性疾病有遗传性运动感觉性神经病(hereditary motor sensory neuropathy,HMSN)、遗传性共济失调性多发性神经病(Refsum病)、遗传性淀粉样变性神经病、异染色性脑白质营养不良等。

4.结缔组织病

结缔组织病有在系统性红斑狼疮、结节性多动脉炎、类风湿关节炎、硬皮病和结节病,多发性神经病是疾病表现的组成部分,多因血管炎而致病。

5.其他

恶性肿瘤、麻风病、莱姆病与POEMS综合征等出现多发性神经病的机制与致病因子引起自身免疫反应有关。

病理改变无病因特异性,主要为轴突变性与节段性脱髓鞘,以轴突变性更为多见。通常轴突变性从远端开始,向近端发展,即逆死或称为远端轴突病。

(三)临床表现

多发性神经病可发生于任何年龄。由于病因不同,起病可表现为急性和慢性过程,部分患者呈缓解-复发的病程。常在数周至数月达到高峰。主要症状、体征如下:

1.感觉障碍

感觉障碍为肢体远端对称性感觉异常和深浅感觉缺失,呈手套袜子形分布。感觉异常可表现为刺痛、灼痛、蚁行感、麻木感等,常有感觉过敏。

2.运动障碍

肢体远端不同程度肌力减弱,呈对称性分布,肌张力减低。病程长者可有肌肉萎缩,常发生于骨间肌、蚓状肌、鱼际肌和小鱼际肌、胫前肌和腓骨肌。可有垂腕、垂足和跨阈步态。

3.腱反射减低或消失

以踝反射明显且较膝反射减低出现更早。上肢的桡骨膜、肱二头肌、肱三头肌反射也可减低或消失。

4.自主神经功能障碍

肢体远端皮肤变薄、干燥、苍白或发绀,皮温低。

由于病因不同,临床表现也略有不同,后面将分述部分常见的多发性神经病。

(四)辅助检查

1.电生理检查

肌电图与神经传导速度测定可鉴别神经源性损害与肌源性损害,鉴别轴突病变与节段性脱髓鞘,也可用于疗效观察及随访。轴突变性主要表现为运动诱发波幅的降低和失神经支配肌电图表现,脱髓鞘则主要表现为神经传导速度减慢。

2.血生化检测

重点注意检查血糖、尿素氮、肌酐、T_3、T_4、维生素 B_{12} 等代谢物质及激素水平。可疑毒物中毒者需做相应的毒理学测定。

3.免疫检查

对疑有自身免疫性疾病者可做自身抗体系列检查,疑有生物性致病因子感染者,应做病原体或相应抗体测定。

4.脑脊液常规与生化检查

检查结果显示大多正常,偶有蛋白增高。

5.神经活组织检查

疑为遗传性疾病者可行周围神经活组织检查,可提供重要的诊断证据。

(五)诊断与鉴别诊断

根据四肢远端对称性运动、感觉和自主神经功能障碍可诊断。但应进一步寻找病因,这主要依靠详细的病史、病程特点、伴随症状和辅助检查结果。亚急性联合变性的发病早期表现与本病相似,应注意鉴别。该病的早期症状为四肢末端对称性感觉异常,如刺痛、麻木、烧灼感,感觉减退呈手套袜子形分布,随病情进展逐渐出现双下肢软弱无力,步态不稳,双手动作笨拙等。早期巴宾斯基征可为阴性,随病情进展转为阳性。深感觉性共济失调是其临床特点之一。肌张力增高、腱反射亢进、锥体束征阳性及深感觉性共济失调是区别于多发性神经病的主要鉴别点。

(六)治疗

1.病因治疗

(1)中毒性多发性神经病治疗原则:应尽快停止与毒物的接触,补液、应用解毒剂,促进体内毒物的清除;药物引起者应停药,异烟肼引起者如神经病变不重,可在应用大量维生素 B_6 治疗时继续使用。重金属砷中毒可应用二巯丙醇 3 mg/kg,肌内注射,4～6 小时 1 次,2～3 天后改为

2次/天,连用10天;铅中毒用二巯丁二钠1 g/d,加入5%葡萄糖液500 mL静脉滴注,5～7天为1个疗程,可重复2～3个疗程;也可用依地酸钙钠1 g/d,稀释后静脉滴注,3～4天为1个疗程,停2～4天后重复应用,一般可用3～4个疗程。

(2)营养缺乏与代谢性多发性神经病治疗原则:积极治疗原发病,糖尿病应严格控制血糖;尿毒症可血液透析或肾移植;黏液性水肿用甲状腺素有效;肿瘤所致者可用手术、化学治疗、放射治疗等手段治疗;麻风性神经病可用砜类药物治疗;与自身免疫性疾病相关者需采用激素、免疫球蛋白治疗或血浆置换疗法。

2.药物治疗

(1)糖皮质激素:泼尼松10 mg,3次/天口服;地塞米松0.75 mg,3次/天口服,7～14天后逐渐减量,1个月为1个疗程。重症患者也可用地塞米松10～20 mg/d,静脉滴注,连续2～3周后改为口服。

(2)B族维生素药物及其他营养神经药物:补充水溶性维生素如维生素B_1、甲钴胺或氰钴胺、维生素B_6,适用于B族维生素缺乏及大部分原因引起的周围神经病,重症患者可合用辅酶A、ATP及神经生长因子等。

3.一般治疗

急性期应卧床休息;加强营养,调节饮食,多摄入富含维生素的蔬菜、水果、奶类、豆制品等;疼痛明显者可用各种止痛剂,严重者可用卡马西平或苯妥英钠;对重症患者须加强护理,四肢瘫痪的患者应定期翻身,维持肢体的功能位,预防瘫痪肢体的挛缩和畸形;恢复期可增加理疗、康复训练及针灸等综合治疗手段。

(七)几种常见多发性神经病的临床表现

1.糖尿病性周围神经病(diabetic neuropathy,DNP)

糖尿病性周围神经病是糖尿病的代谢障碍导致的周围神经病,此组病变是糖尿病最常见和最复杂的并发症。超过50%的糖尿病患者有糖尿病神经病变,最常见的是慢性感觉运动性的对称性DNP和糖尿病自主神经病变。以下主要介绍慢性感觉运动性的对称性糖尿病周围神经病变。

(1)临床分类:美国糖尿病学会(ADA)推荐将糖尿病神经病变分为以下几类。①全身对称性多发神经病变:急性感觉性神经病变少见,主要见于急性并发症(如酮症酸中毒)或血糖急剧波动时,在胰岛素治疗时因血糖变化过大引起的特殊情况称为胰岛素性神经病变。急性感觉性神经病变的特点是症状严重,但往往无阳性的客观检查指标和体征。慢性感觉运动性DNP是糖尿病神经病变最常见类型。常见症状有烧灼样疼痛、电击或刀刺疼、麻木、感觉过敏和深部肌肉痛等,以下肢多见,夜间加剧。②局灶或多局灶神经病变:或称为单神经病变,主要累及正中神经、尺神经、桡神经和第Ⅲ、Ⅳ、Ⅵ、Ⅶ对脑神经。病因为微小血管梗死,大多数会在数月后自愈。③糖尿病自主神经病变:常见症状有静息时心动过速、运动耐受降低、直立性低血压、性功能低下、低血糖时缺乏自主神经反应等,有较高的致死率。

(2)病因及发病机制如下:①微血管病变学说,血糖过高及代谢障碍可能导致神经小动脉内膜及毛细血管基底膜增厚,血管内皮细胞增生。管壁内脂肪和多糖类沉积使管腔狭窄,血液黏滞度增高使血管易被纤维蛋白与血小板聚集堵塞,引起神经纤维缺血、营养障碍及神经变性等。②生化和代谢异常学说,糖尿病患者体内持续高血糖抑制钠依赖性肌醇转运,使神经组织磷脂酰肌醇和神经磷酸肌醇代谢紊乱,磷酸肌醇减少,Na^+-K^+-ATP酶活性降低,引起轴索变性,运动神经传导速度减慢；在胰岛素不足的情况下，葡萄糖在醛糖还原酶作用下转化为山梨醇和果糖，神经组织内山梨醇、果糖含量增高和大量沉积，使细胞内渗透压增高，导致神经节段性脱髓鞘；施万细胞髓鞘蛋白合成障碍，轴索内逆向转运减少导致周围神经远端轴索变性。

（3）临床表现：本病表现为感觉、运动、自主神经功能障碍，通常感觉障碍较突出，如出现四肢末端自发性疼痛呈隐痛、刺痛、灼痛，可伴有麻木、蚁行感，夜间症状更重，影响睡眠。症状以下肢更多见。也可出现肢体远端对称性感觉消失、营养不良性足趾溃疡、沙尔科关节。肢体无力通常较轻。查体可有手套袜套样痛觉障碍，部分患者振动觉与关节位置觉消失。瞳孔和泪腺功能异常，瞳孔缩小及光反射减弱，瞳孔光反射潜伏期延长可作为糖尿病性自主神经病的早期诊断指标。发汗和血管反射异常，常见腰部以下少汗或无汗，足底皮肤干燥无汗，头部、躯干上部大汗淋漓，可出现胃肠蠕动减慢、恶心、呕吐、尿便失禁，以及阳痿、弛缓性膀胱，逼尿肌无力和残余尿增多易导致尿路感染。50%慢性 DNP 患者无症状，10%～20%的患者存在轻微的症状。诊断 DNP 不能单凭一个简单的症状、体征，至少需要两项不正常表现（症状、体征、神经传导异常、感觉和自主神经的定量检查异常）。

（4）治疗方法如下：①控制血糖，用胰岛素严格控制血糖可以延迟发生糖尿病神经病变，但过量应用胰岛素可引起反复低血糖及痛性神经病。近年来研究发现，长期慢性高血糖的患者，当血糖戏剧性下降且伴有糖化血红蛋白突然降低时，患者会出现糖尿病神经病变，或原有症状加重，应该寻找最佳的血糖控制速度，在合理的时间窗内以适当的速度降低糖化血红蛋白。②病因治疗，营养神经药物甲钴胺是蛋氨酸合成酶辅酶，促进细胞内核酸、蛋白和脂质的合成，从而修复受损的神经组织，并促进髓鞘形成和轴突再生，临床证实可改善 DNP 的症状。轻者可口服，每次 500 mg，3 次/天；重者肌内注射，500 μg/d，两周或更长为 1 个疗程。神经节苷脂是神经细胞膜正常组分，40 mg 肌内注射，每周注射 5 天，共 6 周。改善神经血液微循环药物，前列腺素 E_1 及其类似物可增加神经内膜血流，如前列地尔 10 μg 静脉注射，2 次/天，10 天为 1 个疗程。血管紧张素转换酶抑制剂和钙通道阻滞剂等可增加神经血流量及神经内毛细血管密度，改善神经缺血、缺氧。阿司匹林、噻氯匹定等具有抗血小板聚集及血管扩张作用。抗氧化药物，α-硫辛酸可增加周围神经血流量，改善血供；清除自由基，减少自由基对神经损伤；减少山梨醇，避免神经纤维水肿、坏死；促进神经元生长，减少神经功能病变。中药，很多具有抗凝、扩血管、降低血小板黏附性作用的活血化瘀类中药，如川芎嗪、复方丹参、葛根素、刺五加等。③疼痛治疗，抗惊厥药物主要有苯妥英和卡马西平，但疗效不理想。目前广泛应用的是加巴喷丁，需注意不良反应的发生。拉莫三嗪是谷氨酸受体阻滞剂，起始剂量为 25 mg/d，逐渐加至最大维持剂量 400 mg/d，可有效改善 DNP 的症状，且不良反应少，安全性好。三环类抗抑郁药，如丙米嗪、阿米替林通常有效，常规剂量 50～150 mg/d，但可加重直立性低血压；5-羟色胺再摄取抑制剂舍曲林、氟西汀等耐受性较好。

预防糖尿病性神经病并发症糖尿病足给予足部护理，感觉缺失的患者应注意保护，以防发生足部无痛性溃疡。

2.尿毒症性多发性神经病

尿毒症性多发性神经病是慢性肾衰竭最常见并发症。病因尚不清楚，可能与甲基胍嘧啶、肌醇等毒素聚集有关。表现为无痛性、进展性和对称性感觉运动麻痹，通常先累及下肢，然后累及上肢。有些患者最初出现足部烧灼样感觉障碍或下肢蚁走感、瘙痒感，症状在夜间加重，活动时减轻，颇似不安腿综合征。病情继续进展则出现双下肢麻木、感觉缺失、肌力减弱，严重者可有四肢远端肌肉萎缩。神经病变通常在数月内缓慢进展,偶可为亚急性。经长期血液透析后,神经病变的症状和体征可趋于稳定,但仍有少数患者病情进展加快。患者成功接受肾脏移植后,通常经6～12个月周围神经功能可望得到完全恢复。

3.营养缺乏性多发性神经病

消化系统疾病引起的吸收功能障碍、长期酗酒、剧烈的妊娠呕吐、慢性消耗性疾病、甲状腺功能亢进症等导致营养缺乏,主要是维生素 B_1 的缺乏。表现为两腿沉重感、腓肠肌压痛或痛性痉挛。可有双足踝部刺痛、灼痛及蚁行感,呈袜套样改变。病情进展可出现小腿肌肉无力,表现为垂足,行走时呈跨阈步态。腱反射早期亢进,后期减弱或消失。

乙醇营养障碍性神经病是长期大量酗酒导致营养障碍,引起慢性对称性感觉运动性多发性神经病。与 B 族维生素尤其是维生素 B_1 的缺乏有关。慢性乙醇中毒患者起病缓慢,症状及体征下肢较上肢重,以感觉障碍为主,深感觉常常受累,表现为双足踝部灼痛、刺痛及蚁行感,呈袜套样改变,部分患者腓肠肌压痛较明显,下肢位置觉、振动觉减退或消失,出现走路踩棉花感和共济失调等。传导深感觉的神经纤维对慢性乙醇毒性较敏感,其受累引起的振动觉的改变可出现在没有临床症状的长期饮酒的人群中。运动神经受累较晚,表现为下肢末端无力,腱反射减弱或消失,跟腱反射改变比膝反射早,病变严重者可有肌萎缩。偶有患者出现脑神经受损,如动眼、外展及前庭神经损害,也可有自主神经调节功能异常。电生理检查,运动神经传导速度(MCV)、感觉神经传导速度(SCV)可有不同程度减慢。本病应于戒酒同时补充大剂量 B 族维生素,症状及体征可有缓解。

4.呋喃类药物中毒

常见的呋喃类药物有呋喃唑酮、呋喃妥因等。肾功能障碍者可因血药浓度增高而发病。症状常在用药后 5～14 天出现,首先表现为肢体远端感觉异常、感觉减退和肢端疼痛。肢端皮肤多汗,可有色素沉着。肌肉无力与肌萎缩相对轻微。应用此类药物时应密切观察周围神经症状。尤应注意不可超过正常剂量及长时间使用此类药物。

5.异烟肼中毒

本病多发生于长期服用异烟肼的患者。临床表现以双下肢远端感觉异常和感觉缺失为主,可有肌力减弱与腱反射消失。其发病机制与异烟肼干扰维生素 B_6 的正常代谢有关。病情严重者应停药,服用维生素 B_6。异烟肼引起者如神经病变不重,可在应用维生素 B_6 治疗时继续服用异烟肼。

6.正己烷中毒性周围神经病

正己烷是一种常用工业有机溶剂,用于工业粘胶配制、油脂萃取、制鞋等多个行业。作业人员长期接触低浓度正己烷且缺乏有效地防护可诱发正己烷中毒性周围神经病。其发病机制可能与轴索骨架蛋白、能量代谢障碍及神经生长因子信号转导通路等有关。

本病潜伏期 8 个月,接触程度高时潜伏期较短。前驱症状有头痛、头昏、食欲缺乏、体重减轻等,然后四肢远端缓慢出现上行性的感觉障碍和运动障碍,表现为四肢末端麻木、触电样、蚁走样或"胀大变厚"感,肢体远端痛、触觉减弱或消失、音叉振动觉减弱或消失。多数患者出现肌腱反射减弱或消失,跟腱反射异常出现最早。肌力减退多见于下肢,患者行走呈跨阈步态。可以出现肌萎缩,以鱼际肌和掌骨间肌萎缩最常见,部分患者伴小腿及前臂肌群萎缩。可伴有自主神经功能障碍,如心率增快和手足湿冷等。偶有患者出现眼底异常和视力障碍。神经肌电图检查即可显示神经源性损害,潜伏期减慢、波幅下降、MCV 及 SCV 减慢,可呈典型失神经支配现象,表明损伤主要在轴索。病理检查也发现损害以轴索肿胀和轴索变性为特征。

正己烷在体内主要代谢产物之一为 2,5-己二酮,其尿中浓度只反映人体近期接触正己烷的程度,不能作为慢性正己烷中毒的诊断依据。慢性正己烷中毒的诊断应结合接触史、临床表现和神经肌电图结果。治疗应用 B 族维生素、神经生长因子,辅以理疗和四肢运动功能锻炼等,多数患者可以痊愈。部分患者脱离接触后 3~4 个月病情仍继续恶化,然后进入恢复。该病病程长达数月或1年以上。

7.POEMS 综合征

POEMS 综合征是一组以多发性周围神经病和单克隆浆细胞增生为主要表现的临床综合征。病名由 5 种常见临床表现的英文字头组成,即多发性神经病、脏器肿大、内分泌病、M 蛋白和皮肤损害。多中年以后起病,男性较多见。起病隐袭、进展慢。依照症状、体征出现频率可有下列表现:①慢性进行性感觉运动性多神经病,脑脊液蛋白含量增高。②皮肤改变:因色素沉着变黑,并有皮肤增厚与多毛。③内分泌改变:男性出现阳痿、女性化乳房,女性出现闭经、痛性乳房增大和溢乳,可合并糖尿病。④内脏肿大:肝、脾大,周围淋巴结肿大。⑤水肿:视盘水肿;胸腔积液、腹水、下肢指凹性水肿。⑥异常球蛋白血症:血清蛋白电泳出现 M 蛋白,尿检可有本周蛋白。⑦骨骼改变:可在脊柱、骨盆、肋骨及肢体近端发现骨硬化性改变,为本病影像学特征,也可有溶骨性病变,骨髓检查可见浆细胞增多或骨髓瘤。⑧低热、多汗、杵状指。治疗用皮质激素、免疫抑制剂,近期对水肿、内脏肿大、内分泌改变等效果较好,但周围神经损害改善不明显,骨髓瘤的化疗+放射治疗(简称放疗)、手术切除,各症状可有所改善。

(王君波)

第四章

心内科疾病

第一节　稳定型心绞痛

稳定型心绞痛是由于劳力引起心肌耗氧量增加,而病变的冠状动脉不能及时调整和增加血流量,从而引起可逆性心肌缺血,但不引起心肌坏死。这是由于心肌供氧与耗氧之间暂时失去平衡而发生心肌缺血的临床症状,是在一定条件下冠状动脉所供应的血液和氧不能满足心肌需要的结果。本病多见于男性,多数患者年龄在 40 岁以上,常合并高血压、吸烟、糖尿病、脂质代谢异常等心血管疾病危险因子。大多数为冠状动脉粥样硬化导致血管狭窄引起,还可由主动脉瓣病变、梅毒性主动脉炎、肥厚型心肌病、先天性冠状动脉畸形、风湿性冠状动脉炎、心肌桥等引起。

一、发病机制

心肌内没有躯体神经分布,因此机械性刺激并不引起疼痛。心肌缺血时产生痛觉的机制仍不明确。当冠状动脉的供氧与心肌的氧耗之间发生矛盾时,心肌急剧的、暂时的缺血缺氧,导致心肌的代谢产物如乳酸、丙酮酸、磷酸等酸性物质及一些类似激肽的多肽类物质在心肌内大量积聚,刺激心脏内自主神经传入纤维末梢,经第 1～5 胸交感神经节和相应的脊髓段,传至大脑,产生疼痛感觉。因此,与心脏自主神经传入处于相同水平脊髓段的脊神经所分布的区域,如胸骨后、胸骨下段、上腹部、左肩、左上肢内侧等部位可以出现痛觉,这就是牵涉痛产生的可能原因。由于心绞痛并非躯体神经传入,所以常不是锐痛,不能准确定位。

心肌产生能量的过程需要大量的氧供,心肌耗氧量(MVO_2)的增加是引起稳定型心绞痛发作的主要原因之一。心肌耗氧量由心肌张力、心肌收缩强度和心率所决定,常用心率与收缩压的乘积作为评估心肌耗氧程度的指标。在正常情况下,冠状循环有强大的储备力量,在剧烈运动时,其血流量可增加到静息时的 6～7 倍,在缺氧状况下,正常的冠状动脉可以扩张,也能使血流量增加 4～5 倍。动脉粥样硬化而致冠状动脉狭窄或部分分支闭塞时,冠状动脉对应激状态下血流的调节能力明显减弱。在稳定型心绞痛患者,虽然冠状动脉狭窄,心肌的血液供应减少,但在静息状态下,仍然可以满足心脏的需要,故安静时患者无症状;当心脏负荷突然增加,如劳力、激动、寒冷刺激、饱食等,使心肌张力增加(心腔容积增加、心室舒张末期压力增高)、心肌收缩力增加(收缩压增高、心室压力曲线最大压力随时间变化率增加)或心率增快,均可引起心肌耗氧量增加,引起心绞痛的发作。

在其他情况下,如严重贫血、肥厚型心肌病、主动脉瓣狭窄/关闭不全等,由于血液携带氧的能力下降,或心肌肥厚致心肌氧耗增加,或心排血量过少/舒张压过低,均可以造成心肌氧供和氧耗之间的失平衡,心肌血液供给不足,遂引起心绞痛发作。在多数情况下,稳定型心绞痛常在同样的心肌耗氧量的情况下发生,即患者每次在某一固定运动强度的诱发下发生症状,因此症状的出现很具有规律性。当发作的规律性在短期内发生显著变化时(如诱发症状的运动强度明显减低),常提示患者出现了不稳定型心绞痛。

二、病理和病理生理

一般来说,至少1支冠状动脉狭窄程度>70%才会导致心肌缺血。

(一)心肌缺血、缺氧时的代谢与生化改变

在正常情况下,心肌主要通过脂肪氧化的途径获得能量,供能的效率比较高。但相对于对糖的利用供能来说,对脂肪的利用需要消耗更多的氧。

1.心肌的缺氧代谢及其对能量产生和心肌收缩力的影响

缺血缺氧引起心肌代谢的异常改变。心肌在缺氧状态下无法进行正常的有氧代谢,从三磷酸腺苷(ATP)或肌酸磷酸(CP)产生的高能磷酸键减少,导致依赖能源的心肌收缩和膜内外离子平衡发生障碍。缺血时由于乳酸和丙酮酸不能进入三羧酸循环进行氧化,无氧糖酵解增强,乳酸在心肌内堆积,冠状静脉窦乳酸含量增高。由于无氧酵解供能效率较低,而且乳酸的堆积限制了无氧糖酵解的进行,心肌能量产生障碍及乳酸积聚引起心肌内的乳酸性酸中毒,均可导致心肌收缩功能的下降。

2.心肌细胞离子转运的改变对心肌收缩及舒张功能的影响

正常心肌细胞受激动而除极时,细胞内钙离子浓度增高,钙离子与原肌凝蛋白上的肌钙蛋白C结合后,解除了肌钙蛋白Ⅰ的抑制作用,促使肌动蛋白和肌浆球蛋白合成肌动球蛋白,引起心肌收缩。当心肌细胞缺氧时,细胞膜对钠离子的渗透性异常增高,细胞内钠离子增多及细胞内的酸中毒,使肌浆网内的钙离子流出障碍,细胞内钙离子浓度降低并妨碍钙离子与肌钙蛋白的结合,使心肌收缩功能发生障碍。缺氧也使心肌松弛发生障碍,可能因心肌高能磷酸键的储备降低,导致细胞膜上钠-钙离子交换系统功能的障碍及肌浆网钙泵对钙离子的主动摄取减少,因此钙离子与肌钙蛋白的解离缓慢,心肌舒张功能下降,左心室顺应性减低,心室充盈的阻力增加。

3.心肌缺氧对心肌电生理的影响

肌细胞受缺血性损伤时,钠离子在细胞内积聚而钾离子向细胞外漏出,使细胞膜在静止期处于部分除极化状态,当心肌细胞激动时,由于除极不完全,从而产生损伤电流。在心电图上表现为ST段的偏移。由于心腔内的压力,在冠状动脉血供不足的情况下,心内膜下的心肌更容易发生急性缺血。受急性缺血性损伤的心内膜下心肌,其静息电位较外层为高(部分除极化状态),而在心肌除极后其电位则较外层为低(除极不完全);因此,在左心室表面记录的心电图上出现ST段的压低。当心肌缺血发作时主要累及心外膜下心肌,则心电图可以表现为ST段抬高。

(二)左心室功能及血流动力学改变

缺血部位心室壁的收缩功能,在心肌缺血发生时明显减弱甚至暂时完全丧失,而正常心肌区

域代偿性收缩增强,可以表现为缺血部位收缩期膨出。但存在大面积的心肌缺血时,可影响整个左心室的收缩功能,心室舒张功能受损,充盈阻力增加。在稳定型心绞痛患者,各种心肌代谢和功能障碍是暂时、可逆性的,心绞痛发作时患者自动停止活动,使缺血部位心肌的血液供应恢复平衡,从而减轻或缓解症状。

三、临床表现

稳定型心绞痛通常均为劳力性心绞痛,其发作的性质通常在 3 个月内并无改变,即每天和每周疼痛发作次数大致相同,诱发疼痛的劳力和情绪激动程度相同,每次发作疼痛的性质和部位无改变,用硝酸甘油后,也在相同时间内发生疗效。

(一)症状

稳定型心绞痛的发作具有其较为特征性的临床表现,对临床的冠心病诊断具有重要价值,可以通过仔细的病史询问获得这些有价值的信息。心绞痛以发作性胸痛为主要临床表现,疼痛的特点有以下几点。

1.性质

心绞痛发作时,患者常无明显的疼痛,而表现为压迫、发闷或紧缩感,也可有烧灼感,但不尖锐,非针刺样或刀割样痛,偶伴濒死、恐惧感。发作时,患者往往不自觉地停止活动,至症状缓解。

2.部位

主要位于心前区、胸骨体上段或胸骨后,界限不清楚,约有手掌大小。常放射至左肩、左上肢内侧达无名指和小指、颈、咽或下颌部,也可以放射至上腹部甚至下腹部。

3.诱因

常由体力劳动或情绪激动(如愤怒、焦急、过度兴奋等)、饱食、寒冷、吸烟、心动过速等诱发。疼痛发生于劳力或激动的当时,而不是在劳累以后。典型的稳定型心绞痛常在类似活动强度的情况下发生。早晨和上午是心肌缺血的好发时段,可能与患者体内神经体液因素在此阶段的激活有关。

4.持续时间和缓解因素

心绞痛出现后常逐步加重,在患者停止活动后 3～5 分钟逐渐消失。舌下含服硝酸甘油症状也能在 2～3 分钟缓解。如果患者在含服硝酸甘油后 10 分钟内无法缓解症状,则认为硝酸甘油无效。

5.发作频率

稳定型心绞痛可数天或数星期发作一次,也可一天内发作多次。一般来说,发作频率固定,如短时间内发作频率较以前明显增加,应该考虑不稳定型心绞痛(恶化劳力型)。

(二)体征

稳定型心绞痛患者在心绞痛发作时常见心率增快、血压升高。通常无其他特殊发现,但仔细的体格检查可以明确患者存在的心血管病危险因素。体格检查对鉴别诊断有很大的意义,例如,在胸骨左缘闻及粗糙的收缩期杂音应考虑主动脉瓣狭窄或肥厚梗阻型心肌病的可能。在胸痛发作期间,体格检查可能发现乳头肌缺血和功能失调引起的二尖瓣关闭不全的收缩期杂音;心肌缺血发作时可能出现左心室功能障碍,听诊时有时可闻及第四心音或第三心音奔马律、第二心音逆分裂或出现交替脉。

四、辅助检查

(一)心电图检查

心电图是发现心肌缺血、诊断心绞痛最常用、最便宜的检查方法。

1.静息心电图检查

稳定型心绞痛患者静息心电图多数是正常的,所以静息心电图正常并不能除外冠心病。一些患者可以存在 ST-T 改变,包括 ST 段压低(水平型或下斜型),T 波低平或倒置,可伴有或不伴有陈旧性心肌梗死的表现。单纯、持续的 ST-T 改变对心绞痛并无显著的诊断价值,可以见于高血压、心室肥厚、束支传导阻滞、糖尿病、心肌病变、电解质紊乱、抗心律失常药物或化学治疗药物治疗、吸烟、心脏神经官能症患者。因此,单纯根据静息心电图诊断心肌缺血很不可靠。虽然冠心病患者可以出现静息心电图 ST-T 异常,并可能与冠状动脉病变的严重程度相关,但绝对不能仅根据心电图存在 ST-T 的异常即诊断冠心病。

心绞痛发作时特征性的心电图异常是 ST-T 较发作前发生明显改变,在发作以后恢复至发作前水平。由于心绞痛发作时心内膜下心肌缺血常见,心电图改变多表现为 ST 段压低(水平型或下斜型)0.1 mV 以上,T 波低平或倒置,ST 段改变往往比 T 波改变更具特异性;少数患者在发作时原来低平、倒置的 T 波变为直立(假性正常化),也支持心肌缺血的诊断。虽然 T 波改变对心肌缺血诊断的特异性不如 ST 段改变,但如果发作时的心电图与发作之前比较有明显差别,发作后恢复,也具有一定的诊断意义。部分稳定型心绞痛患者可以表现为心脏传导系统功能异常,最常见的是左束支传导阻滞和左前分支传导阻滞。此外,心绞痛发作时还可以出现各种心律失常。

2.心电图负荷试验

心电图负荷试验是对疑有冠心病的患者,通过给心脏增加负荷(运动或药物)而激发心肌缺血来诊断冠心病。运动试验的阳性标准为运动中出现典型心绞痛,运动中或运动后出现 ST 段水平或下斜型下降≥1 mm(J 点后 60～80 毫秒),或运动中出现血压下降者。心电图负荷试验检查的指征为临床上怀疑冠心病,为进一步明确诊断;对稳定型心绞痛患者进行危险分层;冠状动脉搭桥及心脏介入治疗前后的评价;陈旧性心肌梗死患者对非梗死部位心肌缺血的监测。禁忌证包括急性心肌梗死;高危的不稳定型心绞痛;急性心肌、心包炎;严重高血压[收缩压≥26.7 kPa(200 mmHg)和(或)舒张压≥14.7 kPa(110 mmHg)]心功能不全;严重主动脉瓣狭窄;肥厚型梗阻性心肌病;静息状态下有严重心律失常;主动脉夹层。负荷试验终止的指标为ST-T 降低或抬高≥0.2 mV;心绞痛发作;收缩压超过 29.3 kPa(220 mmHg);血压较负荷前下降;室性心律失常(多源性、连续3 个室性期前收缩和持续性室性心动过速)。

通常,运动负荷心电图的敏感性可达到 70%,特异性 70%～90%。有典型心绞痛并且负荷心电图阳性,诊断冠心病的准确率达 95%。运动负荷试验为最常用的方法,运动方式主要为分级踏板或蹬车,其运动强度可逐步分期升级。目前,通常是以达到按年龄预计的最大心率(HR_{max})或 85%～90% 的最大心率为目标心率,前者为极量运动试验,后者为次极量运动试验。运动中应持续监测心电图、血压的改变并记录,运动终止后即刻和此后每 2 分钟均应重复心电图记录,直至心率恢复运动前水平。

Duke 活动平板评分是可以用来进行危险分层的指标。

Duke 评分＝运动时间(min)－5×ST 段下降(mm)－(4×心绞痛指数)

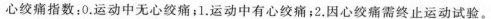

心绞痛指数:0.运动中无心绞痛;1.运动中有心绞痛;2.因心绞痛需终止运动试验。

Duke 评分≥5 分低危,1 年病死率 0.25%;-10～+4 分中危,1 年病死率 1.25%;≤-11 高危,1 年病死率 5.25%。Duke 评分系统适用于 75 岁以下的冠心病患者。

3.心电图连续监测(动态心电图)

连续记录 24 小时的心电图,可从中发现心电图 ST-T 改变和各种心律失常,通过将 ST-T 改变出现的时间与患者症状的对照分析,从而确定患者症状与心电图改变的意义。心电图中显示缺血性 ST-T 改变而当时并无心绞痛发作者称为无痛性心肌缺血,诊断无痛性心肌缺血时,ST 段呈水平或下斜型压低≥0.1 mV,并持续 1 分钟以上。进行 12 导联的动态心电图监测对心肌缺血的诊断价值较大。

(二)超声心动图检查

稳定型心绞痛患者的静息超声心动图检查大部分无异常表现,但在心绞痛发作时,如果同时进行超声心动图检查,可以发现节段性室壁运动异常,并可以出现一过性心室收缩与舒张功能障碍的表现。超声心动图负荷试验是诊断冠心病的手段之一,可以帮助识别心肌缺血的范围和程度,敏感性和特异性均高于心电图负荷试验。超声心动图负荷试验按负荷的性质可分为药物负荷试验(常用多巴酚丁胺)、运动负荷试验、心房调搏负荷试验及冷加压负荷试验。根据负荷后室壁的运动情况,可将室壁运动异常分为运动减弱、运动消失、矛盾运动及室壁瘤。

(三)放射性核素检查

^{201}Tl-静息和负荷心肌灌注显像:^{201}Tl 随冠状动脉血流很快被正常心肌所摄取。静息时铊显像所示灌注缺损主要见于心肌梗死后瘢痕部位;而负荷心肌灌注显像可以在运动诱发心肌缺血时,显示出冠状动脉供血不足导致的灌注缺损。不能运动的患者可做双嘧达莫试验,静脉注射双嘧达莫使正常或较正常的冠状动脉扩张,引起"冠状动脉窃血",产生狭窄血管供应的局部心肌缺血,可取得与运动试验相似的效果。近年,还用腺苷或多巴酚丁胺做药物负荷试验。近年用 ^{99m}Tc-MIBI 做心肌显像取得良好效果,并已推广,它在心肌内分布随时间变化相对固定,无明显再分布,显像检查可在数小时内进行。

(四)多层 CT 或电子束 CT 平扫

多层 CT 或电子束 CT 平扫可检出冠状动脉钙化并进行积分。人群研究显示钙化与冠状动脉病变的高危人群相联系,但钙化程度与冠状动脉狭窄程度却并不一致。因此,不推荐将钙化积分常规用于心绞痛患者的诊断。

CT 冠状动脉造影(CTA)为显示冠状动脉病变及形态的无创检查方法,具有较高的阴性预测值,若 CTA 未见狭窄病变,一般无须进行有创检查。但 CT 冠状动脉造影对狭窄部位病变程度的判断仍有一定局限性,特别当存在明显的钙化病变时,会显著影响狭窄程度的判断,而冠状动脉钙化在冠心病患者中相当普遍。因此,CTA 对冠状动脉狭窄程度的显示仅能作为参考。

(五)左心导管检查

左心导管检查主要包括冠状动脉造影术和左心室造影术,是有创性检查方法,前者目前仍然是诊断冠心病的金标准。左心导管检查通常采用穿刺股动脉(Judkins 技术)、肱动脉(Sones 技术)或桡动脉的方法。选择性冠状动脉造影将导管插入左、右冠状动脉口,注射造影剂使冠状动脉主支及其分支显影,可以较准确地反映冠状动脉狭窄的程度和部位。左心室造影术是将导管送入左心室,用高压注射器将造影剂以 12～15 mL/s 的速度注入左心室以评价左心室整体收缩功能及局部室壁运动状况。心导管检查的风险与疾病的严重程度及术者经验直接相关,并发症大约为 0.1%。根据冠状动脉的灌注范围,将冠状动脉分为左冠状动脉优势型、右冠状动脉优势型和均衡型。"优势型"是指哪一支冠状动脉供应左心室间隔和左心室后壁;85% 为右冠状动脉优势型,7% 为右冠状动脉和左冠的回旋支共同支配,即均衡型,8% 为左冠状动脉优势型。

五、危险分层

通过危险分层,定义出发生冠心病事件的高危患者,对采取个体化治疗,改善长期预后具有重要意义。根据以下各个方面对稳定型心绞痛患者进行危险分层。

(一)临床评估

患者病史、症状、体格检查及实验室检查可为预后提供重要信息。冠状动脉病变严重、有外周血管疾病、心力衰竭者预后不良。心电图有陈旧性心肌梗死、完全性左束支传导阻滞、左心室肥厚、二至三度房室传导阻滞、心房颤动、分支阻滞者,发生心血管事件的危险性也增高。

(二)负荷试验

Duke 活动平板评分可以用来进行危险分层。此外,运动早期出现阳性(ST 段压低>1 mm)、试验过程中 ST 段压低>2 mm、出现严重室律失常时,预示患者高危。超声心动图负荷试验有很好的阴性预测价值,年死亡或心肌梗死发生率<0.5%。而静息时室壁运动异常、运动引发更严重的室壁运动异常者高危。

核素检查显示运动时心肌灌注正常则预后良好,年心脏性猝死、心肌梗死的发生率<1%,与正常人群相似;运动灌注明显异常提示有严重的冠状动脉病变,预示患者高危,应动员患者行冠状动脉造影及血运重建治疗。

(三)左心室收缩功能

左心室射血分数(LVEF)<35% 的患者年病死率>3%。男性稳定型心绞痛伴心功能不全者 5 年存活率仅 58%。

(四)冠状动脉造影

冠状动脉造影显示的病变部位和范围决定患者预后。CASS 注册登记资料显示正常冠状动脉 12 年的存活率 91%,单支病变 74%,双支病变 59%,三支病变 50%,左主干病变预后不良,左前降支近端病变也能降低存活率,但血运重建可以降低病死率。

六、诊断和鉴别诊断

(一)诊断

根据典型的发作特点,结合年龄和存在的其他冠心病危险因素,除外其他疾病所致的胸痛,即可建立诊断。发作时典型的心电图改变为:以 R 波为主的导联中,ST 段压低,T 波平坦或倒置,发作过后数分钟内逐渐恢复。心电图无改变的患者可考虑做心电图负荷试验。发作不典型者,诊断要依靠观察硝酸甘油的疗效和发作时心电图的变化,如仍不能确诊,可以考虑做心电图负荷试验或 24 小时的动态心电图连续监测。诊断困难者可考虑行超声心动图负荷试验、放射性核素检查和冠状动脉 CTA。考虑介入治疗或外科手术者必须行选择性冠状动脉造影。在有 CTA 设备的医院,单纯进行冠心病的诊断已经很少使用选择性冠状动脉造影检查。

(二)鉴别诊断

稳定型心绞痛尤其需要与以下疾病进行鉴别。

1.心脏神经症

患者胸痛常为短暂(几秒钟)的刺痛或持久(几小时)的隐痛,胸痛部位多在左胸乳房下心尖部附近,部位常不固定。症状多在劳力之后出现,而不在劳力的当时发生。患者症状多在安静时出现,体力活动或注意力转移后症状反而缓解,常可以耐受较重的体力活动而不出现症状。含服硝酸甘油无效或在十多分钟后才"见效",常伴有心悸、疲乏及其他神经衰弱的症状,常喜欢叹息性呼吸。

2.不稳定型心绞痛和急性心肌梗死不稳定型心绞痛

不稳定型心绞痛和急性心肌梗死不稳定型心绞痛包括初发型心绞痛、恶化劳力性心绞痛、静息型心绞痛等。通常疼痛发作较频繁、持续时间延长、对药物治疗反应差,常伴随出汗、恶心呕吐、濒死感等症状。

3.肋间神经痛

本病疼痛常累及第1~2个肋间,沿肋间神经走向,疼痛性质为刺痛或灼痛,持续性而非发作性,咳嗽、用力呼吸和身体转动可使疼痛加剧,局部有压痛。

4.其他疾病

其他疾病包括主动脉严重狭窄或关闭不全、冠状动脉炎引起的冠状动脉口狭窄或闭塞、肥厚型心肌病、X综合征等疾病均可引起心绞痛,要根据其他临床表现来鉴别。此外,还需与胃食管反流、食管动力障碍、食管裂孔疝等食管疾病及消化性溃疡、颈椎病等鉴别。

七、治疗

治疗有两个主要目的:一是预防心肌梗死和猝死,改善预后;二是减轻症状,提高生活质量。

(一)一般治疗

症状出现时立刻休息,在停止活动后3~5分钟症状即可消除。应尽量避免各种确知的诱发因素,如过度的体力活动、情绪激动、饱餐等,冬天注意保暖。调节饮食,特别是一次进食不宜过饱,避免油腻饮食,禁绝烟酒。调整日常生活与工作量;减轻精神负担;同时治疗贫血、甲状腺功能亢进等相关疾病。

(二)药物治疗

药物治疗的目的是预防心肌梗死和猝死,改善生存率;减轻症状和缺血发作,改善生活质量。在选择治疗药物时,应首先考虑预防心肌梗死和死亡。此外,应积极处理心血管病危险因素。

1.预防心肌梗死和死亡的药物治疗

(1)抗血小板治疗:冠状动脉内血栓形成是急性冠心病事件发生的主要特点,而血小板的激活和白色血栓的形成,是冠状动脉内血栓的最早期形式。因此,在冠心病患者,抑制血小板功能对于预防事件、降低心血管死亡具有重要意义。

阿司匹林:通过抑制血小板环氧化酶从而抑制血栓素 A_2(TXA_2)诱导的血小板聚集,防止血栓形成。研究表明,阿司匹林治疗能使稳定型心绞痛患者心血管不良事件的相对危险性降低33%,在所有缺血性心脏病的患者,无论有否症状,只要没有禁忌证,应常规、终身服用阿司匹林75~150 mg/d。阿司匹林不良反应主要是胃肠道症状,并与剂量有关。阿司匹林引起消化道出血的年发生率为1‰~2‰,禁忌证包括过敏、严重未经治疗的高血压、活动性消化性溃疡、局部出血和出血体质。因胃肠道症状不能耐受阿司匹林的患者,在使用氯吡格雷代替阿司匹林的同时,应使用质子泵抑制剂(如泮托拉唑或雷贝拉唑)。

二磷酸腺苷（ADP）受体拮抗剂：通过 ADP 受体抑制血小板内 Ca^{2+} 活性，从而发挥抗血小板作用，主要抑制 ADP 诱导的血小板聚集。常用药物包括氯吡格雷和噻氯匹定，氯吡格雷的应用剂量为 75 mg，每天 1 次；噻氯匹定为 250 mg，1～2 次/天。由于噻氯匹定可以引起白细胞计数、中性粒细胞和血小板计数减少，因此要定期做血常规检查，目前已经很少使用。在使用阿司匹林有禁忌证时可口服氯吡格雷。在稳定型心绞痛患者，目前尚无足够证据推荐联合使用阿司匹林和氯吡格雷。

（2）β 肾上腺素能受体阻滞剂（β 受体阻滞剂）：β 受体阻滞剂对冠心病病死率影响的荟萃分析显示，心肌梗死后患者长期接受 β 受体阻滞剂治疗，可以使病死率降低 24%。而具有内在拟交感活性的 β 受体阻滞剂心脏保护作用较差，故推荐使用无内在拟交感活性的 β 受体阻滞剂（如美托洛尔、比索洛尔、阿罗洛尔、普萘洛尔等）。β 受体阻滞剂的使用剂量应个体化，从较小剂量开始，逐级增加剂量，以达到缓解症状、改善预后的目的。β 受体阻滞剂治疗过程中，以清醒时静息心率不低于 50 次/分为宜。

β 受体阻滞剂长期应用可以显著降低冠心病患者心血管事件的患病率和病死率，为冠心病二级预防的首选药物，应终身服用。如果必须停药时应逐步减量，突然停用可能引起症状反跳，甚至诱发急性心肌梗死。对慢性阻塞性肺疾病/支气管哮喘、心力衰竭、外周血管病患者，应谨慎使用 β 受体阻滞剂，对显著心动过缓（用药前清醒时心率＜50 次/分）或高度房室传导阻滞者不用为宜。

（3）HMG-CoA 还原酶抑制药（他汀类药物）：他汀类药物通过抑制胆固醇合成，在治疗冠状动脉粥样硬化中起重要作用，大量临床研究和荟萃分析均证实，降低胆固醇（主要是低密度脂蛋白胆固醇，LDL-C）治疗与冠心病病死率和总病死率的降低有明显的相关性。他汀类药物还可以改善血管内皮细胞的功能、抑制炎症反应、稳定斑块、促使动脉粥样硬化斑块消退，从而发挥调脂以外的心血管保护作用。稳定型心绞痛的患者（高危）应长期接受他汀类治疗，建议将 LDL-C 降低至 2.6 mmol/L（100 mg/dL）以下，对合并糖尿病者（极高危），应将 LDL-C 降低至 2.1 mmol/L（80 mg/dL）以下。

（4）血管紧张素转换酶抑制药（ACEI）：ACEI 治疗在降低稳定型冠心病缺血性事件方面有重要作用。ACEI 能逆转左心室肥厚、血管增厚，延缓动脉粥样硬化进展，能减少斑块破裂和血栓形成，另外有利于心肌氧供/氧耗平衡和心脏血流动力学，并降低交感神经活性。推荐用于冠心病患者的二级预防，尤其是合并高血压、糖尿病和心功能不全的患者。HOPE、PEACE 和 EUROPA 研究的荟萃分析显示，ACEI 用于稳定型心绞痛患者，与安慰剂相比，可以使所有原因导致的死亡降低 14%、非致死性心肌梗死降低 18%、所有原因导致的卒中降低 23%。下述情况不应使用：收缩压＜12.0 kPa（90 mmHg）、肾衰竭、双侧肾动脉狭窄和过敏者。其不良反应包括干咳、低血压和罕见的血管性水肿。

2.抗心绞痛和抗缺血治疗

（1）β 受体阻滞剂：通过阻断儿茶酚胺对心率和心收缩力的刺激作用。减慢心率、降低血压、抑制心肌收缩力，从而降低心肌氧耗量，预防和缓解心绞痛的发作。由于心率减慢后心室射血时间和舒张期充盈时间均延长，舒张末心室容积（前负荷）增加，在一定程度上抵消了心率减慢引起的心肌耗氧量下降，因此与硝酸酯类药物联合可以减少舒张期静脉回流，而且 β 受体阻滞剂可以抑制硝酸酯给药后对交感神经系统的兴奋作用，获得药物协同作用。

（2）硝酸酯类药物：这类药物通过扩张容量血管、减少静脉回流、降低心室容量、心腔内压和心室壁张力,同时对动脉系统有轻度扩张作用,降低心脏后负荷,从而降低心肌耗氧量。此外,硝酸酯可以扩张冠状动脉,增加心肌供氧,从而改善心肌氧供和氧耗的失平衡,缓解心绞痛症状。近期研究发现,硝酸酯还具有抑制血小板聚集的作用,其临床意义有待于进一步证实。①硝酸甘油:为缓解心绞痛发作,可使用起效较快的硝酸甘油舌下含片,1～2片(0.3～0.6 mg),舌下含化,通过口腔黏膜迅速吸收,给药后1～2分钟即开始起作用,约10分钟后作用消失。大部分患者在给药3分钟内见效,如果用药后症状仍持续10分钟以上,应考虑舌下硝酸甘油无效。延迟见效或无效时,应考虑药物是否过期或未溶解,或应质疑患者的症状是否为稳定型心绞痛。硝酸甘油口腔气雾剂也常用于缓解心绞痛发作,作用方式同舌下含片。用2%硝酸甘油油膏或贴片(含5～10 mg)涂或贴在胸前或上臂皮肤而缓慢吸收,适用于预防心绞痛发作。②二硝酸异山梨酯:二硝酸异山梨酯口服3次/天,每次5～20 mg,服后半小时起作用,持续3～5小时。本药舌下含化后2～5分钟见效,作用维持2～3小时,每次5～10 mg。口服二硝酸异山梨酯肝脏首过效应明显,生物利用度仅20%～30%。气雾剂通过黏膜直接吸收,起效迅速,生物利用度相对较高。③5-单硝酸异山梨酯:为二硝酸异山梨酯的两种代谢产物之一,半衰期长达4～6小时,口服吸收完全,普通剂型每天给药2次,缓释剂型每天给药1次。

硝酸酯药物持续应用的主要问题是产生耐药性,其机制尚未明确,可能与体内巯基过度消耗、肾素-血管紧张素-醛固酮(RAS)系统激活等因素有关。防止发生耐药的最有效方法是偏心给药,保证每天足够长(8～10小时)的无硝酸酯期。硝酸酯药物的不良作用有头晕、头胀痛、头部跳动感、面红、心悸等,偶有血压下降(静脉给药时相对多见)。

(3)钙通道阻滞剂:本类药物抑制钙离子进入心肌内,抑制心肌细胞兴奋收缩偶联中钙离子的作用。因而抑制心肌收缩;扩张周围血管,降低动脉压,降低心脏后负荷,因此减少心肌耗氧量。钙通道阻滞剂可以扩张冠状动脉,解除冠状动脉痉挛,改善心内膜下心肌的供血。此外,实验研究发现钙通道阻滞剂还可以降低血黏度,抑制血小板聚集,改善心肌的微循环。常用制剂包括二氢吡啶类钙通道阻滞剂(氨氯地平、硝苯地平等)和非二氢吡啶类钙通道阻滞剂(硫氮草酮等)。

钙通道阻滞剂在减轻心肌缺血和缓解心绞痛方面,与β受体阻滞剂疗效相当。在单用β受体阻滞剂症状控制不满意时,二氢吡啶类钙通道阻滞剂可以与β受体阻滞剂合用,获得协同的抗心绞痛作用。与硝酸酯联合使用,也有助于缓解症状。应避免将非二氢吡啶类钙通道阻滞剂与β受体阻滞剂合用,以免两类药物的协同作用导致对心脏的过度抑制。

推荐使用控释、缓释或长效剂型,避免使用短效制剂,以免明显激活交感神经系统。常见的不良反应包括胫前水肿、便秘、头痛、面色潮红、嗜睡、心动过缓和房室传导阻滞等。

(三)经皮冠状动脉介入治疗

经皮冠状动脉介入术(PCI)包括经皮冠状动脉球囊成形术(PTCA)、冠状动脉支架植入术和粥样斑块销蚀技术。自首例PTCA应用于临床以来,PCI成为冠心病治疗的重要手段之一。COURAGE研究显示,与单纯理想的药物治疗相比,PCI+理想药物治疗能减少血运重建的次数,提高患者的生活质量(活动耐量增加),但是心肌梗死的发生和病死率与单纯药物治疗无显著差异。对COURAGE研究进一步分析显示,对左心室缺血面积>10%的患者,PCI+理想药物治疗对硬终点的影响优于单纯药物治疗。随着新技术的出现,尤其是药物洗脱支架(DES)及新型抗血小板药物的应用,远期疗效明显提高。冠状动脉介入治疗不仅可以改善生活质量,而且可明显降低高危患者的心肌梗死发生率和病死率。

（四）冠状动脉旁路手术

冠状动脉旁路手术（CABG）是使用患者自身的大隐静脉、内乳动脉或桡动脉作为旁路移植材料，一端吻合在主动脉，另一端吻合在有病变的冠状动脉段的远端，通过引流主动脉血流以改善病变冠状动脉所供血心肌区域的血流供应。CABG 术前进行选择性冠状动脉造影，了解冠状动脉病变的程度和范围，以供制订手术计划（包括决定移植血管的根数）的参考。目前，在发达的国家和地区，CABG 已成为最普通的择期心脏外科手术，对缓解心绞痛、改善冠心病长期预后有很好效果。随着动脉化旁路手术的开展，极大提高了移植血管桥的远期开通率；微创冠状动脉手术及非体外循环的 CABG 均在一定程度上减少创伤及围术期并发症的发生，患者能够很快恢复。目前，CABG 总的手术死亡率为 1%～4%。

对于低危（年病死率<1%）的患者，CABG 并不比药物治疗给患者更多的预后获益。因此，CABG 的适应证主要包括以下几种：①冠状动脉多支血管病变，尤其是合并糖尿病的患者。②冠状动脉左主干病变。③不适合于行介入治疗的严重冠状血管病变患者。④心肌梗死后合并室壁瘤，需要进行室壁瘤切除的患者。⑤闭塞段的远段管腔通畅，血管供应区有存活心肌。

八、预后

稳定型心绞痛患者在接受规律的冠心病二级预防后，大多数患者的冠状动脉粥样斑块能长期保持稳定，患者能够长期存活。决定稳定型心绞痛患者预后的主要因素包括冠状动脉病变的部位和范围、左心室功能、合并的心血管危险因子（如吸烟、糖尿病、高血压等）控制情况、是否坚持规律的冠心病二级预防治疗。一旦患者心绞痛发作在短期内变得频繁、程度严重、对药物治疗反应差，应考虑发生急性冠脉综合征，应采取更积极的药物治疗和血运重建治疗。

（徐　凤）

第二节　不稳定型心绞痛

一、概述

临床上，将原来的初发型心绞痛、恶化型心绞痛和各型自发性心绞痛广义地统称为不稳定型心绞痛（UAP）。其特点是疼痛发作频率增加、程度加重、持续时间延长、发作诱因改变，甚至休息时也出现持续时间较长的心绞痛。含化硝酸甘油效果差，或无效。本型心绞痛介于稳定型心绞痛和急性心肌梗死之间，易发展为心肌梗死，但无心肌梗死的心电图及血清酶学改变。

不稳定型心绞痛是介于稳定型心绞痛和急性心肌梗死之间的一组临床心绞痛综合征。有学者认为除了稳定的劳力性心绞痛为稳定型心绞痛外，其他所有的心绞痛均属于不稳定型心绞痛，包括初发劳力性心绞痛、恶化劳力性心绞痛、卧位型心绞痛、夜间发作的心绞痛、变异型心绞痛、梗死前心绞痛、梗死后心绞痛和混合型心绞痛。如果劳力性和自发性心绞痛同时发生在一个患者身上，则称为混合型心绞痛。

不稳定型心绞痛具有独特的病理生理机制及临床预后，如果得不到恰当及时的治疗，可能发展为急性心肌梗死。

二、病因与发病机制

目前认为有 5 种因素与产生不稳定型心绞痛有关，它们相互关联。

(一)冠脉粥样硬化斑块上有非阻塞性血栓

其为最常见的发病原因，冠脉内粥样硬化斑块破裂诱发血小板聚集及血栓形成，血栓形成和自溶过程的动态不平衡过程，导致冠脉发生不稳定的不完全性阻塞。

(二)动力性冠脉阻塞

在冠脉器质性狭窄基础上，病变局部的冠脉发生异常收缩、痉挛导致冠脉功能性狭窄，进一步加重心肌缺血，产生不稳定型心绞痛。这种局限性痉挛与内皮细胞功能紊乱、血管收缩反应过度有关，常发生在冠脉粥样硬化的斑块部位。

(三)冠状动脉严重狭窄

冠脉以斑块导致的固定性狭窄为主，不伴有痉挛或血栓形成，见于某些冠脉斑块逐渐增大、管腔狭窄进行性加重的患者，或 PCI 术后再狭窄的患者。

(四)冠状动脉炎症

近年来研究认为斑块发生破裂与其局部的炎症反应有十分密切的关系。在炎症反应中感染因素可能也起一定作用，其感染物可能是巨细胞病毒和肺炎衣原体。这些患者炎症递质标志物水平检测常有明显增高。

(五)全身性疾病加重的不稳定型心绞痛

在原有冠脉粥样硬化性狭窄基础上，由于外源性诱发因素影响冠脉血管导致心肌氧的供求失衡，心绞痛恶化加重。常见原因如下：①心肌需氧增加，如发热、心动过速、甲状腺功能亢进等。②冠脉血流减少，如低血压、休克。③心肌氧释放减少，如贫血、低氧血症。

三、临床表现

(一)症状

临床上，不稳定型心绞痛可表现为新近发生(1 个月内)的劳力性心绞痛，或原有稳定型心绞痛的主要特征近期内发生了变化，如心前区疼痛发作更频繁、程度更严重、时间也延长，轻微活动甚至在休息也发作。少数不稳定型心绞痛患者可无胸部不适表现，仅表现为颌、耳、颈、臂或上胸部发作性疼痛不适，或表现为发作性呼吸困难，其他还可表现为发作性恶心、呕吐、出汗和不能解释的疲乏症状。

(二)体格检查

一般无特异性体征。心肌缺血发作时可发现反常的左心室心尖冲动，听诊有心率增快和第一心音减弱，可闻及第三心音、第四心音或二尖瓣反流性杂音。当心绞痛发作时间较长，或心肌缺血较严重时，可发生左心室功能不全的表现，如双肺底细小水泡音，甚至急性肺水肿或伴低血压。也可发生各种心律失常。

体检的主要目的是努力寻找诱发不稳定型心绞痛的原因，如难以控制的高血压、低血压、心律失常、梗阻性肥厚型心肌病、贫血、发热、甲状腺功能亢进、肺部疾病等，并确定心绞痛对患者血流动力学的影响，如对生命体征、心功能、乳头肌功能或二尖瓣功能等的影响，这些体征的存在高度提示预后不良。

体检对胸痛患者的鉴别诊断至关重要，有几种疾病状态如得不到及时准确诊断，即可能出现严重后果。如背痛、胸痛、脉搏不整,心脏听诊发现主动脉瓣关闭不全的杂音,提示主动脉夹层破裂,心包摩擦音提示急性心包炎,而奇脉提示心脏压塞,气胸表现为气管移位、急性呼吸困难、胸膜疼痛和呼吸音改变等。

(三)临床类型

1.静息心绞痛

心绞痛发生在休息时,发作时间较长,含服硝酸甘油效果欠佳,病程1个月以内。

2.初发劳力性心绞痛

新近发生的严重心绞痛(发病时间在1个月以内),CCS(加拿大心脏病学会的劳力性心绞痛分级标准,表4-1)分级,Ⅲ级以上的心绞痛为初发性心绞痛,尤其注意近48小时内有无静息心绞痛发作及其发作频率变化。

表 4-1　加拿大心脏病学会的劳力性心绞痛分级标准

分级	特点
Ⅰ级	一般日常活动,例如走路、登楼不引起心绞痛,心绞痛发生在剧烈、速度快或长时间的体力活动或运动后
Ⅱ级	日常活动轻度受限,心绞痛发生在快步行走、登楼、餐后行走、冷空气中行走、逆风行走或情绪波动后活动
Ⅲ级	日常活动明显受限,心绞痛发生在一般速度行走时
Ⅳ级	轻微活动即可诱发心绞痛患者不能做任何体力活动,但休息时无心绞痛发作

3.恶化劳力性心绞痛

既往诊断的心绞痛,最近发作次数频繁、持续时间延长或痛阈降低(CCS分级增加Ⅰ级以上或CCS分级Ⅲ级以上)。

4.心肌梗死后心绞痛

急性心肌梗死24小时以后至1个月内发生的心绞痛。

5.变异型心绞痛

休息或一般活动时发生的心绞痛,发作时ECG显示暂时性ST段抬高。

四、辅助检查

(一)心电图检查

不稳定型心绞痛患者中,常有伴随症状而出现的短暂的ST段偏移伴或不伴有T波倒置,但不是所有不稳定型心绞痛患者都发生这种ECG改变。ECG变化随着胸痛的缓解而常完全或部分恢复。症状缓解后,ST段抬高或降低,或T波倒置不能完全恢复,是预后不良的标志。伴随症状产生的ST段、T波改变持续超过12小时者可能提示非ST段抬高心肌梗死。此外,临床表现拟诊为不稳定型心绞痛的患者,胸导联T波呈明显对称性倒置($\geqslant$0.2 mV),高度提示急性心肌缺血,可能由前降支严重狭窄所致。胸痛患者ECG正常也不能排除不稳定型心绞痛可能。若发作时倒置的T波呈伪性改变(假正常化),发作后T波恢复原倒置状态;或以前心电图正常者近期内出现心前区多导联T波深倒,在排除非Q波性心肌梗死后结合临床也应考虑不稳定型心绞痛的诊断。

不稳定型心绞痛患者中有75%~88%的一过性ST段改变不伴有相关症状,为无痛性心肌缺血。动态心电图检查不仅有助于检出上述心肌缺血的动态变化,还可用于不稳定型心绞痛患者常规抗心绞痛药物治疗的评估及是否需要进行冠状动脉造影和血管重建术的参考指标。

（二）心脏生化标志物

心脏肌钙蛋白：肌钙蛋白复合物包括 3 个亚单位，即肌钙蛋白 T(TnT)、肌钙蛋白 I(TnI) 和肌钙蛋白 C(TnC)，目前只有 TnT 和 TnI 应用于临床。约有 35％不稳定型心绞痛患者显示血清 TnT 水平增高，但其增高的幅度与持续的时间与急性心肌梗死(AMI)有差别。AMI 患者 TnT＞3 ng/mL 者占 88％，非 Q 波心肌梗死中仅占 17％，不稳定型心绞痛中无 TnT＞3.0 ng/mL 者。因此，TnT 升高的幅度和持续时间可作为不稳定型心绞痛与 AMI 的鉴别诊断之参考。

不稳定型心绞痛患者 TnT 和 TnI 升高者较正常者预后差。临床怀疑不稳定型心绞痛者 TnT 定性试验为阳性结果者表明有心肌损伤（相当于 TnT＞0.05 μg/L），但如为阴性结果并不能排除不稳定型心绞痛的可能性。

（三）冠状动脉造影

目前仍是诊断冠心病的金标准。在长期稳定型心绞痛的基础上出现的不稳定型心绞痛常提示为多支冠脉病变，而新发的静息心绞痛可能为单支冠脉病变。冠脉造影结果正常提示可能是冠脉痉挛、冠脉内血栓自发性溶解、微循环系统异常等原因引起，或冠脉造影病变漏诊。

不稳定型心绞痛有以下情况时应视为冠脉造影强适应证：①近期内心绞痛反复发作，胸痛持续时间较长，药物治疗效果不满意者可考虑及时行冠状动脉造影，以决定是否急诊介入性治疗或急诊冠状动脉旁路移植术(CABG)。②原有劳力性心绞痛近期内突然出现休息时频繁发作者。③近期活动耐量明显减低，特别是低于 BruceⅡ级或 4METs 者。④梗死后心绞痛。⑤原有陈旧性心肌梗死，近期出现由非梗死区缺血所致的劳力性心绞痛。⑥严重心律失常、LVEF＜40％或充血性心力衰竭。

（四）螺旋 CT 血管造影(CTA)

近年来，多层螺旋 CT 尤其是 64 排螺旋 CT 冠状动脉成像(CTA)在冠心病诊断中正在推广应用。CTA 能够清晰显示冠脉主干及其分支狭窄、钙化、开口起源异常及桥血管病变。有资料显示，CTA 诊断冠状动脉病变的灵敏度 96.33％、特异度 98.16％，阳性预测值 97.22％，阴性预测值 97.56％。其中对左主干、左前降支病变及＞75％的病变灵敏度最高，分别达到 100％和 94.4％。CTA 对冠状动脉狭窄病变、桥血管、开口畸形、支架管腔、斑块形态均显影良好，对钙化病变诊断率优于冠状动脉造影，阴性者可排除冠心病，阳性者应进一步行冠状动脉造影检查。另外，CTA 也可以作为冠心病高危人群无创性筛选检查及冠脉支架术后随访手段。

（五）其他

其他非创伤性检查包括运动平板试验、运动放射性核素心肌灌注扫描、药物负荷试验、超声心动图等，也有助于诊断。通过非创伤性检查可以帮助决定冠状动脉造影单支临界性病变是否需要做介入性治疗，明确缺血相关血管，为血运重建治疗提供依据。同时可以提供有否存活心肌的证据，也可作为经皮腔内冠状动脉成形术(PTCA)后判断有否再狭窄的重要对比资料。但不稳定型心绞痛急性期应避免做任何形式的负荷试验，这些检查宜放在病情稳定后进行。

五、诊断

（一）诊断依据

对同时具备下述情形者，应诊断为不稳定型心绞痛。

(1)临床新出现或恶化的心肌缺血症状表现（心绞痛、急性左心衰竭）或心电图心肌缺血图形。

(2)无或仅有轻度的心肌酶（肌酸激酶同工酶）或 TnT、TnI 增高（未超过 2 倍正常值），且心电图无 ST 段持续抬高。应根据心绞痛发作的性质、特点、发作时体征和发作时心电图改变及冠心病危险因素等,结合临床综合判断,以提高诊断的准确性。心绞痛发作时心电图 ST 段抬高或压低的动态变化或左束支阻滞等具有诊断价值。

(二)危险分层

不稳定型心绞痛的诊断确立后,应进一步进行危险分层,以便于对其进行预后评估和干预措施的选择。

1.中华医学会心血管分会关于不稳定型心绞痛的危险度分层

根据心绞痛发作情况,发作时 ST 段下移程度及发作时患者的一些特殊体征变化,将不稳定型心绞痛患者分为高、中、低危险组(表 4-2)。

表 4-2　不稳定型心绞痛临床危险度分层

组别	心绞痛类型	发作时 ST 降低幅度(mm)	持续时间(min)	肌钙蛋白 T 或 I
低危险组	初发、恶化劳力型,无静息时发作	≤1	<20	正常
中危险组	1 个月内出现的静息心绞痛,但 48 小时内无发作者(多数由劳力性心绞痛进展而来)或梗死后心绞痛	>1	<20	正常或轻度升高
高危险组	48 小时内反复发作静息心绞痛或梗死后心绞痛	>1	>20	升高

注:①陈旧性心肌梗死患者其危险度分层上调一级,若心绞痛是由非梗死区缺血所致时,应视为高危险组。②左心室射血分数(LVEF)<40%,应视为高危险组。③若心绞痛发作时并发左心功能不全、二尖瓣反流、严重心律失常或低血压[SBP≤12.0 kPa(90 mmHg)],应视为高危险组。④当横向指标不一致时,按危险度高的指标归类。例如,心绞痛类型为低危险组,但心绞痛发作时 ST 段压低>1 mm,应归入中危险组。

2.美国 ACC/AHA 关于不稳定型心绞痛/非 ST 段抬高心肌梗死危险分层

其见表 4-3。

表 4-3　ACC/AHA 关于不稳定型心绞痛/非 ST 段抬高心肌梗死的危险分层

危险分层	高危(至少有下列特征之一)	中危(无高危特点但有以下特征之一)	低危(无高中危特点但有下列特点之一)
(1)病史	近 48 小时内加重的缺血性胸痛发作	既往 MI、外围血管或脑血管病,或 CABG,曾用过阿司匹林	近 2 周内发生的 CCS 分级Ⅲ级或以上伴有高、中度冠脉病变可能者
(2)胸痛性质	静息心绞痛>20 分钟	静息心绞痛>20 分钟,现已缓解,有高、中度冠脉病变可能性,静息心绞痛<20 分钟,经休息或含服硝酸甘油缓解	无自发性心绞痛>20 分钟持续发作
(3)临床体征或发现	第三心音、新的或加重的奔马律,左心室功能不全(EF<40%),二尖瓣反流,严重心律失常或低血压[SBP≤12.0 kPa(90 mmHg)]或存在与缺血有关的肺水肿,年龄>75 岁	年龄>75 岁	

续表

危险分层	高危(至少有下列特征之一)	中危(无高危特点但有以下特征之一)	低危(无高中危特点但有下列特点之一)
(4)ECG变化	休息时胸痛发作伴ST段变化>0.1 mV;新出现Q波,束支传导阻滞;持续性室性心动过速	T波倒置>0.2 mV,病理性Q波	胸痛期间ECG正常或无变化
(5)肌钙蛋白监测	明显增高(TnT或TnI>0.1 μg/mL)	轻度升高(即TnT>0.01,但<0.1 μg/mL)	正常

六、鉴别诊断

在确定患者为心绞痛发作后,还应对其是否稳定做出判断。

与稳定型心绞痛相比,不稳定型心绞痛症状特点是短期内疼痛发作频率增加、无规律,程度加重、持续时间延长、发作诱因改变或不明显,甚至休息时也出现持续时间较长的心绞痛,含化硝酸甘油效果差,或无效,或出现了新的症状如呼吸困难、头晕,甚至昏厥等。不稳定型心绞痛的常见临床类型包括初发劳力性心绞痛、恶化劳力性心绞痛、卧位性心绞痛、夜间发作的心绞痛、变异型心绞痛、梗死前心绞痛、梗死后心绞痛和混合型心绞痛。

临床上,常将不稳定型心绞痛和非ST段抬高心肌梗死(NSTEMI)及ST段抬高心肌梗死(STEMI)统称为急性冠脉综合征。

不稳定型心绞痛和非ST段抬高心肌梗死(NSTEMI)是在病因和临床表现上相似、但严重程度不同而又密切相关的两种临床综合征,其主要区别在于缺血是否严重到导致足够量的心肌损害,以至于能检测到心肌损害的标志物肌钙蛋白(TnI、TnT)或肌酸激酶同工酶(CK-MB)水平升高。如果反映心肌坏死的标志物在正常范围内或仅轻微增高(未超过2倍正常值),就诊断为不稳定型心绞痛,而当心肌坏死标志物超过正常值2倍时,则诊断为NSTEMI。

不稳定型心绞痛和ST段抬高心肌梗死(STEMI)的区别,在于后者在胸痛发作的同时出现典型的ST段抬高并具有相应的动态改变过程和心肌酶学改变。

七、治疗

不稳定型心绞痛的治疗目标是控制心肌缺血发作和预防急性心肌梗死。治疗措施包括内科药物治疗、冠状动脉介入治疗(PCI)和外科冠状动脉旁路移植手术(CABG)。

不稳定型心绞痛的危险分层和治疗过程可以参考图4-1。

(一)一般治疗

对于符合不稳定型心绞痛诊断的患者应及时收住院治疗(最好收入监护病房),急性期卧床休息1~3天,吸氧,持续心电监测。对于低危险组患者留观期间未再发生心绞痛,心电图也无缺血改变,无左心衰竭的临床证据,留观12~24小时期间未发现有CK-MB升高,TnT或TnI正常者,可在留观24~48小时后出院。对于中危或高危组的患者特别是TnT或TnI升高者,住院时间相对延长,内科治疗也应强化。

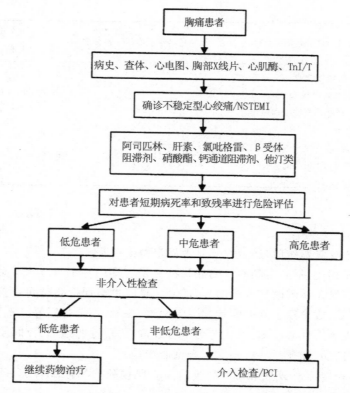

图 4-1　不稳定型心绞痛/非 ST 段抬高心肌梗死危险分层和处理流程

(二)药物治疗

1.控制心绞痛发作

(1)硝酸酯类:硝酸甘油主要通过扩张静脉,减轻心脏前负荷来缓解心绞痛发作。心绞痛发作时应舌下含化硝酸甘油,初次含硝酸甘油的患者以先含 0.5 mg 为宜。对于已有含服经验的患者,心绞痛发作时若含 0.5 mg 无效,可在 3~5 分钟追加 1 次,若连续含硝酸甘油 1.5~2.0 mg 仍不能控制疼痛症状,需应用强镇痛药以缓解疼痛,并随即采用硝酸甘油或硝酸异山梨酯静脉滴注,硝酸甘油的剂量以 5 $\mu g/min$ 开始,以后每 5~10 分钟增加 5 $\mu g/min$,直至症状缓解或收缩压降低 1.3 kPa(10 mmHg),最高剂量一般不超过 80 $\mu g/min$,一旦患者出现头痛或血压降低[SBP<12.0 kPa(90 mmHg)]应迅速减少静脉滴注的剂量。维持静脉滴注的剂量以 10~30 $\mu g/min$ 为宜。对于中危和高危险组的患者,硝酸甘油持续静脉滴注 24~48 小时即可,以免产生耐药性而降低疗效。

常用口服硝酸酯类药物:心绞痛缓解后可改为硝酸酯类口服药物。常用药物有硝酸异山梨酯(消心痛)和 5-单硝酸异山梨酯。硝酸异山梨酯作用的持续时间为 4~5 小时,故以每天 3~4 次口服为妥,对劳力性心绞痛患者应集中在白天给药。5-单硝酸异山梨酯可采用每天 2 次给药。若白天和夜间或清晨均有心绞痛发作者,硝酸异山梨酯可每 6 小时给药 1 次,但宜短期治疗以避免耐药性。对于频繁发作的不稳定型心绞痛患者口服硝酸异山梨酯短效药物的疗效常优于服用 5-单硝类的长效药物。硝酸异山梨酯的使用剂量可以从每次 10 mg 开始,当症状控制不满意时可逐渐加大剂量,一般不超过每次 40 mg,只要患者心绞痛发作时口含硝酸甘油有效,即是增加硝酸异山梨酯剂量的指征,若患者反复口含硝酸甘油不能缓解症状,常提示患者有极为严重的冠状动脉阻塞病变,此时即使加大硝酸异山梨酯剂量也不一定能取得良好效果。

（2）β受体阻滞剂:通过减慢心率、降低血压和抑制心肌收缩力而降低心肌耗氧量,从而缓解心绞痛症状,对改善近、远期预后有益。

对不稳定型心绞痛患者控制心绞痛症状及改善其近、远期预后均有好处,除有禁忌证外,主张常规服用。首选具有心脏选择性的药物,如阿替洛尔、美托洛尔和比索洛尔等。除少数症状严重者可采用静脉推注β受体阻滞剂外,一般主张直接口服给药。剂量应个体化,根据症状、心率及血压情况调整剂量。阿替洛尔常用剂量为12.5～25.0 mg,每天2次,美托洛尔常用剂量为25～50 mg,每天2或3次,比索洛尔常用剂量为5～10 mg,每天1次,不伴有劳力性心绞痛的变异性心绞痛不主张使用。

（3）钙通道阻滞剂:通过扩张外周血管和解除冠状动脉痉挛而缓解心绞痛,也能改善心室舒张功能和心室顺应性。非二氢吡啶类有减慢心率和减慢房室传导作用。常用药物有两类。①二氢吡啶类钙通道阻滞剂:硝苯地平对缓解冠状动脉痉挛有独到的效果,故为变异性心绞痛的首选用药,一般剂量为10～20 mg,每6小时1次,若仍不能有效控制变异性心绞痛的发作还可与地尔硫䓬合用,以产生更强的解除冠状动脉痉挛的作用,当病情稳定后可改为缓释和控释制剂。对合并高血压病者,应与β受体阻滞剂合用。②非二氢吡啶类钙通道阻滞剂:地尔硫䓬有减慢心率、降低心肌收缩力的作用,故较硝苯地平更常用于控制心绞痛发作。一般使用剂量为30～60 mg,每天3～4次。该药可与硝酸酯类合用,也可与β受体阻滞剂合用,但与后者合用时需密切注意心率和心功能变化。

如心绞痛反复发作,静脉滴注硝酸甘油不能控制时,可试用地尔硫䓬短期静脉滴注,使用方法为5～15 μg/(kg·min),可持续静脉滴注24～48小时,在静脉滴注过程中需密切观察心率、血压的变化,如静息心率低于50次/分,应减少剂量或停用。

钙通道阻滞剂用于控制下列患者的进行性缺血或复发性缺血症状:①已经使用足量硝酸酯类和β受体阻滞剂的患者。②不能耐受硝酸酯类和β受体阻滞剂的患者。③变异性心绞痛的患者。因此,对于严重不稳定型心绞痛患者常需联合应用硝酸酯类、β受体阻滞剂和钙通道阻滞剂。

2.抗血小板治疗

阿司匹林为首选药物。急性期剂量应在150～300 mg/d,可达到快速抑制血小板聚集的作用,3天后可改为小剂量即50～150 mg/d维持治疗,对于存在阿司匹林禁忌证的患者,可采用氯吡格雷替代治疗,使用时应注意经常检查血常规,一旦出现明显白细胞或血小板计数降低应立即停药。

（1）阿司匹林:阿司匹林对不稳定型心绞痛治疗目的是通过抑制血小板的环氧化酶快速阻断血小板中血栓素 A_2 的形成。因小剂量阿司匹林(50～75 mg)需数天才能发挥作用。故目前主张:①尽早使用,一般应在急诊室服用第一次。②为尽快达到治疗性血药浓度,第一次应采用咀嚼法,促进药物在口腔颊部黏膜吸收。③剂量300 mg,每天1次,3天后改为100 mg,每天1次,很可能需终身服用。

（2）氯吡格雷:为第二代抗血小板聚集的药物,通过选择性地与血小板表面腺苷酸环化酶偶联的ADP受体结合而不可逆地抑制血小板的聚集,且不影响阿司匹林阻滞的环氧化酶通道,与阿司匹林合用可明显增加抗凝效果,对阿司匹林过敏者可单独使用。噻氯匹定的最严重不良反应是中性粒细胞减少,见于连续治疗 2 周以上的患者,易出现血小板减少和出血时间延长,也可引起血栓性血小板减少性紫癜,而氯吡格雷则不明显,目前在临床上已基本取代噻氯匹定。目前,对于不稳定型心绞痛患者和接受介入治疗的患者多主张强化血小板治疗,即二联抗血小板治疗,在常规服用阿司匹林的基础上立即给予氯吡格雷治疗至少 1 个月,也可延长至 9 个月。

(3)血小板糖蛋白 Ⅱ b/Ⅲa 受体抑制药:为第三代血小板抑制药,主要通过占据血小板表面的糖蛋白 Ⅱ b/Ⅲa 受体,抑制纤维蛋白原结合而防止血小板聚集。但其口服制剂疗效及安全性令人失望。静脉制剂主要有阿昔单抗和非抗体复合物替洛非班、拉米非班、塞米非班等,其在注射停止后数小时作用消失。目前,临床常用药物有盐酸替罗非班注射液,是一种非肽类的血小板糖蛋白 Ⅱ b/Ⅲa 受体的可逆性拮抗剂,能有效地阻止纤维蛋白原与血小板表面的糖蛋白 Ⅱ b/Ⅲa 受体结合,从而阻断血小板的交联和聚集。盐酸替罗非班对血小板功能的抑制的时间与药物的血浆浓度相平行,停药后血小板功能迅速恢复到基线水平。在不稳定型心绞痛患者盐酸替罗非班静脉输注可分两步,在肝素和阿司匹林应用条件下,可先给予负荷量 0.4 $\mu g/(kg \cdot min)$(30 分钟),而后以 0.1 $\mu g/(kg \cdot min)$ 维持静脉滴注48 小时。对于高度血栓倾向的冠脉血管成形术患者,盐酸替罗非班两步输注方案为负荷量 10 $\mu g/kg$ 于5 分钟内静脉推注,然后以0.15 $\mu g/(kg \cdot min)$ 维持16～24 小时。

3.抗凝血酶治疗

目前,临床使用的抗凝药物有普通肝素、低分子肝素和水蛭素,其他人工合成或口服的抗凝药正在研究或临床观察中。

(1)普通肝素:是常用的抗凝药,通过激活抗凝血酶而发挥抗栓作用,静脉滴注肝素会迅速产生抗凝作用,但个体差异较大,故临床需化验部分凝血活酶时间(APTT)。一般将 APTT 延长至 60～90 秒作为治疗窗口。多数学者认为,在 ST 段不抬高的急性冠状动脉综合征,治疗时间为 3～5 天,具体用法为75 U/kg体重,静脉滴注维持,使 APTT 在正常的 1.5～2 倍。

(2)低分子肝素:低分子肝素是由普通肝素裂解制成的小分子复合物,相对分子量 2 500～7 000,具有以下特点:抗凝血酶作用弱于肝素,但保持了抗因子 Xa 的作用,因而抗因子 Xa 和凝血酶的作用更加均衡;抗凝效果可以预测,不需要检测 APTT;与血浆和组织蛋白的亲和力弱,生物利用度高;皮下注射,给药方便;促进更多的组织因子途径抑制物生成,更好地抑制因子 Ⅶ 和组织因子复合物,从而增加抗凝效果等。许多研究均表明低分子肝素在不稳定型心绞痛和非ST 段抬高心肌梗死的治疗中起作用至少等同或优于经静脉应用普通肝素。低分子肝素因生产厂家不同而规格各异,一般推荐量按不同厂家产品以千克体重计算皮下注射,连用一周或更长。

(3)水蛭素:是从药用水蛭唾液中分离出来的第一个直接抗凝血酶制药,通过重组技术合成的是重组水蛭素。重组水蛭素理论上优点有无须通过 AT-Ⅲ 激活凝血酶;不被血浆蛋白中和;能抑制凝血块黏附的凝血酶;对某一剂量有相对稳定的 APTT,但主要经肾脏排泄,在肾功能不全者可导致不可预料的蓄积。多数试验证实水蛭素能有效降低死亡与非致死性心肌梗死的发生率,但出血危险有所增加。

(4)抗血栓治疗的联合应用:①阿司匹林加 ADP 受体拮抗剂,阿司匹林与 ADP 受体拮抗剂的抗血小板作用机制不同,一般认为,联合应用可以提高疗效。CURE 试验表明,与单用阿司匹林相比,氯吡格雷联合使用阿司匹林可使致死性和非致死性心肌梗死降低 20%,减少冠状动脉重建需要和心绞痛复发。②阿司匹林加肝素,RISC 试验结果表明,男性非 ST 段抬高心肌梗死患者使用阿司匹林明显降低死亡或心肌梗死的危险,单独使用肝素没有受益,阿司匹林加普通肝素联合治疗的最初 5 天事件发生率最低。目前资料显示,普通肝素或低分子肝素与阿司匹林联合使用疗效优于单用阿司匹林;阿司匹林加低分子肝素等同于甚至可能优于阿司匹林加普通肝素。③肝素加血小板 GPⅡb/Ⅲa 抑制药,PUR-SUTT 试验结果显示,与单独应用血小板 GPⅡb/Ⅲa 抑制药相比,未联合使用肝素的患者事件发生率较高。目前,多主张联合应用肝素与血小板 GPⅡb/Ⅲa 抑制药。由于两者连用可延长 APTT,肝素剂量应小于推荐剂量。④阿司匹林加肝素加血小板 GPⅡb/Ⅲa 抑制药,目前合并急性缺血的非 ST 段抬高心肌梗死的高危患者,主张三联抗血栓治疗,是目前最有效的抗血栓治疗方案。持续性或伴有其他高危特征的胸痛患者及准备做早期介入治疗的患者,应给予该方案。

4.调脂治疗

血脂增高的干预治疗除调整饮食、控制体重、体育锻炼、控制精神紧张、戒烟、控制糖尿病等非药物干预手段外,调脂药物治疗是最重要的环节。近代治疗急性冠脉综合征的最大进展之一就是 3-羟基-3 甲基戊二酰辅酶 A(HMGCoA)还原酶抑制药(他汀类)药物的开发和应用,该类药物除降低总胆固醇(TC)、低密度脂蛋白胆固醇(LDL-C)和升高高密度脂蛋白胆固醇(HDL-C)外,还有缩小斑块内脂质核、加固斑块纤维帽、改善内皮细胞功能、减少斑块炎性细胞数目、防止斑块破裂等作用,从而减少冠脉事件,另外还能通过改善内皮功能减弱凝血倾向,防止血栓形成,防止脂蛋白氧化,起到了抗动脉粥样硬化和抗血栓作用。随着长期的大样本的实验结果出现,已经显示他汀类强化降脂治疗和 PTCA 加常规治疗可同样安全有效地减少缺血事件。所有他汀类药物均有相同的不良反应,即胃肠道功能紊乱、肌痛及肝损害,儿童、孕妇及哺乳期妇女不宜应用。常见他汀类降调脂药见表 4-4。

表 4-4　临床常见他汀类药物剂量

药物	常用剂量(mg)	用法
阿托伐他汀(立普妥)	10～80	每天 1 次,口服
辛伐他汀(舒将之)	10～80	每天 1 次,口服
洛伐他汀(美将之)	20～80	每天 1 次,口服
普伐他汀	20～40	每天 1 次,口服
氟伐他汀(来适可)	40～80	每天 1 次,口服

5.溶血栓治疗

国际多中心大样本的临床试验(TIMI ⅢB)业已证明采用 AMI 的溶栓方法治疗不稳定型心绞痛反而有增加 AMI 发生率的倾向,故已不主张采用。至于小剂量尿激酶与充分抗血小板和抗凝血酶治疗相结合是否对不稳定型心绞痛有益,仍有待临床进一步研究。

6.经皮冠状动脉介入治疗和外科手术治疗

在高危险组患者中如果存在以下情况之一则应考虑行紧急介入性治疗或 CABG。

(1)虽经内科加强治疗,心绞痛仍反复发作。

(2)心绞痛发作时间明显延长超过 1 小时,药物治疗不能有效缓解上述缺血发作。

(3)心绞痛发作时伴有血流动力学不稳定,如出现低血压、急性左心功能不全或伴有严重心律失常等。

不稳定型心绞痛的紧急介入性治疗的风险一般高于择期介入性治疗,故在决定之前应仔细权衡。紧急介入性治疗的主要目标是以迅速开通"罪犯"病变的血管,恢复其远端血流为原则,对于多支病变的患者,可以不必一次完成全部的血管重建。对于血流动力学不稳定的患者最好同时应用主动脉内球囊反搏,力求稳定高危患者的血流动力学。除以上少数不稳定型心绞痛患者外,大多数不稳定型心绞痛患者的介入性治疗宜放在病情稳定至少 48 小时后进行。

目前认为,当不稳定型心绞痛患者经积极的药物治疗或 PCI 治疗效果不满意,或由于各种原因不能进行 PCI 时,可考虑冠脉搭桥术(CABG)治疗。对严重的多支病变和严重的主干病变、特别是左心室功能严重障碍的患者,应首先考虑 CABG。

7.不稳定型心绞痛出院后的治疗

不稳定心绞痛患者出院后仍需定期门诊随诊。低危险组的患者 1~2 个月随访 1 次,中、高危险组的患者无论是否行介入性治疗都应 1 个月随访 1 次,如果病情无变化,随访半年即可。

UA 患者出院后仍需继续服阿司匹林、β 受体阻滞剂。阿司匹林宜采用小剂量,每天 50～150 mg即可,β 受体阻滞剂宜逐渐增量至最大可耐受剂量。在冠心病的二级预防中阿司匹林和降胆固醇治疗是最重要的。降低胆固醇的治疗应参照国内降血脂治疗的建议,即血清胆固醇>4.68 mmol/L(180 mg/dL)或低密度脂蛋白胆固醇>2.6 mmol/L(100 mg/dL)均应服他汀类降胆固醇药物,并达到有效治疗的目标。血浆甘油三酯>2.26 mmol/L(200 mg/dL)的冠心病患者一般也需要服降低甘油三酯的药物。其他二级预防的措施包括向患者宣教戒烟、治疗高血压和糖尿病、控制危险因素、改变不良的生活方式、合理安排膳食、适度增加活动量、减少体重等。

八、影响不稳定型心绞痛预后的因素

(1)左心室功能为最强的独立危险因素,左心室功能越差,预后也越差,因为这些患者的心脏很难耐受进一步的缺血或梗死。

(2)冠状动脉病变的部位和范围:左主干病变和右冠开口病变最具危险性,三支冠脉病变的危险性大于双支或单支者,前降支病变危险大于右冠或回旋支病变,近段病变危险性大于远端病变。

(3)年龄是一个独立的危险因素,主要与老年人的心脏储备功能下降和其他重要器官功能降低有关。

(4)合并其他器质性疾病或危险因素:不稳定型心绞痛患者如合并肾衰竭、慢性阻塞性肺疾病、糖尿病、高血压、高血脂、脑血管病及恶性肿瘤等,均可影响不稳定型心绞痛患者的预后。其中肾功能状态还明显与 PCI 术预后有关。

(徐　凤)

第三节　舒张性心力衰竭

心力衰竭是一个包括多种病因和发病机制的临床综合征。其中,舒张性心力衰竭(diastolic heart failure,DHF)是近年来才得到研究和认识的一类心力衰竭。其主要特点有典型的心力衰竭的临床症状、体征和实验室检查证据(如胸部 X 线检查肺淤血表现),而超声心动图等影像检查显示左心室射血分数(LVEF)正常,并除外了瓣膜病和单纯右心衰竭。研究发现,DHF 患者约占所有心力衰竭患者的 50％。与收缩性心力衰竭(SHF)比较,DHF 有更长的生存期,而且两者的治疗措施不尽相同。

一、舒张性心力衰竭的临床特点

(一)病因特点

DHF 通常发生于年龄较大的患者,女性比男性发病率和患病率更高。最常发生于高血压患者,特别是有严重心肌肥厚的患者。冠心病也是常见病因,特别是由一过性缺血发作造成的可逆性损伤及急性心肌梗死早期,心肌顺应性急剧下降,左心室舒张功能损害。DHF 还见于肥厚型心肌病、糖尿病性心肌病、心内膜弹力纤维增生症、浸润型心肌病(如心肌淀粉样变性)等。DHF 急性发生常由血压短期内急性升高和快速心率的心房颤动发作引起。DHF 与 SHF 可以合并存在,这种情况见于冠心病心力衰竭,既可以因心肌梗死造成的心肌丧失或急性缺血发作导致心肌收缩力急剧下降而致 SHF,也可以由非扩张性的纤维瘢痕替代了正常的可舒张心肌组织,心室的顺应性下降而引起 DHF。长期慢性 DHF 的患者,如同 SHF 患者一样,逐渐出现劳动耐力、生活质量下降。瓣膜性心脏病同样会引起左心室舒张功能异常,特别是在瓣膜病的早期,表现为舒张时间延长,心肌僵硬度增加,甚至换瓣术后的部分患者,舒张功能不全也会持续数年之久,即使此刻患者的收缩功能正常。通常所说的 DHF 是不包括瓣膜性心脏病等的单纯 DHF。

(二)病理生理特点

心脏的舒张功能取决于心室肌的主动松弛和被动舒张的特性。被动舒张特性的异常通常是由心脏的质量增加和心肌内的胶原网络变化共同导致的,心肌主动松弛性的异常与各种原因造成的细胞内钙离子调节异常有关。其结果是心肌的顺应性下降,左心室充盈时间变化,左心室舒张末压增加,表现为左心室舒张末压力与容量的关系曲线变得更加陡直。在这种情况下,中心血容量、静脉张力或心房僵硬度的轻度增加,或它们共同增加即可导致左心房或肺静脉压力骤然增加,甚至引起急性肺水肿。

心率对舒张功能有明显影响,心率增快时心肌耗氧量增加,同时使冠状动脉灌注时间缩短,即使在没有冠心病的情况下,也可引起缺血性舒张功能不全。心率过快时舒张期缩短,使心肌松弛不完全,心室充盈压升高,产生舒张功能不全。

舒张功能不全时的血流动力学改变和代偿机制:舒张功能不全时舒张中晚期左心室内压力升高,左心室充盈受限,虽然射血分数正常,但每搏输出量降低,心排血量减少。左心房代偿性收缩增强,以增加左心室充盈。长期代偿结果是左心房压增加,左心房逐渐扩大,到一定程度时发生心房颤动。在前、后负荷突然增加,急性应激,快速房颤等使左心室充盈压突然升高时,发生急性失代偿心力衰竭,出现急性肺淤血、水肿,表现出急性心力衰竭的症状和体征。

舒张功能不全的患者,不论有无严重的心力衰竭临床表现,其劳动耐力均是下降的,主要有两个原因:一是左心室舒张压和肺静脉压升高,导致肺的顺应性下降,这可引起呼吸做功增加或呼吸困难的症状;二是运动时心排血量不能充分代偿性增加,结果导致下肢和辅助呼吸肌的显著乏力。这一机制解释了较低的运动耐力和肺毛细血管楔压(PCWP)变化之间的关系。

(三)临床表现

舒张性心力衰竭的临床表现与收缩性心力衰竭近似,主要为肺循环淤血和体循环淤血的症状和体征,如劳动耐力下降,劳力性呼吸困难,夜间阵发性呼吸困难,颈静脉曲张,淤血性肝大和下肢水肿等。X 线胸片可显示肺淤血,甚至肺水肿的改变。超声心动图显示 LVEF>50% 和左心室舒张功能减低的证据。

（四）诊断

对于有典型的心力衰竭的临床表现，而超声心动图显示左心室射血分数正常（LVEF＞50％）或近乎正常（LVEF 40％～50％）的患者，在排除了瓣膜性心脏病、各种先天性心脏病、各种原因的肺心病、高动力状态的心力衰竭（严重贫血、甲状腺功能亢进症、动静脉瘘等）、心脏肿瘤、心包缩窄或压塞等疾病后，可初步诊断为舒张性心力衰竭，并在进一步检查获得左心室舒张功能不全的证据后，确定舒张性心力衰竭的诊断。

超声心动图在心力衰竭的诊断中起着重要的作用，因为物理检查、心电图、X 线胸片等都不能够提供用于鉴别收缩或舒张功能不全的证据。超声心动图所测的左心室射血分数正常（LVEF＞50％）或近乎正常（LVEF 40％～50％）是诊断 DHF 的必需条件。超声心动图能够简便、快速地用于鉴别诊断，如明确是否有急性二尖瓣、主动脉瓣反流或缩窄性心包炎等。

多普勒超声能够测量心内的血流速度，这有助于评价心脏的舒张功能。在正常窦性心律条件下，穿过二尖瓣的血流频谱从左心房到左心室有两个波形，E 波反映左心室舒张早期充盈；A 波反映舒张晚期心房的收缩。因为跨二尖瓣的血流速度有赖于二尖瓣的跨瓣压差，E 波的速率受到左心室早期舒张和左心房压力的影响。而且，研究发现，仅在轻度舒张功能不全时可以看出 E/A＜1，一旦患者的舒张功能达到中度或严重损害，则由于左心房压的显著升高，其超声的表现仍为 E/A＞1，近似于正常的图像。由此也可以看出，二尖瓣标准的血流模式对容量状态（特别是左心房压）极度敏感，但是这一速率的变化图像还是能够部分反映左心室的舒张功能（特别是在轻度左心室舒张功能减低时）。其他评价舒张功能的无创检测方法：多普勒超声评价由肺静脉到左心房的血流状态，组织多普勒显像能够直接测定心肌长度的变化速率。而对于缺血性心脏病患者，心导管技术则可以反映左心室充盈压的增高，在实际应用中，更适合于由心绞痛发作诱发的心力衰竭患者的评价。

DHF 的诊断标准目前还不完全统一。美国心脏病学会和美国心脏病协会（ACC/AHA）建议的诊断标准：有典型的心力衰竭症状和体征，同时超声心动图显示患者没有心脏瓣膜异常，左心室射血分数正常。欧洲心脏病学会建议 DHF 的诊断应当符合下面 3 个条件：①有心力衰竭的证据；②左心室收缩功能正常或轻度异常；③左心室松弛、充盈、舒张性或舒张僵硬度异常的证据。欧洲心力衰竭工作组和 ACC/AHA 使用的术语"舒张性心力衰竭"有别于广义的"有正常射血分数的心力衰竭"，后者包括了急性二尖瓣反流和其他原因的循环充血状态。

在实际工作中，临床医师诊断 DHF 时常常面临挑战。主要是要取得心力衰竭的临床证据，其中，胸片在肺水肿的诊断中有很高的价值。血浆 BNP 和 NT-proBNP 的检测也有重要诊断价值，心源性呼吸困难患者的血浆 BNP 水平升高，尽管有资料显示，DHF 患者的 BNP 水平增加不如 SHF 患者的增加显著。

二、舒张性心力衰竭的治疗

DHF 的治疗目的同其他各种心力衰竭，即缓解心力衰竭的症状，减少住院次数，增加运动耐量，改善生活质量和预后。治疗措施也同其他心力衰竭，包括三个方面的内容：①对症治疗，缓解肺循环和体循环淤血的症状和体征。②针对病因和诱因的治疗，即积极治疗导致 DHF 的危险因素或原发病，如高血压、左心室肥厚、冠心病、心肌缺血、糖尿病、心动过速等，对阻止或延缓 DHF 的进展至关重要。③针对病理生理机制的治疗。在具体的治疗方法上 DHF 有其自己的特点。

（一）急性期治疗的特点

在急性肺水肿时，可以给予氧疗（鼻导管或面罩吸氧）、吗啡、静脉用利尿剂和硝酸甘油。需要注意的是，对于 DHF 患者过度利尿可能会导致严重的低血压，因为 DHF 时左心室舒张压与容量的关系呈一个陡直的曲线。如果有严重的高血压，则有必要使用硝普钠等血管活性药物。如果有缺血发作，则使用硝酸甘油和相关的药物治疗。心动过速能够导致心肌耗氧量增加和降低冠状动脉的灌注时间，容易导致心肌缺血，即使在非冠心病患者；还可因缩短了舒张时间而使左心室的充盈受损，所以，在舒张功能不全的患者，快心室率的心房颤动常常会导致肺水肿和低血压，在一些患者中需要进行紧急心脏电复律。预防心动过速的发生或降低患者的心率，可以积极应用 β 受体阻滞剂（如比索洛尔、美托洛尔和卡维地洛）或非二氢吡啶类钙通道阻滞剂（如地尔硫䓬），剂量依据患者的心率和血压调整，这点与 SHF 时不同，因为 SHF 时 β 受体阻滞剂要谨慎应用、逐渐加量，并禁用非二氢吡啶类钙通道阻滞剂。对大多数 DHF 患者，无论在急性期与慢性期都不能从正性肌力药物治疗中获益。重组人脑钠尿肽（rh-BNP）是近年来用于治疗急性心力衰竭疗效显著的药物，它具有排钠利尿和扩展血管的作用，对那些急性发作或加重的 SHF 的临床应用收到了肯定的疗效。但对 DHF 的临床研究尚不多。从药理作用上看，它有促进心肌早期舒张的作用，加上排钠利尿、减轻肺淤血的作用，对 DHF 的急性发作可收到显著效果。

（二）长期药物治疗的特点

1.血管紧张素转化酶抑制剂（ACEI）和血管紧张素 II 受体阻滞剂（ARB）

不但可降低血压，而且对心肌局部的 RAAS 也有直接的作用，可减轻左心室肥厚，改善心肌松弛性。非常适合用于治疗高血压合并的 DHF，在血压降低程度相同时，ACEI 和 ARB 减轻心肌肥厚的程度优于其他抗高血压药物。

2.β 受体阻滞剂

具有降低心率和负性肌力作用。对左心室舒张功能障碍有益的机制：①降低心率可使舒张期延长，改善左心室充盈，增加舒张期末容积。②负性肌力作用可降低耗氧量，改善心肌缺血及心肌活动的异常非均一性。③抑制交感神经的血管收缩作用，降低心脏后负荷，也可改善冠状动脉的灌注。④能阻止通过儿茶酚胺引起的心肌损害和灶性坏死。已有研究证明，此类药物可使左心室容积-压力曲线下移，具有改善左心室舒张功能的作用。

目前认为，β 受体阻滞剂对改善舒张功能最主要的作用来自减慢心率和延长舒张期。在具体应用时可以根据患者的具体情况选择较大的初始剂量和较快地增加剂量。这与 SHF 有明显的不同。在 SHF 患者，β 受体阻滞剂的机制是长期应用后上调 β 受体，改善心肌重塑，应从小剂量开始，剂量调整常需要 2~4 周。应用 β 受体阻滞剂时一般将基础心率维持在 60~70 次/分。

3.钙通道阻滞剂

可减低细胞质内钙浓度，改善心肌的舒张和舒张期充盈，并能减轻后负荷和心肌肥厚，在扩张血管降低血压的同时可改善心肌缺血，维拉帕米和地尔硫䓬等还可通过减慢心率而改善心肌的舒张功能。因此在 DHF 的治疗中，钙通道阻滞剂发挥着重要的作用。这与 SHF 不同，由于钙通道阻滞剂有一定程度的负性肌力作用而不宜应用于 SHF 的治疗。

4.利尿剂

通过利尿能减轻水、钠潴留，减少循环血量，降低肺及体循环静脉压力，改善心力衰竭症状。当舒张性心力衰竭为代偿期时，左心房及肺静脉压增高虽为舒张功能障碍的结果，但同时也是其重要的代偿机制，可以缓解因心室舒张期充盈不足所致的舒张期末容积不足和心排血量的减少，从而保证全身各组织的基本血液供应。如此时过量使用利尿剂,可能加重已存在的舒张功能不全,使其由代偿转为失代偿。当 DHF 患者出现明显充血性心力衰竭的临床表现并发生肺水肿时,利尿剂则可通过减少部分血容量使症状得以缓解。

5.血管扩张药

由于静脉血管扩张药能扩张静脉,使回心血量及左心室舒张期末容积减小,故对代偿期 DHF 可能进一步降低心排血量;而对容量负荷显著增加的失代偿期患者,可减轻肺循环、体循环压力,缓解充血症状。动脉血管扩张药能有效地降低心脏后负荷,对周围血管阻力增加的患者(如高血压心脏病)可能有效改善心室舒张功能,但对左心室流出道梗阻的肥厚型心肌病患者可能加重梗阻,使心排血量进一步减少。因此,扩张剂的应用应结合实际病情并慎重应用。

6.正性肌力药物

由于单纯 DHF 患者的左心室射血分数通常正常,因而正性肌力药物没有应用的指征,而且有使舒张性心功能不全恶化的危险,尤其是在老年急性失代偿 DHF 患者中。例如,洋地黄类药物通过抑制 Na^+-K^+-ATP酶,并通过 Na^+-Ca^{2+} 交换的机制增加细胞内钙离子浓度,在心脏收缩期增加能量需求,而在心脏舒张期增加钙负荷,可能会促进舒张功能不全的恶化。DIG(digitalis investigators group)研究的数据也显示,在使用地高辛过程中,与心肌缺血及室性心律失常相关的终点事件增加。对于那些伴有快室率房颤的 DHF 患者,应用洋地黄是有指征也有益处的。因为可以通过控制心室率改善肺充血及心排血量。

7.抗心律失常药物

心律失常,特别是快速性心律失常对 DHF 患者的血流动力学常产生很大影响,故预防心律失常的发生对 DHF 患者有重要意义:①快速心律失常增加心肌氧耗,减少冠状动脉供血时间,从而可诱发心肌缺血,加重 DHF,在左心室肥厚者尤为重要;②舒张期缩短使心肌舒张不完全,导致舒张期心室内容量相对增加;③DHF患者,左心室舒张速度和心率呈相对平坦甚至负性关系,当心率增加时,舒张速度不增加甚至减慢,从而引起舒张末期压力增加。因此当 DHF 患者伴有心律失常时,应根据其不同的病因和病情特点来选用抗心律失常药物。

8.其他药物

抑制心肌收缩的药物如丙吡胺,具有较强的负性肌力作用,可用于左心室流出道梗阻的肥厚型心肌病。此药缩短射血时间,增加心排血量,降低左心室舒张期末血压。多数患者长期服用此药有效。丙吡胺的另一个作用是抗心律失常,而严重肥厚型心肌病患者,尤其是静息时有流出道梗阻者,常有心律失常,此时用丙吡胺可达到一举两得的效果。

目前,我们尚无充分的随机临床试验来评价不同药物对 CHF 或其他心血管事件的疗效,也没有充分的证据说明某一单药或某一组药物比其他的优越。已经建议,将那些有生物学效应的药物用于 DHF 的治疗,治疗心动过速和心肌缺血,如 β 受体阻滞剂或非二氢吡啶类钙通道阻滞剂;逆转左心室重塑,如利尿剂和血管紧张素转化酶抑制剂;减轻心肌纤维化,如螺内酯;阻断肾素-血管紧张素-醛固酮系统的药物能够产生这样一些生物学效应,还需要更多的资料来说明这些生物学效应能够降低心力衰竭的危险。

总之,在现阶段,对于 DHF 的发病机制、病理生理、直到诊断和治疗还需要有更多的临床试验和实验证据来不断完善。

（徐　凤）

第四节　继发性高血压

继发性高血压是病因明确的高血压,当查出病因并有效去除或控制病因后,作为继发症状的高血压可被治愈或明显缓解。其在高血压人群中占 5%～10%。临床常见病因为肾性、内分泌性、主动脉缩窄、阻塞性睡眠呼吸暂停低通气综合征及药物性等,由于精神心理问题而引发的高血压也时常可以见到。提高对继发性高血压的认识,及时明确病因并积极针对病因治疗将会大大降低因高血压及并发症造成的高致死及致残率。

一、肾性高血压

(一)肾实质性

肾实质性疾病是继发性高血压常见的病因,占 2%～5%。由于慢性肾小球肾炎已不太常见,高血压性肾硬化和糖尿病肾病已成为慢性肾病中最常见的原因。病因为原发或继发性肾脏实质病变,是最常见的继发性高血压之一。常见的肾脏实质性疾病包括急慢性肾小球肾炎、多囊肾、慢性肾小管间质病变、痛风性肾病、糖尿病肾病及狼疮性肾炎等;也少见于遗传性肾脏疾病(Liddle 综合征)、肾脏肿瘤等。

临床有时鉴别肾实质性高血压与高血压引起的肾脏损害较为困难。一般情况下,前者肾脏病变的发生常先于高血压或与其同时出现,血压水平较高且较难控制,易进展为恶性高血压,蛋白尿/血尿发生早、程度重、肾脏功能受损明显。常用的实验室检查:血尿常规、血电解质、肌酐、尿酸、血糖、血脂的测定,24 小时尿蛋白定量或尿蛋白/肌酐比值、12 小时尿沉渣检查,肾脏B超:了解肾脏大小、形态及有无肿瘤,如发现肾脏体积及形态异常,或发现肿物,则需进一步做肾脏计算机断层/磁共振以确诊并查病因;必要时应在有条件的医院行肾脏穿刺及病理学检查,这是诊断肾实质性疾病的"金标准"。

肾实质性高血压应低盐饮食(<6 g/d);大量蛋白尿及肾功能不全者,宜选择摄入高生物效价蛋白;在针对原发病进行有效的治疗同时,积极控制血压在<18.7/12.0 kPa(140/90 mmHg),有蛋白尿的患者应首选 ACEI 或 ARB 作为降压药物,必要时联合其他药物。透析及肾移植用于终末期肾病。

(二)肾血管性

肾血管性高血压是继发性高血压最常见的病因。引起肾动脉狭窄的主要原因包括动脉粥样硬化(90%),主要是出现了其他系统性动脉硬化相关临床症状的老年患者;肌纤维发育不良(不到 10%)(图 4-2),主要是健康状况较好的年轻女性,常有吸烟史;还有比较少见的多发性大动脉炎。单侧肾动脉狭窄时,患侧肾分泌肾素,激活 RAAS,导致钠水潴留。另外,健侧肾高灌注,产生压力性利尿,进一步导致 RAAS 激活,形成肾素依赖性高血压的恶性循环。双侧肾动脉狭窄时,同样存在 RAAS 激活,但无压力性利尿,因而血容量扩张使得肾素分泌抑制,因此产生容量依赖性高血压。当血容量减少时,容量依赖性高血压可再转变为肾素依赖性高血压,比如使用利尿剂治疗后容量减少,肾素再次分泌增多,可导致利尿剂抵抗性高血压。

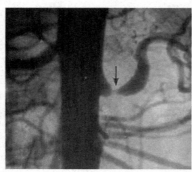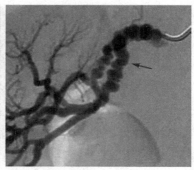

图 4-2 肾血管狭窄
左侧为动脉粥样硬化(箭头所示),右侧为肌纤维发育不良(箭头所示)

以下临床证据有助于肾血管性高血压的诊断:所有需要住院治疗的急性高血压;反复发作的"瞬时"肺水肿;腹部或肋脊角处闻及血管杂音;血压长期控制良好的高血压患者病情在近期加重;年轻患者或 50 岁以后出现的恶性高血压;不明原因低钾血症;使用 ACEI 或 ARB 类药物后产生的急进性肾衰竭;左右肾脏大小不等;全身性动脉粥样硬化疾病。

彩色多普勒超声检查是一种无创检查,为诊断肾动脉狭窄的首选方法。造影剂增强性计算机断层 X 线照相术(CTA)及磁共振血管造影(MRA)亦常用于肾动脉狭窄的检查。肌纤维发育异常产生的肾动脉狭窄往往会在肾动脉中部形成一个"串珠样"改变;而动脉硬化导致的肾动脉狭窄其病变一般在动脉近端,且不连续。侵入性肾血管造影是肾动脉狭窄诊断的金标准。

治疗方法包括药物治疗、介入治疗和手术治疗,应根据病因来选择。肌纤维发育不良性肾动脉狭窄常选用球囊血管成形术(PTCA),总体来说预后较好。对于动脉硬化性肾动脉狭窄来说,控制血压及相关动脉硬化危险因素是首选治疗手段,推荐 AECI/ARB 作为首选,但双侧肾动脉狭窄,肾功能已受损或非狭窄侧肾功能较差者禁用,此外 CCB、β 受体阻滞剂及噻嗪类利尿剂等也能用于治疗。目前,进行球囊血管成形术的指征仅包括真性药物抵抗性高血压及进行性肾衰竭(缺血性肾病)。大多数动脉硬化造成的肾血管损伤并不会导致高血压或进行性肾衰竭,而肾脏血运重建(球囊血管成形术或支架术)对于多数患者来说并无益处,反而存在一些潜在的并发症风险。

二、内分泌性高血压

内分泌组织增生或肿瘤所致的多种内分泌疾病,由于其相应激素如醛固酮、儿茶酚胺及皮质醇等分泌过度增多,导致机体血流动力学改变而使血压升高。这种由内分泌激素分泌增多而致的高血压称为内分泌性高血压,也是较常见的继发性高血压,如能切除肿瘤,去除病因,高血压可被治愈或缓解。临床常见继发性高血压如下(表 4-5)。

表 4-5 常见内分泌性高血压鉴别

病因	病史	查体	实验室检查	筛查	确诊试验
库欣综合征	快速的体重增加,多尿、多饮、心理障碍	典型的身体特征:向心性肥胖、满月脸、水牛背、多毛症、紫纹	高胆固醇血症、高血糖	24 小时尿游离皮质醇	小剂量地塞米松抑制试验

续表

病因	病史	查体	实验室检查	筛查	确诊试验
嗜铬细胞瘤	阵发性高血压或持续性高血压,头痛、出汗、心悸和面色苍白,嗜铬细胞瘤的阳性家族史	多发性纤维瘤可出现皮肤红斑	偶然发现肾上腺肿块	尿分离测量肾上腺素类物质或血浆游离肾上腺类物质	腹、盆部 CT 和 MRI、^{123}I 标记的间碘苄胍,突变基因筛查
原发性醛固酮增多症	肌无力,有早发性高血压和早发脑血管事件(＜40 岁)的家族史	心律失常(严重低钾血症时发生)	低钾血症(自发或利尿剂引起),偶然发现的肾上腺肿块	醛固酮/肾素比(纠正低钾血症、停用影像 RAA 系统的药物)	定性实验(盐负荷实验、地塞米松抑制试验)肾上腺 CT,肾上腺静脉取血

(一)原发性醛固酮增多症

原发性醛固酮增多症(PHA),通常简称原醛症,是由于肾上腺自主分泌过多醛固酮,而导致水钠潴留、高血压、低血钾和血浆肾素活性受抑制的临床综合征,常见原因是肾上腺腺瘤、单侧或双侧肾上腺增生,少见原因为腺癌和糖皮质激素可调节性醛固酮增多症。近年来的报告显示该病在高血压中占 5％～15％,在难治性高血压中接近 20％。

诊断原发性醛固酮增多症的步骤分 3 步:筛查、盐负荷试验及肾上腺静脉取血(图 4-3)。筛查包括测量血浆肾素和醛固酮水平。尽管用醛固酮/肾素比率测定法来筛选所有高血压患者的前景乐观,但这种方法的应用还是有很多局限性,比率升高完全可能仅由低肾素引起。阳性结果应该基于血浆醛固酮水平升高(＞15 ng/dL)和被抑制的低肾素水平。因此,筛查仅被推荐用于以下高度可能患有原发性醛固酮增多症的高血压患者:①没有原因的难以解释的低血钾;②由利尿剂引发的严重的低钾血症,但对保钾药有抵抗;③有原发性醛固酮增多症的家族史;④对合适的治疗有抵抗,而这种抵抗又难以解释;⑤高血压患者中偶然发现的肾上腺腺瘤。

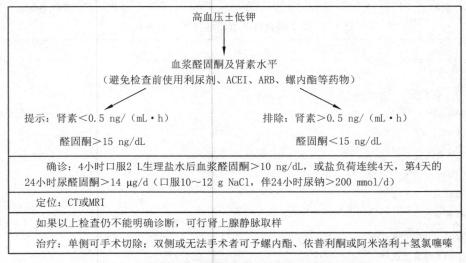

图 4-3 原发性醛固酮增多症患者的诊断及治疗流程

如果需检测血浆醛固酮和肾素水平的话,无论是口服还是静脉都应进行盐抑制试验以明确自主性醛固酮增多症。如果存在,则应行肾上腺静脉取样,区分单侧性的腺瘤和双侧增生,并确定需经腹腔镜手术切除的腺体。CT 或 MRI 影像学可以帮助鉴别肾上腺腺瘤和双侧肾上腺增生症(图 4-4)。

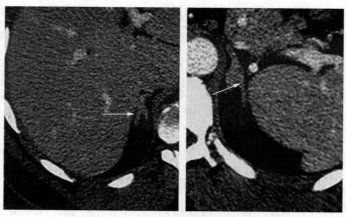

图 4-4　CT 提示的肾上腺肿块
CT 显示的左肾上腺肿块(右侧图片箭头处)与右侧肾上腺对比(左侧图片箭头处)

一旦诊断原发性醛固酮增多症并确立病理类型,治疗方法的选择就相当明确:单发腺瘤应通过腹腔镜行肿瘤切除术;双侧肾上腺增生的患者可予以醛固酮受体拮抗剂治疗,螺内酯或依普利酮,必要时还可给予噻嗪类利尿剂和其他降压药。腺瘤切除后,约有半数患者血压会恢复正常,而另一些尽管有所改善但仍是高血压状态,这可能与原来就存在的原发性高血压或长期继发性高血压损害引起的肾脏有关。

(二)库欣综合征

库欣综合征又称皮质醇增多症,是由于多种病因引起肾上腺皮质长期分泌过量皮质醇所产生的一组综合征(表 4-6)。80%的库欣综合征患者均有高血压,如不治疗,可引起左心室肥厚和充血性心力衰竭等,其存在时间越长,即使病因去除后血压恢复正常的可能性也越小。

表 4-6　库欣综合征的病因分类及相对患病率

病因分类	患病率
一、内源性库欣综合征	
(一)ACTH 依赖性库欣综合征	
垂体性库欣综合征(库欣病)	60%～70%
异位 ACTH 综合征	15%～20%
异位 CRH 综合征	罕见
(二)ACTH 非依赖性库欣综合征	
肾上腺皮质腺瘤	10%～20%
肾上腺皮质腺癌	2%～3%
ACTH 非依赖性大结节增生	2%～3%
原发性色素结节性肾上腺病	罕见
二、外源性库欣综合征	

续表

病因分类	患病率
（一）假库欣综合征	
大量饮酒	
抑郁症	
肥胖症	
（二）药物源性库欣综合征	

ACTH:促肾上腺皮质激素;CRH:促皮质素释放激素。

推荐对以下人群进行库欣综合征的筛查:①年轻患者出现骨质疏松、高血压等与年龄不相称的临床表现;②具有库欣综合征的临床表现,且进行性加重,特别是有典型的症状如肌病、多血质、紫纹、瘀斑和皮肤变薄的患者;③体重增加而身高百分位下降,生长停滞的肥胖儿童;④肾上腺意外瘤患者。如果临床特点符合,则通过测定 24 小时尿游离皮质醇或血清皮质醇昼夜节律检测进行筛查。当初步检测结果异常时,则应行小剂量地塞米松抑制试验进行确诊。当存在有异常筛查结果时,多数学者建议行另一项额外的大剂量地塞米松抑制试验,即每 6 小时口服 2 mg 地塞米松共服 2 天,然后测定尿液中游离皮质醇和血浆皮质醇水平。如果库欣综合征是由垂体 ACTH 过度分泌所致双侧肾上腺增生,那么尿游离皮质醇与对照组 2 mg 剂量相对比将被抑制到 50% 以下,而异位 ACTH 综合征对此负反馈机制不敏感。血浆 ACTH 测定有助于区分 ACTH 依赖性和 ACTH 非依赖性库欣综合征。肾上腺影像学包括 B 超、CT、MRI 检查。推荐首选双侧肾上腺 CT 薄层(2～3 mm)增强扫描。对促皮质激素释放激素的反应及下颚骨岩下窦取样可用来确定库欣综合征的垂体病因。治疗主要采用手术、放射治疗(简称放疗)及药物方法治疗基础疾病,降压治疗可采用利尿剂或与其他降压药物联用。

（三）嗜铬细胞瘤

嗜铬细胞瘤是一种少见的由肾上腺嗜铬细胞组成的分泌儿茶酚胺的肿瘤,副神经节瘤是更加罕见的发生于交感神经和迷走神经神经节细胞的一种肾上腺外肿瘤。在临床上,嗜铬细胞瘤泛指分泌儿茶酚胺的肿瘤,包括了肾上腺嗜铬细胞瘤和功能性的肾上腺外的副神经节瘤。嗜铬细胞瘤大部分是良性肿瘤。嗜铬细胞瘤可发生在所有年龄段,主要沿交感神经链分布,较少发生在迷走区域。约 15% 的嗜铬细胞瘤是肾上腺外的,即副神经节瘤。

剧烈的血压波动及发作性的临床症状,常提示嗜铬细胞瘤的可能。然而在 50% 的患者中,高血压可能是持续性的。高血压可能合并头痛、出汗、心悸等症状。在以分泌肾上腺素为主的嗜铬细胞瘤患者中,由于血容量的下降和交感反射减弱易发生直立性低血压。如果在弯腰、运动、腹部触诊、吸烟或深吸气时引起血压反复骤升并在数分钟内骤降,应高度怀疑嗜铬细胞瘤。在发作期间可测定血或尿儿茶酚胺或血、尿间羟肾上腺素类似物,主要包括血浆甲氧基肾上腺素、血浆甲氧基去甲肾上腺素和尿甲氧基肾上腺素、尿甲氧基去甲肾上腺素。应用 CT 或 MRI 进行肿瘤定位。

嗜铬细胞瘤多数为良性肿瘤,约 10% 的嗜铬细胞瘤为恶性。手术切除效果较好,手术前应使用 α 受体拮抗剂,手术后血压多能恢复正常。手术前或恶性病变已多处转移无法手术者,可选用 α 和 β 受体拮抗剂联合治疗。

三、主动脉缩窄

主动脉缩窄多数为先天性,少数由多发性大动脉炎所致。先天性主动脉缩窄可发生在胸主动脉或腹主动脉,常起源于左锁骨下动脉起始段远端或动脉导管韧带的远端。主动脉缩窄的典型特征有上臂高血压、股动脉搏动微弱或消失、背部有响亮杂音。二维超声可检测到病变,诊断需依靠主动脉造影(图 4-5)。治疗主要为介入扩张支架置入或血管手术。病变纠正后患者可能仍然有高血压,应该仔细监测并治疗。

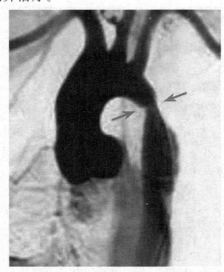

图 4-5　主动脉造影提示降主动脉缩窄

降主动脉缩窄(箭头示)

四、妊娠期高血压

妊娠合并高血压的患病率占孕妇的 5%～10%,妊娠合并高血压分为慢性高血压、妊娠期高血压和先兆子痫/子痫 3 类。慢性高血压指的是妊娠前即证实存在或在妊娠的前 20 周即出现的高血压;妊娠期高血压为妊娠 20 周以后发生的高血压,不伴有明显蛋白尿,妊娠结束后血压可以恢复正常;先兆子痫定义为发生在妊娠 20 周后首次出现高血压和蛋白尿,常伴有水肿与高尿酸血症,可分为轻、重度,如出现抽搐可诊断为子痫。对于妊娠高血压,非药物措施(限盐、富钾饮食、适当活动、情绪放松)是安全有效的,应作为药物治疗的基础。由于所有降压药物对胎儿的安全性均缺乏严格的临床验证,而且动物试验中发现一些药物具有致畸作用,因此,药物选择和应用受到限制。妊娠期间的降压用药不宜过于积极,治疗的主要目的是保证母子安全和妊娠的顺利进行。必要时谨慎使用降压药,常用的静脉降压药物有甲基多巴、拉贝洛尔和硫酸镁等;口服药物包括 β 受体阻滞剂或钙通道阻滞剂。妊娠期间禁用 ACEI 或 ARB。

五、神经源性高血压

神经系统与血压调控密切相关。多种中枢和周围神经系统病变可以导致高血压。其机制主要与颅内压增高使血管舒缩中心的交感神经系统冲动增加及自主神经功能障碍有关。当今世界,社会压力大,精神心理疾病患病率大大提高,而精神心理异常可通过多种渠道导致血压升高,成为双心医学探讨的主要内容。

(一)颅内压增高与高血压

正常成人颅腔是由颅底骨和颅盖骨组成的腔体,有容纳和保护其内容物的作用。除了出入颅腔的血管系统(特别是颈静脉)及颅底孔(特别是枕骨大孔)与颅外相通外,可以把颅腔看作一个完全密闭的容器,而且由于组成颅腔的颅骨坚硬而不能扩张,所以每个人的颅腔容积是恒定的。

1.病因

(1)脑血管疾病:包括脑出血、蛛网膜下腔出血、大面积脑血栓形成、脑栓塞和颅内静脉窦血栓形成等。

(2)颅内感染性疾病:如病毒、细菌、结核、真菌等引起的脑膜炎、脑炎、脑脓肿等。

(3)颅脑损伤:如脑挫裂伤、颅内血肿、手术创伤、广泛性颅骨骨折、颅脑火器伤、外伤性蛛网膜下腔出血等。

(4)颅内占位性病变:包括各种癌瘤、脓肿、血肿、肉芽肿、囊肿、脑寄生虫等。

(5)各种原因引起的交通性和非交通性脑积水。

(6)各种原因引起的缺血缺氧代谢性脑病:如呼吸道梗阻、窒息、心搏骤停、肝性脑病、酸中毒、一氧化碳中毒、铅中毒、急性水中毒和低血糖等。

(7)未得到有效控制的癫痫持续状态。

(8)良性颅内压增高。

(9)先天性异常:如导水管的发育畸形、颅底凹陷和先天性小脑扁桃体下疝畸形等,可以造成脑脊液回流受阻,从而继发脑积水和颅内压增高狭颅症,由于颅腔狭小,限制了脑的正常发育,也常发生颅内压增高。

2.临床表现

(1)头痛:是因为颅内有痛觉的组织(如脑膜、血管和神经)受到压力的牵张所引起。颅内压增高引起的头痛的特点有头痛常是持续性的,伴有阵发性的加剧,常因咳嗽或打喷嚏等用力动作而加重。头痛的部位以额、颞、枕部明显;头痛的性质呈胀痛或搏动性疼痛;急性颅内压增高的患者,头痛常非常剧烈,伴烦躁不安,并常进入昏迷状态。儿童及老年人的头痛相对较成年人为少。

(2)呕吐:呕吐是头痛的伴发症状,典型表现为喷射性呕吐,一般与饮食无关,但较易发生于进食后,因此患者常常拒食,可导致失水和体重锐减。也可见非喷射性呕吐。恶心、呕吐可因肿瘤直接压迫迷走神经核或第四脑室底部而引起。有人认为是因为迷走神经核团或其神经根受到刺激所引起。脑干肿瘤起源于迷走神经核团附近者,呕吐有时是其早期唯一的症状,可造成诊断上的困难,有时可误诊为"功能性呕吐"。

(3)视盘水肿:视盘水肿是颅内压增高的特征性体征之一。它是因颅内压增高使眼底静脉回流受阻所致。与颅内压增高发生发展的时间、速度和程度有关。颅内压增高早期或急性颅内压增高时,视盘水肿可不明显,对视力影响不大。而慢性颅内压增高的患者,70%以上均有视盘水肿,如视盘边界模糊,生理凹陷不清,静脉充盈、迂曲,视盘周围火焰状出血等。此时,视力减退。随着视盘水肿的加重,可继发视神经萎缩,常伴不可逆视力减退甚至失明。

(4)意识障碍:意识障碍的病理解剖学基础是颅内压增高导致的全脑严重缺血缺氧和脑干网状结构功能受累。患者可呈谵妄、呆木、昏沉甚至昏迷。

（5）库欣反应：是指在严重颅内压增高时出现的血压上升、心率缓慢和呼吸减慢等现象。其结果是确保一定的脑灌注压，使肺泡 O_2 和 CO_2 充分交换，增加脑供氧，是机体总动员和积极代偿的表现。

（6）复视：因展神经在颅底走行较长，极易受到颅内压增高的损伤，出现单侧或双侧展神经麻痹，早期表现为复视。颅内压增高持续较久的病例，眼球外展受限，甚至使眼球完全内斜。

（7）抽搐及去大脑强直：抽搐及去大脑强直多系脑干受压所致，表现为突然意识丧失、四肢强直、颈和背部后屈，呈角弓反张状。

（8）视野缺损：系颅后窝病变引起的脑室积水，第三脑室扩大压迫视交叉后部并引起蝶鞍的扩大所致。常可误诊为垂体瘤。

（9）脑疝的表现：颅内压升高到一定程度，部分脑组织发生移位，挤入硬脑膜的裂隙或枕骨大孔，压迫附近的神经、血管和脑干，产生一系列症状和体征。幕上的脑组织（颞叶的海马回、钩回）通过小脑幕切迹被挤向幕下，称为小脑幕切迹疝或颞叶钩回疝或海马钩回疝。幕下的小脑扁桃体及延髓经枕骨大孔被挤向椎管内，称为枕骨大孔疝或小脑扁桃体疝。一侧大脑半球的扣带回经镰下孔被挤入对侧分腔，称为大脑镰下疝或扣带回疝。

1）小脑幕切迹疝（颞叶钩回疝）：同侧动眼神经麻痹，表现为眼睑下垂，瞳孔扩大，对光反射迟钝或消失，不同程度的意识障碍，生命体征变化，对侧肢体瘫痪和出现病理反射。小脑幕切迹疝的临床表现如下。①颅内压增高：表现为头痛加重，呕吐频繁，躁动不安，提示病情加重。②意识障碍：患者逐渐出现意识障碍，由嗜睡、朦胧到浅昏迷、昏迷，对外界的刺激反应迟钝或消失，系脑干网状结构上行激活系统受累的结果。③瞳孔变化：最初可有时间短暂的患侧瞳孔缩小，但多不易被发现。以后该侧瞳孔逐渐散大，对光发射迟钝、消失，说明动眼神经背侧部的副交感神经纤维已受损。晚期则双侧瞳孔散大，对光反射消失，眼球固定不动。④锥体束征：由于患侧大脑脚受压，出现对侧肢体力弱或瘫痪，肌张力增高，腱反射亢进，病理反射阳性。有时由于脑干被推向对侧，使对侧大脑脚与小脑幕游离缘相挤，造成脑疝同侧的锥体束征，需注意分析，以免导致病变定侧的错误。⑤生命体征改变：表现为血压升高，脉缓有力，呼吸深慢，体温上升。到晚期，生命中枢逐渐衰竭，出现潮式或叹息样呼吸，脉频弱，血压和体温下降；最后呼吸停止，继而心跳亦停止。

2）枕骨大孔疝（小脑扁桃体疝）：①枕下疼痛、项强或强迫头位：疝出组织压迫颈上部神经根，或因枕骨大孔区脑膜或血管壁的敏感神经末梢受牵拉，可引起枕下疼痛。为避免延髓受压加重，机体发生保护性或反射性颈肌痉挛，患者头部维持在适当位置。②颅内压增高：表现为头痛剧烈，呕吐频繁，慢性脑疝患者多有视神经盘水肿。③后组脑神经受累：由于脑干下移，后组脑神经受牵拉，或因脑干受压，出现眩晕、听力减退等症状。④生命体征改变：慢性疝出者生命体征变化不明显；急性疝出者生命体征改变显著，迅速发生呼吸和循环障碍，先呼吸减慢，脉搏细速，血压下降，很快出现潮式呼吸和呼吸停止，如不采取措施，不久心跳也停止。与小脑幕切迹疝相比枕骨大孔疝的特点：生命体征变化出现较早，瞳孔改变和意识障碍出现较晚。

3）大脑镰下疝：引起病侧大脑半球内侧面受压部的脑组织软化坏死，出现对侧下肢轻瘫、排尿障碍等症状。一般活体不易诊断。

（10）与颅内原发病变相关的症状体征：主要是与病变部位相关的神经功能刺激症状或局灶体征，如癫痫、失语、智能障碍、运动障碍、感觉障碍和自主神经功能障碍等。

（11）心血管舒缩中枢障碍症状体征：可表现为血压忽高忽低，最高可在 29.3/18.7 kPa（220/140 mmHg）以上，最低在 12.0/8.0 kPa（90/60 mmHg）以下；伴心动过速、心动过缓或心律不齐。心率或心律、血压具有波动幅度大、不稳定及对药物干预敏感等特点。

（12）与血压增高相关的症状体征：头痛、头晕、心悸、气短、耳鸣、乏力等，甚至出现高血压所致的心、脑、肾、眼等靶器官损害的表现。

3.治疗

颅内原发病的治疗是解除颅内压增高所致高血压的根本，而降低颅内压治疗是降低血压的直接手段，如手术清除颅内血肿、脓肿、肉芽肿、肿瘤等颅内占位病变；脑室穿刺引流或脑脊液分流，改善脑脊液循环；脑静脉血栓局部溶栓，促进脑静脉回流等。多数情况下，随着颅内压的下降，血压恢复或接近正常。所以对血压的调控应持谨慎的态度，不能盲目地予以降压药物干预。降颅内压治疗应当是一个平衡的、逐步的过程。从简单的措施开始，降颅内压治疗需同步监测颅内压和血压，以维持脑灌注压＞9.3 kPa(70 mmHg)。具体措施如下。

（1）抬高头位：床头抬高30°，可减少脑血流容积，增加颈静脉回流，降低脑静脉压和颅内压，且安全有效。理想的头位角度应依据患者 ICP 监测的个体反应而定，枕部过高或颈部过紧可导致 ICP 增加，应予以避免。

（2）止痛和镇静：当颅内压顺应性降低时，躁动、对抗束缚、行气管插管或其他侵入性操作等均可使胸腔内压和颈静脉压增高，颅内压增高；另焦虑或恐惧使交感神经系统功能亢进，导致心动过速，血压增高，脑代谢率增高，脑血流增加，颅内压增高。因此，积极进行镇静治疗尤为重要。胃肠外镇静剂有呼吸抑制和血压降低的危险，所以必须先行气管插管和动脉血压监测，然后再用药。异丙酚是一种理想的静脉注射镇静药，其半衰期很短，且不影响患者的神经系统临床评估，还有抗癫痫及清除自由基作用，通常剂量为 0.3～4 mg/(kg·h)。应避免使用麻痹性神经肌肉阻滞剂，因其影响神经系统功能的正确评估。

（3）补液：颅内压增高患者只能输注等渗液如 0.9％生理盐水，禁用低渗液如 5％右旋糖酐或0.45％盐水。应积极纠正机体低渗状态（＜280 mOsm/L），轻度高渗状态（＞300 mOsm/L）对病情是有利的。CPP 降低可使 ICP 反射性增加，可输注等渗液纠正低血容量。不应使用 5％或10％葡萄糖溶液，禁忌使用 50％高渗葡萄糖溶液。因为会增加脑组织内乳酸堆积，加重脑水肿和神经元损害。当然，临床医师应根据患者血糖和血浆电解质含量动态监测及时调整补液种类和补液量。

（4）降低颅内压：①渗透性利尿剂，如甘露醇、甘油、高渗盐水等；②人血清蛋白，应用人血清蛋白可明显地增加血浆胶体渗透压，使组织间水分向血管中转移，从而减轻脑水肿，降低颅内压，尤其适用于血容量不足、低蛋白血症的颅内高压、脑水肿患者；③髓袢利尿剂，主要为呋塞米，作用于髓袢升支髓质部腔面的细胞膜，抑制 Na^+ 和 Cl^- 重吸收；④糖皮质激素，主要是利用糖皮质激素具有稳定膜结构的作用减少了因自由基引发的脂质过氧化反应，从而降低脑血管通透性、恢复血管屏障功能、增加损伤区血流量及改善 Na^+-K^+-ATP 酶的功能，使脑水肿得到改善。

（5）巴比妥类药物：巴比妥类药物具有收缩脑血管、降低脑代谢率、抑制脑脊液分泌、减低脑耗氧量和脑血流量及抑制自由基介导的脂质过氧化作用。大剂量巴比妥可使颅内压降低。临床试验证实，输入戊巴比妥负荷剂量 5～20 mg/kg，维持量 1～4 mg/(kg·h)，可改善难治性颅内压增高。美国和欧洲脑卒中治疗指南推荐可用大剂量巴比妥类药物治疗顽固性高颅内压，但心血管疾病患者不宜使用。

（6）过度通气：过度换气可使肺泡和血中的二氧化碳分压降低，导致低碳酸血症，低碳酸血症使脑阻力血管收缩和脑血流减少，从而缩小脑容积和降低颅内压。也有认为是增加呼吸的负压使中心静脉压下降,脑静脉血易于回流至心脏。因而使脑血容量减少。但当 $PaCO_2$ 低于 4.0 kPa(30 mmHg)时,会引起脑血管痉挛,导致脑缺血缺氧,加重颅内高压。以往认为采用短时程(<24 小时)轻度过度通气[$PaCO_2$ 4.0~4.7 kPa(30~35 mmHg)],这样不但可以降低颅内压,而且不会导致和加重脑缺血。近年来随着脑组织氧含量直接测定技术的问世,研究发现短时程轻度过度通气亦不能提高脑组织氧含量,相反会降低脑组织氧含量。所以,国内外学者已不主张采用任何形式过度通气治疗颅内高压,而采用正常辅助呼吸,维持动脉血 $PaCO_2$ 在正常范围为宜。

(7)亚低温治疗:动物实验证实,温度升高使脑的氧代谢率增加,脑血流量增加,颅内压增高,尤其是缺血缺氧性损伤恶化。通常每降低 1 ℃,脑耗氧量与血流量即下降 6.7%,有资料表明当体温降至 30 ℃时,脑耗氧量为正常时的 50%~55%,脑脊液压力较降温前低 56%。因此,首先应对体温增高的患者进行降温治疗(应用对乙酰氨基酚、降温毯、吲哚美辛等)。近年来,随着现代重症监护技术的发展,亚低温降颅内压治疗的研究发展很快。无论是一般性颅内压增高还是难治性颅内压增高,亚低温治疗都是有效的,且全身降温比孤立的头部降温更有效。降温深度依病情而定,以 32~34 ℃为宜,过高达不到降温目的,过低有发生心室纤颤的危险。降温过程中切忌发生寒战、冻伤及水电解质失调,一般持续 3~5 天即可停止物理降温,使患者自然复温,逐渐减少用药乃至停药。在欧洲、美国、日本等国家已推广使用。但由于亚低温治疗需要使用肌松剂和持续使用呼吸机,目前国内中小医院尚难以开展此项技术。

(8)减少脑脊液:以迅速降低颅内压,缓解病情。也是常用的颅脑手术前的辅助性抢救措施之一。①脑脊液外引流:是抢救脑疝危象患者的重要措施。控制性持续性闭式脑室引流,既可使脑脊液缓慢流出以将颅内压控制在正常范围,从而避免突然压力下降而导致脑室塌陷、小脑上疝、脑充血、脑水肿加重或颅内压动力学平衡的紊乱,而且有利于保持引流的通畅。关闭式引流有利于预防感染。②脑脊液分流术:不论何种原因引起的阻塞性或交通性脑积水,凡不能除去病因者均可行脑脊液分流术。根据阻塞的不同部位,可使脑脊液绕过阻塞处到达大脑表面,再经过蛛网膜颗粒吸收,以达到降低颅内压的目的。或将脑脊液引流到右心房或腹腔等部位而被吸收。若分流术成功,效果是比较肯定的。常用的脑脊液分流方法有侧脑室-枕大池分流术、侧脑室-右心房分流术、侧脑室-腹腔引流术、腰椎蛛网膜下腔-腹腔分流术。目前临床最常用的是侧脑室-腹腔引流术。③乙酰唑胺:一种碳酸酐酶抑制剂,它能使脑脊液产生减少 50%,从而降低颅内压。常用剂量是每次 0.25 g,每天 3 次。

(9)颅内占位病变:如肿瘤、脑脓肿等颅内占位性病变应手术切除,若不能切除可考虑脑室引流或行颅骨切开去骨瓣减压,可迅速降低颅内压。有学者认为,通过各种降低颅内压措施,如脱水、过度换气、巴比妥昏迷、亚低温等治疗不能控制的颅内高压,应考虑标准大骨瓣开颅术。

(10)去大骨瓣减压术:能使脑组织向减压窗方向膨出,以减轻颅内高压对重要脑结构的压迫,尤其是脑干和下丘脑,以挽救患者生命。但越来越多的临床实践证明去大骨瓣减压术不但没有降低重型颅脑伤患者死残率,而且可能会增加重型颅脑伤患者残死率。原因:①去大骨瓣减压术会导致膨出的脑组织在减压窗处嵌顿、嵌出的脑组织静脉回流受阻、脑组织缺血水肿坏死,久之形成脑穿通畸形;②去大骨瓣减压术不缝合硬脑膜会增加术后癫痫发作;③去大骨瓣减压术会导致脑室脑脊液向减压窗方向流动,形成间质性脑水肿;④去骨瓣减压术不缝合硬脑膜,使手术创面渗血进入脑池和脑室系统,容易引起脑积水;⑤去大骨瓣减压术不缝合硬脑膜会导致脑在颅腔内不稳定,会引起再损伤;⑥去大骨瓣减压术不缝合硬脑膜会增加颅内感染、切口裂开机会等。

(11)预防性抗癫痫治疗:越来越多的临床研究表明使用预防性抗癫痫药不但不会降低颅脑损伤后癫痫发生率,而且会加重脑损害和引起严重毒副作用。严重脑挫裂伤脑内血肿清除术后是否常规服用预防性抗癫痫治疗仍有争议,也无任何大规模临床研究证据。国外学者不提倡预防性抗癫痫治疗。但若颅脑损伤患者一旦发生癫痫,则应该正规使用抗癫痫药。

(12)高压氧治疗:当动脉二氧化碳分压正常而氧分压增高时,也可使脑血管收缩,脑体积缩小,从而达到降低颅内压的目的。在两个大气压下吸氧,可使动脉氧分压增加到 133.3 kPa(1 000 mmHg)以上,使增高的颅内压下降 30%,然而这种治疗作用只是在氧分压维持时才存在。如血管已处于麻痹状态,高压氧则不能起作用。有文献报道高压氧吸入后因肺泡与肺静脉氧分压差的增大,血氧弥散量可增加 20 倍,从而大大提高组织氧含量,可中断因为脑缺血缺氧导致的脑水肿,可促进昏迷患者的觉醒,减少住院天数,能显著改善脑损伤患者的认知功能障碍,有利于机体功能的恢复,对抢救生命和提高生存质量有较好的疗效。绝对禁忌证:未经处理的气胸、纵隔气肿,肺大疱,活动性内出血及出血性疾病,结核性空洞形成并咯血,心脏二度以上房室传导阻滞。相对禁忌证为重症上呼吸道感染,重症肺气肿,支气管扩张症,重度鼻窦炎,血压高于 21.3/13.3 kPa(160/100 mmHg),心动过缓<50 次/分,未做处理的恶性肿瘤,视网膜脱离,早期妊娠(3 个月内)。

(13)调控血压:调控血压时应考虑系统动脉血压与颅内压和脑灌注压的关系。尤其是脑卒中急性期的血压管理,脑卒中急性期降压治疗目前仍无定论。由于病灶周边脑组织的充分血液供应对挽救缺血半暗带区濒危脑细胞至关重要,而这时 CBF 自我调节机制受损,CPP 严重依赖MAP,但血压过高也会引起血-脑屏障破坏及其他相关脏器功能损伤。大量研究结果表明,75%以上的脑卒中患者急性期血压升高,尤其是那些既往有高血压病史的患者。在脑卒中发生后的1 周内、血压有自行下降的趋势、有些患者数小时内即可看到血压明显降低。因此,对脑卒中急性期的血压,要持慎重的态度,而非简单的降低血压。

(二)自主神经功能障碍与高血压

自主神经主要分布于内脏、心血管和腺体。由于内脏反射通常是不能随意控制,故名自主神经。自主神经系统的功能在于调节心肌、平滑肌和腺体的活动,交感和副交感神经对内脏的调节具有对立统一作用。血管运动中枢位于脑干,它通过胸腰段交感神经元及第Ⅸ、Ⅹ对脑神经(副交感神经)对主动脉弓、窦房结、颈动脉压力感受器的控制,调节和维持交感神经和副交感神经的相对平衡,保持心血管系统的稳定性。因此,凡累及自主神经系统的病变大多可引起血压的变化。

1.脊髓损伤后自主神经反射不良

自主神经反射不良(AD)或称自主神经反射亢进,是指脊髓 T_6 或以上平面的脊髓损伤(SCI)而引发的以血压阵发性骤然升高为特征的一组临床综合征。常见的 SCI 的病因有外伤、肿瘤、感染等。

2.致死性家族性失眠症

致死性家族性失眠症(FFI)是罕见的家族性人类朊蛋白(PrP)疾病,是常染色体显性遗传性疾病,也是近年来备受关注的人类可传播性海绵样脑病(TSH)之一。意大利 Bologna 大学医学院 Lugaresi 等首先报道并详细描述了本病的第一个病例,以进行性睡眠障碍和自主神经失调为主要表现,尸检证实丘脑神经细胞大量脱失,命名为致死性家族性失眠症。随着基因监测技术的发展和对朊蛋白疾病认识的深入,全世界 FFI 散发病例及家系报道逐渐增多。因 FFI 是罕见病,目前为止尚无流行病学资料。FFI 由于自主神经失调可表现出高血压征象;同时可因严重睡眠障碍导致血压昼夜节律异常。

3.吉兰-巴雷综合征与高血压

吉兰-巴雷综合征(GBS)是一类免疫介导的急性炎性周围神经病。临床特征为急性起病,症状多在 2 周左右达到高峰,主要表现为多发神经根及周围神经损害,常有脑脊液蛋白-细胞分离现象,多呈单时相自限性病程,静脉注射免疫球蛋白和血浆置换治疗有效。该病还包括急性炎性脱髓鞘性多发神经根神经病(AIDP)、急性运动轴索性神经病(AMAN)、急性运动感觉轴索性神经病(AMSAN)、Miller Fisher 综合征(MFS)、急性泛自主神经病(ASN)等亚型。其中 AIDP 和 ASN 常损害自主神经,引起包括血压波动在内的诸多自主神经功能障碍的症状体征。国外报道 GBS 自主神经损害发生率 65%,国内杨清成报道 54%,鹿寒冰等报道 39.4%,略低于国外。因自主神经的损害与 GBS 预后直接相关,临床上应引起足够的重视。

4.自主神经性癫痫

自主神经性癫痫又称间脑癫痫、内脏性癫痫等。间脑位于中脑之上,尾状核和内囊的内侧,可分为五个部分,即丘脑、丘脑上部、丘脑底部、丘脑后部、丘脑下部,后者是自主神经中枢。间脑癫痫是指这个部位病变引起的发作性症状,实际上病变并非累及整个间脑。但由于这一名称应用已久,所以至今仍被临床上沿用。Heko 报道首例间脑癫痫,之后 Penfield 提出间脑性癫痫的概念。这是一种不同病因引起的下丘脑病变导致的周期性发作性自主神经功能紊乱综合征。同其他自主神经病变一样,此类癫痫可致阵发性血压的升高,临床表现复杂多样,且缺乏特异性,易误诊。

(商秀芳)

第五节　特殊类型高血压

一、老年高血压

欧美国家一般以>65 岁为老年的界限。中华医学会老年医学会根据世界卫生组织西太平洋地区会议所定而提出的老年界限为>60 岁。由于老年人的绝对人数和占人口的构成比正在不断增长;在影响老年人健康长寿和生命质量的主要疾病(如脑血管病、心力衰竭、心肌梗死等)中,高血压是一个重要的危险因素;老年高血压在发病机制、临床表现、治疗与预后等方面具有某些特殊性。因此,老年高血压的问题日益成为医学界乃至全社会关注的焦点。老年高血压是指年龄 60 岁以上,血压值持续或非同日 3 次以上升高,即收缩压(SBP)达到或超过18.7 kPa(140 mmHg)和(或)舒张压(DBP)达到或超过 12.0 kPa(90 mmHg)。若收缩压达到或超过18.7 kPa(140 mmHg)而舒张压低于 12.0 kPa(90 mmHg),称为老年单纯收缩期高血压。

(一)流行病学

全国高血压抽样调查结果,年龄 55~64 岁、65~74 岁、≥75 岁的高血压患病率分别为29.4%、41.9%和 51.2%;60 岁以后各年龄组女性的高血压患病率均高于男性;60 岁以上单纯收缩期高血压的患病率为 7.13%,女性高于男性,南方高于北方。在大多数人群中,SBP 和 DBP 随年龄而上升。在 $50\sim60$ 岁以后,SBP 继续上升直至 $70\sim80$ 岁,但 DBP 稍有下降。老年高血压患者中,一部分患者是由老年期前的各种高血压延续而来;而另一些患者随着年龄的增加伴有血脂异常、糖尿病,在此基础上大动脉发生粥样硬化,其大动脉的顺应性减低及弹性变弱,使血管壁的纤维增生,从而使血压增高。

(二)发病机制

老年高血压的发病机制和病理生理特点除了与中青年人有相同之处外,其心血管等系统的老龄化与高血压发病也有密切关系。老年高血压发病率高的原因可能有以下几点。

1.大动脉顺应性减退

老年人动脉壁发生许多变化,包括粥样硬化与纤维性硬化。前者分布呈局灶性,例如冠状动脉、腹主动脉、股动脉、颈动脉,病变主要在内膜层,引起管腔狭窄,影响血流传输导致组织缺血或梗死;后者分布呈弥漫性,病变累及动脉壁全层,以中层为主,引起管腔扩张,影响缓冲功能。大动脉纤维性硬化导致大动脉弹性减退,管壁扩张性降低,管腔舒张顺应性下降,使压力波传导速度加快,压力反射波的叠加从舒张期提前至收缩期,最终导致心脏射血阻力增加、收缩压增高;舒张期顺应性降低、舒张压下降;脉压增大。在老年高血压患者可见收缩期压力波经常有一个突然跃升的增强阶段,而舒张期压力波形的切迹则消失,这个增强阶段就是提前到达的压力反射波叠加所致。因此,无论心排血量正常或降低,随着年龄增长,收缩压逐步升高,脉压增大。动脉内皮功能异常及局部组织肾素-血管紧张素系统激活也是大动脉顺应性减退的原因。血压升高本身可降低大动脉顺应性,随着血压升高,动脉壁上压力负荷的主要承担部分由弹性纤维向非弹性胶原转移。影响大动脉顺应性减退的其他因素有身材较矮、糖尿病、血脂异常、高盐摄入等。近年来还发现血管紧张素 Ⅱ 受体 AT_1 的基因多态性与大动脉顺应性有关。

2.周围血管阻力升高

老年人随着年龄增长,由于小动脉壁的透明样变性和结构重塑,小动脉管壁增厚,壁/腔比值增加,管腔变小,血流阻力增大,小动脉对血管活性物质的收缩反应性也增强,收缩压也随之增高。因此,老年高血压以收缩压升高为主要特征,血流动力学特点是低心排血量和系统血管阻力明显增高,而心排血量比血压水平相同的年轻高血压患者约低 25%。

3.肾脏排钠能力减退

随着年龄增长,肾脏皮质变薄,有效的肾单位减少,肾小球滤过率降低,肾曲小管的浓缩能力减弱。尽管尿量未减少甚至夜尿反而增多,但肾脏的排钠能力却下降。钠盐摄入量增加即可导致水钠潴留,致使血压增高。因此,老年人盐敏感性高血压的发病率也有随增龄而增高的趋势。此外,肾脏血液灌注减少这种增龄性改变在老年高血压患者中更为显著。

4.交感神经系统 α 受体功能亢进

老年人灭活和清除去甲肾上腺素的能力减弱,血浆去甲肾上腺素浓度上升。同时,血管平滑肌细胞上的 β 受体数目随年龄增长而减少,而 α 受体数目不变或相对增多。这样导致 α 受体功能亢进,血管收缩力加强,尤其在体力活动和外界环境条件(如气温等)改变时。

5.血小板功能增强

血小板释放功能也随年龄增长而增强,储存于血小板内的血管活性物质,如血栓素 B_2 (TXB_2)、血栓球蛋白$(β-TG)$、血小板第 4 因子(PF_4)、5-羟色胺$(5-HT)$等较多的释放入血浆。已经证实,在老年高血压患者血浆中 TXB_2、$β-TG$、PF_4、$5-HT$ 等物质的浓度升高。$5-HT$ 是一个较弱的缩血管活性物质,但对有粥样硬化的血管则有较强的缩血管作用。另外,伴随血流动力学改变,血流速度缓慢及纤维蛋白原含量增加或立体构型改变,可使血液黏滞度增大,进一步增加血管阻力。

近年来发现,老年高血压患者有动脉内皮功能改变,抗黏附性减退促使血小板聚集释放;内皮细胞合成释放一氧化氮(NO)与前列环素减少又进一步加强血小板聚集释放。

6.压力感受器缓冲血压能力减退与失衡

随着年龄增长,位于主动脉弓和颈动脉窦的压力感受器敏感性降低,影响对体循环血压波动的缓冲能力。然而,位于心肺循环的低压压力感受器功能则仍然正常。因此,老年人对体循环血压的调节能力明显减退。

(三)临床特点

1.单纯收缩期高血压多见

老年高血压的临床特点是单纯收缩期高血压多见,即收缩压和舒张压有分离现象。根据WHO/ISH 的定义,单纯收缩期高血压的概念:SBP≥18.7 kPa(140 mmHg)和 DBP<12.0 kPa(90 mmHg)。由于收缩压增高、舒张压下降,因此脉压常增大[>6.7 kPa(50 mmHg)]。

据统计,老年单纯收缩期高血压占半数以上,而且随着年龄的增加逐渐增多。Framingham研究对年龄在 65～89 岁的老年人进行了统计,男性单纯收缩压增高占 57.4%,单纯舒张压增高仅占 12.4%;女性单纯收缩压增高占 65.1%,单纯舒张压增高仅占 7.1%;老年人群中单纯收缩期高血压约占 60%。

我国统计资料显示,60 岁及 60 岁以上的人群中,单纯收缩期高血压患病率为 21.5%,占老年高血压总人数的 53.2%,因此,单纯收缩期高血压是老年高血压最常见的类型,也是老年高血压最重要的特征。收缩期高血压的患病率随着年龄的增长而升高,老年女性比老年男性更为常见,农村老年人单纯收缩期高血压的患病率高于城市。

老年人主动脉弹性下降是导致单纯收缩压增高的主要原因。有实验证实,年轻人要大容量心室输出才能使主动脉的压力达到 26.7 kPa(200 mmHg),而老年人相当小的心排血量即可使主动脉压力超过 26.7 kPa(200 mmHg)。主动脉收缩压升高的主要机制是每次心脏收缩产生压力波,由主动脉将压力波传向远端动脉分支,当压力波遇到阻力后即产生反射波折回主动脉,此时主动脉的压力为压力波和反射波的叠加。正常情况下,大动脉压力波的传导速度比较慢,反射点主要在小的阻力血管,因此反射波返回主动脉的时间是在心脏的舒张期,这种状态可以保持较好的平均血压水平,以及心脏和血管之间的良好偶联。老年人增龄和高血压导致大动脉粥样硬化时,大动脉僵硬度增高,顺应性下降,使大动脉压力波的传导速度明显加速,反射点在靠近心脏的大动脉,反射波的折回时间提前至收缩期,因此主动脉血压出现收缩晚期高峰,同时导致了舒张压降低,脉压增大。因此,老年人单纯收缩期高血压发病率增加,主动脉粥样硬化、主动脉弹性下降是主要原因。

收缩期高血压及脉压的增大,增加了左心室后负荷,导致左心室肥厚,增加了心肌的氧耗量,改变冠状动脉的灌注及血流分布,降低了冠状动脉血流储备,加重了血管内皮功能紊乱及动脉壁的损害。因此单纯收缩期高血压对心血管损害很大。

2.血压波动大

老年高血压患者对情绪、体力活动或晨间清醒时的血压生理反应较中青年患者表现出较大的波动性。老年高血压无论 SBP 或者 DBP 均比中青年患者有较大的波动,尤其 SBP,这主要是因为老年患者主动脉弓压力感受器敏感性降低,血压调节功能减退,加上大动脉弹性减退,在心排血量变化时可出现较大的血压改变。因此,老年人血压波动范围明显大于中青年人。老年人一天内血压波动常在 5.3/2.7 kPa(40/20 mmHg)以上,个别可达 12.0/5.3 kPa(90/40 mmHg)。尤其是老年女性,24 小时收缩压的变化很大。此外,很多老年高血压患者(尤其是 80 岁以上的高龄患者)的血压特点是昼夜节律变化消失,夜间血压常升高。老年人收缩压在一年之中的变化范围也很大,大多表现为夏季较低、冬季较高。

3.假性高血压较多见

老年人中假性高血压表现也较多。由于临床上多以水银柱式血压计或电子血压计袖带法测定血压,这种无创性方法测定的血压并不能完全代表中心动脉血压。假性高血压产生的原因在于有严重动脉硬化的患者在使用仪器间接测量血压时,气袖压力常难于压迫住僵硬的肱动脉,以致出现测量值过高,产生"假性高血压"。间接法测量血压常获得较高的读数,甚至比直接法高 4.0 kPa(30 mmHg)。老年人动脉硬化发病率明显高于中青年人,也是老年患者中假性高血压较多,或实际中心动脉血压明显低于无创性血压测量值的原因。所以,如果发现患者有持续较高的血压,但无靶器官受累,而周围脉搏触诊缺乏弹性或上臂 X 线检查有血管钙化影,这时应高度怀疑假性高血压。由于假性高血压的血压测量值并非代表真正的中心动脉压,这些老年患者常不易耐受降压药物治疗,在服用降压药后可出现严重症状或并发症。因此,对于高龄或有明显主动脉硬化表现的老年患者,在首次应用降压药时应特别注意观察服药后的症状及表现。在评估老年人主动脉粥样硬化程度时,既往心血管等病史、X 线胸片、胸部 CT 及脉搏波速(PWV)测量等有一定的参考价值。

4.高血压并发症的发病率高

老年高血压的发病基础之一是动脉硬化,而收缩压的增加又会加重和加速动脉硬化。老年高血压患者靶器官损害和心脑血管并发症较中青年高血压患者多而重。有时可发生高血压性肥厚型心肌病,表现为左心室严重肥厚、左心室腔径狭小、舒张功能减退、收缩功能增强。由于老年人高血压多以收缩压增高为主,大动脉顺应性明显减退,加重了左心室后负荷与心脏做功,导致左心室肥厚,加以胶原纤维增多和淀粉样变,导致心脏舒张与收缩功能受损明显,容易发生心力衰竭。有资料统计,老年高血压患者心力衰竭发生率是非老年患者的 2 倍,冠心病发病率可以高3 倍,冠心病患者中,有高血压病史者其病死率比无高血压病史者高 2.3～5.0 倍,特别是单纯收缩期高血压发生心脑血管疾病的风险更大。多危险因子干扰试验研究(MRFIT)显示,单纯收缩期高血压患者冠心病病死率较一般高血压患者更高,发生脑卒中和冠心病的危险分别增加 4 倍和 5 倍。

5.代谢综合征患病率高

Reaven 首先提出胰岛素抵抗和胰岛素抵抗综合征。胰岛素抵抗是指胰岛素生理功能反应受损现象。代谢综合征是由于胰岛素抵抗所致糖脂代谢失调和高血压,并伴有纤溶酶原激活抑制物(PAI-1)升高、内皮细胞功能紊乱、动脉粥样硬化的炎性反应及微量蛋白尿等。以高血压为主要临床表现的代谢综合征,老年人发病率较高,它与心血管疾病密切相关,是老年患者的常见病和致残、致死的重要原因。

代谢综合征的老年患者多与体重超重和腹型肥胖有关。有资料显示,50 岁以上人群代谢综合征的患病率是年轻人的 2～3 倍,60 岁以上老年人中,患代谢综合征者可达 20%,且患病率随年龄的增长而上升。因此,老年人是代谢综合征的高危人群。老年人糖尿病或糖耐量下降并发的代谢性高胰岛素血症是导致血压水平升高的常见原因。

6.直立性低血压发生率高

直立性低血压在老年高血压中较多见,尤其常见于降压治疗过程中。测定患者平卧10分钟时和被动站立1分钟及5分钟时的血压值,发现约1/3患者发生直立性低血压,并伴随头晕等症状。这些患者恢复到基础立位血压所需的时间也延长,而心率则无相应的改变,仅个别人表现为立位比卧位时的血压升高。老年人直立性低血压的发生可能与老年人血压调节机制障碍有关。老年人肾素活性偏低,肾素-血管紧张素-醛固酮系统水平随年龄增高而下调;老年人由于缺血或老年退行性变,导致自主神经反应性血管收缩调节作用消退;老年人主动脉压力感受器敏感性减弱;以及老年人窦房结功能下降,在血压降低时心率反应性增速功能消退,使体位变化时心排血量代偿作用丧失等,均可能是老年人直立性低血压发生率较高的原因。它对于选择适宜的降压药和确定降压治疗时的血压目标值具有指导意义。α受体阻滞剂、交感神经抑制剂等降压药加重直立性低血压,尤其在合并使用利尿剂时。由于压力感受器难以迅速调整或建立新的工作阈值,老年人不能承受急剧迅速的降压,故应避免短时间内大幅度降压。临床上必须强调经常测量立位血压。

7.盐敏感性高血压的发病率高

血压的盐敏感性系指在某些人群中,钠盐摄入量增加可明显导致血压增高。有资料提示,血压的盐敏感性与种族有明显相关性,同时盐敏感性高血压的发病率随年龄的增长而增加,在老年高血压患者特别是老年女性中更为明显,且有遗传倾向。

8.诊所高血压发现率高

诊所高血压又称"白大衣性高血压",即有些患者在医院诊室检查时显示高血压,而在诊室外测血压正常,24小时血压动态监测(ABPM)的平均血压也为正常[白昼血压<18.0/11.3 kPa(135/85 mmHg)]。据有关资料统计,老年人诊所高血压表现者可高达40%。诊所高血压虽多不引起心脏结构和功能的改变,但对靶器官的损害仍高于正常人,特别是男性病死率增高较明显。目前认为,诊所高血压可能与动脉硬化、胰岛素抵抗、左心室舒张功能不全及血管阻力变化等因素有关,治疗需要从改变生活方式、危险因子控制等方面进行干预。对于可能考虑为诊所高血压患者,ABPM显然较诊所检测血压更为准确,因此应当推荐使用。此外,ABPM还能观察24小时血压动态变化,为临床提供正确治疗的依据。最近,国外有临床资料显示,在家自测血压的患者比诊所测血压者具有更高的准确性和治疗依从性,高血压治疗效果也更明显。因此,提倡老年患者在医师指导下在家庭自测血压,可以避免诊所高血压,识别隐蔽性高血压,从而客观反映患者长期、真实的血压水平,有较积极的临床意义。

隐蔽性高血压是指在医院诊室内测血压正常,而在诊室外测血压高于正常的现象,ABPM也高于正常[24小时平均血压≥17.3/10.7 kPa(130/80 mmHg)]。此情况多见于吸烟、饮酒的老年男性,以及患有糖尿病、血清肌酐值偏高、体重指数(BMI)过高的老年人。这些患者易发展为单纯收缩期高血压,以后心血管事件及脑卒中的发生率也较高,因此,必须进行积极的抗高血压治疗。对血压的观察也应采用ABPM结合定期自测血压的方法。

9.体液成分改变常见

周围血浆肾素活性(PRA)随增龄而降低,约半数老年高血压是低肾素型。老年人血浆醛固酮水平常比中年人有显著降低,细胞外容量和血容量也显著减少。血浆儿茶酚胺常随增龄稍有增加,但β受体反应性随增龄与血压的升高反而减弱,因此老年高血压在运动时心率增快及β受体阻滞剂治疗中心率减慢等效应均减弱。然而,在有些应激情况下,如握力、冷加压时,老年高血压患者出现异常高的升压反应。

（四）诊断与鉴别诊断

对老年高血压的诊断评价主要包括以下三方面：确定是否有高血压存在，血压水平或严重程度；检查靶器官受损程度及与心脑血管病有关的危险因素；测定某些有助于制订治疗方案的指标。

对于首次就诊的老年患者应确定其基础血压状况。在老年人中测量血压的方法与在年轻人中相同，但由于血压变异随年龄的增长而增加，因此对于血压测量应注意：①应至少测非同日血压（每次测量3遍）3次才能确诊（血压很高、靶器官损伤很重而需紧急治疗者例外）。②怀疑有体位血压改变者，除测坐位血压外，还应测卧位、立位血压，当第一次就诊发现立位低血压时应在以后降压治疗过程中加测立位血压，用以确定治疗前血压和治疗终点血压，避免产生药物性立位低血压，准确合理选用降压药物、剂量和服药方式。③对已进行降压药物治疗，或需了解昼夜血压变化的老年患者可做24小时动态血压监测。④高血压患者在柯氏音第Ⅰ时相与第Ⅲ时相起始间可产生静止间歇，称"听诊间歇"。在听诊间歇前先扪及桡动脉大致确定SBP水平，然后充气皮囊至此水平以上约2.7 kPa（20 mmHg），以避免误以第Ⅲ时相起始点为SBP。听诊间歇在老年高血压患者中发生率较高。⑤如发现患者有较高血压读数，无靶器官受累，或诉低血压症状，但测左右臂血压仍很高的，应高度怀疑假性高血压。可采用简易的Osler试验辅助诊断，即袖带充气加压较患者收缩压高2.7～4.0 kPa（20～30 mmHg），如果这时仍可明显触摸到僵硬的桡动脉，表示Osler试验阳性。不过，现在发现Osler试验的个体内和个体间变异性很大，难以准确鉴别是否存在假性高血压。肯定的诊断需要做直接动脉内测压。这类患者不易耐受降压治疗，服用降压药可出现严重症状或并发症。⑥左右上臂DBP相差1.3 kPa（10 mmHg）以上，需考虑存在动脉粥样硬化或血栓形成、外周动脉（锁骨下动脉、上肢动脉等）闭塞或狭窄改变。

为评估患者靶器官损害及心血管疾病情况，应做常规12导联心电图、Holter、心脏超声及相关实验室检查。对于老年高血压患者，还需要根据其血压值，靶器官损害程度，存在的心血管疾病危险因素（如吸烟、肥胖、血脂异常和心血管病家族史等），并存的心、脑、肾、血管疾病及糖尿病等情况进行危险性评估，以制订治疗计划和判断患者的预后。

老年高血压的诊断需要排除继发性高血压，老年人继发性高血压发病率较年轻人低，主要为肾血管性高血压，而老年人肾动脉狭窄多为动脉粥样硬化所致。有些内分泌疾病如原发性醛固酮增多症、嗜铬细胞瘤、甲状腺功能亢进等也是老年人继发性高血压的病因。不少老年患者夜尿增加，容易失水、失钾，低血钾和夜尿并非一定是原发性醛固酮增多症的表现。如为经典性高血压，但近期有明显DBP上升，就要考虑是否因动脉粥样硬化病变引起肾动脉狭窄，但多数不宜手术治疗。老年人中如出现严重或顽固性高血压、原来控制良好的高血压突然恶化、高血压为突然发病表现及合并有周围血管病者，应高度怀疑继发性高血压的可能。

（五）治疗

1.治疗的益处

现有的大规模临床试验资料均已证明，在老年人中，无论是收缩压和舒张压均增高，或单纯收缩期高血压者，通过降压治疗对减少心血管疾病的发病和死亡均有益。例如EWPHE、SHEP、MRC、STOP证实老年人高血压采用利尿剂和β受体阻滞剂降压治疗有益，可以显著减少心、脑血管病的发生率与病死率。而且，在老年高血压患者中降压治疗获得的绝对益处甚至超过中青年患者。目前，STONE、Syst-Eur、Syst-China临床试验相继发表，报道了二氢吡啶类钙通道阻滞剂长期治疗老年高血压和老年单纯收缩期高血压的结果,证实该疗法也能显著降低心、脑血管病的发生率,尤其是脑卒中。

2.适应证

根据我国和欧美各国目前的高血压治疗指南,对于符合高血压诊断的老年人,均应进行降压治疗。

3.治疗原则

与中青年人高血压治疗原则基本相同,但应根据老年人病理生理特点和个体差异制订治疗方案。

(1)遵循高血压总的治疗原则:应充分注意效益-危险比,将不良反应降至最小而获得最佳降压疗效,以达到防止靶器官损害的目的。

(2)积极控制血压:力求达到血压的目标值。

(3)个体化原则:老年高血压初始治疗宜从小剂量开始,逐渐加量。2、3级高血压也可以使用标准剂量的多药联合,直至血压得到控制。

高血压治疗的主要目的是最大限度降低心血管病死亡和病残的总危险,在治疗高血压的同时,还应干预所有可逆性危险因素和处理同时存在的各种临床情况。

(4)治疗目标:根据 ESC/ESH 高血压指南、BHS Ⅳ指南及中国高血压防治指南中提出的降压治疗目标,提出老年人与中青年人相同,应将血压降至<18.7/12.0 kPa(140/90 mmHg)。对糖尿病和肾病患者,收缩压应降至 17.3 kPa(130 mmHg)以下,舒张压应降至 10.7 kPa(80 mmHg)以下。对老年人收缩压降至 18.7 kPa(140 mmHg)以下有困难者,可先控制在20.0 kPa(150 mmHg)以下,但仍然应强调严格控制血压,如能耐受,还可进一步降低。

合并有冠心病的老年人,舒张压不宜过低,以免加重心肌缺血。有脑血管疾病的老年人,在脑血管疾病稳定或好转以前,可将血压控制在 21.3/13.3 kPa(160/100 mmHg)左右。在脑卒中急性期,为了维持脑梗死区域血流灌注压,对原有高血压的老年人,收缩压可维持在 29.3 kPa(220 mmHg)以下,舒张压可维持在 16.0 kPa(120 mmHg)以下。在收缩压<24.0 kPa(180 mmHg),舒张压<14.0 kPa(105 mmHg)时可不急于降压。

在英国有学者提出,治疗后舒张压在 12.7~13.3 kPa(95~100 mmHg)或较低[<11.3 kPa(85 mmHg)]时,患者心肌梗死的发病率和病死率较高。而舒张压为 11.3~12.0 kPa(85~90 mmHg),则冠心病病死率较低,其解释为机体通过自动调节,在一定范围的灌注压下,维持重要器官供血。

(5)非药物治疗:非药物治疗是安全、有效的降压治疗,也是药物治疗的基础。

生活方式的优化与调整应首先考虑,包括降低超重(>标准重10%)、适当限制盐过多摄入、减少饱和脂肪酸及胆固醇摄入、戒烟酒、足够的钾钙镁摄入。坚持适量体力活动,可进行步行等轻中强度体育活动。经上海市高血压研究所多年的观察,证明长期气功锻炼不但能稳定降压疗效,且可使脑卒中发生率降低 50%左右,特别在老年患者依从性尤其好,值得推广。

TONE 试验对 60~80 岁 1 级高血压患者给予减轻体重和限钠摄入干预,随访 15~36 个月,结果发现干预组血压下降与对照组相比有显著性差异。

心理因素是影响老年高血压的重要因素,精神抑郁状态可增高血浆儿茶酚胺水平及交感神经活性,影响降压药物的疗效,因此,应对可能影响降压疗效的心理因素进行干预。

(6)药物治疗:国内外大量随机临床研究的资料已经显示,利尿剂、钙通道阻滞剂、血管紧张素转换酶抑制剂、血管紧张素Ⅱ受体阻滞剂、β受体阻滞剂等WHO推荐的一线药物对老年高血压患者均有效。由于老年高血压的病理基础是低肾素、低交感神经张力和高容量负荷,根据此特点,长效钙通道阻滞剂等扩血管药及利尿剂应为较好的选择。以往有些老的降压药,如利血平等,可诱发老年患者忧郁症和消化性溃疡,并可能加重帕金森症症状;神经节阻断剂如胍乙啶等可导致或加重老年人直立性低血压,故均不宜用于老年高血压患者;α受体阻滞剂也有引起直立性低血压的不良反应,对已有或可能发生该并发症的老年人也应慎用或禁用。

老年人降压治疗时,应注意降压不宜过快、过猛,治疗应选择有更高安全性和耐受性的药物,逐步降压,尤其是在体质较弱和高龄老年患者中。许多老年高血压患者存在其他危险因素及靶器官损害等情况,这类患者治疗药物的选择要十分慎重。老年高血压患者在药物治疗期间,应注意体位血压变化情况,需同时测量立位血压,以排除直立性低血压,并评估降压治疗的体位效应。

钙通道阻滞剂(CCB):CCB可作为治疗老年高血压的一线药物。CCB治疗高血压的主要特点是对老年患者有较好降压疗效,高钠摄入时不影响降压疗效,与非甾体抗炎药物合用时不干扰降压作用,对嗜酒患者仍有显著降压作用。它能降低外周血管阻力,有抗血小板凝集、防止动脉粥样硬化的形成、保护血管内膜、改善心肌供氧的作用。

Syst-China和Syst-Eur研究的观察对象均为老年单纯性收缩期高血压患者,同样使用二氢吡啶类钙通道阻滞剂硝苯地平为初始治疗,并与安慰剂做对照。结果显示,两个治疗组脑卒中危险性和所有心血管危险同对照组相比均有明显降低,试验提前结束。根据以上临床试验结果,ESH/ESC指南提出,老年收缩期高血压治疗的一线用药应选择二氢吡啶类CCB的长效制剂。CCB可以延缓或减轻动脉粥样硬化,使大动脉的顺应性改善,适合老年高血压和合并多种心血管危险因素的患者。

NORDIL研究是试用非二氢吡啶类CCB地尔硫䓬,观察治疗药物对减少致死性和非致死性脑卒中、致死性和非致死性心肌梗死及对其他心血管病死亡事件的作用。研究结果显示,地尔硫䓬能显著减少脑卒中的发生。由于非二氢吡啶类CCB除了有降低血压的作用外,还有降低心肌收缩力、降低心率及抗心肌缺血的作用,并能减少心房颤动的发生,对肾脏则有增加肾血流的作用。长期应用在逆转左心室肥厚方面可能优于二氢吡啶类CCB。

应该注意的是,非二氢吡啶类CCB与β受体阻滞剂合用时,仍要小心。因为到目前为止,依然有学者坚持CCB的负性肌力作用将诱发或加重心力衰竭。

利尿剂:迄今为止,利尿剂始终被列为一线抗高血压药物,多年来一直用于轻型高血压的治疗。由于年龄增加,钠水的处理能力降低,用噻嗪类药物可有助于缓解钠水潴留,但长期服用此类药物可造成多种代谢障碍,如低血钾、高血糖、高尿酸、脂代谢紊乱。故在应用时需密切注意代谢变化。

老年单纯收缩期高血压试用利尿剂的第一大型临床试验是SHEP研究,结果显示,收缩压下降了1.6 kPa(12 mmHg),脑卒中和脑卒中病死率减少了36%。ALLHAT研究是观察比较利尿剂与氨氯地平和赖诺普利降压疗效的大型临床试验,结果显示,氯噻酮降低收缩压作用较其他两种降压药物更好。氯噻酮与氨氯地平或赖诺普利比较,在减少致命性冠心病或非致命性心肌梗死危险性方面效果相同。氯噻酮与赖诺普利相比,更有效减少脑卒中。与氨氯地平相比,能更有效减少充血性心力衰竭。

噻嗪类利尿剂长期使用可通过降压作用和减慢脉搏波的作用改善动脉的扩张性。吲达帕胺则兼有利尿及血管扩张作用,也可作为老年人常用的利尿剂类型。

血管紧张素转换酶抑制剂（ACEI）：近年来，ACEI 类药物发展迅速。发现 ACEI 除了抑制 AngⅡ 生成外，还能增加组织内缓激肽（BK）和血管紧张素（1～7）的水平。血管紧张素Ⅱ（AngⅡ）有引起血管收缩、平滑肌增殖、纤溶减弱及氧化应激作用，由此导致高血压及靶器官的损害。缓激肽和血管紧张素（1～7）的作用与 AngⅡ 的作用完全相反，它们分别作用于特异性的 BK 受体与 AT（1～7）受体，引起血管扩张、血压下降及抗增殖等作用，协同拮抗 AngⅡ 的不良作用，从而对心脏起到保护作用。

ANBP2 是比较 ACEI 与利尿剂对老年高血压效果的前瞻、开放性研究，对象为 65～84 岁高血压患者，随访 4 年。与利尿剂组相比，依那普利组首发心肌梗死的发生率降低了 32%，致死性心肌梗死与非致死性心肌梗死分别降低了 9% 和 32%。

ACEI 作为高血压治疗的一线用药，有较强的血管扩张作用，可有效降低血压，无直立性低血压及反射性心率加快的不良反应，很适用于老年患者。尤其是对于高肾素活性和糖尿病患者，以及联合治疗时血压控制效果不理想的患者，该类药物有抗重塑效应，可逆转心室肥厚，改变心室结构，在逆转左心室肥厚方面作用明显优于其他降压药物。大量临床试验证明，ACEI 不仅能降低血压，还能降低血糖和改善糖耐量，有明确的改善胰岛素抵抗的作用，因此有明显的心、脑、肾保护作用。ACEI 增加胰岛素敏感性的主要机制是通过扩张外周血管，增加骨骼肌的血流量，提高骨骼肌对葡萄糖的摄取和利用，降低血糖和改善了糖耐量，从而改善胰岛素抵抗。因此，对高血压合并胰岛素抵抗的老年糖尿病患者是较好的降压药物。

血管紧张素受体阻滞剂（ARB）：血管紧张素Ⅱ受体亚型有 2 种，即 AT_1 和 AT_2。血管紧张素Ⅱ与 AT_1 受体结合产生的作用为血管收缩、醛固酮释放、交感张力增高和氧化应激反应。血管紧张素Ⅱ与 AT_2 受体结合则产生血管舒张、抗增殖等作用。ARB 可在血管紧张素受体水平阻断 AngⅡ 与 AT_1 受体结合的不良作用，如血管收缩、醛固酮分泌、交感张力增高等，从而起到降低血压和靶器官保护作用。同时 ARB 还能发挥 AT_2 受体的有益作用，即扩张血管、抗增殖、调控凋亡等。ARB 通过激活 AT_2 受体，增加缓激肽、一氧化氮和环磷酸鸟苷这 3 种有益扩血管物质的释放，同时抗细胞增生，有利于保护心血管系统。

已有很多临床和实验研究显示，ARB 可以减少血管紧张素Ⅱ刺激产生的许多类型胶原纤维及生长因子，有调节动脉粥样硬化作用，因此也可以作为老年单纯收缩期高血压的较好治疗药物，适于较长期应用。此外，ARB 对改善心功能、降低蛋白尿有较明显的效果，临床应用不良反应少见，极少发生咳嗽。

β受体阻滞剂：高血压是慢性心力衰竭最常见的危险因子，高血压患者存在慢性 β 肾上腺素能刺激，神经内分泌因子促进了心脏的重塑，最终导致心功能减退。而左心室重构则是心力衰竭进展和恶化的主要机制。β受体阻滞剂可以通过抑制交感神经活性，防止心力衰竭进展或恶化。

然而，β受体阻滞剂可能出现不良反应，如收缩血管、增加心脏后负荷、减少肾脏血流灌注、中枢神经不良反应，如嗜睡、乏力等，而且 β 受体阻滞剂撤药时可能出现反跳，停药还必须逐步进行。β受体阻滞剂禁用于一度以上的房室传导阻滞、病态窦房结综合征和血流动力学不稳定的心力衰竭患者。伴有肥胖、血脂异常、糖耐量异常、代谢综合征的老年高血压患者长期应用 β 受体阻滞剂会导致胰岛素抵抗及糖耐量下降、血清总胆固醇和甘油三酯升高，并可能增加新发糖尿病。

因此 β 受体阻滞剂用于治疗高血压一直存在争议。英国成人高血压管理指南建议，除了合并心绞痛或心肌梗死外，不推荐 β 受体阻滞剂作为初始治疗高血压的一线药物，特别是 55 岁以上的高血压患者。

此外,很多基础及临床研究显示,β受体阻滞剂对中心动脉压和血管弹性的改善效果逊于钙通道阻滞剂和ACEI,因此对于没有特殊强适应指征的老年高血压患者,对于预防高血压的主要并发症——脑卒中,选用其他降压药物如长效钙通道阻滞剂或ACEI似更为合理。

然而,有资料认为,新型抗高血压药物卡维地洛具有α受体和β受体双重阻断作用,并有抗氧化、减少细胞因子不利作用,降低凋亡。其降压效果主要基于其α受体阻断介导的血管扩张、降低外周血管阻力,但又不影响心排血量和肾功能,因此有别于单纯β受体阻滞药物,不会导致传统β受体阻滞剂出现的代谢紊乱。因此,卡维地洛适用于老年高血压患者,以及伴有肾功能不全、外周动脉疾病、血脂异常、脑卒中后和合并糖尿病的患者,并有防治心力衰竭进展或恶化的作用。

其他:有研究发现,口服硝酸酯类药物可选择性地降低收缩压,对舒张压则降低不明显。可能是硝酸酯在体内形成NO,能直接舒张大动脉平滑肌,使大动脉的扩张性和顺应性增加,改善了大动脉弹性的结果。

近年来有临床试验显示,他汀类药物(阿托伐他汀)强化降低胆固醇治疗,能够缓解大动脉僵硬度及降低收缩压,可能与其影响内皮功能、调节肾素-血管紧张素系统、改善大动脉血管弹性有关。最近的ASCOT-LLA研究也表明,他汀类药物既可以减少高血压患者又可以减少非高血压患者的心血管病发病率及病死率。

胰岛素增敏剂治疗高血压的临床研究也取得一定效果,可能为今后高血压的治疗开辟新途径。

(7)降压药的联合应用:老年高血压降压药联合应用,可选择固定复合制剂或单药的联合使用。目前固定复合制剂多为ARB与利尿剂的复方剂型。两种单药联合近年来有大型临床试验研究结果的报道,ASCOT-BPLA研究显示,ACEI与CCB的联合明显优于β受体阻滞剂和利尿剂的联合。因此,临床对老年高血压联合用药多推荐CCB加ACEI或ARB。此外,利尿剂加ARB或ACEI也是较好选择。需要3种药物联合应用时,可在CCB、利尿剂基础上加用ACEI或ARB。当选择4种药物联合应用时,可考虑在以上3种药物联合应用中增加β受体阻滞剂或选择性α受体阻滞剂。

(8)注意事项如下:①平稳降压,老年人全身动脉硬化,急剧降压可能影响重要脏器的血流灌注,因此需要缓慢降压,在几周甚至更长时间逐渐将血压降至目标水平,为此应选用起效平稳的长效或缓释型降压药。为防止血压骤降,服药应从小剂量(成人常用剂量的半量)开始,根据血压的变化情况逐步增加剂量或联合用药。有条件应做动态血压监测,根据血压昼夜变化规律决定患者何时服药与调整剂量,使血压保持平稳下降。②重视药物不良反应,在老年人,药物的代谢动力学参数发生了许多变化,例如生物利用度、分布、代谢与排泄。一般而言,老年人体内水分减少而脂肪含量相对增加,药物在体内的分布就有改变;老年人血浆清蛋白有所降低,药物与清蛋白结合减少,具有活性的游离药物浓度增加;老年人肝脏血流量减少,肝细胞药物代谢酶的合成能力降低,影响药物灭活;随着年龄增长,肾血流量相应降低,肾小球滤过功能也减弱,使老年人肾脏排泄药物的能力降低。上述改变导致同剂量的药物在老年人中往往血药浓度偏高,不良反应发生率可高于年轻人2~3倍。③注意降压药物不良作用及有选择地使用降压药,对合并慢性阻塞性肺疾病及二度以上心脏传导阻滞的老年患者,应避免使用非选择性β受体阻滞剂。对合并痛风、明显低钠或低钾血症者需慎用利尿剂。老年糖尿病患者不要首选利尿剂。ACEI或

ARB 不宜应用于有血管神经性水肿病史者。此外,对合并前列腺肥大致排尿困难而无直立性低血压的老年高血压患者,可选择利尿剂或与其他药物联合应用。④降压药物的停药问题,当血压达到了目标值并控制稳定后,应当坚持按时服药,不能随意停药,也不宜任意改变服药时间和剂量,以免血压发生大的波动。因为血压波动过大可导致靶器官的损害,对于已有动脉硬化的老年患者危害更大。如服药后血压下降幅度过大,或产生低血压的相关症状,则应逐渐减少药物的种类和剂量,直至完全停药。⑤老年患者在应用国内外高血压指南推荐的降压药物时,只要血压控制理想,没有明显不良反应,则不论已用药物时间多长,可不必更换其他降压药物,因为这些药物长期应用均有保护靶器官的作用。但如使用降压药物后出现了不应产生的有关症状,并且与血压下降程度无关时,应考虑药物不良反应、患者可能为假性高血压或已有某些靶器官严重损害的可能,应及时停药并寻找原因,做出适当的处理。

二、儿童及青少年高血压

在中国,14 周岁以下称为儿童,14~18 周岁称为青少年。一般认为,成人高血压比儿童和青少年高血压常见,但近年研究表明,儿童高血压的发病率并不低,为 1%～6.9%,不同地区、民族儿童流行病学调查各异。随着世界各地儿童肥胖率的增加和对儿童高血压的重视程度的提高,发病率有上升趋势。

由于高血压曾被认为是成年人才会得的病症,医师没有测量儿童血压的习惯,使其发现率令人担忧。据美国进行的一项研究估计,至少有 3/4 的儿童高血压病例未能被诊断。现在对于 3 岁以上儿童,儿科医师在每一次门诊时都要求测量血压,并根据年龄、性别、身高和体重来评估结果。

流行病研究证实,成人原发性高血压多起源于儿童青少年时期。儿童的血压发育有轨迹现象,即某些儿童在成长过程中其血压的百分位数不变。这就表明,高百分位数儿童到成年可能发展成高血压患者。儿童及青少年的血压超过该年龄的第 90 百分位,比在 50 百分位儿童多 75% 可能性发展成为成人高血压。

(一)病因及发病机制

儿童高血压大多为继发性高血压。年龄越小,原发性高血压越少见。据统计,原发性高血压仅占学龄期儿童高血压的 15%,而占青少年高血压的 85%～95%。继发因素中以肾脏、肾血管及肾上腺病变最为常见,其中肾脏病变占到 60%～70%,也可继发于心血管、内分泌及中枢神经系统疾病。

儿童原发性高血压的病因不明,但与遗传因素、肥胖有关已达成共识,同时还有很多影响因素存在争议。

1.遗传因素

国内外已有多项流行病学调查证实本病有家族遗传倾向。遗传因素起作用可能的机制有遗传性钙离子和钠离子转运障碍、遗传性交感神经功能亢进、遗传性肾素-血管紧张素系统平衡失调、遗传性高胰岛素血症及胰岛素抵抗。同时原发性高血压患者子女在应激或情绪紧张时心率增快、血压增高均明显高于无家族史者。

2.肥胖

体重指数(BMI)是血压偏高的独立危险因素。肥胖患儿较正常体型儿童更易患高血压,但机制还不十分清楚。有人提出与肥胖儿童的高胰岛素血症和胰岛素抵抗有关。高胰岛素血症在增加肾脏水排泄的同时具有钠潴留作用,胰岛素抵抗还能增加交感神经系统的活性和刺激血管平滑肌增生。

3.其他因素

高盐饮食、高同型半胱氨酸血症均为本病的危险因素。除神经、体液及内分泌因素外,还与血流动力学改变有关。有研究显示白细胞总数和中性粒细胞百分比等血液学指标对儿童的SBP有影响。此外,长期精神紧张、交感神经兴奋性过高、睡眠不足、吸烟等也会导致高血压。

(二)临床特点

儿童及青少年高血压多隐匿起病,常无明显症状,随血压增高程度、速率、有无原发病及其严重程度可出现头晕、头痛、乏力、颜面潮红、恶心、呕吐、后颈部疼痛、后枕部或者颞部搏动感等症状。慢性高血压出现心、脑、肾等靶器官损害或者并发症时,可有相应临床表现。若血压快速急剧升高时可出现眩晕、视力障碍、惊厥、偏瘫、失语等高血压脑病症状。随着病情进展,可进一步出现心、肾、眼、脑等靶器官损害并导致相应器官功能衰竭。

根据眼底所见可将儿童高血压分为四度。①Ⅰ度:正常眼底;②Ⅱ度:有局灶性小动脉收缩;③Ⅲ度:有渗出伴或不伴出血;④Ⅳ度:视盘水肿。Ⅲ度或Ⅳ度眼底改变提示恶性高血压,并有迅速进展为高血压脑病的可能,应积极降压治疗。

由于小儿高血压大多为继发性高血压,因此可见许多原发病的症状和体征。急慢性肾炎可有血尿、蛋白尿、水肿等。肾盂肾炎可有腰痛、发热、尿频、尿急、尿痛等。嗜铬细胞瘤可有出汗、心悸、心动过速、体重减轻等。皮质醇增多症可有软弱、肥胖、多毛、瘀斑、生长缓慢等。原发性醛固酮增多症可有周期性瘫痪、低血钾、手足抽搐、多尿、烦渴等。

(三)儿童血压测量

一般使用水银柱式血压计测量儿童血压。根据被测儿童手臂选择合适的袖带,袖带的气囊环绕上臂周长的80%～100%,宽度为上臂周长的40%。测量时手臂和心脏保持同一水平。儿童常取坐位,婴幼儿取仰卧位。在测量血压前一般建议卧位或坐位保持3分钟,站位则保持1分钟。不论采取何种姿势,测量血压时手臂必须得到支撑,尤其是肘部,否则收缩压可因等长运动而升高10%左右。同时测量两侧手臂。若初次测量超过了正常水平,应至少重复测量2次,以评估患者血压水平。

近年来动态血压监测(ABPM)得到广泛应用,该装置可在日常生活环境中客观地连续记录某一时段复杂多样的血压变化,具有早期识别血压异常的优点,为早期、客观的血压评估提供了可能。主要用于排除儿童白大衣性高血压(诊所高血压)的诊断。

(四)诊断

国际上尚无统一的诊断标准,当前多采用百分位数法。美国国家高血压教育项目儿童青少年工作组将儿童血压分为正常血压、高血压前期和高血压。正常血压应低于该年龄、性别及身高组的收缩压、舒张压90百分位值;高血压前期指介于该年龄、性别及身高组的收缩压或舒张压90～95百分位值;若3次或3次以上平均收缩压或舒张压超过该性别、年龄和身高组的收缩压、舒张压95百分位值则为高血压。高血压又分为高血压1期和高血压2期。血压持续大于或等于99百分位值则为高血压2期。

国内通常采用的高血压诊断标准:新生儿血压＞12.0/8.0 kPa(90/60 mmHg),婴幼儿血压＞13.3/8.0 kPa(100/60 mmHg),学龄前儿童血压＞16.0/10.7 kPa(120/80 mmHg),学龄儿童血压＞16.0/10.7 kPa(120/80 mmHg),超过13岁青少年血压＞18.7/12.0 kPa(140/90 mmHg)

即为高血压。任何年龄组血压超过 20.0/13.3 kPa(150/100 mmHg)为重症高血压。

对于儿童及青少年高血压需谨慎下诊断。应注意:①是否为高血压,儿童首次测量血压时常处于紧张状态,影响测量值,故必须于数周内反复测定,至少 3 次超过正常值才能诊断为高血压。②是否为继发性高血压,儿童高血压多为继发因素引起,而青少年高血压多为原发性高血压。原发性高血压依患儿的年龄、体重、血压增高程度、有无阳性家族史及有无高血压症状和体征,在排除其他继发性因素后方可做出诊断。建议可按图 4-6 所示程序处理。

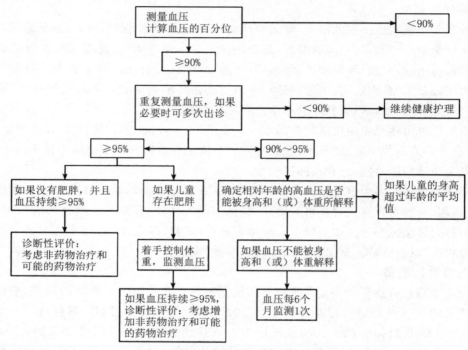

图 4-6 儿童和青少年高血压诊断路线

(五)治疗

儿童及青少年继发性高血压一旦明确病因,应积极治疗原发病,消除病因。对于原发性或无法去除病因的继发性高血压,应施以非药物治疗和药物治疗等综合治疗。

1.降压目标

无并发症和靶器官损害的原发性高血压儿童,目标是血压降低到该性别、年龄和身高儿童组血压 95 百分位值以下。有肾脏疾病、糖尿病或者高血压靶器官损害儿童,目标是血压降低到该性别、年龄和身高组儿童血压的 90 百分位值以下。血压水平在 99 百分位值以上,有严重高血压症状的常常是患肾脏疾病的儿童,需紧急治疗。

2.非药物治疗

原发性高血压患者首先应考虑试用非药物治疗,包括有氧运动(减肥、跑步、骑车、健身操等),消除各种精神紧张因素,保证充足的睡眠,加强饮食指导,限制盐摄入量(2～2.5 g/d),给予高钾、高钙和高镁饮食,多吃蔬菜、水果和鱼类食物。

3.药物治疗

适应证包括症状性高血压、继发性高血压、高血压合并靶器官损害、1 型和 2 型糖尿病合并高血压及非药物治疗降压效果不理想的高血压等。降压药物的选择原则是对轻中度高血压开始用单一药物,从小剂量开始,逐渐增加剂量,疗效不满意时再加用第二种药。

WHO 推荐的一线药物的选择顺序为利尿剂、β 受体阻滞剂、ACEI 或 ARB、钙通道阻滞剂、α 受体阻滞剂。美国 JNC7 推荐的一线药物的选择顺序为利尿剂、β 受体阻滞剂、钙通道阻滞剂、ACEI 或 ARB、α 受体阻滞剂。国内将钙通道阻滞剂和 ACEI 作为儿童高血压的首选药物,对于青少年患者或无 ACEI 应用指征的患儿则首选利尿剂和 β 受体阻滞剂。

(1)利尿剂:通过促进排钠、降低血容量起降压作用。适用于轻中度高血压,严重高血压时与其他药物联用能增强药物降压作用。常用药物有氢氯噻嗪、氯噻酮、螺内酯、氨苯蝶啶、阿米洛利。使用时主要注意水、电解质平衡,同时利尿剂也会对糖脂代谢产生影响,所以必要时可监测电解质、血糖、血脂情况。

(2)肾上腺素受体拮抗药:本类药物通过阻断 α 肾上腺素能受体和(或)β 肾上腺素能受体起到降血压作用。临床常用口服用药:①哌唑嗪:为选择性 α_1 受体阻滞剂,每天初始 $0.05\sim$ 0.1 mg/kg,分 3 次口服,最大剂量为每天 0.5 mg/kg。②美托洛尔:初始每天 $1\sim2$ mg/kg,分 2 次口服,最大剂量为 2 mg/kg,每天不得超过 200 mg。③拉贝洛尔:为 α 受体阻滞剂和 β 受体阻滞剂,初始用量为每天 $1\sim3$ mg/kg,每天口服 2 次,最大可用至 $10\sim12$ mg/kg。其他还有阿替洛尔、普萘洛尔、比索洛尔等。α 受体阻滞剂使用时注意首剂效应;β 受体阻滞剂对有哮喘病史、严重心力衰竭、心率过慢的患者禁忌使用。④酚妥拉明:为 α 受体阻滞剂,用于嗜铬细胞瘤术前准备阶段,尤其当患儿有高血压危象时可静脉缓慢推注,每次 $0.1\sim0.5$ mg/kg 或静脉滴注每分钟 $1\sim4$ μg/kg,同时密切观察血压,不良反应有心动过速等。

(3)钙通道阻滞剂:通过松弛血管平滑肌、扩张外周血管达到降压目的,降压效果较好。常用口服药如下。①氨氯地平:每天 $2.5\sim5$ mg/kg,每天 1 次口服;②非洛地平:每天 $2.5\sim$ 10 mg/kg,每天 1 次口服;③硝苯地平缓释或控释剂型:每天 $0.25\sim3$ mg/kg,每天分 $1\sim2$ 次口服;④伊拉地平:每天 $0.15\sim0.8$ mg/kg,分 $3\sim4$ 次口服。常见不良反应有踝部水肿、便秘、头晕、面部潮红、头痛、心悸或心动过速、皮疹等。

(4)血管紧张素转换酶抑制剂(ACEI):本类药物通过抑制血管紧张素转换酶,减少血管紧张素 Ⅱ 生成,从而达到降压效果。常用口服药如下。①贝那普利:初始每天 0.2 mg/kg,每天 1 次口服,逐渐增加至 10 mg/d,最高剂量不超过 40 mg/d;②卡托普利:初始每次 $0.3\sim6$ mg/kg,每天 3 次口服,最高剂量不超过每天 6 mg/kg。其他还有依那普利、福辛普利、喹那普利、赖诺普利等。6 岁以下儿童及肌酐清除率<30 mL/(min·1.73 m^2)者慎用。经常使用应定期检测血清钾及血肌酐水平,警惕高钾血症和氮质血症的出现。部分患者可有咳嗽、水肿、味觉异常、皮疹等不良反应。

(5)血管紧张素 Ⅱ 受体拮抗剂(ARB):这类药物通过选择性阻断血管紧张素 Ⅱ 的 Ⅰ 型受体而起作用,尤其适合高血压伴轻度肾功能不全、蛋白尿的患儿。常用口服药如下。①厄贝沙坦:使用剂量为 $6\sim12$ 岁儿童每天 $75\sim150$ mg;≥13 岁青少年每天 $150\sim300$ mg,均为每天 1 次口服;②氯沙坦:剂量为每天 $0.7\sim1.4$ mg/kg,最多每天 100 mg;③坎地沙坦。应定期检查血清钾和血肌酐,6 岁以下儿童应慎用。

(六)儿童高血压危象

儿童高血压危象是指重症高血压并发中枢神经系统、心脏、肾脏等靶器官明显损伤和严重功能障碍,国内有学者提出任何年龄儿童血压>21.3/13.3 kPa(160/100 mmHg)即可考虑为重症高血压。临床上儿童高血压危象根据以下情况可考虑诊断：①血压急剧增高的重症高血压患儿；②出现高血压脑病的临床表现（包括眼底检查所见）；③经积极降压治疗后病情迅速、显著好转。

治疗主要采取降压、降低颅内压、抗惊厥等综合治疗。无论应用何种降压药物，都应注意降压速度不宜过快，即逐渐降压。一般来说，最好在治疗开始后 6 小时内，降低计划降压的 1/3，12 小时内降低计划降压的 2/3，并于 48～72 小时将血压降至接近正常。如降压速度过快，可引发心、肾、脑等重要脏器血流灌注不足，尤其可加重高血压脑病患儿的缺血性脑损伤。待病情平稳后改用口服降压药维持，具体用药有以下推荐。

1.硝普钠

静脉注射降压迅速，达有效剂量后 2～5 分钟血压下降，降压持续时间短，停止注射 1～3 分钟作用消失，血压开始上升，通过调整静脉滴注速度可控制血压下降速度，故应用较为安全。先按 0.5～1.0 μg/(kg·min)速度滴注，以后每隔 5 分钟逐渐增量 0.1～0.2 μg/(kg·min)，通常剂量为 3～5 μg/(kg·min)，最大剂量不超过 7～8 μg/(kg·min)，可根据血压等调速。滴瓶、滴管应予避光。若长时间(>72 小时)、大剂量[>200 μg/(kg·min)]滴注还应注意监测血清硫氰酸盐，>120 mg/L 为中毒水平。同时也需注意观察其他毒副作用，有个别病例即使剂量不大也不能耐受而终止用药。

2.二氮嗪

二氮嗪为非利尿的噻嗪类衍生物，通过刺激前列环素合成扩张小动脉、降低周围血管阻力，降压作用迅速，适用于不宜应用硝普钠的高血压脑病患儿。剂量为 1～5 mg/kg，静脉快速注入(15～30 秒)，1～3 分钟后显效，降压作用持续 6～24 小时(平均 12～18 小时)。如效果不佳，于 5～10 分钟后可重复静脉注射。必要时静脉滴注，初始速度为每分钟 0.25 μg/kg，最大剂量为每分钟 5 μg/kg，持续滴注 20 分钟。

3.拉贝洛尔

初始 0.25 mg/kg，缓慢静脉注射，并以 0.25～3.0 mg/(kg·h)静脉维持，但总剂量应≤4 mg/kg。静脉注射后数分钟起效，作用平稳。

4.尼卡地平

尼卡地平为钙通道阻滞剂。推荐剂量为 1～3 μg/(kg·min)，静脉注射。不良反应有反射性心动过速。

（商秀芳）

第六节　急性心力衰竭

急性心力衰竭(AHF)是临床医师面临的最常见的心脏急症之一。许多国家随着人口老龄化及急性心肌梗死患者存活率的升高，慢性心力衰竭（简称心衰）患者的数量快速增长，同时也增加了心功能失代偿患者的数量。AHF 60%～70% 是由冠心病所致，尤其是在老年人。在年轻患者，AHF 的原因更多见于扩张型心肌病、心律失常、先天性或瓣膜性心脏病、心肌炎等。

AHF 患者预后不良。急性心肌梗死伴有严重心力衰竭患者病死率非常高，12 个月的病死率 30%。据报道，急性肺水肿院内病死率为 12%，1 年病死率 40%。

欧洲心脏病学会更新了急性和慢性心力衰竭指南。中华医学会心血管病分会公布了我国急性心力衰竭诊断和治疗指南。

一、急性心力衰竭的临床表现

AHF是指由于心脏功能异常而出现的急性临床发作。无论既往有无心脏病病史,均可发生。心功能异常可以是收缩功能异常,亦可为舒张功能异常,还可以是心律失常或心脏前负荷和后负荷失调。它通常是致命的,需要紧急治疗。

急性心力衰竭可以在既往没有心功能异常者首次发病,也可以是慢性心力衰竭(CHF)的急性失代偿。

(一)基础心血管疾病的病史和表现

大多数患者有各种心脏病的病史,存在引起急性心衰的各种病因。老年人中的主要病因为冠心病、高血压和老年性退行性心脏瓣膜病,而在年轻人中多由风湿性心脏瓣膜病、扩张型心肌病、急性重症心肌炎等所致。

(二)诱发因素

常见的诱因:①慢性心衰药物治疗缺乏依从性;②心脏容量超负荷;③严重感染,尤其肺炎和败血症;④严重颅脑损害或剧烈的精神心理紧张与波动;⑤大手术后;⑥肾功能减退;⑦急性心律失常如室性心动过速(室速)、心室颤动(室颤)、心房颤动(房颤)或心房扑动(房扑)伴快速心室率、室上性心动过速及严重的心动过缓等;⑧支气管哮喘发作;⑨肺栓塞;⑩高心排血量综合征,如甲状腺功能亢进危象、严重贫血等;⑪应用负性肌力药物如维拉帕米、地尔硫草、β受体阻滞剂等;⑫应用非甾体抗炎药;⑬心肌缺血;⑭老年急性舒张功能减退;⑮吸毒;⑯酗酒;⑰嗜铬细胞瘤。这些诱因使心功能原来尚可代偿的患者骤发心衰,或者使已有心衰的患者病情加重。

(三)早期表现

原来心功能正常的患者出现急性失代偿的心衰(首发或慢性心力衰竭急性失代偿)伴有急性心衰的症状和体征,出现原因不明的疲乏或运动耐力明显降低及心率增加15～20次/分,可能是左心功能降低的最早期征兆。继续发展可出现劳力性呼吸困难、夜间阵发性呼吸困难、睡觉需用枕头抬高头部等,检查可发现左心室增大、闻及舒张早期或中期奔马律、肺动脉第二音亢进、两肺尤其肺底部有细湿啰音,还可有干啰音和哮鸣音,提示已有左心功能障碍。

(四)急性肺水肿

起病急骤,病情可迅速发展至危重状态。突发的严重呼吸困难、端坐呼吸、喘息不止、烦躁不安并有恐惧感,呼吸频率可为30～50次/分;频繁咳嗽并咯出大量粉红色泡沫样血痰;听诊心率快,心尖部常可闻及奔马律;双肺满布湿性啰音和哮鸣音。

(五)心源性休克

主要表现如下。

(1)持续低血压,收缩压降至12.0 kPa(90 mmHg)以下,或者原有高血压的患者收缩压降幅≥8.0 kPa(60 mmHg),且持续30分钟以上。

(2)组织低灌注状态,可有以下表现:①皮肤湿冷、苍白和发绀,出现紫色条纹;②心动过速>110次/分;③尿量显著减少(<20 mL/h),甚至无尿;④意识障碍,常有烦躁不安、激动焦虑、恐惧和濒死感;收缩压低于9.3 kPa(70 mmHg),可出现抑制症状如神志恍惚、表情淡漠、反应迟钝,逐渐发展至意识模糊甚至昏迷。

(3)血流动力学障碍：肺毛细血管楔压（PCWP）≥2.4 kPa（18 mmHg），心排血指数（CI）≤36.7 mL/(s·m²)[≤2.2 L/(min·m²)]。

(4)低氧血症和代谢性酸中毒。

二、急性心力衰竭严重程度分级

主要分级有 Killip 法（表 4-7）、Forrester 法（表 4-8）和临床程度分级（表 4-9）三种。Killip 法主要用于急性心肌梗死患者，分级依据临床表现和胸部 X 线的结果。

表 4-7　急性心肌梗死的 Killip 法分级

分级	症状与体征
Ⅰ	无心力衰竭
Ⅱ	有心力衰竭，两肺中下部有湿啰音，占肺野下 1/2，可闻及奔马律。胸部 X 线片有肺淤血
Ⅲ	严重心力衰竭，有肺水肿，细湿啰音遍布两肺（超过肺野下 1/2）
Ⅳ	心源性休克、低血压[收缩压<12.0 kPa（90 mmHg）]、发绀、出汗、少尿

注：1 mmHg＝0.133 kPa。

表 4-8　急性心力衰竭的 Forrester 法分级

分级	PCWP(mmHg)	CI[mL/(s·m²)]	组织灌注状态
Ⅰ	≤18	>36.7	无肺淤血，无组织灌注不良
Ⅱ	>18	>36.7	有肺淤血
Ⅲ	<18	≤36.7	无肺淤血，有组织灌注不良
Ⅳ	>18	≤36.7	有肺淤血，有组织灌注不良

注：PCWP，肺毛细血管楔压；CI，心排血指数，其法定单位[mL/(s·m²)]与旧制单位[L/(min·m²)]的换算因数为 16.67。1 mmHg＝0.133 kPa。

表 4-9　急性心力衰竭的临床程度分级

分级	皮肤	肺部啰音
Ⅰ	干、暖	无
Ⅱ	湿、暖	有
Ⅲ	干、冷	无/有
Ⅳ	湿、冷	有

Forrester 分级依据临床表现和血流动力学指标，可用于急性心肌梗死后 AHF，最适用于首次发作的急性心力衰竭。临床程度的分类法适用于心肌病患者，它主要依据临床发现，最适用于慢性失代偿性心力衰竭。

三、急性心力衰竭的诊断

AHF 的诊断主要依据症状和临床表现，同时辅以相应的实验室检查，例如心电图（ECG）、胸片、生化标志物、多普勒超声心动图等，诊断的流程如图 4-7 所示。

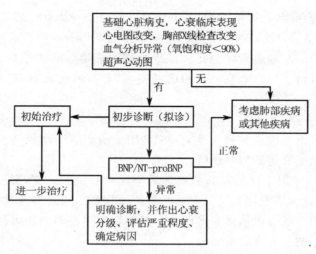

图 4-7 急性心力衰竭的诊断流程

在急性心力衰竭患者,需要系统地评估外周循环、静脉充盈、肢端体温。

在心力衰竭失代偿时,右心室充盈压通常可通过中心静脉压评估。AHF 时中心静脉压升高应谨慎分析,因为在静脉顺应性下降合并右心室顺应性下降时,即便右心室充盈压很低也会出现中心静脉压的升高。

左心室充盈压可通过肺部听诊评估,肺部存在湿啰音常提示左心室充盈压升高。进一步的确诊、严重程度的分级及随后可出现的肺淤血、胸腔积液应进行胸片检查。左心室充盈压的临床评估常被迅速变化的临床征象所误导。应进行心脏的触诊和听诊,了解有无室性和房性奔马律(S_3,S_4)。

四、实验室检查及辅助检查

(一)ECG

急性心衰时 ECG 多有异常改变。ECG 可以辨别节律,可以帮助确定 AHF 的病因及了解心室的负荷情况。这在急性冠脉综合征中尤为重要。ECG 还可了解左右心室/心房的劳损情况、有无心包炎及既往存在的病变如左右心室的肥大。心律失常时应分析 12 导联心电图,同时应进行连续的 ECG 监测。

(二)胸片及影像学检查

对于所有 AHF 的患者,胸片和其他影像学检查宜尽早完成,以便及时评估已经存在的肺部和心脏病变(心脏的大小及形状)及肺淤血的程度。它不但可以用于明确诊断,还可用于了解随后的治疗效果。胸片还可用作左心衰竭的鉴别诊断,除外肺炎症或感染性疾病。胸部 CT 或放射性核素扫描可用于判断肺部疾病和诊断大的肺栓塞。CT、经食管超声心动图可用于诊断主动脉夹层。

(三)实验室检查

AHF 时应进行一些实验室检查。动脉血气分析可以评估氧合情况(PaO_2)、通气情况($PaCO_2$)、酸碱平衡(pH)和碱缺失,在所有严重 AHF 患者应进行此项检查。脉搏血氧测定及潮气末 CO_2 测定等无创性检测方法可以替代动脉血气分析,但不适用于低心排血量及血管收缩性休克状态。静脉血氧饱和度(如颈静脉内)的测定对于评价全身的氧供需平衡很有价值。

血浆脑钠尿肽(B型钠尿肽,BNP)是在心室室壁张力增加和容量负荷过重时由心室释放的,现在已用于急诊室呼吸困难的患者作为排除或确立心力衰竭诊断的指标。BNP对于排除心衰有着很高的阴性预测价值。如果心衰的诊断已经明确,升高的血浆BNP和N末端脑钠尿肽前体(NT-proBNP)可以预测预后。

(四)超声心动图检查

超声心动图对于评价基础心脏病变及与AHF相关的心脏结构和功能改变是极其重要的,同时对急性冠脉综合征也有重要的评估值。

多普勒超声心动图应用于评估左右心室的局部或全心功能改变、瓣膜结构和功能、心包病变、急性心肌梗死的机械性并发症和比较少见的占位性病变。通过多普勒超声心动图测定主动脉或肺动脉的血流时速曲线可以估测心排血量。多普勒超声心动图还可估计肺动脉压力(三尖瓣反流射速),同时可监测左心室前负荷。

(五)其他检查

在涉及与冠状动脉相关的病变,如不稳定型心绞痛或心肌梗死时,血管造影是非常重要的,现已明确血运重建能够改善预后。

五、急性心力衰竭患者的监护

急性心力衰竭患者应在进入急诊室后就尽快地开始监护,同时给予相应的诊断性检查以明确基础病因。

(一)无创性监护

在所有的危重患者,必须监测的项目有血压、体温、心率、呼吸、心电图。有些实验室检查应重复做,例如电解质、肌酐、血糖及有关感染和代谢障碍的指标。必须纠正低钾或高钾血症。如果患者情况恶化,这些指标的监测频率也应增加。

1.心电监测

在急性失代偿阶段ECG的监测是必需的(监测心律失常和ST段变化),尤其是心肌缺血或心律失常是导致急性心衰的主要原因时。

2.血压监测

开始治疗时维持正常的血压很重要,其后也应定时测量(例如每5分钟测量一次),直到血管活性药、利尿药、正性肌力药剂量稳定时。在并无强烈的血管收缩和不伴有极快心率时,无创性自动袖带血压测量是可靠的。

3.血氧饱和度监测

脉搏血氧计是测量动脉氧与血红蛋白结合饱和度的无创性装置(SaO_2)。通常从联合血氧计测得的SaO_2的误差在2%之内,除非患者处于心源性休克状态。

4.心排血量和前负荷

可应用多普勒超声的方法监测。

(二)有创性监测

1.动脉置管

置入动脉导管的指征是因血流动力学不稳定需要连续监测动脉血压或需进行多次动脉血气分析。

2.中心静脉置管

中心静脉置管联通了中心静脉循环,所以可用于输注液体和药物,也可监测中心静脉压(CVP)及静脉氧饱和度(SvO_2)(上腔静脉或右心房处),后者用以评估氧的运输情况。

在分析右心房压力时应谨慎,避免过分注重右心房压力,因为右心房压力几乎与左心房压力无关,因此也与 AHF 时的左心室充盈压无关。CVP 也会受到重度三尖瓣关闭不全及呼气末正压通气(PEEP)的影响。

3.肺动脉导管

肺动脉导管(PAC)是一种漂浮导管,用于测量上腔静脉(SVC)、右心房、右心室、肺动脉压力、肺毛细血管楔压及心排血量。现代导管能够半连续性地测量心排血量及混合静脉血氧饱和度、右心室舒张末容积和射血分数。

虽然置入肺动脉导管用于急性左心衰竭的诊断通常不是必需的,但对于伴发有复杂心肺疾病的患者,它可以用来鉴别是心源性机制还是非心源性机制。对于二尖瓣狭窄、主动脉关闭不全、高气道压或左心室僵硬(如左心室肥厚、糖尿病、纤维化、使用正性肌力药、肥胖、缺血)的患者,肺毛细血管楔压并不能真实反映左心室舒张末压。

建议 PAC 用于对传统治疗未产生预期疗效的血流动力学不稳定的患者,以及合并淤血和低灌注的患者。在这些情况下,置入肺动脉导管以保证左心室最恰当的液体负荷量,并指导血管活性药物和正性肌力药的使用。

六、急性心力衰竭的治疗

(一)临床评估

对患者均应根据上述各种检查方法及病情变化做出临床评估,包括:①基础心血管疾病;②急性心衰发生的诱因;③病情的严重程度和分级,并估计预后;④治疗的效果。此种评估应多次和动态进行,以调整治疗方案。

(二)治疗目标

(1)控制基础病因和矫治引起心衰的诱因:应用静脉和(或)口服降压药物以控制高血压;选择有效抗生素控制感染;积极治疗各种影响血流动力学的快速性或缓慢性心律失常;应用硝酸酯类药物改善心肌缺血。糖尿病伴血糖升高者应有效控制血糖水平,又要防止出现低血糖。对血红蛋白低于 60 g/L 的严重贫血者,可输注浓缩红细胞悬液或全血。

(2)缓解各种严重症状:①低氧血症和呼吸困难,采用不同方式的吸氧,包括鼻导管吸氧、面罩吸氧及无创或气管插管的呼吸机辅助通气治疗。②胸痛和焦虑,应用吗啡。③呼吸道痉挛,应用支气管解痉药物。④淤血症状,利尿药有助于减轻肺淤血和肺水肿,也可缓解呼吸困难。

(3)稳定血流动力学状态,维持收缩压≥12.0 kPa(90 mmHg),纠正和防止低血压可应用各种正性肌力药物。血压过高者的降压治疗可选择血管扩张药物。

(4)纠正水、电解质紊乱和维持酸碱平衡。

(5)保护重要脏器,如肺、肾、肝和大脑,防止功能损害。

(6)降低死亡危险,改善近期和远期预后。

(三)急性心力衰竭的处理流程

急性心力衰竭确诊后,即按图 4-8 的流程处理。初始治疗后症状未获明显改善或病情严重者应行进一步治疗。

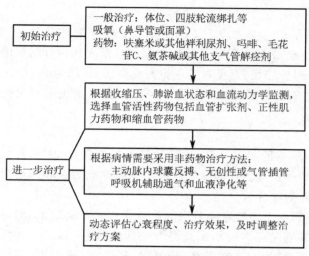

图 4-8　急性心力衰竭的处理流程

1.急性心力衰竭的一般处理

(1)体位:静息时明显呼吸困难者应半卧位或端坐位,双腿下垂以减少回心血量,降低心脏前负荷。

(2)四肢交换加压:四肢轮流绑扎止血带或血压计袖带,通常同一时间只绑扎三肢,每隔15~20分钟轮流放松一肢。血压计袖带的充气压力应较舒张压低 1.3 kPa(10 mmHg),使动脉血流仍可顺利通过,而静脉血回流受阻。此法可降低前负荷,减轻肺淤血和肺水肿。

(3)吸氧:适用于低氧血症和呼吸困难明显(尤其指端血氧饱和度<90%)的患者。应尽早采用,使患者 SaO_2≥95%(伴 COPD 者 SaO_2>90%)。可采用不同的方式:①鼻导管吸氧,低氧流量(1~2 L/min)开始,如仅为低氧血症,动脉血气分析未见 CO_2 潴留,可采用高流量给氧 6~8 L/min。酒精吸氧可使肺泡内的泡沫表面张力降低而破裂,改善肺泡的通气。方法是在氧气通过的湿化瓶中加 50%~70%乙醇或有机硅消泡剂,用于肺水肿患者。②面罩吸氧,适用于伴呼吸性碱中毒患者。必要时还可采用无创性或气管插管呼吸机辅助通气治疗。

(4)做好救治的准备工作:至少开放 2 条静脉通道,并保持通畅。必要时可采用深静脉穿刺置管,以随时满足用药的需要。血管活性药物一般应用微量泵泵入,以维持稳定的速度和正确的剂量。固定和维护好漂浮导管、深静脉置管、心电监护的电极和导联线、鼻导管或面罩、导尿管及指端无创血氧仪测定电极等。保持室内适宜的温度、湿度,灯光柔和,环境幽静。

(5)饮食:进易消化食物,避免一次大量进食,在总量控制下,可少量多餐(每天进餐 6~8 次)。应用袢利尿药情况下不要过分限制钠盐摄入量,以避免低钠血症,导致低血压。利尿药应用时间较长的患者要补充多种维生素和微量元素。

(6)出入量管理:肺淤血、体循环淤血及水肿明显者应严格限制饮水量和静脉输液速度,对无明显低血容量因素(大出血、严重脱水、大汗淋漓等)者的每天摄入液体量一般宜在 1 500 mL 以内,不要超过 2 000 mL。保持每天水出入量负平衡约 500 mL/d,严重肺水肿者的水负平衡为1 000~2 000 mL/d,甚至可至 3 000~5 000 mL/d,以减少水钠潴留和缓解症状。3~5 天后,如淤血、水肿明显消退,应减少水负平衡量,逐渐过渡到出入水量大体平衡。在水负平衡下应注意防止发生低血容量、低血钾和低血钠等。

2.AHF 时吗啡及其类似物的使用

吗啡一般用于严重 AHF 的早期阶段,特别是患者不安和呼吸困难时。吗啡能够使静脉扩张,也能使动脉轻度扩张,并降低心率。应密切观察疗效和呼吸抑制的不良反应。伴明显和持续低血压、休克、意识障碍、COPD 等患者禁忌使用。老年患者慎用或减量。亦可应用哌替啶 50~100 mg 肌内注射。

3.AHF 治疗中血管扩张药的使用

对大多数 AHF 患者,血管扩张药常作为一线药,它可以用来开放外周循环,降低前和(或)后负荷。

(1)酸酯类药物:急性心力衰竭时此类药在不减少每搏心排血量和不增加心肌氧耗情况下能减轻肺淤血,特别适用于急性冠状动脉综合征伴心力衰竭的患者。临床研究已证实,硝酸酯类静脉制剂与呋塞米合用治疗急性心力衰竭有效;应用大剂量硝酸酯类药物联合小剂量呋塞米的疗效优于单纯大剂量的利尿药。静脉应用硝酸酯类药物应十分小心滴定剂量,经常测量血压,防止血压过度下降。硝酸甘油静脉滴注起始剂量 5~10 $\mu g/min$,每 5~10 分钟递增 5~10 $\mu g/min$,最大剂量 100~200 $\mu g/min$;亦可每 10~15 分钟喷雾一次(400 μg),或每次舌下含服 0.3~0.6 mg。硝酸异山梨酯静脉滴注剂量 5~10 mg/h,亦可每次舌下含服 2.5 mg。

(2)硝普钠(SNP):适用于严重心力衰竭。临床应用宜从小剂量 10 $\mu g/min$ 开始,可酌情逐渐增加剂量至 50~250 $\mu g/min$。由于其强效降压作用,应用过程中要密切监测血压,根据血压调整合适的维持剂量。长期使用时其代谢产物(硫代氰化物和氰化物)会产生毒性反应,特别是在严重肝肾衰竭的患者应避免使用。减量时,硝普钠应该缓慢减量,并加用口服血管扩张药,以避免反跳。AHF 时硝普钠的使用尚缺乏对照试验,而且在 AMI 时使用,病死率增高。在急性冠脉综合征所致的心力衰竭患者,因为 SNP 可引起冠脉窃血,故在此类患者中硝酸酯类的使用优于硝普钠。

(3)奈西立肽:这是一类新的血管扩张药肽类,近期被用以治疗 AHF。它是人脑钠尿肽(BNP)的重组体,是一种内源性激素物质。它能够扩张静脉、动脉、冠状动脉,由此降低前负荷和后负荷,在无直接正性肌力的情况下增加心排血量。慢性心力衰竭患者输注奈西立肽对血流动力学产生有益的作用,可以增加钠排泄,抑制肾素-血管紧张素-醛固酮和交感神经系统。它和静脉使用硝酸甘油相比,能更有效地促进血流动力学改善,并且不良反应更少。该药临床试验的结果尚不一致。近期的两项研究(VMAC 和 PROACTION)表明,该药的应用可以带来临床和血流动力学的改善,推荐应用于急性失代偿性心力衰竭。国内一项Ⅱ期临床研究提示,该药较硝酸甘油静脉制剂能够更显著降低 PCWP,缓解患者的呼吸困难。应用方法为先给予负荷剂量 1.500 $\mu g/kg$,静脉缓慢推注,继以 0.007 5~0.015 0 $\mu g/(kg \cdot min)$ 静脉滴注;也可不用负荷剂量而直接静脉滴注。疗程一般 3 天,不建议超过 7 天。

(4)乌拉地尔:该药具有外周和中枢双重扩血管作用,可有效降低血管阻力,降低后负荷,增加心排血量,但不影响心率,从而减少心肌耗氧量。适用于高血压心脏病、缺血性心肌病(包括急性心肌梗死)和扩张型心肌病引起的急性心力衰竭;可用于 CO 降低、PCWP＞2.4 kPa(18 mmHg)的患者。通常静脉滴注 100~400 $\mu g/min$,可逐渐增加剂量,并根据血压和临床状况予以调整。伴严重高血压者可缓慢静脉注射 12.5~25.0 mg。

应用血管扩张药的注意事项:下列情况下禁用血管扩张药物。①收缩压＜12.0 kPa(90 mmHg),或持续低血压并伴症状尤其有肾功能不全的患者,以避免重要脏器灌注减少;②严重阻塞性心瓣膜疾病患者,例如主动脉瓣狭窄、二尖瓣狭窄患者,有可能出现显著的低血压,应慎用;③梗阻性肥厚型心肌病。

4.急性心力衰竭时血管紧张素转化酶抑制剂(ACEI)的使用

ACEI 在急性心力衰竭中的应用仍存在诸多争议。急性心力衰竭的急性期、病情尚未稳定的患者不宜应用。急性心肌梗死后的急性心力衰竭可以试用,但须避免静脉应用,口服起始剂量宜小。在急性期病情稳定 48 小时后逐渐加量,疗程至少 6 周,不能耐受 ACEI 者可以应用 ARB。

在心排血量处于边缘状况时,ACEI 应谨慎使用,因为它可以明显降低肾小球滤过率。当联合使用非甾体抗炎药,以及出现双侧肾动脉狭窄时,不能耐受 ACEI 的风险增加。

5.利尿药

(1)适应证:AHF 和失代偿心力衰竭的急性发作,伴有液体潴留的情况是应用利尿药的指征。利尿药缓解症状的益处及其在临床上被广泛认可,无须再进行大规模的随机临床试验来评估。

(2)作用效应:静脉使用袢利尿药也有扩张血管效应,在使用早期(5~30 分钟)它降低肺阻抗的同时也降低右心房压和肺毛细血管楔压。如果快速静脉注射大剂量($>1\ mg/kg$)时,就有反射性血管收缩的可能。它与慢性心力衰竭时使用利尿药不同,在严重失代偿性心力衰竭使用利尿药能使容量负荷恢复正常,可以在短期内减少神经内分泌系统的激活。特别是在急性冠脉综合征的患者,应使用低剂量的利尿药,最好已给予扩血管治疗。

(3)实际应用:静脉使用袢利尿药(呋塞米、托拉塞米),它有强效快速的利尿效果,在 AHF 患者优先考虑使用。在入院以前就可安全使用,应根据利尿效果和淤血症状的缓解情况来选择剂量。开始使用负荷剂量,然后继续静脉滴注呋塞米或托拉塞米,静脉滴注比一次性静脉注射更有效。噻嗪类和螺内酯可以联合袢利尿药使用,低剂量联合使用比高剂量使用一种药更有效,而且继发反应也更少。将袢利尿药和多巴酚丁胺、多巴胺或硝酸盐联合使用也是一种治疗方法,它比仅仅增加利尿药更有效,不良反应也更少。

(4)不良反应、药物的相互作用:虽然利尿药可安全地用于大多数患者,但它的不良反应也很常见,甚至可威胁生命。它们包括神经内分泌系统的激活,特别是肾素-血管紧张素-醛固酮系统和交感神经系统的激活;低血钾、低血镁和低氯性碱中毒可能导致严重的心律失常;可以产生肾毒性及加剧肾衰竭。过度利尿可过分降低静脉压、肺毛细血管楔压及舒张期灌注,由此导致每搏输出量和心排血量下降,特别见于严重心力衰竭和以舒张功能不全为主的心力衰竭或缺血所致的右心室功能障碍。

6.β 受体阻滞剂

(1)适应证和基本原理:目前尚无应用 β 受体阻滞剂治疗 AHF,改善症状的研究。相反,在 AHF 时是禁止使用 β 受体阻滞剂的。急性心肌梗死后早期肺部啰音超过基底部的患者,以及低血压患者均被排除在应用 β 受体阻滞剂的临床试验之外。急性心肌梗死患者没有明显心力衰竭或低血压,使用 β 受体阻滞剂能限制心肌梗死范围,减少致命性心律失常,并缓解疼痛。

(2)当患者出现缺血性胸痛对阿片制剂无效、反复发生缺血、高血压、心动过速或心律失常时,可考虑静脉使用 β 受体阻滞剂。在 Gothenburg 美托洛尔研究中,急性心肌梗死后早期静脉使用美托洛尔或安慰剂,接着口服治疗 3 个月。美托洛尔组发展为心力衰竭的患者明显减少。如果患者有肺底部啰音的肺淤血征象,联合使用呋塞米,美托洛尔治疗可产生更好的疗效,降低病死率和并发症。

当患者伴有明显急性心力衰竭,肺部啰音超过基底部时,应慎用β受体阻滞剂。对出现进行性心肌缺血和心动过速的患者,可以考虑静脉使用美托洛尔。

但是,对急性心肌梗死伴发急性心力衰竭患者,病情稳定后,应早期使用β受体阻滞剂。对于慢性心力衰竭患者,在急性发作稳定后(通常4天后),应早期使用β受体阻滞剂。

在大规模临床试验中,比索洛尔、卡维地洛或美托洛尔的初始剂量很小,然后逐渐缓慢增加到目标剂量。应个体化增加剂量。β受体阻滞剂可能过度降低血压,减慢心率。一般原则是在服用β受体阻滞剂的患者由于心力衰竭加重而住院,除非必须用正性肌力药物维持,否则应继续服用β受体阻滞剂。但如果疑为β受体阻滞剂剂量过大(如有心动过缓和低血压)时,可减量继续用药。

7.正性肌力药

此类药物适用于低心排血量综合征,如伴症状性低血压或CO降低伴有循环淤血的患者,可缓解组织低灌注所致的症状,保证重要脏器的血液供应。血压较低和对血管扩张药物及利尿药不耐受或反应不佳的患者尤其有效。使用正性肌力药有潜在的危害性,因为它能增加耗氧量、增加钙负荷,所以应谨慎使用。

对于失代偿的慢性心力衰竭患者,其症状、临床过程和预后很大程度上取决于血流动力学。所以,改善血流动力学参数成为治疗的目的。在这种情况下,正性肌力药可能有效,甚至挽救生命。但它改善血流动力学参数的益处,部分被它增加心律失常的危险抵消了。而且在某些病例,由于过度增加能量消耗引起心肌缺血和心力衰竭的慢性进展。但正性肌力药的利弊比率,不同的药并不相同。对于那些兴奋β_1受体的药物,可以增加心肌细胞内钙离子的浓度,可能有更高的危险性。有关正性肌力药用于急性心力衰竭治疗的对照试验研究较少,特别对预后的远期效应的评估更少。

(1)洋地黄类:此类药物能轻度增加CO和降低左心室充盈压;对急性心力衰竭患者的治疗有一定帮助。一般应用毛花苷C 0.2～0.4 mg缓慢静脉注射,2～4小时后可以再用0.2 mg,伴快速心室率的房颤患者可酌情适当增加剂量。

(2)多巴胺:小剂量＜2 μg/(kg·min)的多巴胺仅作用于外周多巴胺受体,直接或间接降低外周阻力。在此剂量下,对于肾脏低灌注和肾衰竭的患者,它能增加肾血流量、肾小球滤过率、利尿和增加钠的排泄,并增强对利尿药的反应。大剂量＞2 μg/(kg·min)的多巴胺直接或间接刺激β受体,增加心肌的收缩力和心排血量。当剂量＞5 μg/(kg·min)时,它作用于α受体,增加外周血管阻力。此时,虽然它对低血压患者很有效,但它对AHF患者可能有害,因为它增加左心室后负荷,增加肺动脉压和肺阻力。多巴胺可以作为正性肌力药[＞2 μg/(kg·min)]用于AHF伴有低血压的患者。当静脉滴注低剂量≤2 μg/(kg·min)时,它可以使失代偿性心力衰竭伴有低血压和尿量减少的患者增加肾血流量,增加尿量。但如果无反应,则应停止使用。

(3)多巴酚丁胺:多巴酚丁胺的主要作用在于通过刺激β_1受体和β_2受体产生剂量依赖性的正性变时、正性变力作用,并反射性地降低交感张力和血管阻力,其最终结果依个体而不同。小剂量时,多巴酚丁胺能产生轻度的血管扩张反应,通过降低后负荷而增加射血量。大剂量时,它可以引起血管收缩。心率通常呈剂量依赖性增加,但增加的程度弱于其他儿茶酚胺类药物。但在房颤的患者,心率可能增加到难以预料的水平,因为它可以加速房室传导。全身收缩压通常轻度增加,但也可能不变或降低。心力衰竭患者静脉滴注多巴酚丁胺后,观察到尿量增多,这可能是它提高心排血量而增加肾血流量的结果。多巴酚丁胺用于外周低灌注(低血压,肾功能下降)伴或不伴有淤血或肺水肿、使用最佳剂量的利尿药和扩血管剂无效时。多巴酚丁胺常用来增加心排血量。它的起始静脉滴注速度为 $2\sim3$ $\mu g/(kg \cdot min)$,可以逐渐增加到 20 $\mu g/(kg \cdot min)$。无需负荷量。静脉滴注速度根据症状、尿量反应或血流动力学监测结果来调整。它的血流动力学作用和剂量成正比,在静脉滴注停止后,它的清除也很快。在接受 β 受体阻滞剂治疗的患者,需要增加多巴酚丁胺的剂量,才能恢复它的正性肌力作用。单从血流动力学看,多巴酚丁胺的正性肌力作用增加了磷酸二酯酶抑制剂(PDEI)作用。PDEI 和多巴酚丁胺的联合使用能产生比单一用药更强的正性肌力作用。长时间地持续静脉滴注多巴酚丁胺(48 小时以上)会出现耐药,部分血流动力学效应消失。长时间应用应逐渐减量。静脉滴注多巴酚丁胺常伴有心律失常发生率的增加,可来源于心室和心房。这种影响呈剂量依赖性,可能比使用 PDEI 时更明显。在使用利尿药时应及时补钾。心动过速时使用多巴酚丁胺要慎重,多巴酚丁胺静脉滴注可以促发冠心病患者的胸痛。现在还没有关于 AHF 患者使用多巴酚丁胺的对照试验,一些试验显示它增加不利的心血管事件。

(4)磷酸二酯酶抑制剂:米力农和依诺昔酮是两种临床上使用的 Ⅲ 型磷酸二酯酶抑制剂(PDEI)。在 AHF 时,它们能产生明显的正性肌力、松弛性及外周扩血管效应,由此增加心排血量和搏出量,同时伴随有肺动脉压、肺毛细血管楔压的下降,全身和肺血管阻力下降。它在血流动力学方面,介于纯粹的扩血管剂(如硝普钠)和正性肌力药(如多巴酚丁胺)之间。因为它们的作用部位远离 β 受体,所以在使用 β 受体阻滞剂的同时,PDEI 仍能够保留其效应。Ⅲ 型 PDEI用于低灌注伴或不伴有淤血,使用最佳剂量的利尿药和扩血管剂无效时应用。当患者在使用β 受体阻滞剂时,和(或)对多巴酚丁胺没有足够的反应时,Ⅲ 型 PDEIs 可能优于多巴酚丁胺。由于其过度的外周扩血管效应可引起的低血压,静脉推注较静脉滴注时更常见。有关 PDEI 治疗对 AHF 患者的远期疗效目前数据尚不充分,但人们已提高了对其安全性的重视,特别是在缺血性心脏病心力衰竭患者。

(5)左西孟旦:这是一种钙增敏剂,通过结合于心肌细胞上的肌钙蛋白 C 促进心肌收缩,还通过介导 ATP 敏感的钾通道而发挥血管舒张作用和轻度抑制磷酸二酯酶的效应。其正性肌力作用独立于 β 肾上腺素能刺激,可用于正接受 β 受体阻滞剂治疗的患者。左西孟旦的乙酰化代谢产物,仍然具有药理活性,半衰期约 80 小时,停药后作用可持续 48 小时。临床研究表明,急性心力衰竭患者应用本药静脉滴注可明显增加 CO 和每搏输出量,降低 PCWP、全身血管阻力和肺血管阻力;冠心病患者不会增加病死率。首剂 $12\sim24$ $\mu g/kg$ 静脉注射(大于 10 分钟),继以 0.1 $\mu g/(kg \cdot min)$ 静脉滴注,可酌情减半或加倍。对于收缩压 <13.3 kPa(100 mmHg)的患者,不需要负荷剂量,可直接用维持剂量,以防止发生低血压。在比较左西孟旦和多巴酚丁胺的随机对照试验中,已显示左西孟旦能改善呼吸困难和疲劳等症状,并产生很好的结果。不同于多巴酚丁胺的是,当联合使用 β 受体阻滞剂时,左西孟旦的血流动力学效应不会减弱,甚至会更强。在大剂量使用左西孟旦静脉滴注时,可能会出现心动过速、低血压,对收缩压低于 11.3 kPa(85 mmHg)的患者不推荐使用。在与其他安慰剂或多巴酚丁胺比较的对照试验中显示,左西孟旦并没有增加恶性心律失常的发生率。

8.非药物治疗

(1)IABP:临床研究表明,这是一种有效改善心肌灌注同时又降低心肌耗氧量和增加 CO 的治疗手段。

IABP 的适应证:①急性心肌梗死或严重心肌缺血并发心源性休克,且不能由药物治疗纠正;②伴血流动力学障碍的严重冠心病(如急性心肌梗死伴机械并发症);③心肌缺血伴顽固性肺水肿。

IABP 的禁忌证:①存在严重的外周血管疾病;②主动脉瘤;③主动脉瓣关闭不全;④活动性出血或其他抗凝禁忌证;⑤严重血小板缺乏。

(2)机械通气:急性心力衰竭者行机械通气的指征有出现心跳呼吸骤停而进行心肺复苏时;合并Ⅰ型或Ⅱ型呼吸衰竭。机械通气的方式有下列两种。①无创呼吸机辅助通气:这是一种无需气管插管、经口/鼻面罩给患者供氧、由患者自主呼吸触发的机械通气治疗。分为持续气道正压通气(CPAP)和双相间歇气道正压通气(BiPAP)两种模式。通过气道正压通气可改善患者的通气状况,减轻肺水肿,纠正缺氧和 CO_2 潴留,从而缓解Ⅰ型或Ⅱ型呼吸衰竭。Ⅰ型或Ⅱ型呼吸衰竭患者经常规吸氧和药物治疗仍不能纠正时应及早应用。主要用于呼吸频率≤25 次/分、能配合呼吸机通气的早期呼吸衰竭患者。在下列情况下应用受限:不能耐受和合作的患者、有严重认知障碍和焦虑的患者、呼吸急促(频率>25 次/分)、呼吸微弱和呼吸道分泌物多的患者。②气道插管和人工机械通气:应用指征为心肺复苏时、严重呼吸衰竭经常规治疗不能改善者,尤其是出现明显的呼吸性和代谢性酸中毒并影响到意识状态的患者。

(3)血液净化治疗:①机制,此法不仅可维持水、电解质和酸碱平衡,稳定内环境,还可清除尿毒症毒素(肌酐、尿素、尿酸等)、细胞因子、炎症递质及心脏抑制因子等。治疗中的物质交换可通过血液滤过(超滤)、血液透析、连续血液净化和血液灌流等来完成。②适应证,本法对急性心力衰竭有益,但并非常规应用的手段。出现下列情况之一时可以考虑采用:高容量负荷如肺水肿或严重的外周组织水肿,且对祥利尿药和噻嗪类利尿药抵抗;低钠血症(血钠<110 mmol/L)且有相应的临床症状,如神志障碍、肌张力减退、腱反射减弱或消失、呕吐及肺水肿等,在上述两种情况应用单纯血液滤过即可;肾功能进行性减退,血肌酐>500 $\mu mol/L$ 或符合急性血液透析指征的其他情况。③不良反应和处理,建立体外循环的血液净化均存在与体外循环相关的不良反应,如生物不相容、出血、凝血、血管通路相关并发症、感染、机器相关并发症等。应避免出现新的内环境紊乱,连续血液净化治疗时应注意热量及蛋白的丢失。

(4)心室机械辅助装置:急性心力衰竭经常规药物治疗无明显改善时,有条件的可应用此种技术。此类装置有体外膜式氧合(ECMO)、心室辅助泵(如可置入式电动左心辅助泵、全人工心脏)。根据急性心力衰竭的不同类型,可选择应用心室辅助装置,在积极纠治基础心脏病的前提下,短期辅助心脏功能,可作为心脏移植或心肺移植的过渡。ECMO 可以部分或全部代替心肺功能。临床研究表明,短期循环呼吸支持(如应用 ECMO)可以明显改善预后。

(徐　凤)

第七节　慢性收缩性心力衰竭

慢性收缩性心力衰竭亦称为射血分数减少性心力衰竭,是指 EF 值<45% 的慢性心力衰竭,是大多数心血管疾病的最终归宿,也是最主要死亡原因。美国心脏学院和美国心脏学会公布了美国的心力衰竭患者约有 500 万,每年新增 55 万。我国尚缺乏心力衰竭的流行病学资料。尽管

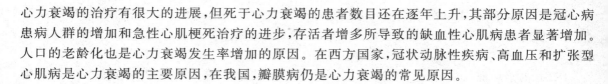

心力衰竭的治疗有很大的进展,但死于心力衰竭的患者数目还在逐年上升,其部分原因是冠心病患病人群的增加和急性心肌梗死治疗的进步,存活者增多所导致的缺血性心肌病患者显著增加。人口的老龄化也是心力衰竭发生率增加的原因。在西方国家,冠状动脉性疾病、高血压和扩张型心肌病是心力衰竭的主要原因,在我国,瓣膜病仍是心力衰竭的常见原因。

一、临床诊断

(一)临床表现

左心衰竭和全心衰竭常见,单纯右心衰竭较少见。心力衰竭临床表现主要有四个方面:心排血量减低、肺淤血(左心衰竭)、体循环淤血(右心衰竭)、原发心脏病本身的表现。

1.左心衰竭

(1)症状:①不同程度的呼吸困难,劳力性呼吸困难为最早出现的症状,最先出现在重体力活动时,随后出现如上楼梯、爬坡时呼吸困难,休息后可缓解。主要原因是运动时回心血量增加,衰竭心脏不能等量将血液泵入主动脉,使左心室舒张末期压力及左心房压力上升,加重肺淤血,肺顺应性下降及呼吸膜水肿,气体(主要是氧气)交换障碍。端坐呼吸为休息时亦有肺淤血,患者不能平卧,需端坐以减少静脉回心血量和膈肌上抬,从而减轻呼吸困难程度。夜间阵发性呼吸困难为患者入睡后突然憋气而惊醒,被迫采取端坐位,呼吸深快,严重的可伴哮鸣音,称为"心源性哮喘"。但如发生于老年冠状动脉粥样硬化性心脏病(简称冠心病)患者往往很快发展为急性肺水肿,预后较差。其发生机制与平卧时回心血量增加、膈肌高位致肺活量减少、夜间迷走神经张力增高、小支气管收缩及熟睡后对肺淤血的感知能力下降等因素有关。急性肺水肿见于急性心力衰竭。②咳嗽、咳痰:初期常于卧位发生,坐位或立位可减轻。晚期坐位、立位也可发生,白色浆液性泡沫痰为其特点。为肺泡和支气管黏膜淤血所致。③咯血:痰中带血丝多为支气管黏膜毛细血管破裂所致。长期肺淤血可在肺循环和支气管循环之间形成侧支循环,支气管黏膜下血管扩张,一旦破裂可引起大咯血,多见于风湿性心脏病二尖瓣狭窄及左向右分流的先天性心脏病。咳粉红色泡沫血痰是急性左心衰竭、急性肺水肿的特异性表现。④乏力、疲倦、头昏、心慌:这些症状与心排血量下降,组织器官灌注不足及代偿性心率加快有关。⑤少尿、水肿及肾功损害症状:严重左心衰竭时,血流再分配,肾血流量减少,故尿量减少,水和钠潴留而出现水肿,此即所谓"前向衰竭"。严重时可引起肾前性肾衰竭及相应症状。

(2)体征:①肺部湿啰音,肺淤血致肺毛细血管静水压增高大于胶体渗透压时,血浆成分可渗出到肺泡而引起湿性啰者。心力衰竭由轻到重,其湿啰音可从局限肺底到全肺。如侧卧位则先发生在下垂的一侧,与体位相关的肺部湿啰音是心力衰竭与肺部感染湿啰音的区别点。②心脏体征,基础心脏病的体征。与心力衰竭有关的体征:心脏扩大(舒张性心力衰竭除外),心率加快,奔马律,部分患者有肺动脉瓣第二心音亢进,特别是风湿性心脏病二尖瓣狭窄、左向右分流的先天性心脏病引起的心力衰竭明显。③发绀,主要由于呼吸膜水肿、增厚,氧气交换障碍,氧分压下降,还原血红蛋白增加引起,属中央型发绀。

2.右心衰竭

(1)症状:①消化道症状,腹胀、食欲缺乏常见,偶有恶心、呕吐,是胃肠淤血所致。肝淤血肿大可导致右上腹饱胀不适、肝区疼痛,长期肝淤血可发生心源性肝硬化。②劳力性呼吸困难,继发于肺部疾病及左心衰竭者呼吸困难明显。单纯右心衰竭常见于某些先天性心脏病、原发或者继发性肺动脉高压、右心室型心肌病及右心室心肌梗死,可出现劳力性呼吸困难,但仍可平卧。

其原因主要是心排血量下降及缺氧。此与左心衰竭时肺淤血引起的呼吸困难不同。③乏力、疲倦、头昏、心慌，与左心衰竭一样，主要由心排血量减少，组织器官灌注不足及代偿性心率加快引起。

（2）体征：①颈静脉曲张及肝颈静脉回流征阳性为体循环静脉压增高引起。②肝大：肝大常伴压痛，质地中等，如伴有三尖瓣反流则有肝脏搏动。持续慢性右心衰竭可引起心源性肝硬化，此时压痛不明显，质硬，缘锐，心力衰竭纠正后缩小不明显，三尖瓣反流时，肝脏搏动也不明显，脾大及食管静脉曲张少见。③水肿：当体循环静脉压升高大于胶体渗透压时可出现水肿，此即所谓"后向衰竭"。其特征为首先出现于下垂部位，常为对称性，可压陷。④胸腔积液和腹水：胸腔积液为漏出液，双侧多见，如为单侧，则首先出现于右侧。由于胸膜静脉部分回流到肺静脉，故胸腔积液多见于全心衰竭时。严重右心衰竭，由于肝静脉回流受阻，可出现腹水。有心源性肝硬化时，由于门静脉压力增高，可出现大量腹水，腹水为漏出液。⑤心脏体征，基础心脏病的体征。右心衰竭心脏体征：心率增快，右心室舒张期奔马律，右心扩大，三尖瓣相对关闭不全的反流性杂音，该杂音有时含有乐性成分，吸气时乐性成分更明显，是右心衰竭较特异的体征，但应与感染性心内膜炎瓣膜穿孔及腱索断裂的乐性杂音相鉴别，后者有感染性心内膜炎其他临床表现可资鉴别。

3.全心衰竭

全心衰竭同时表现为左心衰竭和右心衰竭的相关症状及体征。大多数全心衰竭的右心衰竭是由左心衰竭发展而来，此时右心排血量减少，呼吸困难等肺淤血症状反而有所减轻。原发性扩张型心肌病左右心室同时衰竭者，肺淤血表现往往不严重。

（二）实验室和辅助检查

1.常规实验室检查

血常规检查、尿常规检查、粪常规检查以确定是否有感染、贫血、肾脏损伤等；肝功能检查确定是否有肝酶增高判断肝脏淤血；肾脏功能检查判断是否同时合并肾脏功能不全，动态检查尚可以判断是肾前性还是肾性肾脏功能不全，以辅助判断心力衰竭的严重程度；电解质检查判断是否存在电解质紊乱，特别是确定是否存在低血钾、低血镁、低血钠，对心力衰竭的严重程度的判断和治疗具重要意义。

2.脑钠肽和氨基末端脑钠肽前体测定

脑钠肽和氨基末端脑钠肽前体测定有助于心力衰竭诊断和预后、治疗效果的判断。症状性和无症状性左心室功能障碍患者血浆 BNP 水平均升高，BNP 诊断心力衰竭的敏感性、特异性、阴性预测值和阳性预测值分别为 97%、84%、97% 和 70%。血浆 BNP 可用于鉴别心源性和肺源性呼吸困难，BNP 正常的呼吸困难，基本可除外心源性。血浆高水平 BNP 预示严重心血管事件，包括死亡的发生。心力衰竭经治疗，血浆 BNP 水平下降提示预后改善。大多数心力衰竭呼吸困难的患者 BNP 在 400 pg/mL 以上；BNP＜100 pg/mL 时不支持心力衰竭的诊断；BNP 在 100～400 pg/mL 还应考虑其他原因，如肺栓塞、慢性阻塞性肺疾病、心力衰竭代偿期等。

N-末端 B 型利钠肽原是 BNP 激素原分裂后没有活性的 N-末端片段，与 BNP 相比，半衰期更长，更稳定，其浓度可反映短暂时间内新合成的而不是贮存的 BNP 释放，因此更能反映 BNP 通路的激活。血浆 N-末端 B 型利钠肽原水平与年龄、性别和体重有关，老龄和女性升高，肥胖者降低，肾功能不全时升高。血浆 N-末端 B 型利钠肽原水平也随心力衰竭程度加重而升高，在伴急性冠脉综合征、慢性阻塞性肺疾病、肺动脉高压、高血压、心房颤动（AF）时也会升高。N-末端

B型利钠肽原临床应用中国专家共识推荐：采用"双截点"策略，如果就诊时 N-末端 B 型利钠肽原＜300 pg/mL，则该患者急性心力衰竭的可能性很小。如高于相应年龄层次的截点（50 岁以下、50 岁和 75 岁以上者分别为 450 pg/mL、900 pg/mL 和 1 800 pg/mL），则该患者急性心力衰竭的可能性很大。如检测值介于上述两截点之间的"灰区"，可能是程度较轻的急性心力衰竭或是非急性心力衰竭所致，此时应结合其他检查结果进一步鉴别诊断。

3.心电图检查

心电图检查对心力衰竭诊断无意义，窦性心律时 V1 导联 P 波末期负值增加是左心房负荷过重表现，可供参考。心力衰竭有多种心电图表现，包括原发疾病的表现，如心肌梗死临床表现，也可以出现各种心律失常，包括：①室性期前收缩最常见，几乎所有心力衰竭患者均可发生；②各种心动过速；③各种室内传导阻滞；④房室传导阻滞等。

4.X 线检查

（1）心影大小及外形：心力衰竭时心影常扩大，心影增大的程度取决于原发的心血管疾病。此外，心影大小及外形还可为心脏病的病因诊断提供重要线索。

（2）肺淤血及肺水肿表现：肺淤血的程度可判断左心衰竭的严重程度，典型者上肺静脉影增粗，较下肺静脉影明显，呈鹿角样；当肺静脉压＞3.3 kPa（25 mmHg）时可见 Kerley B 线，为肺野外侧水平线状影，是肺小叶间积液的表现，为肺淤血的特征性 X 线征象；急性肺泡性肺水肿时，肺门呈蝴蝶状阴影，肺野可见大片融合的模糊、毛玻璃样阴影；严重时可见右侧胸腔积液或双侧胸腔积液。

5.超声心动图

（1）比 X 线更准确地提供心脏病的病因及心腔大小、结构等资料。

（2）估计心脏功能：①收缩功能主要有 EF、周径缩短速度和短径缩短率等指标，以 EF 最常用，正常值≥55％，左心室射血分数≤40％为收缩性心力衰竭的诊断标准，但是当患者存在二尖瓣反流时，EF 常常高估，需要注意。②超声心动图是临床上最常用的判断舒张功能的方法。舒张早期心室充盈形成 E 峰，舒张晚期心房收缩形成 A 峰，正常 E 峰＞A 峰，E/A 比值＞1.2。当舒张功能下降时，E 峰下降，A 峰增加，E/A 比值降低。如舒张功能下降是继发于收缩功能下降，随着收缩功能的恶化，E/A 比值可假性正常化，最后 A 峰极小甚至消失。

6.^{99m}Tc-RBC 核素心血池显像

利用放射性核素 ^{99m}Tc 结合在人红细胞上，通过单光子发射计算机断层技术，可以测定左右心室收缩末期和舒张末期容积，据此可计算 EF 及每搏输出量等容量指标。并可通过记录放射活性-时间曲线，计算左心室舒张期最大充盈率和充盈分数，以及收缩期最大射血率等。

7.磁共振成像检查

磁共振成像（magnetic resonance imaging，MRI）的三维成像技术，可克服心室几何形态对体积计算的影响，故能更精确计算收缩末期和舒张末期心室容积，据此计算射血分数、每搏输出量。MRI 对右心室分辨率亦较好，可提供右心室上述参数。此外，MRI 可清晰分辨心内膜和心外膜边缘，故还可测定左心室重量。

8.心-肺吸氧运动试验

运动时机体耗氧量增加，心排血量相应增加，耗氧量是动-静脉氧差与心排血量的乘积，正常人氧耗量每增加 100 mL/（min·m²），心排血量增加 600 mL/（min·m²）。当心排血量不能满足机体需要，组织就会从流经的血液中摄取更多的氧，以满足代谢需要，结果使动-静脉氧差增大。仍不能满足代谢需要时,出现无氧代谢,血乳酸含量增加,呼气中 CO_2 含量增加。当运动量继续增加,氧耗量不再增加,此时的氧耗量即为最大氧耗量 $[VO_{2max},单位 mL/(min \cdot kg)]$,表明心排血量已不能再增加,故可反映心脏的排血功能。心功能正常时,此值应 >20,轻中度心功能损害时(NYHA Ⅱ级)为 $16\sim20$,中重度损害(NYHA Ⅲ级)为 $10\sim15$,极重度损害(NYHA Ⅳ级)为 <10。

9.创伤性血流动力学检查

常用漂浮导管床旁测定的方法,此外亦可通过左心导管,左心室造影的方法。漂浮导管可测量心排血量、心脏指数、肺毛细血管楔压、肺动脉压、右心室压、右心房压及各压力曲线。PCWP在无二尖瓣及肺静脉病变的前提下,间接反映左心室舒张末期压力。左心导管可测左心室压和主动脉压及其压力曲线;左心室造影可测左心室舒张末期容积、左心室收缩末容积及据此计算出的射血分数、心排血量、心脏指数每搏输出量等。常用心脏指数值:$2.6\sim4$ L/$(min \cdot m^2)$,当心脏指数 <2.2 L/$(min \cdot m^2)$ 即出现低心排血量症状。PCWP $0.8\sim1.6$ kPa($6\sim12$ mmHg),PCWP >2.4 kPa(18 mmHg)出现轻度肺淤血;PCWP>4.0 kPa(30 mmHg)出现肺水肿(表 4-10)。

表 4-10 常用血流动力学参数及临床意义

参数	正常值	临床意义
中心静脉压	$0.6\sim1.2$ kPa($6\sim12$ cmH$_2$O)	↑血容量增多、右心衰竭
肺动脉压	$0.5\sim1.7$ kPa($4\sim13$ mmHg)	↑肺动脉高压、左心衰竭
肺毛细血管楔压	$0.8\sim1.6$ kPa($6\sim12$ mmHg)	↑肺淤血、左心衰竭
每搏输出量	$60\sim70$ mL	↓前负荷不足,心脏压塞、心肌收缩力下降、心排阻力上升
心搏指数	$41\sim51$ mL/m^2	同上
心排血量	$5\sim6$ L/min	↓心力衰竭
心排指数	$2.6\sim4.0$ L/$(min \cdot m^2)$	↓心肌收缩力减低、心力衰竭
射血分数	$0.5\sim0.6$	↓心室收缩力减低

二、临床治疗

(一)治疗原则

慢性心力衰竭的治疗经过多年的研究已从短期血流动力学/药理学措施转为长期的、修复性的策略,目的是改变衰竭心脏的生物学性质。心力衰竭的治疗目标不仅仅是改善症状、提高生活质量,更重要的是针对心肌重构的机制,防止和延缓心肌重构的发展,从而降低心力衰竭的死亡率和住院率。

1.治疗目的

(1)阻止心肌损害的进一步恶化。

(2)延长寿命、降低死亡率。

(3)提高运动耐量,改善生活质量。

2.治疗原则

(1)心力衰竭基本病因及诱因的防治。

(2)改善血流动力学。

(3)拮抗过度激活的神经内分泌系统。

（4）改善心肌能量代谢,保护心肌细胞。

3.治疗方法

在治疗目的和治疗原则的指导下,结合心力衰竭病因及发病机制制订总的方案,根据患者的具体情况(如心力衰竭的基本病因和诱因、心功能状态等个体特点)选择、调整治疗方案。

（二）病因治疗

1.基本病因治疗

大多数心力衰竭基本病因明确,如高血压、冠心病、瓣膜病、先天性心脏病等。在心力衰竭发生的早期尚有治疗的机会,但当进入心力衰竭的晚期阶段,则失去了治疗机会。因此,基本病因的治疗一定要强调一个"早"字,积极控制血压、改善冠脉血供、用介入或手术方法矫正慢性心脏瓣膜病及先天畸形的血流动力学紊乱。有些心力衰竭基本病因不明确,如原发性心肌病,或者是纵使病因明确,目前尚缺乏针对性治疗方法,如遗传性心肌病等,基本病因治疗无法实施。

2.诱因治疗

最常见的诱因为肺部感染,应选择适当的抗生素。对于有基础心脏病变,尤其是瓣膜病和先天性心脏病患者,如果出现 2 周以上的发热,应警惕感染性心内膜炎。严重心律失常者抗心律失常,纠正电解质、酸碱平衡紊乱等。潜在的甲状腺功能亢进症、贫血、肺动脉血栓形成及栓塞也是心力衰竭加重的诱因,均应一一进行针对性的治疗。

（三）慢性心力衰竭 C 期急性血流动力学恶化阶段的治疗

慢性心力衰竭的临床过程多表现为血流动力学恶化阶段即失代偿阶段和稳定阶段交替出现,血流动力学恶化临床上主要表现是短期内心力衰竭症状明显加重,患者往往不能平卧,水肿明显加重,心脏功能Ⅳ级。多是诱因引起,部分患者去除诱因后血流动力学又转为稳定阶段,一部分患者心功能极差,如不及时改善恶化的血流动力学,则无机会去除诱因,而因血流动力学恶化致死,或恶化的血流动力学是促使诱因出现的原因,如肺淤血加重易引起肺部感染或感染难控制。因此,改善血流动力学是大多数慢性心力衰竭患者住院首要解决的问题,亦是改善心脏重构治疗措施落实的前提保障。其方法为减轻心脏负荷和增加心脏收缩功能。

1.减轻心脏负荷

（1）休息:控制体力活动,避免精神紧张均能减低心脏负荷,有利于血流动力学紊乱的改善。但长期卧床易发生静脉血栓形成、肺栓塞、消化功能减退等并发症,同时引起肌肉萎缩、肌肉血供进一步减少而致运动耐量下降,因此,目前认为,心力衰竭患者血流动力学稳定后应该适量运动,有利于提高患者的生活质量,甚至延长生存时间。

（2）监测体重:每天测定体重对早期发现液体潴留非常重要。如在 3 天内体重突然增加 2 kg以上,应考虑患者有水、钠潴留(隐性水肿),需加大利尿剂剂量。

（3）限盐:适当限盐有利于减轻水肿及心脏负荷,但过分严格限盐同时应用强效排钠利尿剂易导致低钠血症。正常成年人每天钠的摄入量为 3～6 g,轻度心力衰竭患者钠盐摄入应控制在每天 2～3 g,中到重度心力衰竭患者应＜2 g 每天。

（4）利尿剂:是治疗心力衰竭最常用的药物,可减少血容量、减轻周围组织和内脏水肿、减轻心脏前负荷、减轻肺淤血;利尿后大量排钠,使血管壁张力降低,减轻心脏后负荷,增加心排血量而改善左心室功能。对有液体潴留的心力衰竭患者,利尿剂是唯一能充分减少心力衰竭患者液体潴留的药物。合理使用利尿剂是其他治疗心力衰竭药物取得成功的关键环节之一。如利尿剂用量不足造成液体潴留,会降低机体对血管紧张素转化酶抑制剂的反应,增加使用 β 受体阻滞剂的风险。另一方面,不恰当的大剂量使用利尿剂则会导致血容量不足,增加 ACEI 和血管扩张剂发生低血压的危险,以及血管紧张素转化酶抑制剂(angiotensin converting enzyme inhibitor, ACEI)和血管紧张素Ⅱ受体阻滞剂(angiotensinⅡreceptor blocker,ARB)出现肾功能不全的风险。①噻嗪类利尿剂:以氢氯噻嗪(双氢克尿噻)为代表。抑制近曲小管髓襻升支皮质部和远曲小管前段,抑制 Na^+ 及水重吸收增加其排出,通过钠-钾交换作用,使钾重吸收减少,同时抑制尿酸排泄,干扰糖及胆固醇代谢,故长期大量使用有引起低钾、血尿酸增加、糖尿病、高胆固醇血症等不良反应。氢氯噻嗪为中效利尿剂,轻中度心力衰竭首选。可以 25 mg,每周 2 次、隔天 1 次、每天 1～3 次等不同剂量应用,最大剂量可用到每天 100 mg,分 3 次口服。如无效,再加大剂量很少能增加疗效。②襻利尿剂:以呋塞米为代表,作用于 Henle 襻的升支,在排钠的同时亦排钾。为强效利尿剂,口服剂量 20～200 mg/d,分 2～3 次。效果不佳或病情危急可用 20～40 mg 静脉注射。低血钾为其主要不良反应,故必须注意补钾。③保钾利尿剂:氨苯蝶啶直接作用于远曲肾小管,抑制远曲小管和集合管皮质段对 Na^+ 的重吸收,增加 Na^+、Cl^- 排泄而利尿,排钠保钾,利尿作用不强,常与噻嗪类及襻利尿剂合用。50～100 mg,每天 2 次。阿米诺利抑制肾脏远端小管和集合管的 Na^+-K^+ 和 Na^+-H^+ 交换,从而使 Na^+ 和水排出增多,而 K^+ 和 H^+ 排出减少,Ca^{2+} 和 Mg^{2+} 排泄减少。利尿作用较强,保钾作用弱,可单独用于轻型心力衰竭患者,5～10 mg,每天 2 次。螺内酯(安体舒通)与醛固酮受体有很强的亲和力,能与受体结合,但无内在活性,故可以竞争性拮抗醛固酮的作用。作用于远曲小管,排钠保钾。作用于心脏可改善心室重构。尽管利尿作用不强,但由于其能延长患者生存时间,是目前应用最广泛的醛固酮拮抗剂。多与噻嗪类及襻利尿剂同时应用。一般用 20 mg,每天 1～3 次。依普利酮与醛固酮受体结合后直接抑制醛固酮受体活性,是醛固酮受体抑制剂。与螺内酯一样可作用于远曲小管,排钠保钾,亦可作用于心脏可改善心室重构,延长患者生存时间,改善患者生活质量。起始剂量每天 25 mg 口服,最大剂量每天 50 mg。亦可与噻嗪类及襻利尿剂同时应用。二者均治疗适用于中、重度心力衰竭,NYHA Ⅲ、Ⅳ 级患者。高钾血症和肾功能异常为禁忌,如血 K^+＞5.0 mmol/L,应停用或减量。两者不能同时应用,以防止高钾血症的发生。螺内酯和依普利酮既可以用于慢性心力衰竭急性血流动力学恶化期的治疗,减轻心脏负荷,改善血流动力学,亦可用于慢性心力衰竭血流动力学稳定期的治疗,改善心脏的重建,延长患者生存时间,改善患者生活质量。氨苯蝶啶、阿米诺利和螺内酯、依普利酮均为保钾利尿剂,但是其作用机制和临床应用差别较大,仅仅根据其是否保钾归于同一类不符合临床应用要求。氨苯蝶啶、阿米诺利仅仅有利尿保钾作用,螺内酯、依普利酮尚有改善心脏重建和心力衰竭预后的作用。具有保钾作用的利尿剂一般应与排钾利尿剂合用,否则会引起高钾血症,特别同时应用 ACEI 或者同时应用 ARB 者更易引起高钾血症,亦不宜同时服用钾盐,应注意监测血钾。④血管升压素 V_2 受体拮抗剂:托伐普坦,主要通过阻断过度分泌的精氨酸升压素(arginine vasopressin,AVP)与其 V_2 受体结合,使净水(非溶质水)排出增加,达到升高血浆渗透压和利尿的作用。V_2 受体位于肾脏集合管细胞的基底侧膜,介导水的重吸收;在血管内皮及血管平滑肌细胞表达,介导血管扩张效应。正常情况下,体液渗透压降低是抑制 AVP 分泌的主要因素,同时迷走神经张力增高亦是抑制 AVP 分泌的因素。慢性心力衰竭患者,由于排钠利尿剂的使用及肾小球滤过率降低导致水排泄受限,容易产生低钠血症,同时由于交感神经兴奋、迷走神经相对抑制及利钠肽等因素刺激 AVP 分泌,使得体液渗透压降低引起的抑制 AVP 分泌作用减少,AVP 释放不下降,甚至增加,从而导致水潴留和低钠血症,产生抗利尿激素分泌失调综合征,其是指由于多种原因引起的内源性 AVP 分泌异常增多,血浆抗利尿激素浓度与体液渗透压比例失衡,从而导致水潴留、尿排钠增多及稀释性低钠血症等临床表现的一组综合征。⑤托伐普坦可改善心力衰竭患者的低钠血症,降低死亡率,且在合并有肾功能异常或严重循环充血的患者更为明显。11%的心力衰竭抗利尿激素分泌失调综合征患者出现药物抵抗,即用药后血钠水平升高不超过 5 mmol/L。每天 15 mg,用药一般不能超过 30 天,以防止肝功能损伤。

心力衰竭时利尿剂的应用要点:①所有心力衰竭患者,有液体潴留的证据或原先有过液体潴留者,均应给予利尿剂。②利尿剂不能作为心力衰竭单一治疗措施,应与 ACEI 和 β 受体阻滞剂等联合应用。③氢氯噻嗪类利尿剂适用于轻度液体潴留、肾功能正常的心力衰竭患者,如有显著液体潴留,特别当有肾功能损害时,宜选用袢利尿剂如呋塞米。④利尿剂通常从小剂量开始(呋塞米每天 20 mg,或托拉塞米每天 10 mg,氢氯噻嗪每天 25 mg)并逐渐增加剂量直至尿量增加,体重每天减轻 0.5～1.0 kg 为宜。氢氯噻嗪每天 100 mg 已达最大剂量,呋塞米剂量不受限制。⑤一旦病情控制(肺部啰音消失、水肿消退、体重稳定),即可以最小有效量长期维持,一般需无限期使用。在长期维持期间,仍应根据液体潴留情况随时调整剂量,每天体重的变化是最可靠的监测利尿剂效果和调整利尿剂剂量的指标。⑥在应用利尿剂过程中,如出现低血压和氮质血症而患者已无液体潴留,则可能是利尿过量、血容量减少所致,应减少利尿剂剂量。⑦在应用利尿剂过程中,如患者有持续液体潴留,则低血压和氮质血症很可能是心力衰竭恶化,终末器官灌注不足的表现,利尿剂可改为静脉使用,并短期使用能增加肾灌注的药物如多巴胺或多巴酚丁胺,可以增加利尿效果。⑧利尿剂联合用药方法:噻嗪类利尿剂与袢利尿剂联合应用可以增加利尿效果,但是容易造成低血钾,前二者单独或者同时与作用于远曲肾小管保钾利尿剂联合应用,既可以增效,也可以减少低血钾发生;噻嗪类利尿剂与袢利尿剂亦可以与醛固酮系统拮抗剂联合应用,亦有增加利尿效果,同时减少低血钾发生的作用;同类药物联合应用一般不增加利尿效果,故不主张联合应用;不主张作用于远曲肾小管保钾利尿剂与醛固酮系统拮抗剂联合应用,亦不主张醛固酮拮抗剂与醛固酮受体拮抗剂联合应用,这两种联合均增加高血钾风险;低血钠时可以联合应用血管升压素 V_2 受体拮抗剂,以保钠利水。

2.血管扩张剂

大样本、多中心、随机、双盲、安慰剂对照临床研究结果表明,血管扩张剂尽管可一过性地改善血流动力学,但多增加心力衰竭死亡率,如 α 受体阻滞剂、钙通道阻滞剂等,因此血流动力学的改善并不完全与心力衰竭预后一致。在以血管扩张为主要作用的药物中,仅肼屈嗪合用硝酸异山梨酯有降低心力衰竭死亡率的循证医学证据,目前能提供 NO 的药物无增加心力衰竭死亡率的证据,故临床应用广泛。

(1)提供 NO 类药物:①硝普钠为常用静脉滴注制剂,在体内直接经化学反应提供 NO,从而同时扩张小动脉和小静脉,减轻心脏前、后负荷。此外,尚有改善心脏舒张功能的作用。用法用量:每分钟 20 μg 开始,根据血压和心率调整用量,每 5 分钟可增加每分钟 5～10 μg,直到产生疗效。最大量可用到每分钟 300 μg。由于硝普钠见光易氧化,故应避光使用,且每次配制后不能超过 8 小时。长期大量使用可使高铁血红蛋白增加,但很少出现氰化物中毒。②硝酸酯类在体内经酶促反应提供 NO,小剂量扩张小静脉为主,大剂量动静脉同时扩张。按给药方法分为静脉给药和口服或舌下含服两种剂型,按作用时间长短分为短效、中效及长效 3 类。常用的有硝酸甘油、硝酸异山梨酯、戊单硝基异山梨醇酯等。硝酸甘油静脉滴注每分钟 10 μg 开始,逐渐加量,维持量每分钟 50～100 μg。硝酸酯类药物由于提供 NO 需巯基酶,故易产生耐药性。供 NO 类药物,由于有较强的扩血管作用,故对于心内严重梗阻性疾病,如严重二尖瓣狭窄(尤其是无右心衰竭)、主动脉瓣狭窄及肥厚梗阻型心肌病应慎用。

(2)其他:α受体阻滞剂可短期用于改善症状,不宜长期应用。

3.增加心肌收缩性

增加心肌收缩性药物主要有洋地黄和非洋地黄类,可通过提高心肌收缩性能而提高心排血量。

(1)洋地黄类药物:一系列前瞻性研究结果表明洋地黄类药物不减少也不增加心力衰竭患者死亡率,但可明显改善患者的生活质量,故仍然是目前治疗心力衰竭的主要药物。但它是正性肌力药中唯一的长期治疗不增加死亡率的药物,且可降低因心力衰竭恶化再次住院的危险。因此,地高辛作为洋地黄类药物之一,用于心力衰竭的主要获益是可以减轻和改善临床症状,在不影响生存率的情况下降低因心力衰竭再次住院的危险。①药理作用:正性肌力作用,即通过抑制细胞膜上 Na^+-K^+-ATP 酶,使细胞内 Na^+ 浓度增高,K^+ 浓度降低,经 Na^+-Ca^{2+} 交换,细胞 Ca^{2+} 增加而发挥正性肌力作用。而细胞内 K^+ 减少是洋地黄中毒的重要原因。负性频率作用,即通过直接或间接兴奋迷走神经抑制心脏的传导系统,主要抑制房室交界区,使心力衰竭心率减慢。迷走神经兴奋尚可对抗心力衰竭时交感神经过度激活的不良反应。②适应证:用于中、重度心力衰竭,对心脏扩大或伴有快速心房颤动者疗效更佳。③禁忌证:洋地黄中毒者;预激综合征伴心房颤动;病态窦房结综合征;二度或高度房室传导阻滞;单纯舒张性心力衰竭;窦性心律的单纯二尖瓣狭窄无右心衰竭者;急性心肌梗死,心脏不大且无心房颤动,或心肌梗死前已用过洋地黄,在24小时内不宜使用;肥厚性梗阻型心肌病。④洋地黄制剂及选择:地高辛是唯一经过安慰剂对照临床试验评估的洋地黄制剂,服用后经小肠吸收,2~3 小时血清浓度达高峰,4~8 小时获最大效应,85%由肾脏排出,半衰期为 36 小时,连续口服相同剂量经 5 个半衰期(约 7 天后)血清浓度可达稳态。目前多采用维持量疗法(每天 0.125~0.25 mg),即自开始便使用固定的剂量,并继续维持;对于 70 岁以上或肾功能受损者,地高辛宜用小剂量 0.125 mg 每天 1 次或隔天 1 次。毛花苷 C 为静脉注射制剂,注射后 10 分钟起效,1~2 小时达高峰,每次 0.2~0.4 mg,24 小时总量0.8~1.2 mg。适用于急性心力衰竭或心力衰竭伴快速房颤者。⑤洋地黄中毒及处理:电解质紊乱、酸碱平衡失调、肾脏功能不全及严重心脏扩张患者容易出现洋地黄中毒。洋地黄中毒表现包括心脏表现、胃肠道表现和中枢神经系统表现。心脏表现主要是心律失常和心肌收缩力减弱,心力衰竭加重。心律失常分为快速心律失常和缓慢心律失常两类。快速心律失常几乎所有类型均可发生,最常见的是室性期前收缩,最严重的是心室扑动、心室颤动。对洋地黄中毒诊断特异性最高的是室性期前收缩二联律、非阵发性房室交界性心动过速和伴房室传导阻滞的房性自律性增加的心动过速。缓慢心律失常以房室传导阻滞多见,亦具诊断价值。胃肠道表现主要是恶心、呕吐,需与心力衰竭加重、胃肠淤血的症状鉴别。神经系统表现有视力模糊、倦怠、黄视、绿视等。洋地黄单体应用后比较少见。尽管血地高辛浓度>2.0 mg/mL 有助于洋地黄中毒的诊断,但必须结合临床表现确定其诊断意义。洋地黄中毒处理包括快速心律失常处理:即停用洋地黄,补充钾及应用利多卡因或苯妥英钠。除心室扑动、心室颤动外,一般不主张电复律。如为室性心动过速,上述处理收效不大,且有血压下降者亦可考虑同步直流电复律。缓慢心律失常处理:停药,但不宜补钾,阿托品 0.5~1 mg 静脉注射或皮下注射。效果不佳者可考虑安装临时起搏器。⑥维持用药与停药:维持用药多用地高辛 0.125~0.25 mg,患者血流动力学稳定一定时间后可以逐步停药,停药后仔细观察患者血流动力学状态,如果血流动力学恶化,则表明目前暂时尚不能停药,

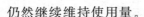

仍然继续维持使用量。

（2）非洋地黄类正性肌力药物：主要有肾上腺素能受体兴奋剂、磷酸二酯酶抑制剂和 Ca^{2+} 增敏剂。肾上腺素能受体兴奋剂通过 β 受体兴奋，经 G 蛋白-腺苷酸环化酶使 cAMP 生成增多；磷酸二酯酶抑制剂通过抑制 cAMP 分解而使 cAMP 增多。cAMP 通过下游激酶使细胞内效应分子磷酸化而发挥强心、扩张血管作用。两者均有良好的改善血流动力学功效，使外周阻力下降，心肌收缩力增强，心排血量增加，改善心力衰竭症状。但长期应用后均使心力衰竭死亡率增加，因此仅能短期应用于难治性心力衰竭和心脏直视手术后低心排血量状态。可短期应用 3～5 天。新近应用于临床的 Ca^{2+} 增敏剂左西孟旦，具 Ca^{2+} 浓度依赖性结合 TnC 和轻度抑制磷酸二酯酶的效应，增强心肌收缩力，并激活血管平滑肌的 ATP 敏感 K^+ 通道，扩张组织血管，能改善急性血流动力学恶化期心力衰竭症状及血流动力学，目前认为不增加死亡率，但是还需要更可靠的证据证明。其与 β 受体阻滞剂联合应用，可以提高射血分数，改善症状。①肾上腺素能受体兴奋剂。多巴胺微小剂量每分钟<2 μg/kg 激动多巴胺受体，可降低外周阻力，扩张肾血管、冠脉和脑血管；小剂量每分钟 2～5 μg/kg 静脉滴注兴奋 β 受体和多巴胺受体，心肌收缩力增强，肾动脉扩张，能显著改善心力衰竭的血流动力学异常；大剂量每分钟 5～10 μg/kg 同时兴奋 α 受体，外周阻力增加，故一般应用小剂量。多巴酚丁胺对心脏选择作用较强，对血管作用较弱，用法用量与多巴胺相同。②磷酸二酯酶抑制剂：目前临床应用较多的制剂为米力农，静脉负荷量为 25～75 μg/kg，5～10 分钟缓慢静脉注射，继以每分钟 0.25～1.0 μg/kg，静脉给予维持。③左西孟旦：在欧美国家应用多年，已经被指南推荐为慢性心力衰竭急性失代偿和心肌梗死等所致急性心力衰竭的治疗药物。负荷量 12 μg/kg，10 分钟内静脉注射，随后每分钟 0.1 μg/kg 静脉滴注 50 分钟，耐受者剂量每分钟增加 0.2 μg/kg，继续静脉滴注 23 小时，最大不超过 0.5 μg/kg。

（朱华芳）

第五章

呼吸内科疾病

第一节 流行性感冒

一、概述

流行性感冒(简称流感)是由流感病毒引起的急性呼吸道传染病,是人类面临的主要公共健康问题之一。第一次流感世界大流行死亡人数达 2 000 万,比第一次世界大战死亡人数还多,以后 H_2N_2、H_1N_1、H_1N_1 均有大流行。而近年来禽流感病毒 H_5N_1 连续在亚洲多个国家造成人类感染,形成了对公共卫生的严重威胁,同时也一再提醒人们,一次新的流感大流行随时可能发生。

二、病原学与致病性

流感病毒呈多形性,其中球形直径为 80~120 nm,有囊膜。流感病毒属正黏病毒科,流感病毒属,基因组为分节段、单股、负链 RNA。根据病毒颗粒核蛋白(NP)和基质蛋白(M_1)抗原及其基因特性的不同,流感病毒分为甲、乙、丙三型。

甲型流感病毒基因组由 8 个节段的单链 RNA 组成,负责编码病毒所有结构蛋白和非结构蛋白。甲型流感病毒囊膜上有 3 种突起:H、N 和 M_2 蛋白,血凝素(H)和神经氨酸酶(N)为 2 种穿膜糖蛋白,它们突出于脂质包膜表面,分别与病毒吸附于敏感细胞和从受染细胞释放有关。第 3 种穿膜蛋白是 M_2 蛋白,这是一种离子通道蛋白,为病毒进入细胞后脱衣壳所必需。根据其表面 H 和 N 抗原的不同,甲型流感病毒又分成许多亚型。甲型流感病毒的血凝素共有 16 个亚型($H_{1\sim16}$)。神经氨酸酶则有 9 个亚型($N_{1\sim9}$)。所有 16 个亚型的血凝素和 9 个亚型的神经氨酸酶都在禽类中检测出,但只有 H_1、H_2、H_3、H_5、H_7、H_9、N_1、N_2、N_3、N_7,可能还有 N_8 亚型引起人类流感流行。

流感病毒表面抗原特别是 H 抗原具有高度易变性,以此逃脱机体免疫系统对它的记忆、识别和清除。流感病毒抗原性变异形式有两种:抗原性飘移和抗原性转变。抗原性飘移主要是由于编码 H 或 N 蛋白基因点突变导致 H 或 N 蛋白分子上抗原位点氨基酸的替换,并由于人群选择压力使得小变异逐步积累。抗原性转变只发生于甲型流感病毒,当 2 种不同的甲型流感病毒同时感染同一宿主细胞时,其基因组的各节段可能会重新分配或组合,导致新的血凝素和(或)神经氨酸酶的出现,或者是 H、N 之间新的组合,从而产生一种新的甲型流感的亚型。

流感病毒在进入宿主细胞之后,其血凝素蛋白需先经宿主细胞的蛋白酶消化,成为 2 个由二硫键相连的多肽,这一过程病毒的致病性密切相关。在人类呼吸道和禽类胃肠道中有一种胰酶样的蛋白酶能够酶切流感病毒的血凝素,因此流感病毒往往引起人类呼吸道感染和禽类胃肠道感染。宿主细胞表面对病毒血凝素的受体在人和禽类之间是不同的,因此通常多数禽流感病毒不感染人类,但是已经有越来越多的证据表明,某些禽流感病毒可越过种属界限而感染人类。当两种分别来源于人和禽的流感同时感染同一例患者时,或另一种可能的中间宿主猪(因为猪对禽流感和人流感都敏感,而且与禽类和人都可能有密切接触),2 种病毒就有可能在复制自身的过程中发生基因成分的交换,产生新的"杂交"病毒。由于人类对其缺乏免疫力,因此患者往往病情严重,死亡率极高。

三、流行病学

流感传染源主要为流感患者和隐性感染者。人禽流感主要是患禽流感或携带禽流感病毒的鸡、鸭、鹅等家禽及其排泄物,特别是鸡传播。流感病毒主要是通过空气飞沫和直接接触传播。人禽流感是否还可通过消化道或伤口传播,至今尚缺乏证据。人对流感病毒普遍易感,新生儿对流感及其病毒的敏感性与成年人相同。青少年发病率高,儿童病情较重。流感流行具有一定的季节性。我国北方常发生于冬季,而南方多发生在冬夏两季,然而流感大流行可发生在任何季节。

根据发生特点不同流感发生可分为散发、暴发、流行和大流行。散发一般在非流行期间,病例在人群中呈散在零星分布,各病例在发病时间及地点上没有明显的联系。暴发是指一个集体或小地区在相当短时间内突然发生很多流感病例。流行是指在较大地区内流感发病率明显超出当地同期发病率水平,流感流行时发病率一般为 5%～20%。大流行的发生是由于新亚型毒株出现,由于人群普遍地缺乏免疫力,疾病传播迅速,流行范围超出国界和洲界,发病率可超过50%。世界性流感大流行间隔 10 年左右,常有2～3个波,通常第一波持续时间短,发病率高,第二波持续时间长,发病率低,有时还有第三波,第一波主要发生在城市和交通便利的地方,第二波主要发生在农村及交通闭塞地区。

四、临床表现

流感的潜伏期一般为 1～3 天。起病多急骤,症状变化较多,主要以全身中毒症状为主,呼吸道症状轻微或不明显。季节性流感多发于青少年,临床表现和轻重程度差异颇大,病死率通常不高,一般恢复快,不留后遗症,死者多为年迈体衰、年幼体弱或合并有慢性疾病的患者。最近在亚洲国家发生的人感染 H_5N_1 禽流感病毒有别于常见的季节性流感。感染后的临床症状往往比较严重,死亡率高达 50%,并且常常累及多种器官。流感根据临床表现可分为单纯型、肺炎型、中毒型、胃肠型。

(一)单纯型

本型最为常见,先有畏寒或寒战,发热,继之全身不适,腰背发酸、四肢疼痛,头昏、头痛。大部分患者有轻重不同的打喷嚏、鼻塞、流涕、咽痛、干咳或伴有少量黏液痰,有时有胸骨后烧灼感、紧压感或疼痛。发热可为 39～40 ℃,一般持续2～3 天逐渐下降。部分患者可出现食欲缺乏、恶心、便秘等消化道症状。年老体弱的患者,症状消失后体力恢复慢,常感软弱无力、多汗,咳嗽可持续 1～2 周或更长。体格检查时患者可呈重病容,衰弱无力,面部潮红,皮肤上偶有类似麻疹、猩红热、荨麻疹样皮疹,软腭上有时有点状红斑,鼻咽部充血水肿。本型中较轻者病情似一般感冒,全身和呼吸道症状均不显著,病程仅 1～2 天,单从临床表现难以确诊。

(二)肺炎型

本型常发生在 2 岁以下的小儿,或原有慢性基础疾病,如二尖瓣狭窄、肺源性心脏病、免疫力低下者,以及孕妇、年老体弱者。其特点是在发病后 24 小时内可出现高热、烦躁、呼吸困难、咳血痰和明显发绀。全肺可有呼吸音减低、湿啰音或哮鸣音,但无肺实变体征。胸部 X 线可见双肺广泛小结节性浸润,近肺门较多,肺周围较少。上述症状可进行性加重,抗生素无效。病程 1 周至 2 月余,大部分患者可逐渐恢复,也可因呼吸循环衰竭在 5～10 天死亡。

(三)中毒型

本型较少见。肺部体征不明显,具有全身血管系统和神经系统损害,有时可有脑炎或脑膜炎表现。临床表现为高热不退,神志昏迷,成人常有谵妄,儿童可发生抽搐。少数患者由于血管神经系统紊乱或肾上腺出血,导致血压下降或休克。

(四)胃肠型

本型主要表现为恶心、呕吐和严重腹泻,病程 2～3 天,恢复迅速。

五、诊断

流感的诊断主要依据流行病学资料,并结合典型临床表现确定,但在流行初期,散发或轻型的病例诊断比较困难,确诊往往需要实验室检查。流感常用辅助检查。

(一)一般辅助检查

1.外周血常规

白细胞总数不高或偏低,淋巴细胞相对增加,重症患者多有白细胞总数及淋巴细胞下降。

2.胸部影像学检查

单纯型患者胸部 X 线检查可正常,但重症尤其肺炎型患者胸部 X 线检查可显示单侧或双侧肺炎,少数可伴有胸腔积液等。

(二)流感病毒病原学检测及分型

流感病毒病原学检测及分型对确诊流感及与其他疾病如严重急性呼吸综合征(SARS)等鉴别十分重要,常用病毒学检测方法主要有以下几种。

1.病毒培养分离

病毒培养分离是诊断流感最常用和最可靠的方法之一。目前分离流感病毒主要应用马达犬肾细胞(MDCK)为宿主系统。培养过程中观察细胞病变效应,并可应用血清学实验来进行鉴定和分型。传统的培养方法对于流感病毒的检测因需要时间较长(一般需要 4～5 天),不利于早期诊断和治疗。近年来新出现了一种快速流感病毒实验室培养技术——离心培养技术(SVC),在流感病毒的快速培养分离上发挥了很大作用。离心培养法是在标本接种后进行长时间的低速离心,使标本中含病毒的颗粒在外力作用下被挤压吸附于培养细胞上,从而大大缩短了培养时间。

2.血清学诊断

血清学诊断主要是检测患者血清中的抗体水平,即用已知的流感病毒抗原来检测血清中的抗体,此法简便易行、结果可信。血清标本应包括急性期和恢复期双份血清。急性期血样应在发病后 7 天内采集,恢复期血样应在发病后 2～4 周采集。双份血清进行抗体测定,恢复期抗体滴度较急性期有 4 倍或以上升高,有助于确诊和回顾性诊断,单份血清一般不能用作诊断。

3.病毒抗原检测

对于病毒抗原的检测的方法主要有两类:直接荧光抗体检测(DFA)和快速酶(光)免法。DFA 用抗流感病毒的单克隆抗体直接检测临床标本中的病毒抗原,应用亚型特异性的单抗能够快速和直接地检测标本中的病毒抗原,并且可以进一步进行病毒的分型,不仅可用于诊断,还可以用于流行病学的调查。目前快速酶免、光免法主要有 Directigen FluA、Directigen Flu A plus B、Binax Now Flu A and B、Biostar FLU OIA、Quidel Quick vue 和 Zstat Flu test 等。值得注意的是,上述几种检测方法对于乙型流感病毒的检测效果不如甲型。

4.病毒核酸检测

以聚合酶链反应(PCR)技术为基础发展出了各种各样的病毒核酸检测方法,在流感病毒鉴定和分型方面发挥着越来越大的作用,不仅可以快速诊断流感,并且可以根据所分离病毒核酸序列的不同对病毒进行准确分型。常用的方法有核酸杂交、逆转录-聚合酶链反应、多重逆转录-聚合酶链反应、酶联免疫 PCR、实时定量 PCR、依赖性核酸序列扩增、荧光 PCR 等方法。以上述各种检测方法为基础,很多生物制品公司开发出多种试剂盒供临床快速检测应用。近年来,应用基因芯片对流感病毒进行检测和分型是研究的一大热点,基因芯片灵敏度极高,并且可以同时检测多种病毒,尤其适用于流感多亚型、易变异的特点。目前多种基因芯片技术已应用到流感病毒的检测和分型中。

六、鉴别诊断

流感主要与除流感病毒的多种病毒、细菌等病原体引起的流感样疾病(ILI)相鉴别。确诊需依据实验室检查,如病原体分离、血清学检查和核酸检测。

(1)普通感冒:普通感冒可由多种呼吸道病毒感染引起。除注意收集流行病学资料以外,通常流感全身症状比普通感冒重,而普通感冒呼吸道局部症状更突出。

(2)严重急性呼吸综合征(SARS):SARS 是由 SARS 冠状病毒引起的一种具有明显传染性,可累及多个脏器、系统的特殊肺炎,临床上以发热、乏力、头痛、肌肉关节疼痛等全身症状和干咳、胸闷、呼吸困难等呼吸道症状为主要表现。临床表现类似肺炎型流感。根据流行病学史,临床症状和体征,一般实验室检查,胸部 X 线影像学变化,配合 SARS 病原学检测阳性,排除其他疾病,可做出 SARS 的诊断。

(3)肺炎支原体感染:发热、头痛、肌肉疼痛等全身症状较流感轻,呛咳症状较明显,或伴少量黏痰。胸部 X 线检查可见两肺纹理增深,并发肺炎时可见肺部斑片状阴影等间质肺炎表现。痰及咽拭子标本分离肺炎支原体可确诊。血清学检查对诊断有一定帮助,核酸探针或 PCR 有助于早期快速诊断。

(4)衣原体感染:发热、头痛、肌肉疼痛等全身症状较流感轻,可引起鼻窦炎、咽喉炎、中耳炎、气管-支气管炎和肺炎。实验室检查可帮助鉴别诊断,包括病原体分离、血清学检查和 PCR 检测。

(5)嗜肺军团菌感染:夏秋季发病较多,并常与空调系统及水源污染有关。起病较急,畏寒、发热、头痛等,全身症状较明显,呼吸道症状表现为咳嗽、黏痰、痰血、胸闷、气促,少数可发展为呼吸道以外的症状也常见,如腹泻、精神症状及心功能和肾功能障碍,胸部 X 线检查示炎症浸润影。呼吸道分泌物、痰、血培养阳性可确定诊断,但检出率低。对呼吸道分泌物用直接荧光抗体法(DFA)检测抗原或用 PCR 检查核酸,对早期诊断有帮助。血清、尿间接免疫荧光抗体测定,也具诊断意义。

七、治疗

隔离患者,流行期间对公共场所加强通风和空气消毒,避免传染他人。

合理应用对症治疗药物,可对症应用解热药、缓解鼻黏膜充血药物、止咳祛痰药物等。具体内容参考"上呼吸道感染"和"急性支气管炎"。

尽早应用抗流感病毒药物治疗:抗流感病毒药物治疗只有早期(起病 1～2 天)使用,才能取得最佳疗效。我国目前上市的药物有神经氨酸酶抑制剂、血凝素抑制剂和 M_2 离子通道阻滞剂三种。

(一)神经氨酸酶抑制剂

神经氨酸酶抑制剂对甲型、乙型流感均有效,包括以下几种。

1.奥司他韦(胶囊/颗粒)

成人剂量每次 75.0 mg,每天 2 次。1 岁以下儿童推荐剂量为 0～8 月龄,每次 3.0 mg/kg,每天 2 次;9～11 月龄,每次 3.5 mg/kg,每天 2 次。1 岁及以上年龄儿童推荐剂量为体重不足 15.0 kg 者,每次 30.0 mg,每天 2 次;体重 15.0～23.0 kg 者,每次 45.0 mg,每天 2 次;体重 23.0～40.0 kg 者,每次 60.0 mg,每天 2 次;体重大于 40.0 kg 者,每次 75.0 mg,每天 2 次。疗程 5 天,重症患者疗程可适当延长。肾功能不全者要根据肾功能调整剂量。

2.扎那米韦(吸入喷雾剂)

适用于成人及 7 岁以上青少年,用法:每次 10.0 mg,每天 2 次(间隔 12 小时),疗程 5 天。慢性呼吸系统疾病患者用药后发生支气管痉挛的风险较高,应慎用。

3.帕拉米韦

成人用量为 300.0～600.0 mg,小于 30 天新生儿 6.0 mg/kg,31～90 天婴儿 8.0 mg/kg,91 天～17 岁儿童 10.0 mg/kg,静脉滴注,每天 1 次,1～5 天,重症患者疗程可适当延长。

(二)血凝素抑制剂

阿比多尔可用于成人甲型、乙型流感的治疗。用量为每次 200.0 mg,每天 3 次,疗程 5 天。我国临床应用数据有限,需密切观察疗效和不良反应。

(三)M_2 离子通道阻滞剂

金刚烷胺和金刚乙胺针可治疗甲型流感病毒感染,但对目前流行的流感病毒株耐药,不建议使用。

八、预防

隔离患者,流行期间对公共场所加强通风和空气消毒,切断传染链,终止流感流行。流行期间减少大型集会及集体活动,接触者应戴口罩。

(一)疫苗接种

接种流感疫苗是预防流感最有效的手段,可降低接种者罹患流感和发生严重并发症的风险。推荐 60 岁及以上老年人、6 月龄至 5 岁儿童、孕妇、6 月龄以下儿童家庭成员和看护人员、慢性病患者和医务人员等重点人群,每年优先接种流感疫苗。

（二）药物预防

药物预防不能代替疫苗接种。建议对有重症流感高危因素的密切接触者（且未接种疫苗或接种疫苗后尚未获得免疫力者）进行暴露后药物预防，建议不要迟于暴露后 48 小时用药。可使用奥司他韦和扎那米韦等（剂量同治疗量/次，每天 1 次，使用 7 天）。

（三）一般预防措施

保持良好的个人卫生习惯是预防流感等呼吸道传染病的重要手段，主要措施包括：增强体质；勤洗手；保持环境清洁和通风；在流感流行季节尽量减少到人群密集场所活动，避免接触呼吸道感染患者；保持良好的呼吸道卫生习惯，咳嗽或打喷嚏时，用上臂或纸巾、毛巾等遮住口鼻，咳嗽或打喷嚏后洗手，尽量避免触摸眼睛、鼻或口；出现流感样症状应注意休息及自我隔离，前往公共场所或就医过程中需戴口罩。

（陈延磊）

第二节　急性气管-支气管炎

急性气管-支气管炎是由生物、物理、化学刺激或过敏等因素引起的急性气管-支气管黏膜炎症。常发生于寒冷季节或气候突变时，也可由急性上呼吸道感染迁延不愈所致。

一、病因

（一）微生物

病原体与上呼吸道感染类似。

（二）物理、化学因素

冷空气、粉尘、刺激性气体或烟雾。

（三）变态反应

常见的吸入致敏源包括化粉、有机粉尘、真菌孢子、动物毛皮排泄物；或对细菌蛋白质的过敏，钩虫、蛔虫的幼虫在肺内的移行均可引起气管-支气管急性炎症反应。

二、诊断

（一）症状

咳嗽、咳痰，先为干咳或少量黏液性痰，随后转为黏液脓性，痰量增多，咳嗽加剧，偶有痰中带血。伴有支气管痉挛时可有气促、胸骨后发紧感。可有发热（38 ℃左右）与全身不适等症状，但有自限性，3～5 天后消退。

（二）体征

粗糙的干啰音，局限性或散在湿啰音，常于咳痰后发生变化。

（三）实验室检查

（1）血常规检查：一般白细胞计数正常，细菌性感染较重时白细胞总数升高或中性粒细胞计数增多。

（2）痰涂片或培养可发现致病菌。

（3）胸部 X 线检查大多正常或肺纹理增粗。

（四）鉴别诊断

（1）流感：流感可引起咳嗽，但全身症状重，发热、头痛和全身酸痛明显，血白细胞数量减少。根据流行病史、补体结合试验和病毒分离可鉴别。

（2）急性上呼吸道感染：鼻咽部症状明显，咳嗽轻微，一般无痰。肺部无异常体征。胸部 X 线正常。

（3）其他：如支气管肺炎、肺结核、肺癌、肺脓肿等可表现为类似的咳嗽咳痰的多种疾病表现，应详细检查，以资鉴别。

三、治疗

（一）对症治疗

干咳无痰者可选用喷托维林（咳必清），25 mg，每天 3 次，或右美沙芬，15～30 mg，每天 3 次，或可待因，15～30 mg，每天 3 次，或用含中枢性镇咳药的合剂，如联邦止咳露、止咳糖浆，10 mL，每天 3 次。其他中成药如咳特灵、克咳胶囊等均可选用，痰多不易咳出者可选用祛痰药，如溴己新（必嗽平），16 mg，每天 3 次，或用盐酸氨溴索（沐舒坦），30 mg，每天 3 次，或桃金娘油提取物化痰，也可雾化帮助祛痰有支气管痉挛或气道反应性高的患者可选用茶碱类药物，如氨茶碱，100 mg，每天 3 次，或长效茶碱舒氟美 200 mg，每天 2 次，或多索茶碱 0.2 g，每天 2 次或雾化吸入异丙托品，或口服特布他林，1.25～2.5 mg，每天 3 次。头痛、发热时可加用解热镇痛药，如阿司匹林 0.3～0.6 g，每 6～8 小时 1 次。

（二）有细菌感染时选用合适的抗生素

痰培养阳性，按致病菌及药敏试验选用抗菌药。在未得到病原菌阳性结果之前，可选用大环内酯类，如罗红霉素成人每天 2 次，每次 150 mg，或 β 内酰胺类，如头孢拉定成人 1～4 g/d，分 4 次服，头孢克洛成人 2～4 g/d，分 4 次口服。

四、疗效标准与预后

症状体征消失，化验结果正常为痊愈。

（陈延磊）

第三节　慢性支气管炎

慢性支气管炎是由于感染或非感染因素引起气管、支气管黏膜及其周围组织的慢性非特异性炎症。临床上以慢性咳嗽、咳痰或气喘为主要症状。疾病不断进展，可并发阻塞性肺气肿、肺源性心脏病，严重影响劳动和健康。

一、病因和发病机制

病因尚未完全清楚，一般认为是多种因素长期相互作用的结果，这些因素可分为外因和内因两个方面。

（一）吸烟

大量研究证明吸烟与慢性支气管炎的发生有密切关系。吸烟时间越长，量越多，患病率也越高。戒烟可使症状减轻或消失，病情缓解，甚至痊愈。

（二）理化因素

理化因素包括刺激性烟雾、粉尘、大气污染（如二氧化硫、二氧化氮、氯气、臭氧等）的慢性刺激。这些有害气体的接触者慢性支气管炎患病率远较不接触者为高。

（三）感染因素

感染是慢性支气管炎发生、发展的重要因素，病毒感染以鼻病毒、黏液病毒、腺病毒和呼吸道合胞病毒为多见。细菌感染常继发于病毒感染之后，如肺炎链球菌、流感嗜血杆菌等。这些感染因素造成气管、支气管黏膜的损伤和慢性炎症。感染虽与慢性支气管炎的发病有密切关系，但目前尚无足够证据说明为首发病因。只认为是慢性支气管炎的继发感染和加剧病变发展的重要因素。

（四）气候

慢性支气管炎发病及急性加重常见于冬天寒冷季节，尤其是在气候突然变化时。寒冷空气可以刺激腺体，增加黏液分泌，使纤毛运动减弱，黏膜血管收缩，有利于继发感染。

（五）过敏因素

主要与喘息性支气管炎的发生有关。在患者痰液中嗜酸性粒细胞数量与组胺含量都有增高倾向，说明部分患者与过敏因素有关。尘埃、尘螨、细菌、真菌、寄生虫、花粉及化学气体等，都可以成为过敏因素而致病。

（六）呼吸道局部免疫功能减低及自主神经功能失调

其为慢性支气管炎发病提供内在的条件。老年人常因呼吸道的免疫功能减退，免疫球蛋白的减少，呼吸道防御功能退化等导致患病率较高。副交感神经反应增高时，微弱刺激即可引起支气管收缩痉挛，分泌物增多，而产生咳嗽、咳痰、气喘等症状。

综上所述，当机体抵抗力减弱时，呼吸道在不同程度易感性的基础上，有一种或多种外因的存在，长期反复作用，可发展成为慢性支气管炎。如长期吸烟损害呼吸道黏膜，加上微生物的反复感染，可发生慢性支气管炎。

二、病理

由于炎症反复发作，引起上皮细胞变性、坏死和鳞状上皮化生，纤毛变短，参差不齐或稀疏脱落。黏液腺泡明显增多，腺管扩张，杯状细胞也明显增生。支气管壁有各种炎性细胞浸润、充血、水肿和纤维增生。支气管黏膜发生溃疡，肉芽组织增生，严重者支气管平滑肌和弹性纤维也遭破坏以致机化，引起管腔狭窄。

三、临床表现

（一）症状

起病缓慢，病程长，常反复急性发作而逐渐加重。主要表现为慢性咳嗽、咳痰、喘息。开始症状轻微，气候变冷或感冒时，则引起急性发作，这时患者咳嗽、咳痰、喘息等症状加重。

1.咳嗽

主要由支气管黏膜充血、水肿或分泌物积聚于支气管腔内而引起咳嗽。咳嗽严重程度视病情而定,一般晨间和晚间睡前咳嗽较重,有阵咳或排痰,白天则较轻。

2.咳痰

痰液一般为白色黏液或浆液泡沫性,偶可带血。起床后或体位变动可刺激排痰,因此,常以清晨排痰较多。急性发作伴有细菌感染时,则变为黏液脓性,咳嗽和痰量也随之增加。

3.喘息或气急

喘息性慢性支气管炎可有喘息,常伴有哮鸣音。早期无气急。反复发作数年,并发阻塞性肺气肿时,可伴有轻重程度不等的气急,严重时生活难以自理。

(二)体征

早期可无任何异常体征。急性发作期可有散在的干、湿啰音,多在背部及肺底部,咳嗽后可减少或消失。喘息型可听到哮鸣音及呼气延长,而且不易完全消失。并发肺气肿时有肺气肿体征。

四、实验室和其他检查

(一)X 线检查

早期可无异常。病变反复发作,可见两肺纹理增粗、紊乱,呈网状或条索状、斑点状阴影,以下肺野较明显。

(二)呼吸功能检查

早期常无异常。如有小呼吸道阻塞时,最大呼气流速-容积曲线在 75% 和 50% 肺容量时,流量明显降低,它比第 1 秒用力呼气容积更为敏感。发展到呼吸道狭窄或有阻塞时,常有阻塞性通气功能障碍的肺功能表现,如第 1 秒用力呼气量占用力肺活量的比值减少(<70%),最大通气量减少(低于预计值的 80%);流速-容量曲线减低更为明显。

(三)血液检查

慢性支气管炎急性发作期或并发肺部感染时,可见白细胞及中性粒细胞计数增多。喘息型者嗜酸性粒细胞计数可增多。缓解期多无变化。

(四)痰液检查

涂片或培养可见致病菌。涂片中可见大量中性粒细胞,已破坏的杯状细胞,喘息型者常见较多的嗜酸性粒细胞。

五、诊断和鉴别诊断

(一)诊断标准

根据咳嗽、咳痰或伴喘息,每年发病持续 3 个月,连续 2 年或以上,并排除其他引起慢性咳嗽的心、肺疾病,可做出诊断。如每年发病持续不足 3 个月,而有明确的客观检查依据(如 X 线片、呼吸功能等)也可诊断。

(二)分型、分期

1.分型

可分为单纯型和喘息型两型。单纯型的主要表现为咳嗽、咳痰;喘息型者除有咳嗽、咳痰外尚有喘息,伴有哮鸣音,喘鸣在阵咳时加剧,睡眠时明显。

2.分期

按病情进展可分为 3 期。急性发作期是指"咳""痰""喘"等症状任何一项明显加剧,痰量明显增加并出现脓性或黏液脓性痰,或伴有发热等炎症表现1周之内。慢性迁延期是指有不同程度的"咳""痰""喘"症状迁延1个月以上者。临床缓解期是指经治疗或临床缓解,症状基本消失或偶有轻微咳嗽少量痰液,保持2个月以上者。

(三)鉴别诊断

慢性支气管炎需与下列疾病相鉴别。

1.支气管哮喘

常于幼年或青年突然起病,一般无慢性咳嗽、咳痰史,以发作性、呼气性呼吸困难为特征。发作时两肺布满哮鸣音,缓解后可无症状。常有个人或家族过敏性疾病史。喘息型慢性支气管炎多见于中老年患者,一般以咳嗽、咳痰伴发喘息及哮鸣音为主要症状,感染控制后症状多可缓解,但肺部可听到哮鸣音。典型病例不难区别,但哮喘并发慢性支气管炎和(或)肺气肿则难以区别。

2.咳嗽变异性哮喘

以刺激性咳嗽为特征,常由受到灰尘、油烟、冷空气等刺激而诱发,多有家族史或过敏史。抗生素治疗无效,支气管激发试验阳性。

3.支气管扩张

具有咳嗽、咳痰反复发作的特点,合并感染时有大量脓痰,或反复咯血。肺部以湿啰音为主,可有杵状指(趾)。X线检查常见下肺纹理粗乱或呈卷发状。支气管造影或CT检查可以鉴别。

4.肺结核

多有发热、乏力、盗汗、消瘦等结核中毒症状,咳嗽、咯血等及局部症状。经X线检查和痰结核菌检查可以明确诊断。

5.肺癌

患者年龄常在40岁以上,特别是有多年吸烟史,发生刺激性咳嗽,常有反复发生或持续的血痰,或者慢性咳嗽性质发生改变。X线检查可发现有块状阴影或结节状影或阻塞性肺炎。用抗生素治疗,未能完全消散,应考虑肺癌的可能,痰脱落细胞检查或经纤维支气管镜活检一般可明确诊断。

6.肺尘埃沉着病(尘肺)

有粉尘等职业接触史。X线检查肺部可见硅结节,肺门阴影扩大及网状纹理增多,可做出诊断。

六、治疗

在急性发作期和慢性迁延期应以控制感染和祛痰、镇咳为主。伴发喘息时,应予解痉平喘治疗。对临床缓解期宜加强锻炼,增强体质,提高机体抵抗力,预防复发为主。

(一)急性发作期的治疗

1.控制感染

根据致病菌和感染严重程度或药敏试验选择抗生素。轻者可口服,较重患者用肌内注射或静脉滴注抗生素。常用的有喹诺酮类、头孢菌素类、大环内酯类、β内酰胺类或磺胺类口服,如左氧氟沙星0.4 g,1次/天;罗红霉素0.3 g,2次/天;阿莫西林2～4 g/d,分2～4次口服;头孢呋辛1.0 g/d,分2次口服;复方磺胺甲噁唑2片,2次/天。能单独应用窄谱抗生素应尽量避免使用广谱抗生素,以免二重感染或产生耐药菌株。

2.祛痰、镇咳

可改善患者症状,迁延期仍应坚持用药。可选用氯化铵合剂 10 mL,每天 3 次;也可加用溴己新 8～16 mg,每天 3 次;盐酸氨溴索 30 mg,每天 3 次。干咳则可选用镇咳药,如右美沙芬、那可丁等。中成药镇咳也有一定效果。对年老体弱无力咳痰者或痰量较多者,更应以祛痰为主,协助排痰,畅通呼吸道。应避免应用强的镇咳药,如可卡因等,以免抑制中枢,加重呼吸道阻塞和炎症,导致病情恶化。

3.解痉、平喘

主要用于喘息明显的患者,常选用氨茶碱 0.1 g,每天 3 次,或用茶碱控释药;也可用特布他林、沙丁胺醇等 β_2 激动药加糖皮质激素吸入。

4.气雾疗法

对于痰液黏稠不易咳出的患者,雾化吸入可稀释气管内的分泌物,有利排痰。目前主要用超声雾化吸入,吸入液中可加入抗生素及痰液稀释药。

(二)缓解期治疗

(1)加强锻炼,增强体质,提高免疫功能,加强个人卫生,注意预防呼吸道感染,如感冒流行季节避免到拥挤的公共场所,出门戴口罩等。

(2)避免各种诱发因素的接触和吸入,如戒烟、脱离接触有害气体的工作岗位等。

(3)反复呼吸道感染者可试用免疫调节药或中医中药治疗,如卡介苗、多糖核酸、胸腺素等。

(陈延磊)

第四节 弥漫性泛细支气管炎

弥漫性泛细支气管炎(diffuse panbronchiolitis,DPB)是以两肺弥漫性呼吸性细支气管及其周围慢性炎症为特征的独立性疾病。目前认为 DPB 是东亚地区所特有的人种特异性疾病。DPB 的病理学特点为以呼吸性细支气管为中心的细支气管炎及细支气管周围炎,因炎症累及呼吸性细支气管壁的全层,故称为弥漫泛细支气管炎。临床表现主要为慢性咳嗽、咳痰、活动后呼吸困难。胸部听诊可闻及间断性啰音。80%以上的 DPB 患者合并或既往有慢性鼻旁窦炎。胸部 X 线可见两肺弥漫性颗粒样结节状阴影,尤其胸部 CT 扫描显示两肺弥漫性小叶中心性颗粒样结节状阴影对协助诊断具有重要意义。肺功能检查主要为阻塞性通气功能障碍,但早期出现低氧血症,而弥散功能通常在正常范围内。实验室检查血清冷凝集试验效价升高,多在 1∶64 以上。本病是一种可治性疾病,治疗首选红霉素等大环内酯类,疗效显著。

一、病因

DPB 的病因至今不明,但可能与以下因素有关。

(一)遗传因素

近年研究表明 DPB 发病有明显的人种差别,且部分患者有家族发病。此外,84.8%的 DPB 患者合并有慢性鼻旁窦炎或家族内鼻旁窦炎支气管综合征(sino bronchial syndrome,SBS),因此有学者推测遗传因素可能是 DPB 及其与慢性鼻旁窦炎相关性的发病基础。目前认为 DPB 可能是一种具有多基因遗传倾向的呼吸系统疾病。最近研究结果表明,DPB 与人体白细胞抗原(HLA)基因密切相关,日本 DPB 患者与 *HLA-B54* 基因有高度的相关性;而在韩国 DPB 患者与 *HLA-A11*,有高度的相关性。有报道我国 DPB 患者可能与 *HLA-B54* 及 *HLA-A11* 有一定相关性。Keicho 等认为 DPB 的易感基因存在于第 6 染色体短臂上的 HLA-B 位点和 A 位点之间,距离 B 位点 300 kb 为中心的范围内。最近研究推测 DPB 发病可能与 *TAP*(transporter associated with antIgen processing)基因、白细胞介素-8(IL-8)基因、*CETR* 基因及与黏蛋白基因(*MUC5B*)有关。

(二)慢性气道炎症与免疫系统异常

部分 DPB 患者支气管肺泡灌洗液(BALF)中中性粒细胞、IL-8 及白三烯 B4 等均明显升高提示本病存在慢性气道炎症病变。此外,以下因素提示本病可能与免疫系统功能障碍有关:①血冷凝集试验效价升高及部分患者 IgA 增高;②病理学检查显示呼吸性细支气管区域主要为淋巴细胞、浆细胞浸润和聚集;③DPB 患者 BALF 中 CD_8 淋巴细胞总数增高;④部分 DPB 患者与类风湿关节炎、成人 T 细胞白血病、非霍奇金淋巴瘤等并存。

(三)感染

DPB 患者常合并铜绿假单胞菌感染,但铜绿假单胞菌是 DPB 的病因还是继发感染尚不清楚。有报道应用铜绿假单胞菌接种到动物气道内可成功建立 DPB 动物模型。也有人认为由于细菌停滞于气道黏膜上,引起由铜绿假单胞菌产生的弹性硬蛋白酶和一些炎症介质的生成,可能是造成 DPB 气道上皮细胞的损伤和气道炎症的原因。

二、病理

DPB 的病理学特征为以两肺呼吸性细支气管为中心的细支气管炎及细支气管周围炎。因炎症病变累及两肺呼吸性细支气管的全层,故称为弥漫性泛细支气管炎。

大体标本肉眼观察肺表面及切面均可见弥漫性分布的浅黄色或灰白色 2~3 mm 的小结节,结节大小较均匀,位于呼吸性细支气管区域,以两肺下叶多见。通常显示肺过度充气。镜下可见在呼吸性细支气管区域有淋巴细胞、浆细胞、组织细胞等圆形细胞的浸润,导致管壁增厚,常伴有淋巴滤泡增生。由于息肉样肉芽组织充填于呼吸性细支气管腔内,导致管壁狭窄或闭塞;呼吸性细支气管壁及周围的肺间质、肺泡隔、肺泡腔内可见吞噬脂肪的泡沫细胞聚集。病情进展部分患者可见支气管及细支气管扩张和末梢气腔的过度膨胀。有日本学者提出以下 DPB 病理诊断标准:①病变为累及两肺的弥漫性慢性气道炎症;②慢性炎症以细支气管及肺小叶中心部为主;③呼吸性细支气管壁、肺泡壁及肺泡间质泡沫细胞聚集和淋巴细胞浸润。

三、临床表现

本病常隐匿缓慢发病。发病可见于任何年龄,但多见于 40~50 岁的成年人。发病无性别差异。临床表现如下。

(一)症状

症状主要为慢性咳嗽、咳痰、活动后呼吸困难。首发症状常为咳嗽、咳痰,逐渐出现活动后呼吸困难。患者常在疾病早期反复合并有下呼吸道感染,咳大量脓性痰,而且痰量异常增多,每天咳痰量可达数百毫升。如不能及时治疗,病情呈进行性进展,可发展为继发性支气管扩张,呼吸衰竭,肺动脉高压和肺源性心脏病。

(二)体征

胸部听诊可闻及间断性湿啰音或粗糙的捻发音,有时可闻及干啰音或哮鸣音,尤以两下肺明显。啰音的多少主要决定于支气管扩张及气道感染等病变的程度。祛痰药物或抗生素治疗后,啰音均可减少。部分患者因存在支气管扩张可有杵状指。

(三)合并慢性鼻窦炎

80%以上 DPB 患者都合并有或既往有慢性鼻旁窦炎,部分患者有鼻塞、流脓涕或嗅觉减退等,但有些患者无症状,仅在进行影像学检查时被发现。如疑诊为 DPB 患者,应常规拍摄鼻窦 X 线或鼻窦 CT。

四、辅助检查

(一)胸部 X 线/肺部 CT 检查

胸部 X 线可见两肺野弥漫性散在分布的边缘不清的颗粒样结节状阴影,直径在 2～5 mm,多在 2 mm 以下,以两下肺野显著,常伴有肺过度膨胀。随病情进展,常可见肺过度膨胀及支气管扩张的双轨征。

肺部 CT 或胸部高分辨 CT(HRCT)特征:①两肺弥漫性小叶中心性颗粒状结节影;②结节与近端支气管血管束的细线相连形成"Y"字形树芽征;③病情进展细小支气管扩张呈小环状或管状影,伴有管壁增厚。HRCT 的这种特征性改变是诊断 DPB 非常重要的影像学依据。影像学显示的颗粒样小结节状阴影为呼吸性细支气管区域的炎性病变所致,随着病情加重或经大环内酯类抗生素治疗后,小结节状阴影可扩大或缩小乃至消失。

(二)肺功能检查及血气分析

肺功能主要为阻塞性通气功能障碍,病情进展可伴有肺活量下降,残气量(率)增加,但通常弥散功能在正常范围内。部分患者可伴有轻、中度的限制性通气功能障碍或混合性通气功能障碍。第一秒用力呼气容积与用力肺活量比值<70%,肺活量占预计值的百分比<80%。残气量占预计值的百分比>150%或残气量占肺总量的百分比>45%。在日本早期的 DPB 诊断指标中,曾要求在以上肺功能检查中至少应具备三项,但弥散功能和肺顺应性通常在正常范围内,这对于我国临床诊断 DPB 患者有一定的参考价值。动脉血氧分压(PaO_2)< 10.7 kPa(80 mmHg),发病初期就可以发生低氧血症,进展期可有高碳酸血症。

(三)实验室检查

日本 DPB 患者 90%血清冷凝集试验效价升高,多在 1：64 以上,但支原体抗体多为阴性。我国患者冷凝集试验阳性率较低。部分患者可有血清 IgA、IgM 和血 CD_4/CD_8 比值增高、γ-球蛋白增高,血沉增快,类风湿因子阳性,但非特异性。部分患者可有血清 $HLA-B_{54}$ 或 $HLA-A_{11}$ 阳性。痰细菌学检查可发现起病初期痰中多为流感嗜血杆菌及肺炎链球菌,晚期多为铜绿假单胞菌感染。

(四)慢性鼻旁窦炎的检查

慢性鼻旁窦炎可选择鼻窦 X 线或鼻窦 CT 检查,以确定有无鼻旁窦炎。受累部位可为单侧或双侧上颌窦、筛窦、额窦等。

(五)病理学检查

病理学检查是确诊 DPB 的金标准。如果肺活检能发现典型的 DPB 病理学改变即可确诊。经支气管镜肺活检(TBLB)方法简便且安全,但常因标本取材少,而且不一定能取到呼吸性细支气管肺组织,有一定的局限性。如欲提高检出率,应在 TBLB 检查时,取 3～5 块肺组织,如仍不能确诊,应行胸腔镜下肺活检或开胸肺活检,可提高本病的确诊率。

五、诊断标准

(一)临床诊断标准

日本首次推出 DPB 诊断标准后,厚生省进行了修改。目前日本和我国均使用修改的临床诊断标准。DPB 临床诊断标准如下。

(1)必要条件:①持续咳嗽、咳痰、活动后呼吸困难;②影像学确定的慢性鼻旁窦炎或有明确的既往史;③胸部 X 线可见弥漫性分布的两肺颗粒样结节状阴影或胸部 CT 见两肺弥漫性小叶中心性颗粒样结节状阴影。

(2)参考条件:①胸部间断性湿啰音;②第 1 秒用力呼气容积与用力肺活量比值($FEV_1/FVC\%$)$<70\%$及动脉血氧分压(PaO_2)<10.7 kPa(80 mmHg);③血清冷凝集试验效价$>1:64$。

(3)临床诊断。①临床确诊:符合必要条件①＋②＋③加参考条件中的 2 项以上;②临床拟诊:符合必要条件①＋②＋③;③临床疑似诊断:符合必要条件①＋②。

(二)病理确诊

肺组织病理学检查是诊断 DPB 的金标准。肺活检若能发现典型的 DPB 病理学改变即可确诊。

(三)鉴别诊断

本病应与慢性支气管炎和慢性阻塞性肺气肿、支气管扩张症、阻塞性细支气管炎(BO)、肺间质纤维化、支气管哮喘、囊性纤维化、尘肺、粟粒肺结核、支气管肺泡癌等鉴别。

1.慢性阻塞性肺疾病

本病主要临床特点为长期咳嗽、咳痰或伴有喘息,晚期有呼吸困难,在冬季症状加重。患者多有长期较大量吸烟史。多见于老年男性。胸部 X 线片可出现肺纹理增多、紊乱,呈条索状、斑点状阴影,以双下肺野明显。晚期肺充气过度,肺容积扩大,肋骨平举,肋间隙增宽,横膈低平下移,心影呈垂滴形,部分患者有肺大疱。胸部 CT 检查可确定小叶中心型或全小叶型肺气肿。肺功能检查为阻塞性通气功能障碍,$FEV_1/FVC\%$下降和残气量(RV)增加更为显著,弥散功能可有降低。慢性阻塞性肺疾病的病理学改变为终末细支气管远端气腔持续性不均、扩大及肺泡壁的破坏,而 DPB 病理为局灶性肺充气过度,极少有肺泡破坏。DPB 80%以上患者存在慢性副鼻旁窦炎,大部分患者血清冷凝集试验效价增高,而且 DPB 患者的肺弥散功能和顺应性通常在正常范围,此外,DPB 影像学胸部 X 线可见弥漫性分布两肺的颗粒样结节状阴影或胸部 CT 可见两肺弥漫性小叶中心性颗粒样结节状阴影也与慢性阻塞性肺疾病不同,可予以鉴别。

2.支气管扩张症

本病主要症状为慢性咳嗽、咳痰和反复咯血。肺部可闻及固定性持续不变的湿啰音。本病胸部 HRCT 可见多发囊状阴影及明确均匀的壁,然而支气管扩张的囊状阴影一般按支气管树分布,位于肺周围者较少,囊壁较厚,同时可见呈轨道征或迂曲扩张的支气管阴影。DPB 患者一般无咯血,晚期患者胸部 X 线可有细支气管扩张改变,但 DPB 影像学主要表现为两肺弥漫性分布的颗粒样结节状阴影。对可疑患者应进一步检查有无慢性副鼻旁窦炎和血清冷凝集试验效价等,以除外在 DPB 的基础上合并继发性支气管扩张症。

3.阻塞性细支气管炎(BO)

本病是一种小气道疾病。临床表现为急速进行性呼吸困难,肺部可闻及高调的吸气中期干鸣音;X线提示肺过度通气,但无浸润影,也很少有支气管扩张;肺功能显示阻塞性通气功能障碍,而弥散功能正常;肺组织活检显示直径为1~6 mm的小支气管和细支气管的瘢痕狭窄和闭塞,管腔内无肉芽组织息肉,而且肺泡管和肺泡正常。DPB患者起病缓慢,先有慢性咳嗽、咳痰史,活动时呼吸困难逐渐发生。胸部听诊多为间断性湿啰音。胸部X线检查可见弥漫性分布的两肺颗粒样结节状阴影,HRCT可见两肺弥漫性小叶中心性颗粒样结节阴影,与BO不同。此外,病理学改变也与阻塞性细支气管炎不同,故可以鉴别。

4.肺间质纤维化

本病最主要的症状是进行性加重的呼吸困难,其次为干咳。体征上本病有半数以上的患者双肺可闻及Velcro啰音。胸片主要为间质性改变,早期可有磨玻璃样阴影,此后可出现细结节样或网状结节影,易与DPB混淆,但肺间质纤维化有肺容积的缩小和网状、蜂窝状阴影。此外,肺间质纤维化有明显的肺弥散功能降低,而且病理可以与DPB不同,可资鉴别。

六、治疗

日本工滕翔二等发现红霉素等大环内酯类药物治疗DPB具有显著疗效。目前红霉素、克拉霉素及罗红霉素等大环内酯类药物已成为DPB的基本疗法。大环内酯类药物阿奇霉素可能也有效,但尚需更多患者观察来证实。本病一旦确诊后应尽早开始治疗。日本厚生省重新修改了DPB的治疗指南。

(一)治疗方案

1.一线治疗

(1)日本方案:红霉素400~600 mg/d,分2次口服。

(2)我国方案:红霉素250 mg,每天口服2次。用药期间应注意复查肝功能等。如果存在以下情况可选用二线治疗药物:①存在红霉素的不良反应;②药物相互拮抗作用;③使用红霉素治疗1~3个月无效者。

2.二线治疗

(1)日本方案:克拉霉素200~400 mg/d,或服用罗红霉素150~300 mg/d,每天口服1~2次。

(2)我国方案:克拉霉素250~500 mg/d,每天口服1~2次;罗红霉素150~300 mg/d,每天口服1~2次。用药期间应监测肝功能等不良反应。

(二)疗效评估及疗程

在用药后1~3个月,评估临床症状并行肺功能、动脉血气分析及胸部影像学检查,以确定是否有效。如有效(临床症状、肺功能、血气分析及胸部影像学改善),可继续使用红霉素或克拉霉素或罗红霉素,用药至少需要6个月。服药6个月后如果仍有临床症状应继续服用以上药物2年。如应用以上药物治疗3个月以上仍无效者应考虑是否为DPB患者,应谨慎排除其他疾病的可能。

(三)停药时间

(1)早期DPB患者,经6个月治疗后病情恢复正常者可考虑停药。

(2)进展期DPB患者,经2年治疗后病情稳定者可以停药。停药后复发者再用药仍有效。

(3)DPB伴有严重肺功能障碍或广泛支气管扩张或伴有呼吸衰竭的患者,需长期给药,疗程不少于 2 年。

(四)DPB 急性发作期治疗

如果 DPB 患者出现发热、咳脓痰、痰量增加等急性加重情况时,多为铜绿假单胞菌等细菌导致支气管扩张合并感染,此时应加用其他抗生素,如 β 内酰胺类/酶抑制药或头孢第三代或氟喹诺酮类抗生素等,或根据痰培养结果选择抗生素。

(五)其他辅助治疗

其他辅助治疗包括使用祛痰药和支气管扩张药,有低氧血症时进行氧疗。

(于传民)

第五节 支气管扩张症

支气管扩张症是指由支气管及其周围肺组织的慢性炎症所导致的支气管壁肌肉和弹性组织破坏,管腔形成不可逆性扩张、变形。本病多数为获得性,患者多有童年麻疹、百日咳或支气管肺炎等病史。临床症状有慢性咳嗽、咳大量脓痰和反复咯血。过去本病常见,在呼吸系统疾病中发病率仅次于肺结核;随着人民生活的改善,麻疹、百日咳疫苗的预防接种,以及抗生素的应用等,本病已明显减少。

一、病因和发病机制

多种原因都可以引起支气管扩张。虽然我国近年来由支气管-肺感染所致的支气管扩张(感染后性支气管扩张)和由支气管-肺结核所致的支气管扩张(结核后性支气管扩张)病例数已明显减少,但仍然是各种原因中最多见的。由其他原因引起的支气管扩张也应受到重视。

支气管扩张发病机制中的关键环节为支气管感染和支气管阻塞,两者相互影响,形成恶性循环,最终导致支气管扩张。另外,支气管外部纤维的牵拉、先天性发育缺陷及遗传因素等也可引起支气管扩张。

(一)支气管-肺感染

婴幼儿时期严重的支气管-肺感染是引起支气管扩张的主要原因之一,如麻疹、百日咳、流感等,可并发细菌感染而引起细支气管炎和严重的支气管肺炎,从而造成支气管管壁的破坏和附近组织纤维收缩;这些病变使支气管引流不畅,分泌物潴留,导致阻塞;而阻塞又容易诱发感染。这一感染-阻塞-感染的过程反复进行,最终导致支气管扩张。支气管和肺部慢性感染,如慢性肺脓肿等,使支气管管壁的弹性纤维和平滑肌破坏、断裂,支气管变薄,弹性下降,易于扩张。肺结核在痊愈过程中常伴有支气管肺组织纤维组织增生,牵拉支气管,造成局部支气管扭曲、变形,分泌物不易被清除;随后继发的普通细菌感染使病变进入感染-阻塞-感染的恶性循环过程,最终形成支气管扩张。

(二)支气管器质性阻塞

支气管管腔内肿瘤、异物或管外肿大淋巴结可以造成支气管狭窄或部分阻塞,在支气管内形成活瓣作用,使得空气吸入容易而呼出困难,阻塞部位以下的支气管内压逐渐增高,造成管腔扩张,同时部分阻塞使得引流不畅,易引起继发感染而破坏管壁,形成本病。

(三)支气管外部的牵拉作用

肺组织的慢性感染或结核病灶愈合后的纤维组织牵拉,也可形成支气管扩张。

(四)先天及遗传因素

纤毛细胞发育不全,使纤毛杆与各纤丝之间只有致密基质,而浮状物与纤丝间的联系和(或)动力蛋白侧臂有所缺失,这将引起纤毛固定,纤毛-黏液排送系统的功能明显降低,故易发生支气管扩张、鼻窦炎、中耳炎、支气管炎和肺炎等。卡塔格内综合征包括右位心、鼻旁窦炎和支气管扩张三种病变。多认为纤毛功能异常是其发病的原因:胚胎发育早期,纤毛功能异常使内脏不能进行正常转位,从而形成右位心和其他内脏反位。纤毛功能异常也影响精子的运动,故男性患者常有不育症。

遗传因素参与支气管扩张形成,如囊性纤维化、先天性低丙种球蛋白血症、先天性肺血管发育畸形等。囊性纤维化在白种人较常见,但我国基本尚无病例报道。

二、病理

支气管弹力组织、肌层及软骨等陆续遭受破坏,由纤维组织代替,管腔逐渐扩张。按形态分为柱状和囊状两种,常合并存在。柱状扩张的管壁破坏较轻。随着病情发展,破坏严重,才出现囊状扩张。管壁黏膜的纤毛上皮细胞被破坏,反复出现慢性和急性炎症,黏膜有炎症细胞和溃疡形成,柱状上皮细胞常有鳞状化生。支气管动脉和肺动脉的终末支常有扩张与吻合,有的毛细血管扩张形成血管瘤,以致患者常有咯血。受累肺叶或肺段多见肺容积缩小甚至肺不张。周围肺组织常见反复感染的病理改变。

感染后性支气管扩张多见于下叶基底段支气管的分支。由于左下叶支气管较细长,且受心脏血管的压迫,引流不畅,容易招致继发感染,故左下叶支气管扩张多于右下叶。舌叶支气管开口接近下叶背段,易受下叶感染的影响,故左下叶与舌叶的支气管扩张常同时存在。结核后性支气管扩张多位于肺上叶,特别多见于上叶尖段与后段支气管及其分支。下叶背段的支气管扩张多数也是结核后性者。右中叶支气管较细长,周围有内、外、前三组淋巴结围绕,易引起肺不张及继发感染,反复发作也可发生支气管扩张。

三、临床表现

(一)症状

一部分患者支气管扩张的起病可追查到童年曾有麻疹、百日咳或支气管肺炎的病史,以后常有反复发作的呼吸道感染;但多数患者询问不出特殊病史。早期轻度支气管扩张可完全无症状,或仅有轻微咳嗽和少量咳痰症状;经过若干时间,由于支气管化脓性感染逐渐加重,病变范围逐渐扩大,乃出现咳嗽、咳大量脓痰和反复咯血等典型的支气管扩张症状。部分病例由于首先咯血而就诊,经X线胸片或肺高分辨率CT检查而发现本病;此类患者平时无慢性咳嗽、大量脓痰等症状,主要表现为反复咯血,故又称干性支气管扩张;其病变多位于上叶支气管,引流较好,故不易感染,常见于结核后性支气管扩张患者。

1.慢性咳嗽、咳大量脓痰

一般多为阵发性,每天痰量可为100～400 mL,咳痰多在体位改变时,如起床及就寝时最多,因为支气管扩张感染后,管壁黏膜被破坏,丧失了清除分泌物的功能,引起分泌物的积滞,当体位改变时,分泌物接触到正常黏膜,引起刺激,出现咳嗽及咳大量脓痰。痰液呈黄色脓样,若有厌氧菌混合感染则有臭味。收集全日痰液于玻璃瓶中，数小时后分层：上层为泡沫，下悬脓性成分，中层为浑浊黏液，下层为坏死组织沉淀物。

2.反复咯血

多数患者有反复咯血，血量不等，可为痰中带血或小量咯血，也可表现为大咯血。其原因是支气管表层肉芽组织创面上的小血管或管壁内扩张的小血管破裂出血所致。而所谓干性支气管扩张则以咯血为主要症状，平时有咳嗽，但咳痰不明显。

3.反复肺部感染

其特点是同一肺段反复发生肺炎并迁延不愈。常由上呼吸道感染向下蔓延，支气管感染加重、引流不畅时，炎症扩展至病变支气管周围的肺组织所致。感染重时，出现发热、咳嗽加剧、痰量增多、胸闷、胸痛等症状。因扩张的支气管发生扭曲、变形，引流更差，常于同一肺段反复发生肺炎。由于长期反复感染，反复使用抗生素，使耐药菌的出现概率明显增高，例如，耐药性铜绿假单孢菌就比较多见，给治疗带来困难。

4.慢性感染中毒症状

反复继发感染可引起全身中毒症状，如发热、盗汗、食欲下降、消瘦、贫血等，儿童可影响发育。

(二)体征

早期支气管扩张可无异常体征。病变严重或继发感染，使支气管内有渗出物时，病变部位可听到固定而持久的局限性湿啰音，痰咳出后湿啰音仅可暂时减少或消失。若合并有肺炎时，则可有叩诊浊音和呼吸音减弱等肺炎体征。随着并发症如支气管肺炎、肺纤维化、胸膜增厚与肺气肿等的发生，可出现相应的体征。病程较长的支气管扩张患者可有发绀、杵状指（趾）等体征，全身营养状况也较差。

四、实验室和辅助检查

(一)影像学检查

由于支气管扩张的本质特征是其不可逆性的解剖学改变，故影像学检查对于诊断具有决定性的价值。①后前位 X 线胸片检查：诊断支气管扩张的特异性好，但敏感性不高。早期轻症患者，一般后前位 X 线胸片检查常无特殊发现，或仅有患侧肺纹理增强。疾病后期，X 线胸片显示不规则环状透光阴影，或呈蜂窝状（所谓卷发影），甚至有液平面，可以确认囊性支气管扩张的存在。有时可见肺段或肺叶不张。对于已经确诊为支气管扩张的患者复诊或进行随访时，一般可以仅行后前位 X 线胸片检查。②胸部高分辨率 CT 检查：对于支气管扩张具有确诊价值，可明确支气管扩张累及的部位、范围和病变性质，初次诊断支气管扩张的患者，如条件许可，均应进行本项检查。柱状扩张管壁增厚，并延伸至肺的周边；囊状扩张表现为支气管显著扩张，成串或成簇囊样病变，可含气液面；常见肺不张或肺容积缩小的表现。以往支气管碘油或碘水造影结果是确诊支气管扩张的金标准。现在由于胸部 CT 技术不断发展，特别是多排 CT 检查技术应用于临床，其成像时间很短，扫描层厚很薄（最小层厚可＜1 mm），影像的空间分辨率和密度分辨率都很高，对支气管扩张的诊断准确性很高；加之使用方便，没有支气管造影的不良反应，因此，已经取代了支气管造影检查。

(二)纤维支气管镜(纤支镜)检查

由于目前常规使用的纤支镜一般可以到达 3 级支气管，可以窥见 4 级支气管，而支气管扩张病变一般都发生于较远端的支气管,故经纤支镜直接窥见支气管扩张病变的概率不高。对部分患者可发现出血部位及支气管阻塞的原因,对支气管扩张的病因及定位诊断有一定帮助;经纤支镜取培养标本对于明确感染的病原菌有一定价值。

(三)肺功能检查

支气管扩张的肺功能改变与病变的范围及性质有密切关系。病变局限者,由于肺具有极大的贮备力,肺功能一般无明显改变。柱状扩张对肺功能影响较轻微。囊状扩张的支气管破坏较严重,可并发阻塞性肺气肿。肺功能的损害表现为阻塞性通气障碍,可见第一秒钟用力呼气量和最大通气量减低,残气容积占肺总量百分比增高。随着病情的进展,功能性损害加重,出现通气与血流比例失调及弥散功能的障碍等,可导致动脉血氧分压降低和动脉血氧饱和度下降。病变严重时,可并发肺源性心脏病,甚至右心衰竭。

(四)血常规检查

无感染时血白细胞计数多正常,继发感染时则可增高。

(五)痰微生物检查

痰涂片可发现革兰阴性及阳性细菌;培养可检出致病菌,药敏试验结果对于临床正确选用抗生素具有一定指导价值。

(六)其他

对于怀疑有免疫功能缺陷者应对体液免疫与细胞免疫功能进行检查,例如,进行血 IgG、IgA、IgM 浓度测定。对于怀疑有纤毛功能障碍者可以取呼吸道黏膜活检标本行电镜检查。对于怀疑囊性纤维化者应测定汗液的钠浓度,还可以进行有关基因的检测。

五、诊断和鉴别诊断

(一)诊断

根据慢性咳嗽、大量脓痰、反复咯血及肺部感染等病史,肺部闻及固定而持久的局限性湿啰音,结合 X 线胸片检查发现符合支气管扩张的影像改变等,可做出诊断;对于临床怀疑支气管扩张,但后前位 X 线胸片无明显异常的患者,依据胸部 CT 尤其是高分辨率 CT 扫描结果可做出诊断。

对于明确诊断支气管扩张者还要注意了解其基础疾病,我国以感染后性支气管扩张和结核后性支气管扩张多见,但也应该注意其他较少见的病因,必要时应进行相应的实验室检查。

(二)鉴别诊断

1.慢性支气管炎

有时与支气管扩张不易鉴别,但多发生于 40 岁以上的患者,咳嗽、咳痰症状以冬、春季节为主,痰为白色泡沫样黏痰,感染急性发作时可呈脓性,痰量较少,且无反复咯血史。肺部的干、湿啰音散在分布。

2.肺脓肿

有大量咳脓痰史,但起病急骤,有寒战、高热等中毒症状,X 线检查可发现脓肿阴影或脓腔。需要注意的是,慢性肺脓肿常并发支气管扩张,支气管扩张患者也易发生肺脓肿。对此类患者,首先应行抗感染治疗,炎症控制后,应行 CT 检查,以明确诊断。

3.肺结核

可有慢性咳嗽、咳痰,但常有午后低热、盗汗、消瘦等全身结核中毒症状,且痰量少。病变多

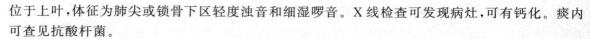

位于上叶,体征为肺尖或锁骨下区轻度浊音和细湿啰音。X线检查可发现病灶,可有钙化。痰内可查见抗酸杆菌。

4.支气管肺癌

干性支气管扩张以咯血为主,有时易误诊为肺癌。但后者多发生于40岁以上的男性吸烟患者,行胸部X线检查、纤维支气管镜检查、痰细胞学检查等可作出鉴别。

5.先天性支气管囊肿

与支气管相通且合并感染时可有发热、咳嗽、咳痰及反复咯血。X线检查和胸部CT检查可助诊断,可见边缘整齐光滑、圆形或卵圆形的阴影,多位于上肺野,或两肺弥漫性分布,有时可有液平,受累肺叶一般无明显的容积缩小或肺不张。

六、治疗

支气管扩张的内科治疗重点为控制感染和促进痰液引流;必要时应考虑外科手术切除。

(一)内科治疗

1.一般治疗

根据病情轻重,合理安排休息。合并感染及咯血时,应卧床休息。平时应避免受凉,劝导戒烟,预防呼吸道感染。反复长期感染、反复咯血而身体虚弱者应加强营养。

2.控制感染

有发热、咳脓痰等化脓性感染时,可根据病情、痰培养及药物敏感试验结果选用抗感染药物。病情较轻者可选用口服抗感染药物,病情较重者可静脉使用抗感染药物,如喹诺酮类、头孢菌素类等,怀疑有厌氧菌感染者可使用甲硝唑。疗程以控制感染为度,即全身中毒症状消失,痰量及脓性成分减少,肺部湿啰音减少或消失即可停药。不宜长期使用抗感染药物,以免发生真菌感染等不良反应。

3.去除痰液

(1)体位引流:可促进脓痰排出,减轻中毒症状,有时较抗感染药物治疗更易见效。应根据病变部位采用相应体位。一般要求病变部位较气管和喉部为高的体位,使病肺处于高位,使引流支气管的开口向下。如病变在下叶时最适用的引流法是使患者俯卧,前胸靠近床沿,头向下,进行深呼吸和咳痰。病变在中叶取仰卧位,床脚垫高30 cm左右,取头低脚高位。病变在上叶则可取坐位或其他适当姿势,以利排痰。体位引流应持之以恒。

(2)祛痰剂:可使痰液稀薄便于咳出,如氯化铵0.3 g,溴己新16 mg,盐酸氨溴索片30 mg,鲜竹沥10 mL,日服3次。

(3)雾化吸入:可稀释分泌物,使其易于排出,促进引流,有利于控制感染。可选用生理盐水超声雾化吸入,每天2～3次。雾化吸入宜在体位引流痰液后实施。

4.咯血的处理

大量咯血可引起窒息死亡,必须积极治疗。

(二)外科治疗

随着抗感染药物的不断发展,外科手术已较少采用,但对那些病灶局限而内科治疗无效者仍应考虑手术治疗。手术适应证为反复发作严重呼吸道急性感染或大量咯血,病变范围一般不超过两个肺叶,年龄一般在10～40岁,全身情况良好,心肺功能无严重障碍的患者。根据术后随访,10%～40%的患者咯血及感染等支气管扩张症状再发,可能是由于术前对一部分扩张支气管

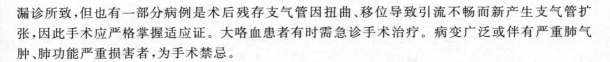

漏诊所致,但也有一部分病例是术后残存支气管因扭曲、移位导致引流不畅而新产生支气管扩张,因此手术应严格掌握适应证。大咯血患者有时需急诊手术治疗。病变广泛或伴有严重肺气肿、肺功能严重损害者,为手术禁忌。

七、预防

积极防治呼吸道感染,尤其是幼年时期的麻疹、百日咳、鼻窦炎、支气管肺炎、肺脓肿等,积极预防、治疗肺结核,对预防支气管扩张症的发生具有重要意义。

(陈延磊)

第六章

消化内科疾病

第一节　消化性溃疡

消化性溃疡主要指发生在胃和十二指肠的慢性溃疡，即胃溃疡（GU）和十二指肠溃疡（DU），因溃疡形成与胃酸/胃蛋白酶的消化作用有关而得名。溃疡的黏膜缺损超过黏膜肌层，不同于糜烂。

一、流行病学

消化性溃疡是全球性常见病。西方国家资料显示，消化性溃疡发病率呈下降趋势。我国临床统计资料提示，消化性溃疡患病率在近十多年来也开始呈下降趋势。本病可发生于任何年龄，但中年最为常见，DU 多见于青壮年，而 GU 多见于中老年，后者发病高峰比前者约迟 10 年。男性患病比女性较多。临床上，DU 比 GU 为多见，两者之比为（2～3）：1，但有地区差异，在胃癌高发区 GU 所占的比例有所增加。

二、病因和发病机制

在正常生理情况下，胃十二指肠黏膜经常接触有强侵蚀力的胃酸和在酸性环境下被激活、能水解蛋白质的胃蛋白酶。此外，还经常受摄入的各种有害物质的侵袭，但却能抵御这些侵袭因素的损害，维持黏膜的完整性，这是因为胃十二指肠黏膜具有一系列防御和修复机制。目前认为，胃十二指肠黏膜的这一完善而有效的防御和修复机制，足以抵抗胃酸/胃蛋白酶的侵蚀。一般而言，只有当某些因素损害了这一机制才可能发生胃酸/胃蛋白酶侵蚀黏膜而导致溃疡形成。近年的研究已经明确，幽门螺杆菌（Hp）和非甾体抗炎药（NSAIDs）是损害胃十二指肠黏膜屏障从而导致消化性溃疡发病的最常见病因。少见的特殊情况，当过度胃酸分泌远远超过黏膜的防御和修复作用也可能导致消化性溃疡发生。现将这些病因及其导致溃疡发生的机制分述如下。

（一）幽门螺杆菌

确认 Hp 为消化性溃疡的重要病因主要基于两方面的证据：①消化性溃疡患者的幽门螺杆菌检出率显著高于对照组的普通人群，在 DU 的检出率约为 90%、GU 为 70%～80%（幽门螺杆菌阴性的消化性溃疡患者往往能找到 NSAIDs 服用史等其他原因）；②大量临床研究肯定，成功根除幽门螺杆菌后溃疡复发率明显下降,用常规抑酸治疗后愈合的溃疡年复发率为50%～70%,而根除幽门螺杆菌可使溃疡复发率降至5%以下,这就表明去除病因后消化性溃疡可获治愈。至于何以在感染幽门螺杆菌的人群中仅有少部分人(约15%)发生消化性溃疡,一般认为,这是幽门螺杆菌、宿主和环境因素三者相互作用的不同结果。

幽门螺杆菌感染导致消化性溃疡发病的确切机制尚未阐明。目前比较普遍接受的一种假说试图将幽门螺杆菌、宿主和环境3个因素在DU发病中的作用统一起来。该假说认为,胆酸对幽门螺杆菌生长具有强烈的抑制作用,因此正常情况下幽门螺杆菌无法在十二指肠生存,十二指肠球部酸负荷增加是DU发病的重要环节,因为酸可使结合胆酸沉淀,从而有利于幽门螺杆菌在十二指肠球部生长。幽门螺杆菌只能在胃上皮组织定植,因此在十二指肠球部存活的幽门螺杆菌只有当十二指肠球部发生胃上皮化生才能定植下来,而据认为十二指肠球部的胃上皮化生是十二指肠对酸负荷的一种代偿反应。十二指肠球部酸负荷增加的原因,一方面与幽门螺杆菌感染引起慢性胃窦炎有关,幽门螺杆菌感染直接或间接作用于胃窦D、G细胞,削弱了胃酸分泌的负反馈调节,从而导致餐后胃酸分泌增加;另一方面,吸烟、应激和遗传等因素均与胃酸分泌增加有关。定植在十二指肠球部的幽门螺杆菌引起十二指肠炎症,炎症削弱了十二指肠黏膜的防御和修复功能,在胃酸/胃蛋白酶的侵蚀下最终导致DU发生。十二指肠炎症同时导致十二指肠黏膜分泌碳酸氢盐减少,间接增加十二指肠的酸负荷,进一步促进DU的发生和发展过程。

对幽门螺杆菌引起GU的发病机制研究较少,一般认为是幽门螺杆菌感染引起的胃黏膜炎症削弱了胃黏膜的屏障功能,胃溃疡好发于非泌酸区与泌酸区交界处的非泌酸区侧,反映了胃酸对屏障受损的胃黏膜的侵蚀作用。

(二)非甾体抗炎药

NSAIDs是引起消化性溃疡的另一个常见病因。大量研究资料显示,服用NSAIDs患者发生消化性溃疡及其并发症的危险性显著高于普通人群。临床研究报道,在长期服用NSAIDs患者中10%～25%可发现胃或十二指肠溃疡,有1%～4%的患者发生出血、穿孔等溃疡并发症。NSAIDs引起的溃疡以GU较DU多见。溃疡形成及其并发症发生的危险性除与服用NSAIDs种类、剂量、疗程有关外,尚与高龄、同时服用抗凝血药、糖皮质激素等因素有关。

NSAIDs通过削弱黏膜的防御和修复功能而导致消化性溃疡发病,损害作用包括局部作用和系统作用两方面,系统作用是主要致溃疡机制,主要是通过抑制环加氧酶(COX)而起作用。COX是花生四烯酸合成前列腺素的关键限速酶,COX有两种异构体,即结构型COX-1和诱生型COX-2。COX-1在组织细胞中恒量表达,催化生理性前列腺素合成而参与机体生理功能调节;COX-2主要在病理情况下由炎症刺激诱导产生,促进炎症部位前列腺素的合成。传统的NSAIDs如阿司匹林、吲哚美辛等旨在抑制COX-2而减轻炎症反应,但特异性差,同时抑制了COX-1,导致胃肠黏膜生理性前列腺素E合成不足。后者通过增加黏液和碳酸氢盐分泌、促进黏膜血流增加、细胞保护等作用在维持黏膜防御和修复功能中起重要作用。

NSAIDs和幽门螺杆菌是引起消化性溃疡发病的两个独立因素,至于两者是否有协同作用则尚无定论。

(三)胃酸/胃蛋白酶

消化性溃疡的最终形成是由于胃酸/胃蛋白酶对黏膜自身消化所致。因胃蛋白酶活性是pH依赖性的,在pH>4时便失去活性,因此,在探讨消化性溃疡发病机制和治疗措施时主要考虑胃酸。无酸情况下罕有溃疡发生及抑制胃酸分泌药物能促进溃疡愈合的事实均确证胃酸在溃疡形成过程中的决定性作用,是溃疡形成的直接原因。胃酸的这一损害作用一般只有在正常黏膜防御和修复功能遭受破坏时才能发生。

DU 患者中约有 1/3 存在五肽胃泌素刺激的最大酸排量(MAO)增高,其余患者 MAO 多在正常高值,DU 患者胃酸分泌增高的可能因素及其在 DU 发病中的间接及直接作用已如前述。GU 患者基础酸排量(BAO)及 MAO 多属正常或偏低。对此,可能解释为 GU 患者多伴多灶萎缩性胃炎,因而胃体壁细胞泌酸功能已受影响,而 DU 患者多为慢性胃窦炎,胃体黏膜未受损或受损轻微因而仍能保持旺盛的泌酸能力。少见的特殊情况如胃泌素瘤患者,极度增加的胃酸分泌的攻击作用远远超过黏膜的防御作用,而成为溃疡形成的起始因素。近年来,非幽门螺杆菌、非 NSAIDs(也非胃泌素瘤)相关的消化性溃疡报道有所增加,这类患者病因未明,是否与高酸分泌有关尚有待研究。

(四)其他因素

下列因素与消化性溃疡发病有不同程度的关系。

1.吸烟

吸烟者消化性溃疡发生率比不吸烟者高,吸烟影响溃疡愈合和促进溃疡复发。吸烟影响溃疡形成和愈合的确切机制未明,可能与吸烟增加胃酸分泌、减少十二指肠及胰腺碳酸氢盐分泌、影响胃十二指肠协调运动、黏膜损害性氧自由基增加等因素有关。

2.遗传

遗传因素曾一度被认为是消化性溃疡发病的重要因素,但随着幽门螺杆菌在消化性溃疡发病中的重要作用得到认识,遗传因素的重要性受到挑战。例如,消化性溃疡的家族史可能是幽门螺杆菌感染的"家庭聚集"现象;O 型血胃上皮细胞表面表达更多黏附受体而有利于幽门螺杆菌定植。因此,遗传因素的作用尚有待进一步研究。

3.情绪应激

急性应激可引起应激性溃疡已是共识。但在慢性溃疡患者,情绪应激和心理障碍的致病作用却无定论。临床观察发现长期精神紧张、过劳,确实易使溃疡发作或加重,但这多在慢性溃疡已经存在时发生,因此情绪应激可能主要起诱因作用,可能通过神经内分泌途径影响胃十二指肠分泌、运动和黏膜血流的调节。

4.胃十二指肠运动异常

研究发现部分 DU 患者胃排空增快,这可使十二指肠球部酸负荷增大;部分 GU 患者有胃排空延迟,这可增加十二指肠液反流入胃,加重胃黏膜屏障损害。但目前认为,胃肠运动障碍不大可能是原发病因,但可加重幽门螺杆菌或 NSAIDs 对黏膜的损害。

概言之,消化性溃疡是一种多因素疾病,其中幽门螺杆菌感染和服用 NSAIDs 是已知的主要病因,溃疡发生是黏膜侵袭因素和防御因素失平衡的结果,胃酸在溃疡形成中起关键作用。

三、病理

DU 发生在球部,前壁比较常见;GU 多在胃角和胃窦小弯。组织学上,GU 大多发生在幽门腺区(胃窦)与泌酸腺区(胃体)交界处的幽门腺区一侧。幽门腺区黏膜可随年龄增长而扩大[假幽门腺化生和(或)肠化生],使其与泌酸腺区之交界线上移,故老年患者 GU 的部位多较高。溃疡一般为单个,也可多个,呈圆形或椭圆形。DU 直径多<10 mm,GU 要比 DU 稍大。也可见到直径>2 cm 的巨大溃疡。溃疡边缘光整、底部洁净,由肉芽组织构成,上面覆盖有灰白色或灰黄色纤维渗出物。活动性溃疡周围黏膜常有炎症水肿。溃疡浅者累及黏膜肌层,深者达肌层甚至浆膜层,溃破血管时引起出血,穿破浆膜层时引起穿孔。溃疡愈合时周围黏膜炎症、水肿消退,边缘上皮细胞增生覆盖溃疡面,其下的肉芽组织纤维转化,变为瘢痕,瘢痕收缩使周围黏膜皱襞向其集中。

四、临床表现

上腹痛是消化性溃疡的主要症状,但部分患者可无症状或症状较轻以致不为患者所注意,而以出血、穿孔等并发症为首发症状。典型的消化性溃疡有如下临床特点:①慢性过程,病史可达数年至数十年;②周期性发作,发作与自发缓解相交替,发作期可为数周或数月,缓解期也长短不一,短者数周、长者数年;发作常有季节性,多在秋冬或冬春之交发病,可因精神情绪不良或过劳而诱发;③发作时上腹痛呈节律性,表现为空腹痛即餐后 2~4 小时和(或)午夜痛,腹痛多为进食或服用抗酸药所缓解,典型节律性表现在 DU 多见。

(一)症状

上腹痛为主要症状,性质多为灼痛,也可为钝痛、胀痛、剧痛或饥饿样不适感。多位于中上腹,可偏右或偏左。一般为轻至中度持续性痛。疼痛常有典型的节律性如上述。腹痛多在进食或服用抗酸药后缓解。

部分患者无上述典型表现的疼痛,而仅表现为无规律性的上腹隐痛或不适。具或不具典型疼痛者均可伴有反酸、嗳气、上腹胀等症状。

(二)体征

溃疡活动时上腹部可有局限性轻压痛,缓解期无明显体征。

五、特殊类型的消化性溃疡

(一)复合溃疡

复合溃疡指胃和十二指肠同时发生的溃疡。DU 往往先于 GU 出现。幽门梗阻发生率较高。

(二)幽门管溃疡

幽门管位于胃远端,与十二指肠交界,长约 2 cm。幽门管溃疡与 DU 相似,胃酸分泌一般较高。幽门管溃疡上腹痛的节律性不明显,对药物治疗反应较差,呕吐较多见,较易发生幽门梗阻、出血和穿孔等并发症。

(三)球后溃疡

DU 大多发生在十二指肠球部,发生在球部远段十二指肠的溃疡称球后溃疡。多发生在十二指肠乳头的近端。具 DU 的临床特点,但午夜痛及背部放射痛多见,对药物治疗反应较差,较易并发出血。

(四)巨大溃疡

巨大溃疡指直径>2 cm 的溃疡。对药物治疗反应较差、愈合时间较慢,易发生慢性穿透或穿孔。胃的巨大溃疡注意与恶性溃疡鉴别。

(五)老年人消化性溃疡

近年,老年人发生消化性溃疡的报道增多。临床表现多不典型,GU 多位于胃体上部甚至胃底部,溃疡常较大,易误诊为胃癌。

(六)无症状性溃疡

约 15% 消化性溃疡患者可无症状,而以出血、穿孔等并发症为首发症状。可见于任何年龄,以老年人较多见;NSAIDs 引起的溃疡近半数无症状。

六、实验室和其他检查

(一)胃镜检查

胃镜检查是确诊消化性溃疡首选的检查方法。胃镜检查不仅可对胃十二指肠黏膜直接观察、摄像,还可在直视下取活组织作病理学检查及幽门螺杆菌检测,因此胃镜检查对消化性溃疡的诊断及胃良、恶性溃疡鉴别诊断的准确性高于 X 线钡餐检查。例如,在溃疡较小或较浅时钡餐检查有可能漏诊;钡餐检查发现十二指肠球部畸形可有多种解释;活动性上消化道出血是钡餐检查的禁忌证;胃的良、恶性溃疡鉴别必须由活组织检查来确定。

内镜下消化性溃疡多呈圆形或椭圆形,也有呈线形,边缘光整,底部覆有灰黄色或灰白色渗出物,周围黏膜可有充血、水肿,可见皱襞向溃疡集中。内镜下溃疡可分为活动期(A)、愈合期(H)和瘢痕期(S)3 个病期,其中每个病期又可分为 1 和 2 两个阶段。

(二)X 线钡餐检查

X 线钡餐检查适用于对胃镜检查有禁忌或不愿接受胃镜检查者。溃疡的 X 线征象有直接和间接两种:龛影是直接征象,对溃疡有确诊价值;局部压痛、十二指肠球部激惹和球部畸形、胃大弯侧痉挛性切迹均为间接征象,仅提示可能有溃疡。

(三)幽门螺杆菌检测

幽门螺杆菌检测应列为消化性溃疡诊断的常规检查项目,因为有无幽门螺杆菌感染决定治疗方案的选择。检测方法分为侵入性和非侵入性两大类。前者需通过胃镜检查取胃黏膜活组织进行检测,主要包括快呋塞米素酶试验、组织学检查和幽门螺杆菌培养;后者主要有^{13}C 或 ^{14}C 尿素呼气试验、粪便幽门螺杆菌抗原检测及血清学检查(定性检测血清抗幽门螺杆菌 IgG 抗体)。

快呋塞米素酶试验是侵入性检查的首选方法,操作简便、费用低。组织学检查可直接观察幽门螺杆菌,与快呋塞米素酶试验结合,可提高诊断准确率。幽门螺杆菌培养技术要求高,主要用于科研。^{13}C 或 ^{14}C 尿素呼气试验检测幽门螺杆菌敏感性及特异性高而无须胃镜检查,可作为根除治疗后复查的首选方法。

应注意,近期应用抗生素、质子泵抑制剂、铋剂等药物,因有暂时抑制幽门螺杆菌作用,会使上述检查(血清学检查除外)呈假阴性。

(四)胃液分析和血清胃泌素测定

胃液分析和血清胃泌素测定一般仅在疑有胃泌素瘤时做鉴别诊断之用。

七、诊断和鉴别诊断

慢性病程、周期性发作的节律性上腹疼痛,且上腹痛可为进食或抗酸药所缓解的临床表现是诊断消化性溃疡的重要临床线索。但应注意,一方面有典型溃疡样上腹痛症状者不一定是消化性溃疡,另一方面部分消化性溃疡患者症状可不典型甚至无症状。因此,单纯依靠病史难以做出可靠诊断。确诊有赖胃镜检查。X 线钡餐检查发现龛影也有确诊价值。

鉴别诊断本病主要临床表现为慢性上腹痛,当仅有病史和体检资料时,需与其他有上腹痛症状的疾病如肝、胆、胰、肠疾病和胃的其他疾病相鉴别。功能性消化不良临床常见且临床表现与消化性溃疡相似,应注意鉴别。如做胃镜检查,可确定有无胃十二指肠溃疡存在。

胃镜检查如见胃十二指肠溃疡,应注意与引起胃十二指肠溃疡的少见特殊病因或以溃疡为主要表现的胃十二指肠肿瘤鉴别。其中,与胃癌、胃泌素瘤的鉴别要点如下。

(一)胃癌

内镜或 X 线检查见到胃的溃疡,必须进行良性溃疡(胃溃疡)与恶性溃疡(胃癌)的鉴别。Ⅲ型(溃疡型)早期胃癌单凭内镜所见与良性溃疡鉴别有困难,放大内镜和染色内镜对鉴别有帮助,但最终必须依靠直视下取活组织检查鉴别。恶性溃疡的内镜特点:①溃疡形状不规则,一般较大;②底凹凸不平、苔污秽;③边缘呈结节状隆起;④周围皱襞中断;⑤胃壁僵硬、蠕动减弱(X 线钡餐检查也可见上述相应的 X 线征)。活组织检查可以确诊,但必须强调,对于怀疑胃癌而一次活检阴性者,必须在短期内复查胃镜进行再次活检;即使内镜下诊断为良性溃疡且活检阴性,仍有漏诊胃癌的可能,因此对初诊为胃溃疡者,必须在完成正规治疗的疗程后进行胃镜复查,胃镜复查溃疡缩小或愈合不是鉴别良、恶性溃疡的最终依据,必须重复活检加以证实。

(二)胃泌素瘤

胃泌素瘤也称 Zollinger-Ellison 综合征,是胰腺非 β 细胞瘤分泌大量胃泌素所致。肿瘤往往很小(直径<1 cm),生长缓慢,半数为恶性。大量胃泌素可刺激壁细胞增生,分泌大量胃酸,使上消化道经常处于高酸环境,导致胃十二指肠球部和不典型部位(十二指肠降段、横段,甚或空肠近端)发生多发性溃疡。胃泌素瘤与普通消化性溃疡的鉴别要点是该病溃疡发生于不典型部位,具难治性特点,有过高胃酸分泌(BAO 和 MAO 均明显升高,且 BAO/MAO>60%)及高空腹血清胃泌素(>200 pg/mL,常>500 pg/mL)。

八、并发症

(一)出血

溃疡侵蚀周围血管可引起出血。出血是消化性溃疡最常见的并发症,也是上消化道大出血最常见的病因(约占所有病因的 50%)。

(二)穿孔

溃疡病灶向深部发展穿透浆膜层则并发穿孔。溃疡穿孔临床上可分为急性、亚急性和慢性 3 种类型,以第一种常见。急性穿孔的溃疡常位于十二指肠前壁或胃前壁,发生穿孔后胃肠的内容物漏入腹腔而引起急性腹膜炎。十二指肠或胃后壁的溃疡深至浆膜层时已与邻近的组织或器官发生粘连,穿孔时胃肠内容物不流入腹腔,称为慢性穿孔,又称为穿透性溃疡。这种穿透性溃疡改变了腹痛规律,变得顽固而持续,疼痛常放射至背部。邻近后壁的穿孔或游离穿孔较小,只引起局限性腹膜炎时称亚急性穿孔,症状较急性穿孔轻而体征较局限,且易漏诊。

(三)幽门梗阻

幽门梗阻主要是由 DU 或幽门管溃疡引起。溃疡急性发作时可因炎症水肿和幽门部痉挛而引起暂时性梗阻,可随炎症的好转而缓解;慢性梗阻主要由于瘢痕收缩而呈持久性。幽门梗阻临床表现为餐后上腹饱胀、上腹疼痛加重,伴有恶心、呕吐,大量呕吐后症状可以改善,呕吐物含发酵酸性宿食。严重呕吐可致失水和低氯低钾性碱中毒。可发生营养不良和体重减轻。体检可见胃型和胃蠕动波,清晨空腹时检查胃内有振水声。进一步做胃镜或 X 线钡剂检查可确诊。

(四)癌变

少数 GU 可发生癌变,DU 则否。GU 癌变发生于溃疡边缘,据报道癌变率在 1% 左右。长

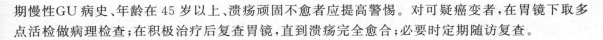

期慢性GU病史、年龄在45岁以上、溃疡顽固不愈者应提高警惕。对可疑癌变者,在胃镜下取多点活检做病理检查;在积极治疗后复查胃镜,直到溃疡完全愈合;必要时定期随访复查。

九、治疗

治疗的目的是消除病因、缓解症状、愈合溃疡、防止复发和防治并发症。针对病因的治疗如根除幽门螺杆菌,有可能彻底治愈溃疡病,是近年消化性溃疡治疗的一大进展。

（一）一般治疗

生活要有规律,避免过度劳累和精神紧张。注意饮食规律,戒烟、酒。服用NSAIDs者尽可能停用,即使未用也要告诫患者今后慎用。

（二）治疗消化性溃疡的药物及其应用

治疗消化性溃疡的药物可分为抑制胃酸分泌的药物和保护胃黏膜的药物两大类,主要起缓解症状和促进溃疡愈合的作用,常与根除幽门螺杆菌治疗配合使用。现就这些药物的作用机制及临床应用分别简述如下。

1.抑制胃酸药物

溃疡的愈合与抑酸治疗的强度和时间成正比。抗酸药具中和胃酸作用,可迅速缓解疼痛症状,但一般剂量难以促进溃疡愈合,故目前多作为加强止痛的辅助治疗。H_2受体拮抗剂（H_2RA）可抑制基础及刺激的胃酸分泌,以前一作用为主,而后一作用不如PPI充分。使用推荐剂量各种H_2RA溃疡愈合率相近,不良反应发生率均低。西咪替丁可通过血-脑屏障,偶有精神异常不良反应;与雄激素受体结合而影响性功能;经肝细胞色素P_{450}代谢而延长华法林、苯妥英钠、茶碱等药物的肝内代谢。雷尼替丁、法莫替丁和尼扎替丁上述不良反应较少。已证明H_2RA全天剂量于睡前顿服的疗效与每天2次分服相仿。由于该类药物价格较PPI便宜,临床上特别适用于根除幽门螺杆菌疗程完成后的后续治疗及某些情况下预防溃疡复发的长程维持治疗。质子泵抑制剂（PPI）作用于壁细胞胃酸分泌终末步骤中的关键酶H^+-K^+-ATP酶,使其不可逆失活,因此抑酸作用比H_2RA更强且作用持久。与H_2RA相比,PPI促进溃疡愈合的速度较快、溃疡愈合率较高,因此特别适用于难治性溃疡或NSAIDs溃疡患者不能停用NSAIDs时的治疗。对根除幽门螺杆菌治疗,PPI与抗生素的协同作用较H_2RA好,因此是根除幽门螺杆菌治疗方案中最常用的基础药物。使用推荐剂量的各种PPI,对消化性溃疡的疗效相仿,不良反应均少。

2.保护胃黏膜药物

硫糖铝和胶体铋目前已少用作治疗消化性溃疡的一线药物。枸橼酸铋钾（胶体次枸橼酸铋）因兼有较强抑制幽门螺杆菌作用,可作为根除幽门螺杆菌联合治疗方案的组分,但要注意此药不能长期服用,因会过量蓄积而引起神经毒性。米索前列醇具有抑制胃酸分泌、增加胃十二指肠黏膜的黏液及碳酸氢盐分泌和增加黏膜血流等作用,主要用于NSAIDs溃疡的预防,腹泻是常见不良反应,因会引起子宫收缩,故孕妇忌服。

（三）根除幽门螺杆菌治疗

对幽门螺杆菌感染引起的消化性溃疡,根除幽门螺杆菌不但可促进溃疡愈合,而且可预防溃疡复发,从而彻底治愈溃疡。因此,凡有幽门螺杆菌感染的消化性溃疡,无论初发或复发、活动或静止、有无并发症,均应予以根除幽门螺杆菌治疗。

1.根除幽门螺杆菌的治疗方案

已证明在体内具有杀灭幽门螺杆菌作用的抗生素有克拉霉素、阿莫西林、甲硝唑（或替硝唑）、四环素、呋喃唑酮、某些喹诺酮类如左氧氟沙星等。PPI 及胶体铋体内能抑制幽门螺杆菌，与上述抗生素有协同杀菌作用。目前尚无单一药物可有效根除幽门螺杆菌，因此必须联合用药。应选择幽门螺杆菌根除率高的治疗方案力求一次根除成功。研究证明以 PPI 或胶体铋为基础加上两种抗生素的三联治疗方案有较高根除率。这些方案中，以 PPI 为基础的方案所含 PPI 能通过抑制胃酸分泌提高口服抗生素的抗菌活性从而提高根除率，再者 PPI 本身具有快速缓解症状和促进溃疡愈合作用，因此是临床中最常用的方案。而其中，又以 PPI 加克拉霉素再加阿莫西林或甲硝唑的方案根除率最高。幽门螺杆菌根除失败的主要原因是患者的服药依从性问题和幽门螺杆菌对治疗方案中抗生素的耐药性。因此，在选择治疗方案时要了解所在地区的耐药情况，近年世界不少国家和我国一些地区幽门螺杆菌对甲硝唑和克拉霉素的耐药率在增加，应引起注意。呋喃唑酮（200 mg/d，分 2 次）耐药性少见、价廉，国内报道用呋喃唑酮代替克拉霉素或甲硝唑的三联疗法也可取得较高的根除率，但要注意呋喃唑酮引起的周围神经炎和溶血性贫血等不良反应。治疗失败后地再治疗比较困难，可换用另外两种抗生素（阿莫西林原发和继发耐药均极少见，可以不换）如 PPI 加左氧氟沙星（500 mg/d，每天1 次）和阿莫西林，或采用 PPI 和胶体铋合用再加四环素（1 500 mg/d，每天 2 次）和甲硝唑的四联疗法。

2.根除幽门螺杆菌治疗结束后的抗溃疡治疗

在根除幽门螺杆菌疗程结束后，继续给予一个常规疗程的抗溃疡治疗（如 DU 患者予 PPI 常规剂量，每天 1 次，总疗程 2～4 周，或 H_2RA 常规剂量、疗程 4～6 周；GU 患者 PPI 常规剂量、每天1 次、总疗程4～6周，或 H_2RA 常规剂量、疗程 6～8 周）是最理想的。这在有并发症或溃疡面积大的患者尤为必要，但对无并发症且根除治疗结束时症状已得到完全缓解者，也可考虑停药以节省药物费用。

3.根除幽门螺杆菌治疗后复查

治疗后应常规复查幽门螺杆菌是否已被根除，复查应在根除幽门螺杆菌治疗结束至少 4 周后进行，且在检查前停用 PPI 或铋剂 2 周，否则会出现假阴性。可采用非侵入性的^{13}C或^{14}C尿素呼气试验，也可通过胃镜在检查溃疡是否愈合的同时取活检做尿素酶和（或）组织学检查。对未排除胃恶性溃疡或有并发症的消化性溃疡应常规进行胃镜复查。

（四）NSAIDs 溃疡的治疗、复发预防及初始预防

对服用 NSAIDs 后出现的溃疡，如情况允许应立即停用 NSAIDs，如病情不允许可换用对黏膜损伤少的 NSAIDs 如特异性 COX-2 抑制剂（如塞来昔布）。对停用 NSAIDs 者，可予常规剂量常规疗程的 H_2RA 或 PPI 治疗；对不能停用 NSAIDs 者，应选用 PPI 治疗（H_2RA 疗效差）。因幽门螺杆菌和 NSAIDs 是引起溃疡的两个独立因素，因此应同时检测幽门螺杆菌，如有幽门螺杆菌感染应同时根除幽门螺杆菌。溃疡愈合后，如不能停用 NSAIDs，无论幽门螺杆菌阳性还是阴性都必须继续 PPI 或米索前列醇长程维持治疗以预防溃疡复发。对初始使用 NSAIDs 的患者是否应常规给药预防溃疡的发生仍有争论。已明确的是，对于发生 NSAIDs 溃疡并发症的高危患者，如既往有溃疡病史、高龄、同时应用抗凝血药（包括低剂量的阿司匹林）或糖皮质激素者，应常规予抗溃疡药物预防，目前认为 PPI 或米索前列醇预防效果较好。

（五）溃疡复发的预防

有效根除幽门螺杆菌及彻底停服 NSAIDs，可消除消化性溃疡的两大常见病因，因而能大大减少溃疡复发。对溃疡复发同时伴有幽门螺杆菌感染复发（再感染或复燃）者，可予根除幽门螺杆菌再治疗。下列情况则需用长程维持治疗来预防溃疡复发：①不能停用 NSAIDs 的溃疡患者,无论幽门螺杆菌阳性还是阴性(如前述);②幽门螺杆菌相关溃疡,幽门螺杆菌感染未能被根除;③幽门螺杆菌阴性的溃疡(非幽门螺杆菌、非 NSAIDs 溃疡);④幽门螺杆菌相关溃疡,幽门螺杆菌虽已被根除,但曾有严重并发症的高龄或有严重伴随病患者。长程维持治疗一般以 H_2RA 或 PPI 常规剂量的半量维持,而 NSAIDs 溃疡复发的预防多用 PPI 或米索前列醇,已如前述。

(六)外科手术指征

由于内科治疗的进展,目前外科手术主要限于少数有并发症者,包括以下几种:①大量出血经内科治疗无效;②急性穿孔;③瘢痕性幽门梗阻;④胃溃疡癌变;⑤严格内科治疗无效的顽固性溃疡。

十、预后

由于内科有效治疗的发展,预后远较过去为佳,病死率显著下降。死亡主要见于高龄患者,死亡的主要原因是并发症,特别是大出血和急性穿孔。

(裴瑞芝)

第二节 胃食管反流病

一、概述

胃食管反流病(GERD)是指胃内容物反流入食管,引起不适症状和(或)并发症的一种疾病。如酸(碱)反流导致的食管黏膜破损称为反流性食管炎(RE)。常见症状有胸骨后疼痛或烧灼感、反酸、胃灼热、恶心、呕吐、咽下困难,甚至吐血等。

本病经常和慢性胃炎,消化性溃疡或食管裂孔疝等病并存,但也可单独存在。广义上讲,凡能引起胃食管反流的情况,如进行性系统性硬化症、妊娠呕吐及任何原因引起的呕吐,或长期放置胃管、三腔管等,均可导致胃食管反流,引起继发性反流性食管炎。长期反复不愈的食管炎可致食管瘢痕形成、食管狭窄,或裂孔疝、慢性局限性穿透性溃疡,甚至发生癌变。

中国胃食管反流病共识意见中提出 GERD 可分为非糜烂性反流病(NERD)、糜烂性食管炎(EE)和 Barrett 食管(BE)三种类型,也可称为 GERD 相关疾病。有人认为 GERD 的三种类型相对独立,相互之间不转化或很少转化,但有些学者则认为这三者之间可能有一定相关性。①NERD 是指存在反流相关的不适症状,但内镜下未见 BE 和食管黏膜破损。②EE 是指内镜下可见食管远端黏膜破损。③BE 是指食管远端的鳞状上皮被柱状上皮所取代。

在 GERD 的三种疾病形式中,NERD 最为常见,EE 可合并食管狭窄、溃疡和消化道出血,BE 有可能发展为食管腺癌。这三种疾病形式之间相互关联和进展的关系需作进一步研究。

蒙特利尔共识意见对 GERD 进行了分类,将 GERD 的表现分为食管综合征和食管外综合征,食管外综合征再分为明确相关和可能相关。食管综合征包括以下两种:①症状综合征:典型反流综合征,反流性胸痛综合征。②伴食管破损的综合征:反流性食管炎,反流性食管狭窄,Barrett 食管,食管腺癌。食管外综合征包括以下两种:①明确相关的:反流性咳嗽综合征,反流性喉炎综合征,反流性哮喘综合征,反流性牙侵蚀综合征。②可能相关的:咽炎,鼻窦炎,特发性肺纤维化,复发性中耳炎。广泛使用 GERD 蒙特利尔定义中公认的名词将会使 GERD 的研究更加全球化。

在正常情况下,食管下端与胃交界线上 3~5 cm,有一高压带(LES)构成一个压力屏障,能防止胃内容物反流入食管。当食管下端括约肌关闭不全时,或食管黏膜防御功能破坏时,不能防止胃十二指肠内容物反流到食管,以致胃酸、胃蛋白酶、胆盐和胰酶等损伤食管黏膜,均可促使发生胃食管反流病。其中尤以 LES 功能失调引起的反流性食管炎为主要机制。

二、诊断

(一)临床表现

本病初起,可不出现症状,但有胃食管明显反流者,常出现下列自觉症状。

1.胸骨后烧灼感或疼痛

此为最早最常见的症状,表现为在胸骨后感到烧灼样不适,并向胸骨上切迹、肩胛部或颈部放射,在餐后 1 小时躺卧或增高腹压时出现,严重者可使患者于夜间醒来,口服抗酸剂后迅速缓解,但一部分长期有反流症状的患者,也可伴有挤压性疼痛,与体位或进食无关,抗酸剂不能使之缓解,进酸性或热性液体时,则反使疼痛加重。

但胃灼热也可在食管运动障碍或心、胆囊及胃十二指肠疾病中出现,确诊仍有赖于其他客观检查。

2.胃食管反流

胃食管反流表现为酸性或苦味液体反流到口腔,偶尔有食物从胃反流到口内,若严重者夜间出现反酸,可将液体或食物吸入肺内,引起阵发性咳嗽、呼吸困难及非季节性哮喘等。

3.咽下困难

初期多因炎症而有咽下轻度疼痛和阻塞不顺之感觉,进而食管痉挛,多有间歇性咽下梗阻,后期食管狭窄则咽下困难,甚至有进食后不能咽下的间断反吐现象,严重患者可呈间歇性咽下困难,伴有咽下疼痛,此时,不一定有食管狭窄,可能为食管远端的运动功能障碍,继发食管痉挛所致。慢性患者由于持续的咽下困难,饮食减少,摄取营养不足,体重明显下降。

4.出血

严重的活动性炎症,由于黏膜糜烂出血,可出现大便隐血阳性,或吐出物带血,或引起轻度缺铁性贫血,饮酒后,出血更重。

5.消化道外症状

Delahuntg 综合征即发生慢性咽炎,慢性声带炎和气管炎等综合征。这是由于胃食管的经常性反流,对咽部和声带产生损伤性炎症,引起咽部灼酸苦辣感觉;还可以并发 Zenker 憩室和"唇烧灼"综合征,即发生口腔黏膜糜烂和舌、唇、口腔的烧灼感;反流性食管炎还可导致反复发作的咳嗽、哮喘、夜间呼吸暂停、心绞痛样胸痛。

反流性食管炎出现症状的轻重,与反流量,伴发裂孔疝的大小及内镜所见的组织病变程度均无明显的正相关,而与反流物质和食管黏膜接触时间有密切关系。症状严重者,反流时食管 pH 在 4.0 以下,而且酸清除时间明显延长。

(二)辅助检查

1.上消化道内镜检查

上消化道内镜检查有助于确定有无反流性食管炎及有无并发症,如食管裂孔疝、食管炎性狭窄、食管癌等,结合病理活检有利于明确病变性质。但内镜下的食管炎不一定均有反流所致,还有其他病因如吞服药物、真菌感染、腐蚀剂等,需除外。一般来说,远端食管炎常常由反流引起。

2.钡餐检查

反流性食管炎患者的食管钡餐检查可显示下段食管黏膜皱襞增粗、不光滑,可见浅龛影或伴有狭窄等,食管蠕动可减弱。有时可显示食管裂孔疝,表现为贲门增宽,胃黏膜疝入食管内,尤其在头低位时,钡剂可向食管反流。卧位时如吞咽小剂量的硫酸钡,则显示多数 GERD 患者的食管体部和 LES 排钡延缓。一般来说,此项检查阳性率不高,有时难以判断病变性质。

3.食管 pH 监测

24 小时食管 pH 监测能详细显示酸反流、昼夜酸反流规律、酸反流与症状的关系及患者对治疗的反应,使治疗个体化。其对 EE 的阳性率＞80％,对 NERD 的阳性率为 50％～75％。此项检查虽能显示过多的酸反流,也是迄今为止公认的金标准,但也有假阴性。

4.食管测压

食管测压能显示 LESP 低下,一过性 LES 松弛情况。尤其是松弛后蠕动压低及食管蠕动收缩波幅低下或消失,这些正是胃食管反流的运动病理基础。在 GERD 的诊断中,食管测压除帮助食管 pH 电极定位、术前评估食管功能和预测手术外,还能预测抗反流治疗的疗效和是否需长期维持治疗。

5.食管胆汁反流监测

其方法是将光纤导管的探头放置 LES 上缘之上 5 cm 处,以分光光度法监测食管反流物内的胆红素含量,并将结果输回光电子系统。胆汁是十二指肠内容物的重要成分。其中含有的胆红素是胆汁中的主要的色素成分,在 453 nm 处有特殊的吸收高峰,可间接表明食管暴露于十二指肠内容物的情况。此项检查虽能间接反映十二指肠胃食管的反流情况,但有其局限性,一是胆红素不是唯一的有害物质,二是反流物中的黏液、食物颗粒、血红蛋白等的影响可出现假阳性的结果。

6.其他

对食管黏膜超微结构的研究可了解反流存在的病理生理学基础;无线食管 pH 测定可提供更长时间的酸反流检测;腔内阻抗技术的应用可监测所有反流事件,明确反流物的性质(气体、液体或气体液体混合物),与食管 pH 监测联合应用可明确反流物为酸性或非酸性及反流物与反流症状的关系。

三、临床诊断

(一)GERD 诊断

1.临床诊断

(1)有典型的胃灼热和反流症状,且无幽门梗阻或消化道梗阻的证据,临床上可考虑为 GERD。

(2)有食管外症状,又有反流症状,可考虑是反流相关或可能相关的食管外症状,如反流相关的咳嗽、哮喘。

(3)如仅有食管外症状,但无典型的胃灼热和反流症状,尚不能诊断为 GERD。宜进一步了解食管外症状发生的时间、与进餐和体位的关系及其他诱因。需注意有无重叠症状(如同时有 GERD 和肠易激综合征或功能性消化不良)、焦虑、抑郁状态、睡眠障碍等。

2.上消化道内镜检查

由于我国是胃癌、食管癌的高发国家,内镜检查已广泛开展,因此,对于拟诊患者一般先进行内镜检查,特别是症状发生频繁、程度严重,伴有报警征象,或有肿瘤家族史,或患者很希望内镜检查时。上消化道内镜检查有助于确定有无反流性食管炎及有无并发症,如食管裂孔疝、食管炎性狭窄及食管癌等;有助于 NERD 的诊断;先行内镜检查比先行诊断性治疗,能够有效地缩短诊断时间。对食管黏膜破损者,可按洛杉矶会议提出的分级标准,将内镜下食管病变严重程度分为 A～D 级。①A 级:食管黏膜有一个或几个＜5 mm 的黏膜损伤。②B 级:同 A 级外,连续病变黏膜损伤＞5 mm。③C 级:非环形的超过两个皱襞以上的黏膜融合性损伤(范围＜75％食管周径)。④D 级:广泛黏膜损伤,病灶融合,损伤范围＞75％食管周径或全周性损伤。

3.诊断性治疗

对拟诊患者或疑有反流相关食管外症状的患者,尤其是上消化道内镜检查阴性时,可采用诊断性治疗。

质子泵抑制剂(PPI)诊断性治疗(PPI 试验)已被证实是行之有效的方法。建议服用标准剂量 PPI 一天 2 次,疗程为 1～2 周。服药后如症状明显改善,则支持酸相关 GERD 的诊断;如症状改善不明显,则可能有酸以外的因素参与或不支持诊断。

PPI 试验不仅有助于诊断 GERD,同时还启动了治疗。其本质在于 PPI 阳性与否充分强调了症状与酸之间的关系,是反流相关的检查。PPI 阴性有以下几种可能:①抑酸不充分;②存在酸以外因素诱发的症状;③症状不是反流引起的。

PPI 试验具有方便、可行、无创和敏感性高的优点,缺点是特异性较低。

(二)NERD 诊断

1.临床诊断

NERD 主要依赖症状学特点进行诊断,典型的症状为胃灼热和反流。患者以胃灼热症状为主诉时,如能排除可能引起胃灼热症状的其他疾病且内镜检查未见食管黏膜破损,可做出 NERD 的诊断。

2.相关检查

内镜检查对 NERD 的诊断价值在于可排除 EE 或 BE 及其他上消化道疾病,如溃疡或胃癌。

3.诊断性治疗

PPI 试验是目前临床诊断 NERD 最为实用的方法。PPI 治疗后,胃灼热等典型反流症状消失或明显缓解提示症状与酸反流相关,如内镜检查无食管黏膜破损的证据,临床可诊断为 NERD。

(三)BE 诊断

1.临床诊断

BE 本身通常不引起症状,临床主要表现为 GERD 的症状,如胃灼热、反流、胸骨后疼痛、吞咽困难等。但约 25％的患者无 GERD 症状,因此在筛选 BE 时不应仅局限于有反流相关症状的人群,行常规胃镜检查时,对无反流症状的患者也应注意有无 BE 存在。

2.内镜诊断

BE 的诊断主要根据内镜检查和食管黏膜活检结果。如内镜检查发现食管远端有明显的柱状上皮化生并得到病理学检查证实时,即可诊断为 BE。按内镜下表现分型如下。①全周型:红色黏膜向食管延伸,累及全周,与胃黏膜无明显界限,游离缘距 LES 在 3 cm 以上。②岛型:齿状线 1 cm 以上出现斑片状红色黏膜。③舌型：与齿状线相连，伸向食管呈火舌状。

按柱状上皮化生长度分为以下 2 种：①长段 BE。上皮化生累及食管全周，且长度≥3 cm。②短段 BE。柱状上皮化生未累及食管全周，或虽累及全周，但长度<3 cm。

内镜表现：①SCJ 内镜标志，食管鳞状上皮表现为淡粉色光滑上皮，胃柱状上皮表现为橘红色，鳞、柱状上皮交界处构成的齿状 Z 线，即为 SCJ。②EGJ 内镜标志，管状食管与囊状胃的交界处，其内镜下定位的标志为最小充气状态下胃黏膜皱襞的近侧缘和（或）食管下端纵行栅栏样血管末梢。③明确区分 SCJ 及 EGJ，这对于识别 BE 十分重要，因为在解剖学上 EGJ 与内镜观察到的 SCJ 并不一致，且反流性食管炎黏膜在外观上可与 BE 混淆，所以确诊 BE 需病理活检证实。④BE 内镜下典型表现，EGJ 近端出现橘红色柱状上皮，即 SCJ 与 EGJ 分离。BE 的长度测量应从 EGJ 开始向上至 SCJ。内镜下亚甲蓝染色有助于对灶状肠化生的定位，并能指导活检。

3.病理学诊断

（1）活检取材：推荐使用四象限活检法，即常规从 EGJ 开始向上以 2 cm 的间隔分别在 4 个象限取活检；对疑有 BE 癌变者应向上每隔 1 cm 在 4 个象限取活检对有溃疡、糜烂、斑块、小结节狭窄和其他腔内异常者，均应取活检行病理学检查。

（2）组织分型：①贲门腺型，与贲门上皮相似，有胃小凹和黏液腺，但无主细胞和壁细胞。②胃底腺型，与胃底上皮相似，可见主细胞和壁细胞，但 BE 上皮萎缩较明显，腺体较少且短小，此型多分布于 BE 远端近贲门处。③特殊肠化生型，又称Ⅲ型肠化生或不完全小肠化生型，分布于鳞状细胞和柱状细胞交界处，化生的柱状上皮中可见杯状细胞为其特征性改变。

（3）BE 的异型增生：①低度异型增生（LGD），由较多小而圆的腺管组成，腺上皮细胞拉长，细胞核染色质浓染，核呈假复层排列，黏液分泌很少或不分泌，增生的细胞可扩展至黏膜表面。②高度异型增生（HGD），腺管形态不规则，呈分支或折叠状，有些区域失去极性。与 LGD 相比，HGD 细胞核更大、形态不规则且呈簇状排列，核膜增厚，核仁呈明显双嗜性，间质无浸润。

四、鉴别诊断

（一）反流性食管炎

两病可合并存在，在临床上，两者均可出现反流性症状，如胃灼热感、反酸、咽下困难及出血等。也可因腹压或胃内压增高而加重症状。但反流性食管炎症状仅限于胃食管反流现象。而食管裂孔疝不但影响食管，也侵及附近神经，甚至影响心肺功能，故其反流症状较重，胸骨后可出现明显疼痛，也可出现咽部异物感和阵发性心律不齐。而在诊断上，食管裂孔疝主要依靠 X 线钡餐，而反流性食管炎主要依靠内镜。

（二）食管贲门黏膜撕裂综合征

前者最典型的病史是先有干呕或呕吐正常胃内容物一次或多次，随后呕吐新鲜血液，诊断主要靠内镜。由于浅表的撕裂病损，在出血后 48～72 小时多数已愈合，因此应及时做内镜检查。

（三）食管贲门失弛缓症

这是一种食管的神经肌肉功能障碍性疾病，也可出现如反流性食管炎样的食物反流、吞咽困难及胸骨后疼痛等症状。但本症多见于 20～40 岁的年轻患者，发病常与情绪波动及冷饮有关。X 线钡餐检查，可见鸟嘴状及钡液平面等特征性改变。食管压力测定可观察到食管下端 2/3 无蠕动，吞咽时 LES 压力比静止压升高 1.3 kPa，并松弛不完全，必要时可做内镜检查，以排除其他疾病。

(四)弥漫性食管痉挛

弥漫性食管痉挛也可伴有吞咽困难和胸骨后疼痛,是一种食管下端 2/3 无蠕动而又强烈收缩的疾病,一般不常见,可发生在任何年龄。食管钡餐检查可见"螺旋状食管",即食管收缩时食管外观呈锯齿状。食管测压试验可观察到反复非蠕动性高幅度持久的食管收缩。

(五)食管癌

食管癌以进行性咽下困难为典型症状,出现胃灼热和反酸的症状较少,但若由于癌瘤的糜烂及溃疡形成或伴有食管炎症,也可见到胸骨后烧灼痛,一般进行食管 X 线钡餐检查,或食管镜检查,不难与反流性食管炎做出鉴别。

五、并发症

(一)食管并发症

1.反流性食管炎

反流性食管炎是内镜下可见远段食管黏膜的破损,甚至出现溃疡,是胃食管反流病食管损伤的最常见后果和表现。

2.Barrett 食管

Barrett 食管多发生于鳞状上皮与柱状上皮交界处。蒙特利尔定义认为,当内镜疑似食管化生活检发现柱状上皮时,应诊断为 Barrett 食管,并具体说明是否存在肠型化生。

3.食管狭窄和出血

反流性食管狭窄是严重反流性疾病的结果。长期食管炎症由于瘢痕形成而致食管狭窄,表现为吞咽困难,反胃和胸骨后疼痛,狭窄多发生于食管下段。GERD 引起的出血罕见,主要见于食管溃疡者。

4.食管腺癌

蒙特利尔共识意见明确指出食管腺癌是 GERD 的并发症,食管腺癌的危险性与胃灼热的频率和时间成正比,慢性 GERD 症状增加食管腺癌的危险性。长节段 Barrett 食管伴化生是食管腺癌最重要的、明确的危险因素。

(二)食管外并发症

反流性食管炎由于反流的胃液侵袭咽部、声带和气管,引起慢性咽炎、声带炎和气管炎,甚至吸入性肺炎。

六、治疗

参照"中国胃食管反流病治疗共识意见"进行治疗。

(一)改变生活方式

抬高床头、睡前 3 小时不再进食、避免高脂肪食物、戒烟酒、减少摄入可以降低食管下段括约肌(LES)压力的食物(如巧克力、薄荷、咖啡、洋葱、大蒜等)。减轻体质量可减少 GERD 患者反流症状。

(二)抑制胃酸分泌

抑制胃酸的药物包括 H_2 受体拮抗剂(H_2RA)和质子泵抑制剂(PPI)等。

1.初始治疗的目的是尽快缓解症状,治愈食管炎

(1)H_2RA 仅适用于轻至中度 GERD 治疗。H_2RA(西咪替丁、雷尼替丁、法莫替丁等)治疗

反流性 GERD 的食管炎愈合率为 50%～60%,胃灼热症状缓解率为 50%。

(2)PPI 是 GERD 治疗中最常用的药物,伴有食管炎的 GERD 治疗首选。临床奥美拉唑、兰索拉唑、泮托拉唑、雷贝拉唑和埃索美拉唑可供选用。在标准剂量下,新一代 PPI 具有更强的抑酸作用。

PPI 治疗糜烂性食管炎的内镜下 4 周、8 周愈合率分别为 80% 和 90%,PPI 推荐采用标准剂量,疗程 8 周。部分患者症状控制不满意时可加大剂量或换一种 PPI。

(3)非糜烂性反流病(NERD)治疗的主要药物是 PPI。由于 NERD 发病机制复杂,PPI 对其症状疗效不如糜烂性食管炎,但 PPI 是治疗 NERD 的主要药物,治疗的疗程应不少于 8 周。

2.维持治疗是巩固疗效、预防复发的重要措施

GERD 是一种慢性疾病,停药后半年的食管炎与症状复发率分别为 80% 和 90%,故经初始治疗后,为控制症状、预防并发症,通常需采取维持治疗。

目前维持治疗的方法有 3 种:维持原剂量或减量、间歇用药、按需治疗。采取哪一种维持治疗方法,主要根据患者症状及食管炎分级来选择药物与剂量,通常严重的糜烂性食管炎(LAC-D级)需足量维持治疗,NERD 可采用按需治疗。H_2RA 长期使用会产生耐受性,一般不适合作为长期维持治疗的药物。

(1)原剂量或减量维持:维持原剂量或减量使用 PPI,每天 1 次,长期使用以维持症状持久缓解,预防食管炎复发。

(2)间歇治疗:PPI 剂量不变,但延长用药周期,最常用的是隔天疗法。3 天 1 次或周末疗法因间隔太长,不符合 PPI 的药代动力学,抑酸效果较差,不提倡使用。在维持治疗过程中,若症状出现反复,应增至足量 PPI 维持。

(3)按需治疗:按需治疗仅在出现症状时用药,症状缓解后即停药。按需治疗建议在医师指导下,由患者自己控制用药,没有固定的治疗时间,治疗费用低于维持治疗。

3.Barrett 食管治疗

虽有文献报道 PPI 能延缓 BE 的进程,尚无足够的循证依据证实其能逆转 Barrett 食管。Barrett 食管伴有糜烂性食管炎及反流症状者,采用大剂量 PPI 治疗,并长期维持治疗。

4.控制夜间酸突破(NAB)

NAB 指在每天早、晚餐前服用 PPI 治疗的情况下,夜间胃内 pH<4 持续时间>1 小时。控制 NAB 是治疗 GERD 的措施之一。治疗方法包括调整 PPI 用量、睡前加用 H_2RA、应用血浆半衰期更长的 PPI 等。

(三)对 GERD 可选择性使用促动力药物

在 GERD 的治疗中,抑酸药物治疗效果不佳时,考虑联合应用促动力药物,特别是对于伴有胃排空延迟的患者。

(四)手术与内镜治疗应综合考虑,慎重决定

GERD 手术与内镜治疗的目的是增强 LES 抗反流作用,缓解症状,减少抑酸剂的使用,提高患者的生活质量。

BE 伴高度不典型增生、食管严重狭窄等并发症,可考虑内镜或手术治疗。

(陈延磊)

第三节　慢　性　胃　炎

慢性胃炎是由各种病因引起的胃黏膜慢性炎症。根据新悉尼胃炎系统和我国颁布的《中国慢性胃炎共识意见》标准,由内镜及病理组织学变化,将慢性胃炎分为非萎缩性(浅表性)胃炎及萎缩性胃炎两大基本类型和一些特殊类型胃炎。

一、流行病学

幽门螺杆菌(Hp)感染为慢性非萎缩性胃炎的主要病因。大致上说来,慢性非萎缩性胃炎发病率与 Hp 感染情况相平行,慢性非萎缩性胃炎流行情况因不同国家、不同地区 Hp 感染情况而异。一般 Hp 感染率发展中国家高于发达国家,感染率随年龄增加而升高。我国属 Hp 高感染率国家,估计人群中 Hp 感染率为 $40\%\sim70\%$。慢性萎缩性胃炎是原因不明的慢性胃炎,在我国是一种常见病、多发病,在慢性胃炎中占 $10\%\sim20\%$。

二、病因

(一)慢性非萎缩性胃炎的常见病因

1.Hp 感染

Hp 感染是慢性非萎缩性胃炎最主要的病因,两者的关系符合 Koch 提出的确定病原体为感染性疾病病因的 4 项基本要求,即该病原体存在于该病的患者中,病原体的分布与体内病变分布一致,清除病原体后疾病可好转,在动物模型中该病原体可诱发与人相似的疾病。

研究表明,$80\%\sim95\%$ 的慢性活动性胃炎患者胃黏膜中有 Hp 感染,$5\%\sim20\%$ 的 Hp 阴性率反映了慢性胃炎病因的多样性;Hp 相关胃炎者,Hp 胃内分布与炎症分布一致;根除 Hp 可使胃黏膜炎症消退,一般中性粒细胞消退较快,但淋巴细胞、浆细胞消退需要较长时间;志愿者和动物模型中已证实 Hp 感染可引起胃炎。

Hp 感染引起的慢性非萎缩性胃炎中,胃窦为主全胃炎患者胃酸分泌可增加,十二指肠溃疡发生的危险度较高;而胃体为主全胃炎患者胃溃疡和胃癌发生的危险性增加。

2.胆汁和其他碱性肠液反流

幽门括约肌功能不全时含胆汁和胰液的十二指肠液反流入胃,可削弱胃黏膜屏障功能,使胃黏膜遭到消化液的刺激作用,产生炎症、糜烂、出血和上皮化生等病变。

3.其他外源性因素

酗酒、服用 NSAIDs 等药物、某些刺激性食物等均可反复损伤胃黏膜。这类因素均可各自或与 Hp 感染协同作用而引起或加重胃黏膜慢性炎症。

(二)慢性萎缩性胃炎的主要病因

Strickland 将慢性萎缩性胃炎分为 A、B 两型,A 型是胃体弥漫性萎缩,导致胃酸分泌下降,影响维生素 B_{12} 及内因子的吸收,因此常合并恶性贫血,与自身免疫有关;B 型在胃窦部,少数人可发展成胃癌,与幽门螺杆菌、化学损伤(胆汁反流、非皮质激素消炎药、吸烟、酗酒等)有关,在我国,80% 以上的属于第二类。

胃内攻击因子与防御修复因子失衡是慢性萎缩性胃炎发生的根本原因。具体病因与慢性非萎缩性胃炎相似。其包括 Hp 感染；长期饮浓茶、烈酒、咖啡，食用过热、过冷、过于粗糙的食物，可导致胃黏膜的反复损伤；长期大量服用非甾体抗炎药如阿司匹林、吲哚美辛等可抑制胃黏膜前列腺素的合成，破坏黏膜屏障；烟草中的尼古丁不仅影响胃黏膜的血液循环，还可导致幽门括约肌功能紊乱，造成胆汁反流；各种原因的胆汁反流均可破坏黏膜屏障造成胃黏膜慢性炎症改变。比较特殊的是壁细胞抗原和抗体结合形成免疫复合体在补体参与下，破坏壁细胞；胃黏膜营养因子（如胃泌素、表皮生长因子等）缺乏；心力衰竭、动脉粥样硬化、肝硬化合并门脉高压、糖尿病、甲状腺病、慢性肾上腺皮质功能减退、尿毒症、干燥综合征、胃血流量不足及精神因素等均可导致胃黏膜萎缩。

三、病理生理学和病理学

（一）病理生理学

1.Hp 感染

Hp 感染途径为粪-口或口-口途径，其外壁靠黏附素而紧贴胃上皮细胞。

Hp 感染的持续存在，致使腺体破坏，最终发展成为萎缩性胃炎。而感染 Hp 后胃炎的严重程度则除了与细菌本身有关外，还决定与患者机体情况和外界环境。如带有空泡毒素（VacA）和细胞毒相关基因（CagA）者，胃黏膜损伤明显较重。患者的免疫应答反应强弱、胃酸的分泌情况、血型、民族和年龄差异等也影响胃黏膜炎症程度。此外，患者饮食情况也有一定作用。

2.自身免疫机制

研究早已证明，以胃体萎缩为主的 A 型萎缩性胃炎患者血清中，存在壁细胞抗体（PCA）和内因子抗体（IFA）。前者的抗原是壁细胞分泌小管微绒毛膜上的质子泵 H^+-K^+-ATP 酶，它破坏壁细胞而使胃酸分泌减少。而 IFA 则对抗内因子（壁细胞分泌的一种糖蛋白），使食物中的维生素 B_{12} 无法与后者结合被末端回肠吸收，最后引起维生素 B_{12} 吸收不良，甚至导致恶性贫血。IFA 具有特异性，几乎仅见于胃萎缩伴恶性贫血者。

造成胃酸和内因子分泌减少或丧失，恶性贫血是 A 型萎缩性胃炎的终末阶段，是自身免疫性胃炎最严重的标志。当泌酸腺完全萎缩时称为胃萎缩。

另外，近年发现 Hp 感染者中也存在着自身免疫反应，其血清抗体能与宿主胃黏膜上皮及黏液起交叉反应，如菌体 LewisX 和 LewisY 抗原。

3.外源性损伤因素破坏胃黏膜屏障

碱性十二指肠液反流等，可减弱胃黏膜屏障功能。致使胃腔内 H^+ 通过损害的屏障，反弥散入胃黏膜内，使炎症不易消散。长期慢性炎症，又加重屏障功能的减退，如此恶性循环使慢性胃炎久治不愈。

4.生理因素和胃黏膜营养因子缺乏

萎缩性变化和肠化生等皆与衰老相关，而炎症细胞浸润程度与年龄关系不大。这主要是老龄者的退行性变-胃黏膜小血管扭曲，小动脉壁玻璃样变性，管腔狭窄导致黏膜营养不良、分泌功能下降引起的。

新近研究证明，某些胃黏膜营养因子（胃泌素、表皮生长因子等）缺乏或胃黏膜感觉神经终器对这些因子不敏感可引起胃黏膜萎缩。如手术后残胃炎原因之一是 G 细胞数量减少，而引起胃泌素营养作用减弱。

5.遗传因素

萎缩性胃炎、维生素 B_{12} 吸收不良的患病率和 PCA、IFA 的阳性率很高,提示可能有遗传因素的影响。

(二)病理学

慢性胃炎病理变化是由胃黏膜损伤和修复过程所引起。病理组织学的描述包括活动性慢性炎症、萎缩和化生及异型增生等。此外,在慢性炎症过程中,胃黏膜也有反应性增生变化,如胃小凹上皮形成、黏膜肌增厚、淋巴滤泡形成、纤维组织和腺管增生等。

近年来对于慢性胃炎尤其是慢性萎缩性胃炎的病理组织学,有不少新的进展。以下结合中华医学会消化病学分会的"全国第二届慢性胃炎共识会议"中制订的慢性胃炎诊治的共识意见,论述以下关键进展问题。

1.萎缩的定义

新悉尼系统把萎缩定义为"腺体的丧失",这是模糊而易产生歧义的定义,反映了当时肠化是否属于萎缩,病理学家有不同认识。其后国际上一个病理学家的自由组织——萎缩联谊会进行了 3 次研讨会,并发表了对萎缩的新分类,12 位学者中有 8 位也曾是悉尼系统的执笔者,故此意见可认为是悉尼系统的补充和发展,有很高的权威性。

萎缩联谊会把萎缩新定义为"萎缩是胃固有腺体的丧失",将萎缩分为无萎缩、未确定萎缩和萎缩 3 种情况,进而将萎缩分为非化生性萎缩和化生性萎缩 2 种类型。前者特点是腺体丧失伴有黏膜固有层中的纤维化或纤维肌增生;后者是胃黏膜腺体被化生的腺体所替换。这两类萎缩的程度分级仍用最初悉尼系统标准和新悉尼系统的模拟评分图,分为 4 级,即无、轻度、中度和重度萎缩。国际的萎缩新定义对我国来说不是新的,我国学者早年就认为"肠化或假幽门腺化生不是胃固有腺体,因此尽管胃腺体数量未减少,但也属萎缩",并在"全国第一届慢性胃炎共识会议"中做了说明。

对于上述第 2 个问题,答案显然是肯定的。这是因为多灶性萎缩性胃炎的胃黏膜萎缩呈灶状分布,即使活检块数少,只要病理活检发现有萎缩,就可诊断为萎缩性胃炎。在此次全国慢性胃炎共识意见中强调,需注意取材于糜烂或溃疡边缘的组织易存在萎缩,但不能简单地视为萎缩性胃炎。此外,活检组织太浅、组织包埋方向不当等因素均可影响萎缩的判断。

"未确定萎缩"是国际新提出的观点,其认为黏膜层炎症很明显时,单核细胞密集浸润造成腺体被取代、移置或隐匿,以致难以判断这些"看来似乎丧失"的腺体是否真正丧失,此时暂先诊断为"未确定萎缩",最后诊断延期到炎症明显消退(大部分在 Hp 根除治疗 3~6 个月后),再取活检时做出。对萎缩的诊断采取了比较谨慎的态度。

目前,我国共识意见并未采用此概念。因为:①炎症明显时腺体被破坏、数量减少,在这个时候,按照病理可以诊断为萎缩,非病理不能。②一般临床希望活检后有病理结论,病理如不做诊断,会出现临床难做出诊断、对治疗效果无法评价的情况。尤其是在临床研究上,设立此诊断项会使治疗前或后失去相当一部分统计资料。慢性胃炎是个动态过程,炎症可以有两个结局:完全修复和不完全修复(纤维化和肠化),炎症明显期病理无责任预言今后趋向哪个结局。可以预料对萎缩采用的诊断标准不一,治疗有效率也不一,采用"未确定萎缩"的研究课题,因为事先去除了一部分可逆的萎缩,萎缩的可逆性就低。

2.肠化分型的临床意义与价值

用 AB-PAS 和 HID-AB 黏液染色能区分肠化亚型,然而,肠化分型的意义并未明了。传统观念认为,肠化亚型中的小肠型和完全型肠化无明显癌前病变意义,而大肠型肠化的胃癌发生危险性增高,从而引起临床的重视。支持肠化分型有意义的学者认为化生是细胞表型的一种非肿瘤性改变,通常在长期不利环境作用下出现。这种表型改变可以是干细胞内出现体细胞突变的结果,或是表现遗传修饰的变化导致后代细胞向不同方向分化的结果。胃内肠化生部位发现很多遗传改变,这些改变甚至可出现在异型增生前。他们认为肠化生中不完全型结肠型者,具有大多数遗传学改变,有发生胃癌的危险性。但近年来,越来越多的临床资料显示其预测胃癌价值有限而更强调重视肠化范围,肠化分布范围越广,其发生胃癌的危险性越高。多年来罕有从大肠型肠化随访发展成癌的报道。另外,从病理检测的实际情况看,肠化以混合型多见,大肠型肠化的检出率与活检块数有密切关系,即活检块数越多,大肠型肠化检出率越高。客观地讲,该型肠化生的遗传学改变和胃不典型增生(上皮内瘤)的改变相似。因此,对肠化分型的临床意义和价值的争论仍未有定论。

3.关于异型增生

异型增生(上皮内瘤变)是重要的胃癌癌前病变,分为轻度和重度(或低级别和高级别)两级。异型增生和上皮内瘤变是同义词,后者是世界卫生组织国际癌症研究协会推荐使用的术语。

4.萎缩和肠化发生过程是否存在不可逆转点

胃黏膜萎缩的产生主要有两种途径:一是干细胞区室和(或)腺体被破坏;二是选择性破坏特定的上皮细胞而保留干细胞。这两种途径在慢性 Hp 感染中均可发生。

萎缩与肠化的逆转报道已经不在少数,但是否所有病患均有逆转可能,是否在萎缩的发生与发展过程中存在某一不可逆转点。这一转折点是否可能为肠化生,已明确 Hp 感染可诱发慢性胃炎,经历慢性炎症→萎缩→肠化→异型增生等多个步骤最终发展至胃癌(Correa 模式)。可否通过根除 Hp 来降低胃癌发生危险性始终是近年来关注的热点。多数研究表明,根除 Hp 可防止胃黏膜萎缩和肠化的进一步发展,但萎缩、肠化是否能得到逆转尚待更多研究证实。

Mera 和 Correa 等最新报道了一项长达 12 年的大型前瞻性随机对照研究,纳入 795 例具有胃癌前病变的成人患者,随机给予他们抗 Hp 治疗和(或)抗氧化治疗。他们观察到萎缩黏膜在 Hp 根除后持续保持阴性 12 年后可以完全消退,而肠化黏膜也有逐渐消退的趋向,但可能需要随访更长时间。他们认为通过抗 Hp 治疗来进行胃癌的化学预防是可行的策略。

但是,部分学者认为在考虑萎缩的可逆性时,需区分缺失腺体的恢复和腺体内特定细胞的再生。在后一种情况下,干细胞区室被保留,去除有害因素可使壁细胞和主细胞再生,并完全恢复腺体功能。当腺体及干细胞被完全破坏后,腺体的恢复只能由周围未被破坏的腺窝单元来完成。

当萎缩伴有肠化生时,逆转机会进一步减小。如果肠化生是对不利因素的适应性反应,而且不利因素可以被确定和去除,此时肠化生有可能逆转。但是,肠化生还有很多其他原因,如胆汁反流、高盐饮食、乙醇。这意味着即使在 Hp 感染个体,感染以外的其他因素也可以引发或加速化生的发生。如果肠化生是稳定的干细胞内体细胞突变的结果,则改变黏膜的环境也许不能使肠化生逆转。

根治 Hp 后萎缩可逆和无好转的基本各占一半,主要由于萎缩诊断标准、随访时间和间隔长短、活检取材部位和数量不统一所造成。建议今后制订统一随访方案,联合各医疗单位合作研究,使能得到大量患者的统计资料。根治 Hp 可以产生某些有益效应,如消除炎症,消除活性氧所致的 DNA 损伤,缩短细胞更新周期,提高低胃酸者的泌酸量,并逐步恢复胃液维生素 C 的分泌。在预防胃癌方面,这些已被证实的结果可能比希望萎缩和肠化生逆转重要得多。

实际上,国际著名学者对有否此不可逆转点也有争论。如美国的 Correa 教授并不认同它的存在,而英国 Aberdeen 大学的 Emad Munir El-Omar 教授则强烈认为在异型增生发展至胃癌的过程中有某个节点,越过此则基本处于不可逆转阶段,但至今为止尚未明确此点的确切位置。

四、临床表现

流行病学研究表明,多数慢性非萎缩性胃炎患者无任何症状。少数患者可有上腹痛或不适、上腹胀、早饱、嗳气、恶心等非特异性消化不良症状。某些慢性萎缩性胃炎患者可有上腹部灼痛、胀痛、钝痛或胀闷且以餐后为著,食欲缺乏、恶心、嗳气、便秘或腹泻等症状。内镜检查和胃黏膜组织学检查结果与慢性胃炎患者症状的相关分析表明,患者的症状缺乏特异性,且症状的有无及严重程度与内镜所见及组织学分级并无肯定的相关性。

伴有胃黏膜糜烂者,可有少量或大量上消化道出血,长期少量出血可引起缺铁性贫血。胃体萎缩性胃炎可出现恶性贫血,常有全身衰弱、疲软、神情淡漠、隐性黄疸,消化道症状一般较少。

体征多不明显,有时上腹轻压痛,胃体胃炎严重时可有舌炎和贫血。

慢性萎缩性胃炎的临床表现不仅缺乏特异性,而且与病变程度并不完全一致。

五、辅助检查

(一)胃镜及活组织检查

1.胃镜检查

随着内镜器械的长足发展,内镜观察更加清晰。内镜下慢性非萎缩性胃炎可见红斑(点状、片状、条状),黏膜粗糙不平,出血点(斑),黏膜水肿及渗出等基本表现,尚可见糜烂及胆汁反流。萎缩性胃炎则主要表现为黏膜色泽白,不同程度的皱襞变平或消失。在不过度充气状态下,可透见血管纹,轻度萎缩时见到模糊的血管,重度时看到明显血管分支。内镜下肠化黏膜呈灰白色颗粒状小隆起,重者贴近观察有绒毛状变化。肠化也可以呈平坦或凹陷外观的。如果喷撒亚甲蓝色素,肠化区可能被染上蓝色,非肠化黏膜不着色。

胃黏膜血管脆性增加可致黏膜下出血,谓之壁内出血,表现为水肿或充血胃黏膜上见点状、斑状或线状出血,可多发、新鲜和陈旧性出血相混杂。如观察到黑色附着物常提示糜烂等致出血。

值得注意的是,少数 Hp 感染性胃炎可有胃体部皱襞肥厚,甚至宽度达到 5 mm,且在适当充气后皱襞不能展平,用活检钳将黏膜提起时,可见帐篷征,这是和恶性浸润性病变鉴别点之一。

2.病理组织学检查

萎缩的确诊依赖于病理组织学检查。萎缩的肉眼与病理之符合率仅为 38%～78%,这与萎缩或肠化甚至 Hp 的分布都是非均匀的,或者说多灶性萎缩性胃炎的胃黏膜萎缩呈灶状分布有关。当然,只要病理活检发现有萎缩,就可诊断为萎缩性胃炎。但如果未能发现萎缩,却不能轻易排除之。如果不取足够多的标本或者内镜医师并未在病变最重部位(这也需要内镜医师的经验)活检,则势必可能遗漏病灶。反之,当在糜烂或溃疡边缘的组织活检时,即使病理发现了萎缩,却不能简单地视为萎缩性胃炎,这是因为活检组织太浅、组织包埋方向不当等因素均可影响萎缩的判断。还有,根除 Hp 可使胃黏膜活动性炎症消退,慢性炎症程度减轻。一些因素可影响结果的判断,如①活检部位的差异。②Hp 感染时胃黏膜大量炎症细胞浸润,形如萎缩;但根除 Hp 后胃黏膜炎症细胞消退,黏膜萎缩、肠化可望恢复。然而在胃镜活检取材多少问题上,病理学家的要求与内镜医师出现了矛盾。从病理组织学观点来看,5 块或更多则有利于组织学的准确判断,然而,就内镜医师而言,考虑到患者的医疗费用,主张 2～3 块即可。

(二)Hp 检测

活组织病理学检查时可同时检测 Hp,并可在内镜检查时多取 1 块组织做快呋塞米素酶检查以增加诊断的可靠性。其他检查 Hp 的方法包括以下几种:①胃黏膜直接涂片或组织切片,然后以 Gram 或 Giemsa 或 Warthin-Starry 染色(经典方法),甚至 HE 染色,免疫组化染色则有助于检测球形 Hp。②细菌培养:金标准;需特殊培养基和微需氧环境,培养时间 3～7 天,阳性率可能不高但特异性高,且可做药物敏感试验。③血清 Hp 抗体测定:多在流行病学调查时用。④尿素呼吸试验:一种非侵入性诊断法,口服 ^{13}C 或 ^{14}C 标记的尿素后,检测患者呼气中的 $^{13}CO_2$ 或 $^{14}CO_2$ 量,结果准确。⑤聚合酶联反应法(PCR 法):能特异地检出不同来源标本中的 Hp。

根除 Hp 治疗后,可在胃镜复查时重复上述检查,也可采用非侵入性检查手段,如 ^{13}C 或 ^{14}C 尿素呼气试验、粪便 Hp 抗原检测及血清学检查。应注意,近期使用抗生素、质子泵抑制剂、铋剂等药物,因有暂时抑制 Hp 作用,会使上述检查(血清学检查除外)呈假阴性。

(三)X 线钡剂检查

X 线钡剂检查主要是很好地显示胃黏膜相的气钡双重造影。对于萎缩性胃炎,常常可见胃皱襞相对平坦和减少。但依靠 X 线诊断慢性胃炎价值不如胃镜和病理组织学。

(四)实验室检查

1.胃酸分泌功能测定

非萎缩性胃炎胃酸分泌常正常,有时可以增高。萎缩性胃炎病变局限于胃窦时,胃酸可正常或低酸,低酸是由于泌酸细胞数量减少和 H^+ 向胃壁反弥散所致。测定基础胃液分泌量(BAO)及注射组胺或五肽胃泌素后测定最大泌酸量(MAO)和高峰泌酸量(PAO)以判断胃泌酸功能,有助于萎缩性胃炎的诊断及指导临床治疗。A 型慢性萎缩性胃炎患者多无酸或低酸,B 型慢性萎缩性胃炎患者可正常或低酸,往往在给予酸分泌刺激药后,也不见胃液和胃酸分泌。

2.胃蛋白酶原(PG)测定

胃体黏膜萎缩时血清 PGⅠ水平及 PGⅠ/Ⅱ比例下降,严重者可伴餐后血清 G-17 水平升高;胃窦黏膜萎缩时餐后血清 G-17 水平下降,严重者可伴 PGⅠ水平及 PGⅠ/Ⅱ比例下降。然而,这主要是一种统计学上的差异。

日本学者发现无症状胃癌患者,本法 85％阳性,PGⅠ或比值降低者,推荐进一步胃镜检查,以检出伴有萎缩性胃炎的胃癌。该试剂盒用于诊断萎缩性胃炎和判断胃癌倾向在欧洲国家应用要多于我国。

3.血清胃泌素测定

如果以放射免疫法检测血清胃泌素,则正常值应低于 100 pg/mL。慢性萎缩性胃炎胃体为主者,因壁细胞分泌胃酸缺乏、反馈性地 G 细胞分泌胃泌素增多,致胃泌素中度升高。特别是当伴有恶性贫血时,该值可达 1 000 pg/mL 或更高。注意此时要与胃泌素瘤相鉴别,后者是高胃酸分泌。慢性萎缩性胃炎以胃窦为主时,空腹血清胃泌素正常或降低。

4.自身抗体

血清 PCA 和 IFA 阳性对诊断慢性胃体萎缩性胃炎有帮助,尽管血清 IFA 阳性率较低,但胃液中 IFA 的阳性,则十分有助于恶性贫血的诊断。

5.血清维生素 B_{12} 浓度和维生素 B_{12} 吸收试验

慢性胃体萎缩性胃炎时,维生素 B_{12} 缺乏,常低于 200 ng/L。维生素 B_{12} 吸收试验(Schilling 试验)能检测维生素 B_{12} 在末端回肠吸收情况且可与回盲部疾病和严重肾功能障碍相鉴别。同时服用 ^{58}Co 和 ^{57}Co(加有内因子)标记的氰钴素胶囊。此后收集 24 小时尿液。如两者排出率均>10%则正常,若尿中 ^{58}Co 排出率低于 10%,而 ^{57}Co 的排出率正常则常提示恶性贫血;而两者均降低的常常是回盲部疾病或者肾衰竭者。

六、诊断和鉴别诊断

(一)诊断

鉴于多数慢性胃炎患者无任何症状,或即使有症状也缺乏特异性体征,因此根据症状和体征难以做出慢性胃炎的正确诊断。慢性胃炎的确诊主要依赖于内镜检查和胃黏膜活检组织学检查,尤其是后者的诊断价值更大。

按照悉尼胃炎标准要求,完整的诊断应包括病因、部位和形态学三个方面。例如,诊断为"胃窦为主慢性活动性 Hp 胃炎"和"NSAIDs 相关性胃炎"。当胃窦和胃体炎症程度相差 2 级或以上时,加上"为主"修饰词,如"慢性(活动性)胃炎,胃窦显著"。当然这些诊断结论最好是在病理报告后给出,实际的临床工作中,胃镜医师可根据胃镜下表现给予初步诊断。病理诊断则主要依据新悉尼胃炎系统,如图 6-1 所示。

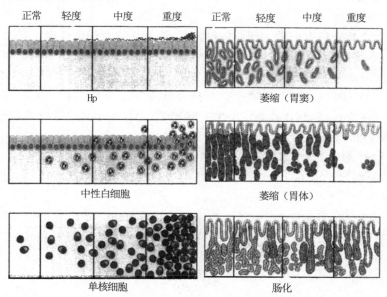

图 6-1　新悉尼胃炎系统

对于自身免疫性胃炎诊断,要予以足够的重视。因为胃体活检者甚少,或者很少开展 PCA 和 IFA 的检测,诊断该病者很少。为此,如果遇到以全身衰弱和贫血为主要表现,而上消化道症状往往不明显者,应做血清胃泌素测定和(或)胃液分析,异常者进一步做维生素 B_{12} 吸收试验、血清维生素 B_{12} 浓度测定可获确诊。注意不能仅仅凭活检组织学诊断本病,特别标本数少时,这是因为 Hp 感染性胃炎后期,胃窦肠化,Hp 上移,胃体炎症变得显著,可与自身免疫性胃炎表现相重叠,但后者胃窦黏膜的变化很轻微。另外,淋巴细胞性胃炎也可出现类似情况,而其并无泌酸腺萎缩。

A 型、B 型萎缩性胃炎特点见表 6-1。

表 6-1　A 型和 B 型慢性萎缩性胃炎的鉴别

项目		A 型慢性萎缩性胃炎	B 型慢性萎缩性胃炎
部位　胃窦		正常	萎缩
胃体		弥漫性萎缩	多个病灶分布
血清胃泌素		明显升高	不定,可以降低或不变
胃酸分泌		降低	降低或正常
自身免疫抗体(内因子抗体和壁细胞抗体)阳性率		90%	10%
恶性贫血发生率		90%	10%
可能的病因		自身免疫、遗传因素	幽门螺杆菌、化学损伤

(二)鉴别诊断

1.功能性消化不良

《中国慢性胃炎共识意见》将消化不良症状与慢性胃炎做了对比:一方面慢性胃炎患者可有消化不良的各种症状;另一方面,一部分有消化不良症状者如果胃镜和病理检查无明显阳性发现,可能仅仅为功能性消化不良。当然,少数功能性消化不良患者可同时伴有慢性胃炎。这样在慢性胃炎与消化不良症状功能性消化不良之间形成较为错综复杂的关系。但一般说来,消化不良症状的有无和严重程度与慢性胃炎的内镜所见或组织学分级并无明显相关性。

2.早期胃癌和胃溃疡

几种疾病的症状有重叠或类似,但胃镜及病理检查可鉴别。重要的是,如遇到黏膜糜烂,尤其是隆起性糜烂,要多取活检和及时复查,以排除早期胃癌。这是因为即使是病理组织学诊断,也有一定局限性。原因主要:①胃黏膜组织学变化易受胃镜检查前夜的食物(如某些刺激性食物加重黏膜充血)性质、被检查者近日是否吸烟、胃镜操作者手法的熟练程度、患者恶心反应等诸种因素影响。②活检是点的调查,而慢性胃炎病变程度在整个黏膜面上并非一致,要多点活检才能做出全面估计,判断治疗效果时,尽量在黏膜病变较重的区域或部位活检,如为治疗前后比较,则应在相同或相近部位活检。③病理诊断易受病理医师主观经验的影响。

3.慢性胆囊炎与胆石症

其与慢性胃炎症状十分相似,同时并存者也较多。对于中年女性诊断慢性胃炎时,要仔细询问病史,必要时行胆囊 B 超检查,以了解胆囊情况。

4.其他

慢性肝炎和慢性胰腺疾病等,也可出现与慢性胃炎类似症状,在详询病史后,行必要的影像学检查和特异的实验室检查。

七、治疗

慢性非萎缩性胃炎的治疗目的是缓解消化不良症状和改善胃黏膜炎症。治疗应尽可能针对病因,遵循个体化原则。消化不良症状的处理与功能性消化不良相同。无症状、Hp 阴性的非萎缩性胃炎无须特殊治疗。

（一）一般治疗

慢性萎缩性胃炎患者，不论其病因如何，均应戒烟、忌酒，避免使用损害胃黏膜的药物，如NSAIDs等及避免对胃黏膜有刺激性的食物和饮品，如过于酸、甜、咸、辛辣和过热、过冷食物，浓茶、咖啡等，饮食宜规律，少吃油炸、烟熏、腌制食物，不食腐烂变质的食物，多吃新鲜蔬菜和水果，所食食品要新鲜并富于营养，保证有足够的蛋白质、维生素（如维生素 C 和叶酸等）及铁质摄入，精神上乐观，生活要规律。

（二）针对病因或发病机制的治疗

1.根除 Hp

慢性非萎缩性胃炎的主要症状为消化不良，其症状应归属于功能性消化不良范畴。目前，国内外均推荐对 Hp 阳性的功能性消化不良行根除治疗。因此，有消化不良症状的 Hp 阳性慢性非萎缩性胃炎患者均应根除 Hp。另外，如果伴有胃黏膜糜烂，也该根除 Hp。大量研究结果表明，根除 Hp 可使胃黏膜组织学得到改善；对预防消化性溃疡和胃癌等有重要意义；对改善或消除消化不良症状具有费用-疗效比优势。

2.保护胃黏膜

关于胃黏膜屏障功能的研究由来已久。美国密歇根大学 Horace Willard Davenport 博士首次提出"胃黏膜具有阻止 H^+ 自胃腔向黏膜内扩散的屏障作用"。之后，美国密歇根州 Upjohn 公司的 A.Robert 博士发现前列腺素可明显防止或减轻 NSAIDs 和应激等对胃黏膜的损伤，其效果呈剂量依赖性。从而提出细胞保护的概念。加拿大的 Wallace 教授较全面阐述胃黏膜屏障，根据解剖和功能将胃黏膜的防御修复分为 5 个层次——黏液-HCO_3^- 屏障、单层柱状上皮屏障、胃黏膜血流量、免疫细胞-炎症反应和修复重建因子作用等。至关重要的上皮屏障主要包括胃上皮细胞顶膜能抵御高浓度酸、胃上皮细胞之间紧密连接、胃上皮抗原呈递，免疫探及并限制潜在有害物质，并且它们大约每 72 小时完全更新一次。这说明它起着关键作用。

近年来，有关前列腺素和胃黏膜血流量等成为胃黏膜保护领域的研究热点。这与 NSAIDs 药物的广泛应用带来的不良反应日益引起学者的重视有关。美国加州大学戴维斯分校的 Tarnawski 教授的研究显示，前列腺素保护胃黏膜抵抗致溃疡及致坏死因素损害的机制不仅是抑制胃酸分泌。当然表皮生长因子（EGF）、成纤维生长因子（bFGF）和血管内皮生长因子（VEGF）及热休克蛋白等都是重要的黏膜保护因子，在抵御黏膜损害中起重要作用。

然而，当机体遇到有害因素强烈攻击时，仅依靠自身的防御修复能力是不够的，强化黏膜防卫能力，促进黏膜的修复是治疗胃黏膜损伤的重要环节之一。具有保护和增强胃黏膜防御功能或者防止胃黏膜屏障受到损害的一类药物统称为胃黏膜保护药。包括铝碳酸镁、硫糖铝、胶体铋剂、地诺前列酮、替普瑞酮、吉法酯、谷氨酰胺类等药物。另外，吉法酯能增加胃黏膜更新，提高细胞再生能力，增强胃黏膜对胃酸的抵抗能力，达到保护胃黏膜作用。

3.抑制胆汁反流

促动力药如多潘立酮可防止或减少胆汁反流；胃黏膜保护药，特别是有结合胆酸作用的铝碳酸镁制剂，可增强胃黏膜屏障、结合胆酸，从而减轻或消除胆汁反流所致的胃黏膜损害。考来烯胺可络合反流至胃内的胆盐，防止胆汁酸破坏胃黏膜屏障，方法为每次 3～4 g，每天 3～4 次。

（三）对症处理

消化不良症状的治疗由于临床症状与慢性非萎缩性胃炎之间并不存在明确关系，因此症状治疗事实上属于功能性消化不良的经验性治疗。慢性胃炎伴胆汁反流者可应用促动力药（如多潘立酮)和(或)有结合胆酸作用的胃黏膜保护药(如铝碳酸镁制剂)。

(1)有胃黏膜糜烂和(或)以反酸、上腹痛等症状为主者,可根据病情或症状严重程度选用抗酸药、H_2受体拮抗剂或质子泵抑制剂(PPI)。

(2)促动力药如多潘立酮、马来酸曲美布汀、莫沙必利、盐酸伊托必利主要用于上腹饱胀、恶心或呕吐等为主要症状者。

(3)胃黏膜保护药如硫糖铝、瑞巴派特、替普瑞酮、吉法酯、依卡倍特适用于有胆汁反流、胃黏膜损害和(或)症状明显者。

(4)抗抑郁药或抗焦虑治疗:可用于有明显精神因素的慢性胃炎伴消化不良症状患者,同时应予耐心解释或心理治疗。

(5)助消化治疗:对于伴有腹胀、食欲缺乏等消化不良症状而无明显上述胃灼热、反酸、上腹饥饿痛症状者,可选用含有胃酶、胰酶和肠酶等复合酶制剂治疗。

(6)其他对症治疗:包括解痉止痛、止吐、改善贫血等。

(7)对于贫血,若为缺铁,应补充铁剂。大细胞贫血者根据维生素B_{12}或叶酸缺乏分别给予补充。

八、预后

慢性萎缩性胃炎常合并肠上皮化生。慢性萎缩性胃炎绝大多数预后良好,少数可癌变,其癌变率为$1\%\sim3\%$。目前认为慢性萎缩性胃炎若早期发现及时积极治疗,病变部位萎缩的腺体是可以恢复的,其可转化为非萎缩性胃炎或被治愈,改变了以往人们对慢性萎缩性胃炎不可逆转的认识。根据萎缩性胃炎每年的癌变率为$0.5\%\sim1.0\%$,那么,胃镜和病理检查的随访间期定位多既提高早期胃癌的诊断率,又方便患者和符合医药经济学要求。这也一直是不同地区和不同学者分歧较大的问题。在我国,城市和乡村由不同胃癌发生率和医疗条件差异。如果纯粹从疾病进展和预防角度考虑,一般认为,不伴有肠化和异型增生的萎缩性胃炎可$1\sim2$年做内镜和病理随访1次;活检有中重度萎缩伴有肠化的萎缩性胃炎1年左右随访1次。伴有轻度异型增生并剔除取于癌旁者,根据内镜和临床情况缩短至$6\sim12$个月随访1次;而重度异型增生者需立即复查胃镜和病理,必要时手术治疗或内镜下局部治疗。

(于传民)

第四节　溃疡性结肠炎

一、病因和发病机制

(一)病因

溃疡性结肠炎的病因尚不十分明确,可能与基因因素、心理因素、自身免疫因素、感染因素等有关。

(二)发病机制

肠道菌群失调后,一些肠道有害菌或致病菌分泌的毒素、脂多糖等激活了肠黏膜免疫和肠道产酪酸菌减少,引起易感患者肠免疫功能紊乱造成的肠黏膜损伤。

二、临床表现

(一)临床症状

本病多发病缓慢,偶有急性发作者,病程多呈迁延发作与缓解期交替发作。

1.消化系统表现

腹泻、腹痛和便血为最常见症状。初期症状较轻,粪便表面有黏液,以后大便次数增多,粪中常混有脓血和黏液,可呈糊状软便。重者腹胀、食欲缺乏、恶心、呕吐,体检可发现左下腹压痛,可有腹肌紧张、反跳痛等。

2.全身表现

全身表现可有发热、贫血、消瘦和低蛋白血症、精神焦虑等。急性暴发型重症患者,出现发热,水、电解质失衡,维生素和蛋白质从肠道丢失,贫血,体重下降等。

3.肠外表现

肠外表现可有关节炎、结节性红斑、口腔黏膜复发性溃疡、巩膜外层炎、前葡萄膜炎等。这些肠外表现在结肠炎控制或结肠切除后可以缓解和恢复;强直性脊柱炎、原发性硬化性胆管炎及少见的淀粉样变性等可与溃疡性结肠炎共存,但与溃疡性结肠炎本身的病情变化无关。

(二)体征

轻型患者除左下腹有轻压痛外,无其他阳性体征。重症和暴发型患者,可有明显鼓肠、腹肌紧张、腹部压痛和反跳痛。有些患者可触及痉挛或肠壁增厚的乙状结肠和降结肠,肠鸣音亢进,肝脏可因脂肪浸润或并发慢性肝炎而肿大。直肠指检常有触痛,肛门括约肌常痉挛,但在急性中毒症状较重的患者可松弛,指套染血。

(三)并发症

并发症主要包括中毒性巨结肠、大出血、穿孔、癌变等。

三、诊断要点

(一)症状

有持续或反复发作的腹痛、腹泻,排黏液血便,伴里急后重,重者伴有恶心、呕吐等症状,病程多在4周以上。可有关节、皮肤、眼、口及肝胆等肠外表现。需再根据全身表现来综合判断。

(二)体征

轻型患者常有左下腹或全腹压痛伴肠鸣音亢进。重型和暴发型患者可有腹肌紧张、反跳痛,或可触及痉挛或肠壁增厚的乙状结肠和降结肠。直肠指检常有压痛。

(三)实验室检查

血常规示小细胞性贫血,中性粒细胞增高。血沉增快。血清蛋白降低,球蛋白升高。严重者可出现电解质紊乱,低血钾。大便外观有黏液脓血,镜下见红细胞、白细胞及脓细胞。

(四)放射学钡剂检查

急性期一般不宜做钡剂检查。特别注意的是重度溃疡性结肠炎在做钡灌肠时,有诱发肠扩张与穿孔的可能性。钡灌肠对本病的诊断和鉴别诊断有重要价值。尤其是对克罗恩病、结肠恶变有意义。临床静止期可做钡灌肠检查,以判断近端结肠病变,排除克罗恩病者宜再做全消化道钡餐检查。钡剂灌肠检查可见黏膜粗糙水肿、多发性细小充盈缺损、肠管短缩、袋囊变浅或消失呈铅管状等。

（五）内镜检查

临床上多数病变在直肠和乙状结肠，采用乙状结肠镜检查很有价值，对于慢性或疑为全结肠患者，宜行纤维结肠镜检查。内镜检查有确诊价值，通过直视下反复观察结肠的肉眼变化及组织学改变，既能了解炎症的性质和动态变化，又可早期发现恶变前病变，能在镜下准确地采集病变组织和分泌物以利排除特异性肠道感染性疾病。检查可见病变，病变多从直肠开始呈连续性、弥漫性分布，黏膜血管纹理模糊、紊乱或消失、充血、水肿、质脆、出血、脓性分泌物附着，也常见黏膜粗糙，呈细颗粒状等炎症表现。病变明显处可见弥漫性、多发性糜烂或溃疡。重者有多发性糜烂或溃疡，缓解期患者结肠袋囊变浅或消失，可有假息肉或桥形黏膜等。肠镜图片见图6-2、图6-3。

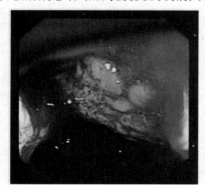

图6-2　溃疡性结肠炎肠镜所见

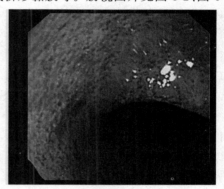

图6-3　溃疡性结肠炎肠镜所见

（六）黏膜活检和手术取标本

1.黏膜组织学检查

本病活动期和缓解期有不同表现。

（1）活动期表现：①固有膜内有弥漫性慢性炎性细胞、中性粒细胞、嗜酸性粒细胞浸润。②隐窝有急性炎性细胞浸润，尤其是上皮细胞间有中性粒细胞浸润及隐窝炎，甚至形成隐窝脓肿，脓肿可溃入固有膜。③隐窝上皮增生，杯状细胞减少。④可见黏膜表层糜烂、溃疡形成和肉芽组织增生。

（2）缓解期表现：①中性粒细胞消失，慢性炎性细胞减少。②隐窝大小、形态不规则，排列紊乱。③腺上皮与黏膜肌层间隙增宽。④潘氏细胞化生。

2.手术切除标本病理检查

手术切除标本病理检查可根据黏膜组织学特点进行。

（七）诊断方法

在排除细菌性痢疾、阿米巴痢疾、慢性血吸虫病、肠结核等感染性结肠炎及结肠CD、缺血性结肠炎、放射性结肠炎等疾病基础上，具体诊断方法如下。

（1）具有临床表现、肠镜检查及放射学钡剂检查三者之一者可拟诊。

（2）如果加上黏膜活检或手术取标本做病理者可确诊。

（3）初发患者、临床表现和结肠镜改变均不典型者，暂不诊断为UC，但需随访3～6个月，观察发作情况。

（4）结肠镜检查发现的轻度慢性直肠炎、乙状结肠炎不能与UC等同，应观察病情变化，认真寻找病因。

四、治疗原则

UC 的治疗应掌握好分级、分期、分段治疗的原则。分级指按疾病的严重程度,采用不同药物和不同治疗方法;分期指疾病分为活动期和缓解期,活动期以控制炎症及缓解症状为主要目标,缓解期应继续维持缓解,预防复发;分段治疗指确定病变范围以选择不同给药方法,远段结肠炎可采用局部治疗,广泛性结肠炎或有肠外症状者则以系统性治疗为主。溃疡性直肠炎治疗原则和方法与远段结肠炎相同,局部治疗更为重要,优于口服用药。

(一)一般治疗

休息,进柔软、易消化、富含营养的食物,补充多种维生素。贫血严重者可输血,腹泻严重者应补液,纠正电解质紊乱。

(二)药物治疗

1.活动期的治疗

(1)轻度 UC:可选用柳氮磺吡啶(SASP)制剂,每天 3～4 g,分次口服;或用相当剂量的 5-氨基水杨酸(5-ASA)制剂。病变分布于远端结肠者可酌用 SASP 栓剂 0.5～1.0 g,2 次/天。氢化可的松琥珀酸钠盐100～200 mg保留灌肠,每晚 1 次。也可用中药保留灌肠治疗。

(2)中度 UC:可用上述剂量水杨酸类制剂治疗,疗效不佳者,适当加量或改口服类固醇皮质激素,常用泼尼松 30～40 mg/d,分次口服。

(3)重度 UC:①如患者尚未用过口服类固醇激素,可用口服泼尼松龙 40～60 mg/d,观察7～10 天。也可直接静脉给药。已使用者应静脉滴注氢化可的松 300 mg/d 或甲泼尼龙 48 mg/d。②肠外应用广谱抗生素控制肠道继发感染,如氨苄西林、硝基咪唑及喹诺酮类制剂。③应嘱患者卧床休息,适当补液、补充电解质,防止电解质紊乱。便血量大者应考虑输血。营养不良病情较重者进要素饮食,必要时可给予肠外营养。④静脉类固醇激素使用 7～10 天后无效者可考虑应用环孢素静脉滴注,每天 2～4 mg/kg。应注意监测血药浓度。⑤慎用解痉剂及止泻剂,避免诱发中毒性巨结肠。如上述药物治疗效果不佳时,应及时予内外科会诊,确定结肠切除手术的时机与方式。

综上,对于各类型 UC 的药物治疗方案可以总结见表 6-2。

表 6-2　各类型溃疡性结肠炎药物治疗方案

类型	药物治疗方案
轻度 UC	柳氮磺吡啶片 1.0 g,口服,1 次/天或相当 5-美沙拉泰(5-ASA)
中度 UC	柳氮磺吡啶片 1.0 g,口服,1 次/天或相当 5-ASA 醋酸泼尼松片 10 mg,口服,2 次/天
重度 UC	甲泼尼龙 48 mg/d(或者氢化可的松 300 mg/d)静脉滴注广谱抗生素(喹诺酮或头孢类＋硝基咪唑类)

2.缓解期的治疗

症状缓解后,维持治疗的时间至少 1 年,一般认为类固醇类无维持治疗效果,在症状缓解后逐渐减量,应尽可能过渡到用 SASP 维持治疗。维持治疗剂量一般为口服每天 1.0～3.0 g,也可用相当剂量的 5-氨基水杨酸类药物。6-巯基嘌呤(6-MP)或硫唑嘌呤等用于对上述药物不能维持或对类固醇激素依赖者。

3.手术治疗

大出血、穿孔、明确的或高度怀疑癌变者;重度 UC 伴中毒性巨结肠,静脉用药无效者;内科治疗症状顽固、体能下降、对类固醇类药物耐药或依赖者应考虑手术治疗。

(裴瑞芝)

第五节 嗜酸性胃肠炎

嗜酸性胃肠炎是一种少见病,以胃肠道的某些部位有弥散性或局限性嗜酸性粒细胞浸润为特征,常同时伴有周围血嗜酸性粒细胞增多。

本病原因不明,可能与变态反应、免疫功能障碍有关。临床表现有上腹部痉挛性疼痛,可伴恶心、呕吐、发热或特殊食物过敏史。糖皮质激素治疗有效。青壮年好发,男女发病率基本相同,儿童少见。

一、病因和发病机制

本病病因迄今未明,一般认为是对外源性或内源性变应原的变态反应所致。近半数患者个人或家族有哮喘、过敏性鼻炎、湿疹或荨麻疹病史;部分患者的症状可由某些食物,如牛奶、蛋类、羊肉、海虾或某些药物,如磺胺、呋喃唑酮和吲哚美辛等诱发;某些患者摄食某些特异性食物后,血中 IgE 水平增高,并伴有相应的症状,因而认为本病与特殊食物过敏有关。

本病的发病机制尚不清楚,一般认为,某种特殊变应原与胃肠敏感组织接触后,在胃肠壁内发生抗原-抗体反应,释放出组织胺类血管活性物质,引起胃肠黏膜充血、水肿、嗜酸性粒细胞浸润及胃肠平滑肌痉挛和黏液分泌增加从而引起一系列胃肠症状。

二、诊断步骤

(一)病史采集要点

1.起病情况

本病缺乏特异的临床表现,起病可急可慢,病程可长可短,症状与病变的部位和浸润程度有关,一般均有上腹部痉挛性疼痛,伴恶心、呕吐。

2.主要临床表现

临床表现以黏膜和黏膜下层病变为主时,典型症状为脐周腹痛或肠痉挛、餐后恶心呕吐、腹泻和体重减轻。病变广泛时可出现小肠吸收不良、蛋白丢失性肠病、失血和贫血等全身表现。青少年期发病可导致生长发育迟缓,并可有闭经。

以肌层受累为主的典型临床表现为肠梗阻或幽门梗阻,出现相应的表现。偶尔嗜酸性粒细胞浸润食管肌层,引起贲门失弛缓症。

以浆膜层受累为主最少见,典型表现为腹水,腹水中可见大量嗜酸性粒细胞。

3.既往病史

约 50% 的患者有食物过敏史或过敏性疾病家族史,如哮喘、鼻息肉等。

(二)体格检查要点

根据病变部位的不同,可有腹部压痛,以脐周压痛常见,可表现为肠梗阻或幽门梗阻,也可出现腹水征。

(三)辅助检查

1.血液检查

外周血嗜酸性粒细胞增多。另外常可有缺铁性贫血,血浆清蛋白降低,血中 IgE 增高,血沉增快。

2.粪便检查

粪便检查的主要意义在于除外肠道寄生虫感染。还可见到夏科-雷登结晶、大便隐血阳性,部分患者有轻到中度脂肪泻。

3.腹水检查

呈渗出性腹水,白细胞数升高,嗜酸性粒细胞比例明显升高。

4.X 线检查

本病 X 线表现缺乏特异性。约 40％患者的 X 线表现完全正常。胃肠 X 线钡餐可见黏膜水肿、皱襞增宽,呈结节样充盈缺损,胃肠壁增厚,腔狭窄及梗阻征象。类似的表现也可见于 Whipple 病、淀粉样变性、蓝氏贾第鞭毛虫病、异型球蛋白血症、小肠淋巴管扩张。

5.CT 检查

CT 检查能发现胃肠壁增厚、肠系膜淋巴结肿大或腹水。

6.内镜及活检

内镜及活检适用于黏膜和黏膜下层病变为主的嗜酸性胃肠炎。可选用胃镜、双气囊小肠镜或结肠镜。镜下可见黏膜皱襞粗大、充血、水肿、溃疡或结节;活检可从病理上证实有大量嗜酸性粒细胞浸润,对确诊有很大价值。

为提高本病诊断准确性,活检组织至少 6 块,必要时反复内镜下活检。多数患者因此明确诊断。

内镜下活检对以肌层和浆膜层受累为主的患者价值不大,此类患者有时经手术病理证实。但对本病要掌握手术适应证,怀疑嗜酸性胃肠炎一般不行剖腹探查术来证实,只有为解除肠梗阻或幽门梗阻,或怀疑肿瘤存在时才进行手术。

7.腹腔穿刺和腹腔镜

腹水患者必须行诊断性腹腔穿刺,腹水为渗出性,内含大量嗜酸性粒细胞。临床怀疑本病时必须做腹水涂片染色,以区别嗜酸性粒细胞和中性粒细胞。腹水中嗜酸性粒细胞增多也可见于血管炎、包虫囊破裂、淋巴瘤及长期腹膜透析的患者,应注意鉴别。

本病在腹腔镜下缺乏特异性表现,轻者仅有腹膜充血,重者可类似于腹膜转移癌。行腹腔镜的意义在于可进行腹膜活组织检查,以期得到病理诊断。

三、诊断对策

(一)诊断

嗜酸性胃肠炎主要根据临床表现、血常规、放射学和内镜加活检病理检查的结果确诊。常用的有两种诊断标准。

1.Talley 标准

(1)有胃肠道症状。

(2)组织病理学显示胃肠道有一个以上部位的嗜酸性粒细胞浸润,或有放射学结肠异常伴周围嗜酸性粒细胞增多。

(3)除外寄生虫感染和胃肠道外以嗜酸性粒细胞增多的疾病,如结缔组织病、嗜酸性粒细胞增多症、淋巴瘤、克罗恩病、原发性淀粉样变性、Ménétrier 病等。

2.Leinbach 标准

(1)进食特殊食物后出现胃肠道症状和体征。

(2)外周血嗜酸性粒细胞增多。

(3)组织学证明胃肠道有嗜酸性粒细胞增多或浸润。

(二)鉴别诊断

1.寄生虫感染

周围血嗜酸性粒细胞增多可见于钩虫、血吸虫、绦虫、囊类圆线虫所致的寄生虫病,各有其临床表现。

2.胃肠道肿瘤与恶性淋巴瘤

胃肠道肿瘤与恶性淋巴瘤也可有周围血嗜酸性粒细胞增高,但属继发性,应有肿瘤与淋巴瘤的其他表现。

3.嗜酸性肉芽肿

嗜酸性肉芽肿主要发生于胃和大肠,小肠呈局限性肿块,病理组织检查为嗜酸性肉芽肿混于结缔组织基质中。过敏史少见,周围血中白细胞数及嗜酸性粒细胞数常不增加。

4.嗜酸性粒细胞增多症

嗜酸性粒细胞增多症是病因未明的全身性疾病,除周围血嗜酸性粒细胞增高外,病变不仅累及肠道,还广泛累及其他实质器官,如脑、心、肺、肾等,其病程短,预后差,常在短期内死亡。

另外,还须与炎症性肠病、乳糜泻等鉴别。

四、治疗对策

(一)治疗原则

去除变应原,抑制变态反应和稳定肥大细胞,达到缓解症状,清除病变的目的。

(二)治疗计划

1.内科治疗

(1)饮食的控制:对于确定的或可疑的过敏食物或药物应立即停止使用。没有食物和药物过敏史者,可采取序贯法逐个排除可能引起致敏的食物,如牛奶、蛋类、肉类、海虾、麦胶制品及敏感的药物。

许多患者在从饮食中排除有关致病食物或药物后,腹部疼痛和腹泻迅速改善,特别是以黏膜病变为主的患者,效果更明显。

(2)糖皮质激素:对本病有良好疗效,多数病例在用药后 1~2 周症状即改善,表现为腹部痉挛性疼痛迅速消除,腹泻减轻和消失,外周血嗜酸性粒细胞降至正常水平。以腹水为主要表现的浆膜型患者在激素应用后 7~10 天腹水完全消失。远期疗效也甚好。

个别病例激素治疗不能完全消除症状,加用硫唑嘌呤常有良好疗效(每天 50~100 mg)。一般应用泼尼松 20～40 mg/d，口服，连用 7～14 天作为 1 个疗程。也可应用相当剂量的地塞米松。

（3）色甘酸二钠：系肥大细胞稳定剂，可稳定肥大细胞膜，抑制其脱颗粒反应，防止组织胺、慢反应物质和缓激肽等介质的释放而发挥其抗过敏作用。

色甘酸二钠的用法为每次 40～60 mg，每天 3 次。也有用至 800～1 200 mg/d。疗程从 6 周至 5 个月不等。

对糖皮质激素治疗无效或产生了较为严重的不良反应者可改用色甘酸二钠治疗，作为前者的替代药物。

2.手术治疗

一般不行手术治疗。有幽门梗阻或小肠梗阻经内科治疗无效时，可考虑行胃次全切除或肠段切除或胃肠吻合术。术后如仍有症状或嗜酸性粒细胞升高者，尚可应用小剂量泼尼松，5 mg 或 2.5 mg/d 口服，维持治疗一段时间。

五、预后评估

本病是一种自限性疾病，虽可反复发作，但长期随访未见恶变，多数预后良好。

（陈延磊）

第六节　功能性消化不良

一、概述

功能性消化不良（FD）为一组持续或反复发作的上腹部疼痛或不适的消化不良症状，包括上腹胀痛、餐后饱胀、嗳气、早饱、腹痛、厌食、恶心呕吐等，经生化、内镜和影像检查排除了器质性疾病的临床综合征，是临床上最常见的一种功能性胃肠病，几乎每个人一生中都有过消化不良症状，只是持续时间长短和对生活质量影响的程度不同而已。国内最新资料表明，采用罗马Ⅲ诊断标准对消化专科门诊连续就诊消化不良的患者进行问卷调查，发现符合罗马Ⅲ诊断标准者占就诊患者的 28.52%，占接受胃镜检查患者的 7.2%。FD 的病因及发病机制尚未完全阐明，可能是多种因素综合作用的结果。目前认为其发病机制与胃肠运动功能障碍、内脏高敏感性、胃酸分泌、幽门螺杆菌感染、精神心理因素等有关，而内脏运动及感觉异常可能起主导作用，是 FD 的主要病理生理学基础。

二、诊断

（一）临床表现

FD 的临床症状无特异性，主要有上消化道症状，包括上腹痛、腹胀、早饱、嗳气、恶心、呕吐、反酸、胃灼热、厌食等，以上症状多因人而异，常以其中某一种或一组症状为主，在病程中这些症状及其严重程度多发生改变。起病缓慢，病程长短不一，症状常呈持续或反复发作，也可相当一段时间无任何症状，可因饮食精神因素和应激等诱发，多数无明显诱因。腹胀为 FD 最常见的症状,多数患者发生于餐后或进餐加重腹胀程度,早饱、嗳气也较常见。上腹痛也是 FD 的常见症状,上腹痛无规律性,可表现为弥漫或烧灼样疼痛。少数可伴胃灼热反酸症状,但经内镜及24 小时食管 pH 检测,不能诊断为胃食管反流病。恶心呕吐不常见,一般见于胃排空明显延迟的患者,呕吐多为干呕或呕出当餐胃内食物。有的还可伴有腹泻等下消化道症状。还有不少患者同时合并精神症状如焦虑、抑郁、失眠、注意力不集中等。

(二)诊断标准

依据 FD 罗马Ⅲ诊断标准,FD 患者临床表现个体差异大,罗马Ⅲ标准根据患者的主要症状特点及其与症状相关的病理生理学机制及症状的模式将 FD 分为两个亚型,即餐后不适综合征(PDS)和上腹痛综合征(EPS),临床上两个亚型常有重叠,有时难以区分,但通过分型对不同亚型的病理生理机制的理解对选择治疗将有一定的帮助,在 FD 诊断中,还要注意 FD 与胃食管反流病和肠易激综合征等其他功能性胃肠病的重叠。

FD 的罗马Ⅲ诊断标准:①以下 1 项或多项。餐后饱胀,早饱感,上腹痛,上腹烧灼感。②无可以解释上述症状的结构性疾病的证据(包括胃镜检查),诊断前症状出现至少 6 个月,且近 3 个月符合以上诊断标准。

PDS 诊断标准必须符合以下 1 项或 2 项:①正常进食后出现餐后饱胀不适,每周至少发生数次。②早饱阻碍正常进食,每周至少发生数次。诊断前症状出现至少 6 个月,近 3 个月症状符合以上标准。支持诊断标准是可能存在上腹胀气或餐后恶心或过度嗳气。可能同时存在 EPS。

EPS 诊断标准必须符合以下所有条件:①至少中等程度的上腹部疼痛或烧灼感,每周至少发生 1 次。②疼痛呈间断性。③疼痛非全腹性,不位于腹部其他部位或胸部。④排便或排气不能缓解症状。⑤不符合胆囊或 Oddi 括约肌功能障碍的诊断标准。诊断前症状出现至少 6 个月,近 3 个月症状符合以上标准。支持诊断标准是疼痛可以烧灼样,但无胸骨后痛。疼痛可由进餐诱发或缓解,但可能发生于禁食期间。可能同时存在 PDS。

三、鉴别诊断

鉴别诊断如图 6-4 所示。

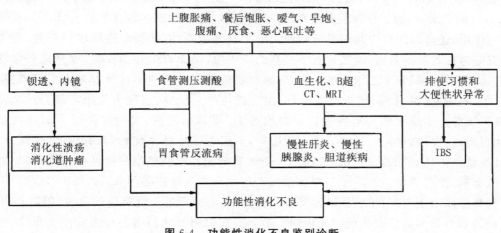

图 6-4 功能性消化不良鉴别诊断

四、治疗

FD 的治疗以对症治疗为主,目的是在于缓解或消除症状,改善患者的生活质量。

指南对 FD 治疗提出规范化治疗意见,指出 FD 的治疗策略应是依据其可能存在的病理生理学异常进行整体调节,选择个体化的治疗方案。

经验治疗适用于 40 岁以下,无报警征象,无明显精神心理障碍的患者。与进餐相关的消化不良(即 PDS)者可首先用促动力药或合用抑酸药;与进餐无关的消化不良/酸相关性消化不良(即 EPS)者可选用抑酸药或合用促动力药。经验治疗时间一般为 2～4 周。无效者应行进一步检查,明确诊断后有针对性进行治疗。

(一)药物治疗

1.抗酸药

抗酸剂如氢氧化铝、铝碳酸镁等可减轻症状,但疗效不及抑酸药,铝碳酸镁除抗酸外,还能吸附胆汁,伴有胆汁反流患者可选用。

2.抑酸药

目前广泛应用于 FD 的治疗,适用于非进餐相关的消化不良中以上腹痛、烧灼感为主要症状者。常用抑酸药包括 H_2 受体拮抗剂(H_2RA)和质子泵抑制剂(PPI)两大类。H_2RA 常用药物有西咪替丁 400 mg,每天 2～3 次;雷尼替丁 150 mg,每天 2 次;法莫替丁 20 mg,每天 2 次,早、晚餐后服,或 40 mg 每晚睡前服;罗沙替丁 75 mg,每天 2 次;尼扎替丁 300 mg 睡前服。不同的 H_2 受体拮抗剂抑制胃酸的强度各不相同,西咪替丁最弱,雷尼替丁和罗沙替丁比西咪替丁强 5～10 倍,法莫替丁较雷尼替丁强 7.5 倍。这类药主要经肝脏代谢,肾脏排出,因此肝、肾功能损害者应减量,75 岁以上老人服用药物剂量应减少。PPI 常用药物有奥美拉唑 20 mg,每天 2 次;兰索拉唑 30 mg,每天 1 次;雷贝拉唑 10 mg,每天 1 次;泮托拉唑 40 mg,每天 1 次;埃索美拉唑 20 mg,每天 1 次。

3.促动力药

促动力药可明显改善与进餐相关的上腹症状,如上腹饱胀、早饱等。常用的促动力剂包括多巴胺受体阻滞剂、5-HT_4 受体激动药及多离子通道调节剂等。多巴胺受体阻滞剂常用药物有甲氧氯普胺 5～10 mg,每天 3 次,饭前半小时服;多潘立酮 10 mg,每天 3 次,饭前半小时服;伊托必利 50 mg,每天 3 次,口服。甲氧氯普胺可阻断延髓催吐化学敏感区的多巴胺受体而具有强大的中枢镇吐作用,还可以增加胃肠道平滑肌对乙酰胆碱的敏感性,从而促进胃运动功能,提高静止状态时胃肠道括约肌的张力,增加食管下端括约肌张力,防止胃内容物反流,增强胃和食管的蠕动,促进胃排空及幽门和十二指肠的扩张,加速食物通过。主要的不良反应见于中枢神经系统,如头晕、嗜睡、倦怠、泌乳等,用量过大时,会出现锥体外系反应,表现为肌肉震颤、斜颈、发音困难、共济失调等。多潘立酮为选择性外周多巴胺 D_2 受体阻滞剂,可增加食管下端括约肌的张力,增加胃运动,促进胃排空、止吐。不良反应轻,不引起锥体外系症状,偶有流涎、惊厥、平衡失调、泌乳现象。伊托必利通过拮抗多巴胺 D_2 受体和抑制乙酰胆碱酯酶活性起作用,增加胃的内源性乙酰胆碱,促进胃排空。5-HT_4 受体激动药常用药物为莫沙必利 5 mg,每天 3 次,口服。莫沙必利选择性作用于上消化道,促进胃排空,目前未见心脏严重不良反应的报道,但对 5-HT_4 受体激动药的心血管不良反应仍应引起重视。多离子通道调节剂药物为马来酸曲美布汀,常用量 100～200 mg,每天 3 次口服。该药对消化道运动的兴奋和抑制具有双向调节作用,不良反应轻微。红霉素具有胃动素作用,静脉给药可促进胃排空,主要用于胃轻瘫的治疗,不推荐作为 FD 治疗的首选药物。

4.助消化药

消化酶和微生态制剂可作为治疗消化不良的辅助用药。复方消化酶、益生菌制剂可改善与进餐相关的腹胀、食欲缺乏等症状。

5.根除幽门螺杆菌治疗

根除 Hp 可使部分 FD 患者症状得以长期改善,对合并 Hp 感染的 FD 患者,应用抑酸、促动力剂治疗无效时,建议向患者充分解释根除治疗的利弊,征得患者同意后给予根除 Hp 治疗。根除 Hp 治疗可使部分 FD 患者的症状得到长期改善,使胃黏膜炎症得到消退,而长期胃黏膜炎症则是消化性溃疡、胃黏膜萎缩/肠化生和胃癌发生的基础病变,根除 Hp 可预防胃癌前病变进一步发展。

根据欧洲幽门螺杆菌小组召开的第 3 次 MaastrichtⅢ共识会议意见,推荐在初级医疗中实施"检测和治疗"策略,即对年龄小于 45 岁,有持续消化不良症状的成人患者应用非侵入性试验(尿素呼气试验、粪便抗原试验)检测 Hp,对 Hp 阳性者进行根除治疗。包含 PPI、阿莫西林、克拉霉素或甲硝唑,每天 2 次给药的三联疗法仍推荐作为首选疗法。铋剂的四联疗法也被推荐作为首选治疗选择。补救治疗应结合药物敏感试验结果。

对 PPI(标准剂量,每天 2 次),克拉霉素(500 mg,每天 2 次),阿莫西林(1 000 mg,每天 2 次)或甲硝唑 400 mg 或 500 mg,每天 2 次,组成的方案,疗程 14 天比 7 天更有效,在克拉霉素耐药率小于 15% 的地区,仍推荐 PPI 联合应用克拉霉素、阿莫西林/甲硝唑的三联短程疗法作为一线治疗方案。其中 PPI 联合克拉霉素和甲硝唑方案应当在人群甲硝唑耐药率小于 40% 时才可应用,含铋剂四联治疗除了作为二线方案使用外,还可作为可供选择的一线方案。除了药敏感试验外,对于三线治疗不做特别推荐。喹诺酮类(左氧氟沙星、利福霉素、利福布汀)抗生素与 PPI 和阿莫西林合用作为一线疗法,而不是作为补救的治疗,被评估认为有较高的根除率,但利福布汀是一种选择分枝杆菌耐药的抗生素,必须谨慎使用。

6.黏膜保护药

FD 发病原因中可能涉及胃黏膜防御功能减弱,作为辅助治疗,常用的胃黏膜保护药有硫糖铝、胶体铋、前列腺素 E,复方谷氨酰胺等,联合抑酸药可提高疗效。硫糖铝餐前 1 小时和睡前各服 1.0 g,肾功不全者不宜久服。枸橼酸铋钾一次剂量 5 mL 加水至 20 mL 或胶囊 120 mg,每天 4 次,于每餐前半小时和睡前一次口服,不宜久服,最长 8 周,老年人及肾功能障碍者慎用。已用于临床的人工合成的前列腺素为米索前列醇(喜克溃),常用剂量 200 mg,每天 4 次,主要不良反应为腹泻和子宫收缩,孕妇忌服。复方谷氨酰胺,常用量 0.67 g,每天 3 次,剂量可随年龄与症状适当增减。

(二)精神心理治疗

抗焦虑、抑郁药对 FD 有一定的疗效,对抑酸和促动力药治疗无效,且伴有明显精神心理障碍的患者,可选用三环类抗抑郁药或 $5-HT_4$ 再摄取抑制剂;除药物治疗外,行为治疗、认知疗法及心理干预等可能对这类患者也有益。精神心理治疗不但可以缓解症状还可提高患者的生活质量。

(三)外科手术

经过长期内科治疗无效的严重患者,可考虑外科手术。一般采用胃大部切除术、幽门成形术和胃空肠吻合术。

(陈延磊)

第七节　功能性便秘

功能性便秘(FC)是临床常见的功能性胃肠病之一,主要表现为持续性排便困难,排便次数减少或排便不尽感。严重便秘者可伴有烦躁、易怒、失眠、抑郁等心理障碍。

一、病因和发病机制

FC 的发病往往是多因素的综合效应。

正常的排便生理包括产生便意和排便动作两个过程。直肠壁受压力刺激并超过阈值时引起便意,这种冲动沿盆神经、腹下神经传至腰骶部脊髓的排便中枢,再上升至丘脑达大脑皮质。若环境允许排便,则耻骨直肠肌和肛门内括约肌及肛门外括约肌松弛,两侧肛提肌收缩,盆底下降,腹肌和膈肌也协调收缩,腹压增高,促使粪便排出。正常排便生理过程中出现某一环节的障碍都可能引起便秘。研究发现 FC 患者可有直肠黏膜感觉减弱、排便动作不协调,从而发生排便出口梗阻。

相当多的 FC 患者有全胃肠或结肠通过时间延缓,低下的结肠动力无法将大便及时地推送至直肠,从而产生便秘。食物纤维不足,水分保留少,较少的容量难以有效地刺激肠道运动,肠内容物转运减慢,而结肠细菌消化食用纤维形成的挥发性脂肪酸和胆盐衍化的脱氧胆酸减少,它们刺激结肠的分泌、抑制水与电解质的吸收的作用降低,从而引起便秘。

排便习惯不良是便秘产生的重要原因。排便动作受意识控制,反复多次的抑制排便将可能导致胃肠通过时间延长、排便次数减少、直肠感觉减退。

长期便秘会产生顽固的精神心理异常,从而加重便秘。

二、临床表现

功能性便秘患者主要表现为排便次数减少(<3 次/周)、粪便干硬(指 Bristol 粪便性状量表的1型和 2 型粪便);由于粪便干结,患者可出现排便费力,也可以有排便时肛门直肠堵塞感、排便不尽感,甚至需要手法辅助排便等。粪便性状与全胃肠传输时间具有一定相关性,提示结肠传输时间延缓;在诸多的便秘症状中,排便次数减少、粪便干硬常提示为结肠传输延缓所致的便秘,如排便费力突出、排便时肛门直肠堵塞感、排便不尽感、需要手法辅助排便则提示排便障碍的可能性更大。

部分便秘患者有缺乏便意、定时排便、想排便而排不出(空排)、排便急迫感、每次排便量少、大便失禁等现象,这些症状更可能与肛门直肠功能异常有关。功能性便秘常见的伴随症状有腹胀及腹部不适、黏液便等。辛海威等在全国进行的多中心分层调查发现,15.1%慢性便秘患者有肛门直肠疼痛,尚不清楚慢性便秘与肛门直肠疼痛的内在联系。

老年患者对便秘症状的感受和描述可能不准确,自行服用通便药或采用灌肠也会影响患者的症状。在老年人,功能性排便障碍症状更常见。需要注意的是,不少老年人,便秘症状并不明显,他们仍坚持使用泻剂或灌肠。

功能性便秘患者病程较长,患者便秘表现多为持续性,也可表现为间歇性或时轻时重,与情绪、生活习惯改变、出差或季节有关。对长期功能性便秘患者,如排便习惯和粪便性状发生改变,需警惕新近发生器质性疾病的可能性。

便秘通常不会对营养状况造成影响。功能性便秘患者在体格检查多无明显腹部体征,在部分患者可触及乙状结肠袢和盲肠袢,肠鸣音正常。出现肠型、肠蠕动波和肠鸣音改变需要与机械性和假性肠梗阻鉴别。肛门直肠指诊可触及直肠内多量干硬粪块,缩肛无力,力排时肛门括约肌不能松弛提示患者存在肛门直肠功能异常。

此外,慢性便秘患者常伴睡眠障碍、紧张沮丧情绪,或表现为焦虑、惊恐、抑郁、强迫等,伴有自主神经功能紊乱的症状。精神心理因素是引起或加重便秘的因素,使患者对便秘的感受、便秘对生活的影响放大,也影响治疗效果。

三、诊断原则及流程

(一)诊断标准

功能性便秘罗马Ⅲ诊断标准如下。

(1)必须包括下列 2 个或 2 个以上的症状:①至少有 25% 的排便感到费力。②至少 25% 的排便为块状便或硬便。③至少 25% 的排便有排便不尽感。④至少 25% 的排便有肛门直肠的阻塞感。⑤至少有 25% 的排便需要人工方法辅助(如指抠、盆底支持)。⑥每周少于 3 次排便。

(2)如果不使用泻药,松散便很少见到。

(3)诊断肠易激综合征依据不充分。患者须在诊断前 6 个月出现症状,在最近的 3 个月满足诊断标准。

(二)鉴别诊断

需要鉴别的主要是继发性便秘,主要包括以下几种因素:①肠道疾病,结直肠肿瘤、肛管狭窄、直肠黏膜脱垂、Hirschsprung 病。②代谢或内分泌紊乱,糖尿病、甲状腺功能减退、高钙血症、垂体功能低下、卟啉病。③神经源性疾病,脑卒中、帕金森病、多发性硬化、脊髓病变、自主神经病及某些精神疾病。④系统性疾病,系统性硬化、皮肌炎、淀粉样变。⑤药物,麻醉剂、抗胆碱能药物、含阳离子类药物(铁剂、铝剂、含钙剂、钡剂)、阿片类制剂、神经节阻断药、长春碱类、抗惊厥药物、钙通道阻滞剂等。

(三)诊断流程

引起慢性便秘的原因很多,通过详细的病史采集、体格检查,结合适当的辅助检查,大多可以鉴别。诊断为功能性便秘者,如能区分其属于慢性传输性便秘或出口梗阻性便秘,对治疗有重要指导意义。

1.病史采集

询问患者病程及大便的频率、形状、便意、排便是否费力、有无不尽感、是否需要手法排便、用药史及盆腹腔手术史等,同时注意询问与便秘相关器质性疾病情况。

2.体格检查

注意患者全身状况,有无贫血;腹部检查有无包块或胃肠型;肛门视诊及指诊注意有无表皮脱落、皮赘、肛裂、脓肿、痔疮、直肠脱垂、肛门狭窄、直肠及肛管占位性病变、有无指套染血,指检时可让患者做排便动作,注意肛门外括约肌有无松弛或矛盾运动。还需进行神经系统相关检查,如会阴部感觉及肛门反射,如有异常注意有无神经系统病变;对男性患者,尚需注意前列腺及膀胱。

3.辅助检查

患者一般常规进行粪常规及隐血检查,对疑有器质性病变患者应进行相应检查。特别是有报警体征者,如年龄超过 40 岁、贫血、便血、隐血阳性、消瘦、腹块、明显腹痛、有肿瘤家族史等,应进行内镜和必要的实验室检查。

(1)腹部平片:对于疑似肠梗阻患者,需进行腹平片检查。

(2)钡剂灌肠:可以发现乙状结肠冗长、巨结肠、巨直肠、狭窄及占位病变。

(3)肠功能检查:包括结肠动力检查、结肠传输实验、肛管直肠测压、直肠气囊排出试验等,非临床诊断必需,但对于科学评估肠功能、便秘分类、药物评估、治疗方法选择及科学研究是必要的。

(4)排粪造影:可发现肛管直肠的功能及形态变化。

(5)肌电图:可以区分盆底随意肌群肌肉和神经功能异常,对出口梗阻型便秘的诊断具有重要意义。

四、治疗

由于各型便秘的发病机制不同,临床应综合患者对便秘的自我感受特点及相关检查结果,仔细分析并进行分型后采取相应的治疗措施,对于部分同时伴焦虑和抑郁的 FC 患者,应详细调查,判断精神因素和便秘的因果关系,必要时采取心理行为干预治疗。

(一)一般疗法

采取合理的饮食习惯,增加膳食纤维及水分的摄入量。另外,需保持健康心理状态,养成良好的排便习惯,同时进行适当有规律的运动及腹部按摩。

(二)药物治疗

经高纤维素饮食、训练排便习惯仍无效者或顽固性便秘者可考虑给予药物治疗。

1.泻剂

主要通过刺激肠道分泌、减少肠道吸收、提高肠腔内渗透压促进排便。容积性泻剂、刺激性泻剂及润滑性泻剂短时疗效理想,但长期服用不良反应大,停药后可加重便秘。渗透性泻剂不良反应相对较小,近年来,高效安全的新一代缓泻剂聚乙二醇(PEG)备受青睐,是一种长链高分子聚合物,口服后通过分子中氢键固定肠腔内水分子而增加粪便含水量,使粪便体积及重量增加,从而软化粪便,因肠道内缺乏降解 PEG 的酶,故其在肠道不被分解,相对分子量超过 3 000 则不被肠道吸收,还不影响脂溶性维生素吸收和电解质代谢,对慢传输型便秘和出口梗阻性便秘患者均有效。

2.促动力药物

西沙比利选择性促乙酰胆碱释放,从而加速胃肠蠕动,使粪便易排出,文献报道其治疗便秘的有效率为 50%～95%,但少数患者服药后可发生尖端扭转型室性心动过速伴 Q-T 间期延长,故已在多数国家中被撤出。莫沙比利、普芦卡必利为新型促动力药,是强效选择性 5-HT$_4$ 受体激动剂,通过兴奋胃肠道胆碱能中间神经元及肌间神经丛运动神经元的 5-HT$_4$ 受体,使神经末梢乙酰胆碱释放增加及肠肌神经对胆碱能刺激活性增高,从而促进胃肠运动,同时还增加肛管括约肌的正性促动力效应和促肛管自发性松弛。

3.微生态制剂

通过肠道繁殖并产生大量乳酸和醋酸而促进肠蠕动,有文献报道其近期疗有一定的疗效,但尚需进一步临床观察验证。

(三)清洁灌肠

对有粪便嵌塞或严重出口梗阻的患者需采用清洁灌肠帮助排便。一般采用甘油栓剂或开塞露灌肠。

(四)生物反馈疗法

该疗法借助声音和图像反馈刺激大脑,训练患者正确控制肛门外括约肌舒缩,从而阻止便秘发生。具有无痛苦、无创伤性、无药物不良反应的特点。生物反馈治疗 FC 的机制尚不十分明确。经过 12～24 个月随访观察后发现,便秘症状缓解率达 62.5%,出口梗阻性便秘有效率达72.2%。生物反馈治疗不仅是一种物理治疗方法,且有一定的心理治疗作用,其症状的改善与心理状态水平相关联。目前,生物反馈疗法多用于出口梗阻性便秘患者的治疗。

(裴瑞芝)

第八节 酒精性肝病

一、概述

正常人 24 小时内体内可代谢酒精 120 g,而酒精性肝病(ALD)是由于长期大量饮酒,超过机体的代谢能力所导致的疾病。临床上分为轻症酒精性肝病(AML)、酒精性脂肪肝(AFL)、酒精性肝炎(AH)、酒精性肝纤维化(AF)和酒精性肝硬化(AC)不同阶段。严重酗酒时可诱发广泛肝细胞坏死甚至急性肝衰竭。因饮酒导致的 ALD 在西方国家已成为常见病、多发病,占中年人死因的第 4 位。我国由酒精所致肝损害的发病率也呈逐年上升趋势,酒精已成为继病毒性肝炎后导致肝损害的第二大病因,严重危害人民健康。

ALD 的发病机制较为复杂,目前尚不完全清楚。可能与酒精及其代谢产物对肝脏的毒性作用、氧化应激、内毒素、细胞因子(TNF-α、TGF-β 等)产生异常、免疫异常、蛋氨酸代谢异常、酒精代谢相关酶类基因多态性、细胞凋亡等多种因素有关。

二、诊断

(一)酒精性肝病临床诊断标准

(1)有长期饮酒史,一般超过 5 年,折合酒精量男性不低于 40 g/d,女性不低于 20 g/d,或2 周内有大量饮酒史,折合酒精量超过 80 g/d。但应注意性别、遗传易感性等因素的影响。酒精量换算公式为:酒精量(g)=饮酒量(mL)×酒精含量(%)×0.8。

(2)临床症状为非特异性,可无症状,或有右上腹胀痛、食欲缺乏、乏力、体重减轻、黄疸等;随着病情加重,可有神经精神、蜘蛛痣、肝掌等症状和体征。

(3)血清天冬氨酸氨基转移酶(AST)、丙氨酸氨基转移酶(ALT)、γ-谷氨酰转肽酶(GGT)、总胆红素(TBIL)、凝血酶原时间(PT)和平均血细胞比容(MCV)等指标升高,禁酒后这些指标可明显下降,通常4 周内基本恢复正常,AST/ALT>2,有助于诊断。

(4)肝脏 B 超或 CT 检查有典型表现。

(5)排除嗜肝病毒的感染、药物和中毒性肝损伤等。

符合第(1)、(2)、(3)项和第(5)项或第(1)、(2)、(4)项和第(5)项可诊断酒精性肝病;仅符合第(1)、(2)项和第(5)项可疑诊酒精性肝病。

(二)临床分型诊断

1.轻症酒精性肝病

肝脏生物化学、影像学和组织病理学检查基本正常或轻微异常。

2.酒精性脂肪肝

影像学诊断符合脂肪肝标准,血清 ALT、AST 可轻微异常。

3.酒精性肝炎

血清 ALT、AST 或 GGT 升高,可有血清 TBIL 增高。重症酒精性肝炎是指酒精性肝炎中,合并肝性脑病、肺炎、急性肾衰竭、上消化道出血,可伴有内毒素血症。

4.酒精性肝纤维化

症状及影像学无特殊。未做病理检查时,应结合饮酒史、血清纤维化标志物(透明质酸、Ⅲ型胶原、Ⅳ型胶原、层粘连蛋白)、GGT、AST/ALT、胆固醇、载脂蛋白-A1、TBIL、α_2 巨球蛋白、铁蛋白、稳态模式胰岛素抵抗等改变,这些指标十分敏感,应联合检测。

5.酒精性肝硬化

有肝硬化的临床表现和血清生物化学指标的改变。

三、鉴别诊断

鉴别诊断见表 6-3。

表 6-3　酒精性肝病的鉴别诊断

	病史	病毒学检查
非酒精性肝病	好发于肥胖、2 型糖尿病患者	肝炎标志物阴性
病毒性肝炎	无长期饮酒史	肝炎标志物阳性
酒精性肝病	有长期饮酒史	肝炎标志物阴性

四、治疗

(一)治疗原则

治疗包括戒酒、改善营养、治疗肝损伤、防治并发存在的其他肝病、阻止或逆转肝纤维化的进展、促进肝再生、减少并发症、提高生活质量、终末期肝病进行肝移植等措施。

1.戒酒

戒酒是 ALD 治疗的最关键措施,戒酒或显著减少酒精摄入可显著改善所有阶段患者的组织学改变和生存率;Child A 级的 ALD 患者戒酒后 5 年生存率可超过 80%;Child B、C 级患者在戒酒后也能使 5 年生存率从 30% 提高至 60%,除戒酒以外尚无 ALD 特异性治疗方法。戒酒过程中应注意戒断综合征(包括酒精依赖者,神经精神症状的出现与戒酒有关,多呈急性发作过程,常有四肢抖动及出汗等症状,严重者有戒酒性抽搐或癫痫样痉挛发作)的发生。

2.营养支持

ALD 患者同时也需良好的营养支持,因其通常并发热量、蛋白质缺乏性营养不良,而营养不良又可加剧酒精性肝损伤。因此,宜给予富含优质蛋白和 B 族维生素、高热量的低脂饮食,必要时适当补充支链氨基酸为主的复方氨基酸制剂。酒精性肝病的饮食治疗可参考表 6-4。

表 6-4　ALD 患者的饮食指导原则

饮食指导原则
1.蛋白质＝1.0～1.5 kJ/kg 体重
2.总热量＝1.2～1.4(休息状态下的能量消耗最少)126 kJ/kg 体重
3.50%～55%为糖类,最好是复合型糖类
4.30%～35%为脂肪,最好不饱和脂肪酸含量高并含有足量的必须脂肪酸
5.营养最好是肠内或口服(或)经小孔径喂食给予;部分肠道外营养为次要选择;全肠外营养为最后的选择
6.水、盐摄入以保持机体水、电解质平衡
7.多种维生素及矿物质
8.支链氨基酸的补充通常并不需要
9.许多患者能耐受标准的氨基酸补充
10.若患者不能耐受标准氨基酸补充仍可补充支链氨基酸
11.避免仅仅补充支链氨基酸,支链氨基酸并不能保持氮的平衡
12.有必要补充必需氨基酸,必需氨基酸指正常时可从前体合成而在肝硬化患者不能合成,包括胆碱、胱氨酸、氨基乙磺酸、酪氨酸

3.维生素及微量元素

慢性饮酒者可能因摄入不足、肠道吸收减少、肝内维生素代谢障碍、疾病后期肠道黏膜屏障衰竭等导致维生素(维生素 B_1、维生素 B_6、维生素 A、维生素 E、叶酸等)、微量元素(锌、硒)的严重缺乏。因此适量补充上述维生素和微量元素是必需的,尤其是补充维生素 B_1(目前,推荐应用脂溶性维生素 B_1 前体苯磷硫胺)和补锌在预防和治疗 ALD 非常重要。而维生素 E 是临床上使用较早的抗氧化剂,脂溶性的维生素 E 可以在细胞膜上积聚,结合并清除自由基,减轻肝细胞膜及线粒体膜的脂质过氧化。Sokol 等发现维生素 E 能明显减轻胆汁淤积时疏水性胆汁酸所引起的肝细胞膜脂质过氧化,从而减轻肝细胞损伤。

(二)药物治疗

1.非特异性抗感染治疗

(1)糖皮质激素:多项随机对照研究和荟萃分析,使用糖皮质激素治疗 ALD 仍有一些争议,对于严重急性肝炎(AH)患者,糖皮质激素是研究得最多也可能是最有效的药物。然而,接受激素治疗的患者病死率仍较高,特别在伴发肾衰竭的患者。激素是否能延缓肝硬化进展及改善长期生存率尚不明确。并发急性感染、胃肠道出血、胰腺炎、血糖难以控制的糖尿病者为应用皮质激素的禁忌证。

(2)己酮可可碱(PTX):PTX 是一种非选择性磷酸二酯酶抑制剂,具有拮抗炎性细胞因子的作用,可降低 TNF-α 基因下游许多效应细胞因子的表达。研究表明 PTX 可以显著改善重症 AH 患者的短期生存率,但在 PTX 成为 AH 的常规治疗方法之前,还需进行 PTX 与糖皮质激素联合治疗或用于对皮质激素有禁忌证的 AH 患者的临床试验。

2.保肝抗纤维化

(1)还原型谷胱甘肽:还原型谷胱甘肽由谷氨酸、半胱氨酸组成,具有广泛的抗氧化作用,可与酒精的代谢产物乙醛、氧自由基结合,使其失活,并加速自由基的排泄,抑制或减少肝细胞膜及线粒体膜过氧化脂质形成,保护肝细胞。此外,还可以通过 γ-谷氨酸循环,维护肝脏蛋白质合成。目前临床应用比较广泛。

(2)多烯磷脂酰胆碱(易善复):多烯磷脂酰胆碱是由大豆中提取的磷脂精制而成,其主要活性成分是 1,2-二亚油酰磷脂酰胆碱(DLPC)。DLPC 可将人体内源性磷脂替换,结合并进入膜成分中,增加膜流动性,同时还可以维持或促进不同器官及组织的许多膜功能,包括可调节膜结合酶系统的活性;能抑制细胞色素 $P_{450}2E_1$(CYP2E$_1$)的含量及活性,减少自由基;可增强过氧化氢酶活性、超氧化物歧化酶活性和谷胱甘肽还原酶活性。研究表明,多烯磷脂酰胆碱可提高 ALD 患者治疗的有效率,改善患者的症状和体征,并提高生存质量,但不能改善患者病理组织学,只能防止组织学恶化的趋势。常用多烯磷脂酰胆碱500 mg静脉给药。

(3)丙硫氧嘧啶(PTU):多个长期疗效的观察研究提示 PTU 对重度 ALD 有一定效果,而对于轻、中度 ALD 无效。Rambaldi A 通过随机、多中心、双盲、安慰剂对照的临床研究,发现 PTU 与安慰剂相比,在降低病死率、减少并发症及改善肝脏组织学等方面没有显著差异。由于 PTU 能引起甲状腺功能减退,因此应用 PTU 治疗 ALD 要慎重选择。

(4)腺苷蛋氨酸:酒精通过改变肠道菌群,使肠道对内毒素的通透性增加,同时对内毒素清除能力下降,导致高内毒素血症,激活库弗细胞释放 TNF-α、TGF-β、白细胞介素-1、白细胞介素-6、白细胞介素-8 等炎症细胞因子,使具有保护作用的白细胞介素-10 水平下调。腺苷蛋氨酸能降低 TNF-α 水平,下调TGF-β的表达,抑制肝细胞凋亡和肝星状细胞的激活,提高细胞内腺苷蛋氨酸/S-腺苷半胱氨酸比值,并能够去除细胞内增加的 S-腺苷半胱氨酸,提高肝微粒体谷胱甘肽贮量从而阻止酒精性肝损发生,延缓肝纤维化的发生和发展的作用。

(5)硫普罗宁:含有巯基,能与自由基可逆性结合成二硫化合物,作为一种自由基清除剂在体内形成一个再循环的抗氧化系统,可有效清除氧自由基,提高机体的抗氧化能力,调节氧代谢平衡,修复乙醇引起的肝损害,对抗酒精性肝纤维化。临床试验显示,硫普罗宁在降酶、改善肝功能方面疗效显著,对抗酒精性肝纤维化有良好的作用。

(三)肝移植

晚期 ALD 是原位肝移植的最常见指征之一。Child C 级酒精性肝硬化患者的 1 年生存率为50%~85%,而 Child B 级患者 1 年生存率为 75%~95%。因此,如果不存在其他提示病死率增高的情况如自发性细菌性腹膜炎、反复食管胃底静脉曲张出血或原发性肝细胞癌等,肝移植应限于 Child C 级肝硬化患者。虽然大多数移植中心需要患者在移植前有一定的戒酒期(一般为6个月),但移植后患者再饮酒的问题及其对预后的影响仍值得重视。目前,统计的移植后再饮酒的比例高达 35%。大多数移植中心为戒酒后 Child-Pugh 积分仍较高的患者提供肝移植治疗。多项研究显示,接受肝移植的酒精性肝硬化患者的生存率与其他病因引起的肝硬化患者相似,5 年和 10 年生存率介于胆汁淤积性肝病和病毒性肝病之间。移植后生活质量的改善也与其他移植指征相似。

(唐德为)

第九节 脂　肪　肝

脂肪肝是指各种原因引起的肝细胞内脂肪堆积,最早由 W.Bowman 提出,随后的研究资料主要来自肝活检病理学报道。随着 B 超和 CT 检查的普及,脂肪肝作为一种常见的影像学发现而渐引起临床关注,但真正将脂肪肝作为一种临床综合征或者独立性疾病来对待,还是 F.Schafner 等提出脂肪性肝病(fatty liver disease,FLD)概念之后。病理上,FLD 指病变主体位于肝小叶,并以肝细胞大泡性脂肪变性和脂肪贮积为主要改变的广泛疾病谱,包括单纯性脂肪肝、脂肪性肝炎、脂肪性肝硬化三种主要类型,临床上则有酒精性脂肪性肝病(alcoholic liver disease,ALD)(简称酒精性肝病)和非酒精性脂肪性肝病(non-alcoholic fatty liver disease,NAFLD)之分。

一、概述

脂质是生物体内的一类重要物质,主要分为脂肪和类脂两大类。前者即中性脂肪-甘油三酯(triglyceride,TG),后者包括磷脂、胆固醇/胆固醇酯、类固醇及糖脂。正常人每 100 g 肝脏湿重含 4～5 g 脂质,主要用于构成生物膜的脂质双层结构,其中磷脂占 50% 以上,TG 占 20%,游离脂肪酸(free fatty acid,FFA)占 20%,胆固醇占 7%,其余为胆固醇酯等。

肝脏是人体内脂质代谢最为活跃的器官,肝细胞在体内脂质的摄取、转运、代谢及排泄中起着重要作用。在正常肝组织内,仅贮存维生素 A 的肝星状细胞胞质内含有少量脂滴,而肝细胞由于其脂质合成与排泄保持动态平衡,一般并无脂质堆积,仅偶见营养良好者肝小叶内散在性肝细胞脂滴存在(一般不超过 5%)。

当肝内脂肪含量超过肝脏湿重的 5%,或肝组织切片光镜下每单位面积见 30% 以上肝细胞有脂滴存在时,称为脂肪肝。脂肪肝时肝细胞内异常蓄积的脂质 50% 以上为 TG,其他脂类成分、糖原含量、蛋白质及水分也相应增加,但磷脂/胆固醇酯比例常下降。

绝大多数的脂肪肝是由于 TG 在肝内积聚所致;但也可由其他脂质引起,如由于脂代谢酶的遗传性缺陷而导致类脂在单核巨噬细胞系统异常沉积的类脂质沉积病、Wolman 病、胆固醇酯贮积病、Gaucher 病(葡萄糖脑苷脂堆积)等,以及由于胺碘酮、哌奈昔林等药物诱发的肝细胞溶酶体磷脂沉积病。通常所述脂肪肝主要指肝细胞胞质内 TG 堆积,根据其脂滴大小不同分为小泡性、大泡性及混合性脂肪肝三种类型,前者因呈急性经过故有急性脂肪肝或特殊类型脂肪肝之称,狭义的脂肪肝即 FLD 主要指慢性大泡性或大泡性为主的混合性脂肪肝。丙型肝炎、自身免疫性肝病、Wilson 病等有时虽也可引起肝细胞内 TG 异常堆积,但因其有特定疾病命名,故亦不属于 FLD 范畴。

二、病理学

大体观察脂肪肝的肝脏外形常呈弥漫性肿大,边缘钝而厚,质如面团,压迫时可出现凹陷,表面色泽苍白或带灰黄色,切面呈黄红或淡黄色,有油腻感。肝组织切片 H.E 染色或油红 O 染色光镜下示肝细胞肿大,胞质内含有数量不等及大小不一的脂滴或脂肪空泡。多数病例脂滴首先累及肝腺泡 3 区,但亦有以肝腺泡 1 区病变为主者,严重时脂滴弥漫累及整个肝腺泡。

根据肝脏脂肪含量占肝湿重的比例,或肝组织切片 HE 染色或脂肪染色光学显微镜下脂肪变性肝细胞占视野内总体肝细胞的百分比,可将脂肪肝分为轻度、中度和重度三种类型(表 6-5)。光镜下肝小叶内不足 30%视野的肝细胞内有脂滴存在称为肝细胞脂肪变性。根据肝细胞脂肪变性累及的范围可将脂肪肝分为常见的弥漫性脂肪肝和弥漫性脂肪肝伴正常肝岛及少见的局灶性脂肪肝。

表 6-5　脂肪肝的组织学分型

类型	脂肪/肝重(%)	脂变肝细胞/总的肝细胞(%)
轻度	$\geqslant 5$	$\geqslant 30$
中度	$\geqslant 10$	$\geqslant 50$
重度	$\geqslant 25(\sim 50)$	$\geqslant 75$

起初肝细胞内蓄积的脂质呈多个无膜包绕的微球状,直径 $1\sim 3~\mu m$,位于肝细胞质无结构区域,胞核居中。当脂滴数量增多、直径增大至 $5~\mu m$ 时,光镜下可见脂滴呈串珠状聚集在肝细胞窦面,进而细胞质内充满这些微小脂滴,此即小泡性脂肪变。随着肝内脂肪含量增加,微小脂滴大小可保持不变或迅速融合成单个或多个直径大于 $25~\mu m$ 的大脂滴,将细胞核和细胞器挤压至细胞边缘,此即大泡性脂肪变。大泡性脂肪变在吸收消散时往往先变成多个小的脂滴。因此,小泡性脂肪变可为大泡性脂肪变的轻型、前期或恢复期的表现形式。

小泡性脂肪肝一般不伴有肝细胞坏死和炎症,但其线粒体损害明显。而大泡性脂肪肝常呈慢性经过,病程早期表现为单纯性脂肪肝,肝活检仅提示肝细胞脂肪变性;进一步为发展为脂肪性肝炎,即在脂肪变的基础上合并肝细胞气球样变、小叶内炎症,并常伴有肝细胞点状坏死及肝纤维化;晚期可通过进展性肝纤维化最终发生脂肪性肝硬化。

三、病因学

(一)大泡性脂肪肝

大泡性脂肪肝的主要病因包括:①营养缺乏,如恶性营养不良病(Kwashiorkor)、消瘦、全胃肠外营养(total parenteral nutrition,TPN)、热带儿童肝硬化、重度贫血、低氧血症及短期饥饿、体重急剧下降等;②营养过剩,包括肥胖、2 型糖尿病、高脂血症及短期内体重增长过快等;③药物性,包括氨丝氨酸、博莱霉素、嘌呤霉素、四环素等抗生素,天冬酰胺、氮胞苷、氮尿苷、甲氨蝶呤等细胞毒性药物,以及华法林、二氯乙烷、乙硫胺酸、溴乙烷、雌激素、糖皮质激素、酰肼、降糖氨酸、雄激素、黄樟醚等其他药物;④中毒性,包括锑、钡盐、硼酸盐、二硫化碳、铬酸盐、低原子量的稀土、铊化物、铀化物、有机溶剂、毒性蘑菇及乙醇及其代谢产物乙醛等;⑤先天代谢性疾病,如脂质萎缩性糖尿病、家族性肝脂肪变、半乳糖血症、糖原累积病、遗传性果糖不耐受、高胱氨酸尿症、系统性肉碱缺乏症、高酪氨酸血症、Resfum 病、Schwachman 综合征、Weber-Christian 综合征、Wilson 病等;⑥其他,如丙型肝炎、炎症性肠病、胰腺疾病、获得性免疫缺陷综合征、结核病,以及空-回肠旁路术、胃成形术、广泛小肠切除术、胆胰转流术等外科手术。其中肥胖症、空-回肠短路手术、TPN、糖尿病、乙醇、大剂量雌激素等因素可引起脂肪性肝炎,而其他因素一般只引起单纯性脂肪肝。

(二)小泡性脂肪肝

小泡性脂肪肝的主要病因有妊娠急性脂肪肝,Reye 综合征,丙戊酸钠、四环素、水杨酸、fialuridine等药物中毒,磷、蜡样芽孢杆菌毒素中毒,先天性尿素酶缺乏症,线粒体脂肪酸氧化基因缺陷,酒精性泡沫样脂肪变性,以及丁型肝炎等。

(三)肝磷脂沉积症

肝磷脂沉积症主要由于溶酶体内磷脂内堆积,常见病因包括 Wolman 病、胆固醇酯贮积病,以及胺碘酮、环己哌啶等药物中毒,后者尚可引起脂肪性肝炎。

各种致病因素与其肝脂肪变类型之间虽有一定相关性,但有时并不尽然。例如,酗酒主要引起大泡性脂肪肝,但偶亦可导致小泡性脂肪肝,同样妊娠和 AIDS 既可引起小泡性脂肪肝也可导致大泡性脂肪变。就肝病理学改变而言,至今无法准确区分酒精性和非酒精性 FLD。尽管现有检测手段十分先进,但至今仍有 20% 左右的脂肪肝病因不明。

四、发病机制

脂肪肝的发病机制复杂,主要涉及正常的肝细胞发生 TG 堆积、脂肪变性的肝细胞发生气球样变和点状坏死、小叶内炎症及脂肪肝并发纤维化等诸方面。

(一)单纯性脂肪肝

各种致病因素可通过影响以下一个或多个环节导致肝细胞 TG 堆积。①由于高脂饮食、高脂血症及外周脂肪组织动员增加导致脂肪的合成原料 FFA 输送入肝增多;②线粒体功能障碍导致肝细胞 FFA 氧化磷酸化及 β 氧化减少;③肝细胞合成 TG 能力增强或从碳水化合物转化为 TG 增多,或肝细胞从肝窦乳糜微粒残核内直接摄取 TG 增多;④极低密度脂蛋白(very low density lipoprotein,VLDL)合成及分泌减少导致 TG 转运出肝障碍。

小泡性脂肪肝主要由于线粒体功能障碍导致 FFA 氧化利用减少所致,而大泡性脂肪肝则与肝细胞脂质合成与排泄失衡有关,其中胰岛素抵抗相关的营养过剩性脂肪肝主要由于脂肪合成显著增多所致,而营养不良及某些药物和毒性物质则主要通过影响 VLDL 的合成与分泌而诱发脂肪肝。肝脏局部血流供应异常可能与局灶性脂肪肝及弥漫性脂肪肝伴正常肝岛有关。

(二)脂肪性肝炎

单纯性脂肪肝是 FLD 的早期阶段,尽管脂肪变性的肝细胞尚能存活,但其对各种继发打击特别敏感。单纯性脂肪肝时伴存或继发的胰岛素抵抗、FFA 增多、肝脏细胞色素 P450(cytochrome P450,CYP)2E1 和 CYP4A 表达增强、氧应激和脂质过氧化损伤、肠源性内毒素血症或肝脏对内毒素敏感性增强、肝巨噬细胞激活及其释放的炎性细胞因子和介质等,均可导致脂肪变的肝细胞发生气球样变性、点状坏死,同时吸引中性粒细胞和淋巴细胞趋化至肝小叶内,从而形成脂肪性肝炎。此外,氧应激可通过形成活性氧引起肝细胞内蛋白质、DNA 和脂质变性并积聚,进而形成 Malory 小体并激发自身免疫反应。因此,氧应激/脂质过氧化损伤在脂肪性肝炎的发生中可能起重要作用。

(三)脂肪性肝纤维化

与酒精性脂肪肝可直接导致肝纤维化不同,非酒精性脂肪肝必须通过脂肪性肝炎这一中间阶段过渡才能进展为肝硬化,提示导致脂肪性肝炎的各种因素及其所致炎症本身为脂肪性肝纤维化发生的前提条件。脂肪肝时肝组织内异常增加的脂质(特别是过氧化脂质)、FFA,以及可能并存的铁负荷过重和高瘦素血症,均可通过增强脂质过氧化反应和(或)刺激肝巨噬细胞释放炎症介质,进而促进肝星状细胞激活、转化及合成大量细胞外基质,从而诱发进展性肝纤维化。肝微循环障碍、肝细胞缺血缺氧等因素也参与脂肪性肝纤维化的发病。

临床病理研究表明,绝大多数 FLD 处于单纯性脂肪肝阶段,仅有部分病例并发脂肪性肝炎,而进展性肝纤维化和肝硬化者则更少见。为此,Day 和 James 的"多重打击(multiple-hit)"学说认为,胰岛素抵抗等初次打击主要导致肝细胞脂肪变性并启动细胞适应程序,而这些适应反应可增加细胞对其他应激的反应性,结果通过氧应激/脂质过氧化损伤等二次打击诱发肝细胞坏死和炎症浸润。而接着增加的炎症介质可激活肝星状细胞诱发肝纤维化。除非能够及时阻止炎症-坏死循环,引起细胞外基质的降解超过合成,否则将会发生肝硬化。

五、流行病学

急性脂肪肝非常少见,普通人群患病率一般低于 10/100 000,但其分布国家和地区广泛。美国产妇妊娠急性脂肪肝发病率为 1/13 328,怀孕双胞胎、初产妇及后代为男性者发病率相对较高,病因不明,部分病例可能与静脉滴注大剂量四环素有关。美国报道 Reye 综合征 2 900 例,其中 800 例死亡,并且 98% 患者年龄小于 20 岁,当时推测其发病率为 2.8%～4.7%。流感病毒、水痘病毒感染和(或)服用阿司匹林及宿主的易感性可能与其发病有关。近年来随着对其发病危险因素的控制,Reye 综合征发病率明显下降,新发 Reye 综合征 1 207 例。我国仅有妊娠急性脂肪肝、Reye 综合征及四氯化碳中毒性脂肪肝的零星报道。

通常流行病学所调查的脂肪肝为慢性脂肪肝。在西欧、日本和美国,B 超普查显示普通成人脂肪肝检出率高达 25%,脂肪肝现已成为健康体检人群血清转氨酶升高的常见原因,嗜酒和肥胖与脂肪肝的高发密切相关,地理分布和尸体解剖学显示,肝硬化的流行率在肥胖的嗜酒者中最高,提示长期饮酒和肥胖对脂肪肝的发病有协同作用。目前脂肪肝的起病渐趋低龄化,日本儿童脂肪肝的患病率高达 2.6%。

我国目前已有多篇通过 B 超调查脂肪肝患病率的报道,由于所调查人群的样本对象、年龄和性别构成比不同,各组报道结果差异较大。有学者曾对上海市 4 009 名机关职员进行调查,结果脂肪肝患病率为 12.9%,随着年龄增大,脂肪肝患病率增加,50 岁以前男性脂肪肝患病率显著高于女性,其后性别差异不明显。相关分析表明,肥胖(特别是内脏性肥胖)、高血脂、高血糖、高血压及年老等指标与脂肪肝密切相关;而血清 HBsAg 阳性率与脂肪肝患病率之间虽有相关性,但随着年龄增大,两者的发展趋势正好相反。进一步的病例对照研究显示,嗜酒、高脂高蛋白饮食、临睡前加餐、睡眠过多或白天精神萎靡、嗜睡,以及有肥胖症和(或)糖尿病、脂肪肝家族史等为脂肪肝的危险因素;而有一定的工作节奏和劳动强度,经常参加体育锻炼,以及少量饮酒则为脂肪肝的保护因素。

六、临床表现

脂肪肝的临床表现与其病因、病理类型及其伴随疾病状态密切相关。根据起病方式可将脂肪肝分为急性和慢性两大类。前者病理上多表现为小泡性脂肪肝,而后者则为大泡性或以大泡性为主的混合性脂肪肝。

(一)急性脂肪肝

急性脂肪肝临床表现类似急性或亚急性重症病毒性肝炎,但愈合后一般不会发展为慢性肝病。患者常有疲劳、恶心、呕吐和不同程度黄疸,甚至出现意识障碍和癫痫大发作。严重病例短期内迅速发生低血糖、肝性脑病、腹水、肾衰竭及弥散性血管内凝血（disseminated intravascular coagulation，DIC），最终可死于脑水肿和脑疝。当然，也有部分急性脂肪肝病例临床表现轻微，仅有一过性呕吐及肝功能损害的表现。

妊娠期急性脂肪肝一般发生于妊娠第 7～9 个月，常于上呼吸道感染后起病，主要表现为伴有出血倾向和暴发性肝衰竭的多脏器功能不全，常伴有高血压、蛋白尿、少尿及急性胰腺炎。尽管黄疸明显但罕见皮肤瘙痒。

Reye 综合征主要见于儿童，多在流行性感冒或水痘后出现，某些患者有近期服用水杨酸盐类药物史。患儿在出现剧烈的恶心、呕吐后迅速发生昏迷。肝脏可肿大，但无黄疸和局灶性神经体征。

（二）慢性脂肪肝

慢性脂肪肝主要为肥胖、糖尿病和慢性酒精中毒所致的 FLD，起病隐匿，临床症状轻微且乏特异性。即使已发生脂肪性肝炎甚至肝硬化，有时症状仍可缺如，故多在评估其他疾病或健康体检做肝功能及影像学检查时偶然发现。肝大为慢性脂肪肝的常见体征，发生率可高达 75%，多为轻至中度肿大，表面光滑、边缘圆钝、质地正常或稍硬而无明显压痛。门静脉高压等慢性肝病体征相对少见，脾大检出率在脂肪性肝炎病例一般不超过 25%。局灶性脂肪肝由于病变范围小，临床表现多不明显。

部分慢性脂肪肝患者在其漫长病程中，除有其原发疾病表现外，可出现肝区疼痛、腹胀、乏力、食欲缺乏等主诉，主要与肝脂肪浸润导致肝大、肝包膜过度伸张有关。在肝内脂肪浸润消退、肝大回缩后，相关症状可缓解。极少数酒精性和糖尿病性脂肪肝因肝细胞脂肪迅速沉积或并发脂肪性肝炎，可出现右上腹疼痛、局部肌紧张和反跳痛，同时伴发热、外周血白细胞总数增加及中性粒细胞核左移等全身炎症反应表现，易误诊为外科急腹症。

像大多数其他慢性肝病一样，FLD 患者的临床表现与其组织学改变相关性差。在 FLD 某一阶段缺乏肝病相关征象并不提示其预后良好，因为许多脂肪性肝炎甚至肝硬化患者在肝衰竭和门静脉高压并发症发生之前往往呈"良性"临床经过。

恶性营养不良病引起的脂肪肝一般见于饮食中蛋白质摄入不足的儿童，常有右上腹触痛、水肿、腹水和生长发育迟缓，可出现肝纤维化但不会进展为肝硬化。饮食中补充蛋白质后肝脏病变可迅速逆转。蛋白质-热量营养不良引起的脂肪肝见于饥饿状态或某些胃肠道疾病，如严重的吸收不良，多仅表现为转氨酶轻度升高。肥胖者行空回肠旁路减肥手术引起的脂肪肝部分是因蛋白质-热量不足所致，常发生亚急性脂肪性肝炎，如果不加干预则病变可迅速进展为失代偿期肝硬化。

皮质类固醇等药物引起的单纯性脂肪肝，临床表现轻如，停药后病变恢复，临床意义不大；但胺碘酮、甲氨蝶呤等药则易导致脂肪性肝炎，并可发生亚急性肝衰竭和失代偿期肝硬化。

七、实验室改变

脂肪肝患者的血液学、生化指标与其肝活检组织学检查结果的相关性较差，仅 20%～30% 经肝活检证实的脂肪肝病例有 1 项或多项肝功能生化指标异常。并且，至今尚无理想的定性和定量反映脂肪肝有无及其程度的实验指标。但是，血液实验室检查指标的检测确实有助于判断脂肪肝的病因、病理类型及其病情轻重和预后。

急性小泡性脂肪肝患者如出现肝、肾功能不全及 DIC 相关的血液学指标改变，常提示病情严重。慢性大泡性脂肪肝其血清转氨酶（ALT 和 AST）、碱性磷酸酶（ALP）、γ-谷氨酰转肽酶（GGT）及 C 反应蛋白等可轻度升高，转氨酶升高幅度一般不超过正常值上限的 2～4 倍；而血清胆红素、清蛋白和凝血酶原时间（prothrombin time；PT）及靛青绿（ICG）清除率一般正常。如果血清转氨酶持续升高或明显异常则提示并发脂肪性肝炎，胆红素升高和 PT 延长可反映脂肪性肝炎的程度较重。Ⅲ型前胶原肽、Ⅳ型胶原-7S 成分、透明质酸等多种血清纤维化指标的联合检测，可反映是否已并发脂肪性肝纤维化和肝硬化。

肥胖、糖尿病引起的营养过剩性脂肪肝患者血清 AST/ALT 比值多小于 1，GGT 升高常不明显。血清胆碱酯酶和卵磷脂胆固醇酰基转移酶活性在营养过剩性脂肪肝时常升高，而其他原因性脂肪肝多无明显变化，甚至呈下降趋势。空腹血液葡萄糖、胰岛素、脂质和尿酸水平升高也常反映机体营养过剩。低血浆蛋白（包括清蛋白、转铁蛋白）及低胆固醇血症，常提示蛋白质能量缺乏所致的营养不良性脂肪肝。酒精性脂肪肝时转氨酶很少超过正常值的 6 倍，AST/ALT 比值常大于 2，线粒体 AST（ASTm）和 GGT 显著升高，GGT/ALP 比值大于 2。此外，平均血细胞比容和免疫球蛋白 A 选择性升高（IgA_1/IgA_2 比值降低），血清糖类缺乏性转铁蛋白（carbohydratedeficient transferrin；dTF）及其与总转铁蛋白比值升高等有助于酒精性脂肪肝的诊断。血清铜蓝蛋白浓度降低，而与清蛋白结合的血清铜含量增加提示 Wilson 病。HCV 等血清学标志物的检测可明确有无肝炎病毒现症感染。

八、放射/影像学改变

肝脏实时超声、计算机体层摄影（computer tomography；CT）、磁共振显像（magnetic resonance imaging；MRI）等检查可见脂肪肝患者有肝脏肿大和弥漫性或局灶性肝脏灰度/密度的改变，现已广泛用于判断脂肪肝的有无及肝内脂肪的分布类型。由于影像学检查对肝内脂肪浸润程度的判断不够精确，并且对肝内炎症和纤维化的识别能力极差，只有在发现肝脏萎缩变小、肝脏硬度增加及脾脏肿大等门静脉高压征象时才提示并发脂肪性肝硬化。因此，现有影像学检查虽对单纯性脂肪肝的诊断有帮助，但它既不能检出脂肪性肝炎也不能早期发现脂肪性肝纤维化和肝硬化。

（一）实时超声

肝组织脂肪变弥漫性累及 10％的肝细胞时，实时超声（B 超）图像便可出现异常改变；当组织学脂肪沉积于肝超过 30％的肝细胞时，B 超即可检出脂肪肝；肝脂肪含量达 50％的脂肪肝，超声诊断的敏感性高达 90％。对于 B 超诊断为胆囊结石合并脂肪肝的患者行胆囊切除的同时取肝组织活检，89.9％有不同程度的肝细胞脂肪变性。

B 超诊断脂肪肝有以下特征：①可见致密的点状高回声，又称明亮肝；②肝深部即远场回声衰减，肝肾回声对比度加大；③肝内管腔结构模糊不清；④肝脏肿大，饱满，肝缘变钝。近来趋于把这些标准量化，以综合积分判断脂肪肝的程度。彩色多普勒超声对局灶性脂肪肝的鉴别诊断和肝内血流异常的发现有一定参考价值。鉴于 B 超检查具有简便、价廉及无创伤和无危害等优点，目前 B 超已作为诊断脂肪肝和随访其病情演变的首选方法，并已广泛用于人群脂肪肝的流行病学调查。但应注意 B 超诊断脂肪肝的特异性不够理想，超声诊断之脂肪肝与其肝组织学变化之间并不总是呈正相关关系。其原因主要为超声缺乏客观性定量指标，且各检查医师对脂肪肝的判定标准也不统一；此外，肝脏回声强度可受肝纤维化的程度、超声检查仪的质量及患者皮下脂肪厚度等许多因素的影响。

(二)计算机体层摄影

CT 平扫正常肝脏密度(CT 值)高于脾脏和肝内血管,肝脏的 CT 值较脾脏一般要高出 7～8 Hu。弥漫性脂肪肝在 CT 图像上表现为肝脏的密度普遍低于脾脏、肾脏和肝内血管的密度,重度脂肪肝时其肝脏 CT 值甚至变为负值。由于 CT 值的高低与肝内脂肪浸润程度呈负相关,而脾脏 CT 值多较固定,故可根据肝/脾 CT 比值来衡量脂肪肝的程度,或作为随访疗效的客观依据。脂肪肝时可见脾脏的 CT 值较肝脏高,肝/脾 CT 值之比小于 0.9;并且,肝内门静脉或肝静脉像清晰可见。有报道认为,脂肪肝患者在肝脂肪变性累及 40% 以上的肝细胞时,CT 方可作出脂肪肝的诊断。因此,CT 对脂肪肝诊断的敏感性低于 B 超,但相比而言,CT 诊断脂肪肝的特异性及对局灶性脂肪肝判断的准确性远高于 B 超。近来已有探索用 CT 图像的面罩式覆盖法定量分析肝内脂肪浸润的报道。

(三)MRI 和 DSA

MRI 对脂肪肝的确诊并不敏感,无论从信号强度,还是计算弛豫时间,均难以将脂肪肝与正常肝组织相区分,这与脂肪肝肝脏含水量不增加有关。临床上可利用这一缺点,鉴别 CT 上难以与肝脏恶性肿瘤区分的局灶性脂肪肝和弥漫性脂肪肝伴正常肝岛,其中位相磁共振(phase-contrast MRI)对局灶性脂肪肝的诊断最为可靠。由于 MRI 缺乏 CT 值那样的定量分析指标,故仅凭 MRI 确诊脂肪肝确实很困难。脂肪肝的数字减影血管造影(digital sub traction angiography,DSA)检查可表现为肝动脉轻度扩张,全部分支呈现充血倾向,但病灶中的血管形态、走行和分布均无异常,并且无病理性血管征象。目前 MRI 和 DSA 主要用于实时超声及 CT 检查确诊困难者,特别是局灶性脂肪肝难以与肝脏肿瘤鉴别而又不愿接受肝活检组织学检查者。

九、诊断与鉴别诊断

脂肪肝的完整诊断应包括脂肪肝的病因及其诱因、程度和分期,以及伴随疾病状态等诸方面,并需排除其他各种脂肪性及非脂肪性肝脏疾病,以便制定有效的治疗方案并估计患者的预后。

(一)诊断

随着各种影像学检测技术的发展,单纯依赖影像学技术即可作出脂肪肝的诊断。进一步的血液学实验室检查有助于判断脂肪肝的病因及其是否合并肝功能损害(脂肪性肝炎)、肝纤维化,对于急性脂肪肝则可明确有无多脏器功能不全的征象。但是准确判断脂肪肝的病期及明确脂肪肝的少见病因,可能仍需依靠肝活检组织学检查。现多主张在 B 超引导下经皮肝穿刺活检,这远较过去的盲目肝穿法准确安全,对于局灶性脂肪肝或弥漫性脂肪肝伴正常肝岛与肝癌鉴别有困难时尤其具有优越性。由于肝活检组织病理学观察有时也有误导现象,并且即使确诊也缺乏有效的治疗措施,以及伴随肝活检的费用和危险性等种种原因,因此目前认为肝活检组织学检查仅用于某些特殊的临床情况,而对一般患者则无须肝活检证实其脂肪肝的诊断。

最近 James OFW 建议对于 B 超和(或)CT 检查确诊的脂肪肝,在粗略判断肝内脂肪浸润的程度和分布类型后,需通过仔细询问饮酒史,结合酒精中毒和血清学肝炎病毒现症感染指标的检测,排除酒精性脂肪肝及丙型肝炎等脂肪性肝病,以确保非酒精性脂肪肝诊断的正确无误。对于非酒精性脂肪肝患者,如出现无其他原因可解释的血清 ALT、GGT 和(或)TG 持续异常,需考虑已并发 NASH。通过详细了解工业毒物接触和特殊药物应用、胃肠外营养、减肥手术及伴随疾病状态等病史资料,并测量患者体重指数、腹围/臀围比值、血压,以及血液葡萄糖、脂质、尿酸、蛋白质等指标,有助于客观分析非酒精性脂肪肝可能的病因和诱因及伴随疾病状态。对于少数病例最后可能还需决定是否需作肝活检组织学检查。对所取肝活检组织需综合评估脂肪肝的病理改变以帮助了解其病因、肝结构损害程度和预后。完整的病理学评估包括肝细胞内脂滴的类型,累及肝腺泡的部位,以及脂肪肝的分型和分期。

(二)鉴别诊断

NASH 需与慢性病毒性肝炎、自身免疫性肝炎、不典型的 Wilson 病等相鉴别。根据前者肝细胞损害、炎症和纤维化主要位于肝小叶内并且病变以肝腺泡 3 区为重,而其他疾病的肝组织学改变主要位于汇管区门静脉周围等病理特征不难进行鉴别诊断。详细的病史资料、肝炎病毒血清学标志物、各种自身抗体和铜蓝蛋白的检测有助于相关疾病的明确诊断。但应注意这些慢性肝病患者可因营养过度、缺乏运动、或并存肥胖和糖尿病等情况同时合并脂肪肝。

非酒精性脂肪性肝病的肝病理学改变与酒精性肝病极其相似,通过向患者及其家属和同事询问其饮酒史,对于两者的鉴别诊断价值极大。酒精性肝病一般发生于每天饮用酒精量超过30 g(女性为 20 g)持续 5 年以上的长期嗜酒者。此外,短期内大量饮酒亦可导致酒精性肝损伤。由于种族和个体差异及伴存疾病的影响,个体对酒精的安全阈值相差很大。因此,只有每周酒精消耗量小于 20~40 g 的患者才不考虑其肝损系酒精所致。对于部分可能隐瞒饮酒史者,酒精中毒相关实验指标的检测有助于明确其脂肪性肝疾病的病因。

十、预防和治疗

脂肪肝的防治宜联合应用饮食治疗、运动治疗、行为修正治疗及中西药物辅助等综合措施,其中去除病因和诱因,积极控制原发基础疾病最为关键。对于大多数脂肪肝患者,有时通过节制饮食、坚持中等量的有氧运动和戒酒等非药物治疗措施,就可达到控制体重和血糖、降低血脂及促进肝组织学改变逆转的目的。由于营养过剩性脂肪肝易合并动脉粥样硬化性心、脑血管疾病,而这些疾病的防治往往比脂肪肝本身的治疗更为重要,故在考虑脂肪肝的诊疗方案时,应有整体的观点,需根据患者脂肪肝的分型和分期及其伴随疾病状态和严重程度,制定个体化治疗方案。急性小泡性脂肪肝一旦确诊,需立即收住重症监护病房,在去除病因的同时给予综合性抢救措施,以防治多脏器功能衰竭,提高患者的存活率。局灶性脂肪肝除针对其可能的病因进行治疗外,一般无须特殊处理。

慢性脂肪肝的药物治疗目前尚处于经验积累阶段,现主要用于伴有肝损害的脂肪性肝炎患者,旨在促进肝内脂肪和炎症的消退,防治肝细胞坏死和纤维化。由于脂肪肝的病因和发病机制复杂,许多问题尚在研究之中,迄今尚未找到防治脂肪肝的特效药物。B 族维生素、胆碱和蛋氨酸等传统去脂药物,临床实践证明疗效并不肯定,现仅用于营养不良等特殊类型的脂肪肝。在综合治疗的基础上,熊去氧胆酸、必需磷脂(易善复)、维生素 E、水飞蓟宾和牛磺酸等药物,可能有助于改善脂肪肝患者的临床症状、血液生化指标并促进其肝组织学改变康复。国内各地有关脂肪性肝疾病的中成药及中药验方很多,其中可能不乏疗效良好者,具体有待正规临床试验证实其确切疗效及安全性。

鉴于脂肪肝与高脂血症关系密切,降血脂药物对脂肪肝的影响引人关注。尽管如此,至今国外尚无降血脂药物防治脂肪肝有效的临床报道,并且降脂药物应用不当极易诱发肝损伤,甚至加剧肝内脂肪沉积。因此,目前认为不伴有高脂血症的脂肪肝原则上不用降血脂药物,高脂血症与脂肪肝并存时则需根据其基础病因、对综合治疗措施的反应及发生冠心病的危险性等因素,综合

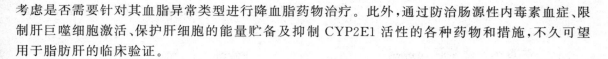

考虑是否需要针对其血脂异常类型进行降血脂药物治疗。此外,通过防治肠源性内毒素血症、限制肝巨噬细胞激活、保护肝细胞的能量贮备及抑制 CYP2E1 活性的各种药物和措施,不久可望用于脂肪肝的临床验证。

十一、预后和转归

脂肪肝的自然转归和预后主要取决于其病因及病理类型。各种原因所致的急性小泡性脂肪肝的临床表现和预后与急性重症肝炎相似,常有进行性肝性脑病、肾衰竭和 DIC,严重病例在起病数小时至数天内死亡,总的病死率高达 60%。但是此类患者罕见发生大块肝组织坏死,因此如能得到及时有效的处理,病情可望迅速好转,几乎不留任何后遗症。

绝大多数慢性大泡性脂肪肝患者肝组织学改变进展缓慢甚至呈静止状态,预后相对良好。部分患者即使已并发脂肪性肝炎和肝纤维化,如能得到及时诊治,肝组织学改变仍可逆转,罕见因脂肪囊肿破裂并发脂肪栓塞而死亡。尽管流行病学研究显示,随着患者肥胖程度和血糖水平的增加,病死率显著升高,预期寿命明显缩短,但死因多非肝源性。因此,影响肥胖、糖尿病、高脂血症相关性脂肪肝患者预后的主要因素,可能并非肝脏疾病本身,而是同时并存的动脉粥样硬化性心、脑血管疾病。但是接受空-回肠旁路减肥手术及体重和血糖波动较大的脂肪肝患者,因并发亚急性脂肪性肝炎可很快进展为失代偿期肝硬化,最终死于肝衰竭、肝癌及其相关并发症。少数慢性 NASH 患者可缓慢进展为肝硬化,一旦发生肝硬化则其预后与一般门脉性肝硬化相同。但非酒精性脂肪性肝硬化多见于 50 岁以上的 NASH 患者,而 40 岁以下的 NASH 很少合并肝纤维化,至今尚无儿童脂肪肝并发肝硬化的报道。局灶性脂肪肝常为一可逆性改变,在随访中有的可见到病灶形态改变或消失,故其对患者的健康并不构成危害。肝炎后脂肪肝的预后主要取决于病毒性肝炎本身的进程,但同时合并的肥胖、糖尿病相关性脂肪肝可能有助于促进其肝病进展。酒精性脂肪肝因可直接通过中央静脉周围纤维化或合并酒精性肝炎进展为失偿期肝硬化,因此预后相对较非酒精性脂肪肝差,患者多数死于肝病相关并发症,偶尔亦可死于脂肪栓塞、低血糖和重症胰腺炎。

(于传民)

第十节 肝 硬 化

肝硬化是一种或多种病因长期或反复作用造成的弥漫性肝脏损害。病理组织学上有广泛的肝细胞变性、坏死,纤维组织弥漫性增生,并有再生小结节形成,正常肝小叶结构和血管解剖的破坏,导致肝脏逐渐变形,变硬而形成肝硬化。临床上早期可无症状,后期可出现肝功能减退,门静脉高压和各系统受累的各种表现。

肝硬化原因很多。国内以病毒性肝炎最为常见。本节着重介绍病毒性肝炎肝硬化的发生机制、病理学特点、临床表现、诊断、治疗。

一、发病机制

近年来随着分子生物学及细胞生物学的深入发展,有关肝硬化发病机制的研究不断加深。

然而,HBV、HCV 和 HBV/HDV 感染人体后导致肝硬化的机制却远远没有阐明。根据现有研究,可能与下列因素有关。

(一)病毒抗原持续存在

病毒性肝炎,若病毒及时清除,病情就会稳定,不致进展为肝硬化;如果病毒持续或反复复制,病情持续或反复活动,发生肝硬化的可能性极大。众所周知,HBV 在肝细胞内复制并不损伤肝细胞,只有人体对侵入的 HBV 发生免疫反应时才出现肝脏病变。因此,人体感染 HBV 后,肝损伤是否发生及其类型,并非单独由病毒本身所致,而是由病毒、宿主及其相互作用决定的。

1.病毒的作用

感染嗜肝病毒后是否发生慢性化,进而发展为肝硬化,主要与下列因素有关。

(1)病毒类型:已知 HAV、HEV 感染极少慢性化,HBV、HCV 或 HBV/HDV 感染与肝硬化关系密切。

(2)感染类型:急性 HBV 感染大多痊愈,大约 10% 进展为慢性,约 3% 呈进行性。HBeAg 阳性的慢性肝炎较易发生肝硬化,第 5 年时至少有 15% 发生肝硬化,以后每年以 2% 的频率递增;除非发生 HBeAg/抗-HBe 自发性血清转换,即抗-HBe 持续阳性,HBV DNA 持续阴性。抗-HBe 阳性的肝炎,如果 HBV DNA 高水平持续阳性,证实为前 C 区基因突变株感染者,与肝硬化关系更密切。值得注意的是儿童慢性 HBV 感染者一旦出现症状,其中 80% 肝脏组织学有明显改变,半数为慢性肝炎,半数为肝硬化。在亚洲国家,HCV 感染为肝硬化的第二大病因,急性 HCV 感染约 80% 转变为慢性,20%～25% 成为肝硬化。肝硬化出现时间早者丙肝发病后4 个月至 1 年,多数出现于第 2～4 年。

(3)病毒水平:单一病毒株感染时,病毒高水平持续和反复复制是影响病情发展为肝硬化的极重要因素,如 HBV 感染,无论何种类型,HBV DNA 持续或反复高水平阳性者发生肝硬化的可能性极大。

(4)重叠感染:HBV、HCV、HDV 感染均容易慢性化,如果三者出现二重甚至三重感染或合并 HIV 感染均可促使病情活动,加剧发展为肝硬化的倾向。HBV HDV 同时感染者大多痊愈,约 2.4% 发展为慢性肝病;HBV HDV 重叠感染者 90% 慢性化,60% 以上可发展为慢性肝病或肝硬化。

(5)病毒基因型:HBV 基因具有高度异质性,似乎没有遗传学上完全一致的两种病毒分离物。HBV 感染可引起不同临床类型的乙型肝炎,例如急性自限性乙型肝炎多为 HBV 野生株感染,而前 C 区基因突变株感染常导致重症乙肝、慢性重度肝炎和肝硬化。HBV 的基因型可能与 HBV 所致疾病谱有关。但临床上也不乏相同变异株(特殊基因型)引起完全不同临床表现者。HBV 基因型是决定临床疾病谱的影响因素,但不是决定因素。

2.宿主免疫功能

临床上 HBV 感染后,在暴发性肝衰竭时,HBV 复制水平可能低下,而肝损害较轻的慢性无症状 HBV 携带者中,其 HBV DNA 水平可能很高。HBV 感染后,决定事态发展和演变的主要因素可能是宿主的免疫反应,宿主免疫功能正常,病毒及时清除,肝损伤不致慢性化,肝硬化也不会发生。反之亦然。病毒不能及时、有效、永久清除的宿主因素主要有:①细胞毒性 T 细胞(CTL)功能低下;②肝细胞 HLA 异常表达;③IFN 生成缺陷;④NK 细胞活性降低;⑤抗病毒抗体生成不足。

3.自身免疫反应

自身免疫性肝炎(AIH)和原发性胆汁性肝硬化(PBC)均属典型自身免疫性疾病,具有高度肝硬化倾向;慢性丙肝与 AIH 的表现有许多重叠,有时甚至泾渭难分,而 HCV 所致慢性肝炎的临床表现,血清学及其结局与 AIH 有许多相近相似之处,甚至有时 HCV 感染可作为 AIH 的始动因素;HAV 感染之所以不容易慢性化,是因为 HAV 感染是病毒对肝细胞直接损害而不是一种免疫反应过程,一旦 HAV 启动自身免疫反应也同样可发生 AIH;至于酒精性肝病,血吸虫肝病和药物性肝病的发生,自身免疫反应均可起到举足轻重的作用,因而自身免疫反应是促使感染者的病情活动及肝硬化发生发展的重要影响因素。

肝脏含有两种特异性抗原,即肝特异性脂蛋白(LSP)和肝细胞膜抗原(LMAg),二者均可刺激机体产生相应的抗体,抗-LSP 和 LMA。后二者虽然主要见于 AIH,但在 HBsAg 阳性慢性肝病中也可检出,尤其是抗-LSP。它们不仅对肝细胞有直接损害作用,而且可通过 T 细胞介导的免疫反应和介导抗体依赖性淋巴细胞毒作用(ADCC)导致肝细胞损伤。

(二)肝内胶原纤维合成与降解失衡

肝纤维化是多种慢性肝病共有的组织学变化,既是慢性肝病向肝硬化发展的必经之路,又贯穿于肝硬化始终。

肝纤维化是由于细胞外基质(extracellular matrix,ECM)合成和降解比例失衡所致。该过程由肝细胞损伤启动,炎症反应使之持续存在,多种细胞因子、介导的细胞间相互作用激活星状细胞(HSC),后者是生成 ECM 的主要细胞;肝巨噬细胞功能受抑,胶原酶合成与分泌减少,在肝纤维化形成中起辅助作用。

1.细胞因子与 ECM 合成

各种细胞因子(包括单核因子和淋巴因子)及各种生长因子,是以往所谓胶原刺激因子和调节因子。对肝纤维化影响最大的是 TGFβ、IL-1 和 TNF。这些因子既由肝炎病毒刺激,激活单核巨噬细胞系统(包括肝巨噬细胞)和淋巴细胞所释放,也由肝细胞损伤刺激内皮细胞、肝巨噬细胞、血小板、肝细胞和肌成纤维细胞而分泌;它们既参与病毒清除和肝细胞损伤,也激活 HSC、成纤维细胞和肝细胞,使之合成、分泌 ECM,抑制肝巨噬细胞合成分泌胶原酶,对抗 HGF,阻止、延缓肝细胞再生,参与肝硬化形成。

(1)TGF-β_1:是启动和调控肝脏胶原代谢的主要因子,由淋巴细胞、单核巨噬细胞、内皮细胞、血小板和肝细胞等合成。它在肝纤维化形成中的作用表现在:①激活 HSC,诱导成纤维细胞的增殖;②促进 HSC,成纤维细胞、肝细胞等合成、分泌 ECM;③调节各种细胞连接蛋白受体的表达及其与 ECM 的结合;④抑制 ECM 的降解;⑤促进 HSC 和肝细胞自分泌大量 TGF-β_1,构成局部正反馈循环。肝纤维化时,TGF-β_1 mRNA 水平显著升高,与胶原蛋白 mRNA 水平呈正相关。临床上,TGF-β_1 明显升高的同时,总是伴随胶原、非胶原糖蛋白和蛋白多糖的增加。

(2)IL-1:主要由单核巨噬细胞产生,从基因水平上调节胶原蛋白的合成,激活并促使 HSC 和成纤维细胞增殖,促进 ECM 合成和分泌。

(3)TNF:是机体免疫反应导致组织损伤的重要细胞因子,在肝纤维化过程中,不仅激活各种免疫细胞,促使其释放细胞因子,而且促进 HSC 和成纤维细胞增殖及合成、分泌胶原蛋白。慢性肝病时,侵入肝脏的单核巨噬细胞产生大量 TNFα,其水平与肝脏病变的活动程度相关,而且 TNFα 着色的单核细胞主要集中于门管区,该区域正是肝纤维化形成的好发部位之一。

2.参与 ECM 合成的细胞

HSC 是正常肝脏及肝脏纤维化时的主要产胶原细胞,肝巨噬细胞与肝纤维化过程关系极为密切。

HSC 位于 Disse 间隙,嵌入相邻细胞之间的隐窝中,树状胞质突起环绕肝窦内皮细胞边缘。类似其他组织的血管周细胞。在正常肝脏,HSC 分裂活性低下,HSC 指数为 $3.6 \sim 6.0$（HSC/100 个肝细胞之比）,主要功能是贮存脂肪和维生素 A,并以旁分泌形式分泌 HGF,促进肝细胞再生。HSC 可被肝巨噬细胞等多种非实质细胞分泌的 TNFβ 等细胞因子激活,也可被病变肝细胞激活。

活化的 HSC 几乎丧失全部原有功能,表现全新的生物特性:①表达 ECM 基因,合成大量病理性 ECM,如胶原、蛋白多糖及各种非胶原糖蛋白;②表达许多细胞因子和生长因子,如 TGFβ₁、TGFα、FGF、单核细胞趋化肽 1(MCP-1)、内皮素 1(ET-1)、胰岛素样生长因子 1(1GF-1)等,其中 TGFβ₁ 的分泌释放,可促使 HSC 周而复始地繁殖;③分泌金属蛋白组织抑制物(TIMP-1),TIMP 能与激活的基质金属蛋白酶(MMP)发生可逆性结合而抑制其降解 ECM 的活性。HSC 的活化是启动肝纤维化过程的关键环节。

肝巨噬细胞与肝纤维化过程关系极为密切。在肝纤维化启动阶段,肝巨噬细胞在受到刺激后,释放大量细胞因子,如 TGF-α、TGF-β、TNF-α、血小板衍生的生长因子(PDGF)、IL-1 等均可激活 HSC,同时这些毒性细胞因子、氧自由基和蛋白酶又可直接造成肝细胞损害,后者进而激活 HSC,启动肝纤维化。但是,肝巨噬细胞又可能是肝内唯一既不分泌 ECM 又合成分泌胶原酶的细胞。遗憾的是至肝硬化形成之后,无论何种肝硬化,尽管肝巨噬细胞的形态没有明显改变,但其数量却显著减少而且肝巨噬细胞释放的胶原酶还受到 HSC 分泌的 TIMP-1 的抑制,TGFβ1 对 ECM 的降解也有很强抑制作用。结果,肝脏胶原代谢总是合成大于降解,促使肝纤维化向不可逆性方向发展,最终形成肝硬化。

3.肝细胞再生不良

肝细胞再生不良是肝硬化的重要组织学特征。有研究证实,正常鼠在肝部分切除之后,肝脏酮体生成迅速增加,而肝硬化鼠则无明显改变,说明肝硬化时存在肝细胞再生迟缓。肝细胞再生迟缓是肝硬化发生发展的重要组成部分,其确切机制尚不清楚,可能与下列因素有关。

(1)营养缺乏:肝硬化患者大多有显著营养不良,机体内部存在严重能量代谢障碍,不能为肝细胞再生提供必需的原料和足够的能量。如氨基酸代谢不平衡、有氧代谢障碍、维生素和微量元素的缺乏和失衡均不利于肝细胞再生。

(2)血液循环障碍:肝硬化时不仅有显著全身及门静脉血液循环障碍,门-体分流、血栓形成及 Disse 间隙胶原化和肝窦毛细血管化所致的肝内弥散滤过屏障的形成,都将严重破坏局部微环境,影响肝细胞再生。

(3)促肝细胞生长因子和抑肝细胞生长因子比例失衡:肝损伤之后肝脏的修复是肝细胞再生为主还是胶原沉积为主,关键取决于两大系列因子之间的平衡。其中,最为重要的是肝细胞生长因子(HGF)和 TGFβ 之间的平衡。已如前述,HGF 的主要来源是 HSC。在慢性肝病时,HSC 转变为肌成纤维细胞,此时,不仅表达 HGF mRNA 的能力丧失,不再释放 HGF,相反,表达 TGFβ mRNA 增加,大量释放 TGFβ。后者不仅消除了 HGF 对肝细胞的促有丝分裂作用,而且诱导 HSC 及肝细胞生成大量 ECM,促进胶原沉积,抑制胶原降解,形成肝纤维化、肝硬化。

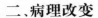

二、病理改变

(一)病理学特点

(1)广泛肝细胞变性坏死,肝小叶纤维支架塌陷。

(2)残存肝细胞不沿原支架排列再生,形成不规则结节状肝细胞团,称为再生结节。

(3)门管区和肝包膜大量结缔组织增生,形成纤维束和纤维隔,进一步改建为假小叶。

(4)肝内血液循环紊乱如血管床缩小、闭塞或扭曲,肝内动静脉出现吻合支,导致门静脉高压并进一步加重肝细胞的营养障碍。

(二)肝纤维化分期

目前按表6-6分期。

表6-6 肝纤维化分期

分期	病理表现
0	无异常表现
1	门管区扩大,纤维化
2	门管区周围纤维化,纤维隔形成,小叶结构保留
3	纤维隔形成伴小叶结构紊乱
4	早期肝硬化或肯定肝硬化

(三)病理形态分类

1.小结节性肝硬化

特征是结节大小相等,直径<3 mm,纤维间隔较窄,均匀。

2.大结节性肝硬化

结节大小不一,直径>3 mm,也可达数厘米,纤维间隔粗细不等,一般较宽。

3.大小结节混合性肝硬化

为上述两项的混合,严格地说,绝大多数肝硬化都属于这一类。

4.不完全分隔性肝硬化

多数肝小叶被纤维组织包围形成结节,纤维间隔可向小叶延伸,但不完全分隔小叶,再生结节不明显。

三、临床表现

主要包括3个方面:①与肝细胞坏死有关的症状和体征,此与急慢性肝炎患者相似,如黄疸、恶心、食欲缺乏、腹胀等;②肝硬化并发症的症状和体征,主要有门静脉高压症的相应表现(侧支循环、腹水和脾功能亢进)、肝性脑病、肝肾综合征、肝肺综合征等;③全身表现,如内分泌功能失调的表现,出血征象等。

有些学者将肝硬化的临床表现分为肝功能代偿期和肝功能失代偿期,此种分期对临床分析病情有一定帮助,但因两期分界并不明显或有重叠现象,不应机械地套用。

(一)肝功能代偿期

症状较轻,常缺乏特征性。可有乏力、食欲减退、消化不良、恶心、呕吐、右上腹隐痛和腹泻等症状。体征不明显,肝脏常肿大,部分患者伴脾大,并可出现蜘蛛痣和肝掌,肝功能检查多在正常范围内或有轻度异常。

（二）肝功能失代偿期

1.症状

（1）食欲减退：为最常见的症状，有时伴有恶心、呕吐，多由于胃肠阻性充血，胃肠道分泌与吸收功能紊乱所致，晚期腹水形成，消化道出血和肝衰竭将更加严重。

（2）体重减轻：为多见症状，主要因食欲减退，进食不够，胃肠道消化吸收障碍，体内清蛋白合成减少。

（3）疲倦乏力：也为早期症状之一，其程度自轻度疲倦感觉至严重乏力，与肝病的活动程度一致，产生乏力的原因为：①进食热量不足；②碳水化合物、蛋白质、脂肪等中间代谢障碍，致能量产生不足；③肝脏损害或胆汁排泄不畅时，血中胆碱酯酶减少，影响神经、肌肉的正常生理功能；④乳酸转化为肝糖原过程发生障碍，肌肉活动后，乳酸蓄积过多。

（4）腹泻：相当多见，多由肠壁水肿，肠道吸收不良（以脂肪为主），烟酸的缺乏及寄生虫感染等因素所致。

（5）腹痛：引起的原因有脾周围炎、肝细胞进行性坏死、肝周围炎、门静脉血栓形成和（或）门静脉炎等。腹痛在大结节性肝硬化中较为多见，占60%~80%。疼痛多在上腹部，常为阵发性，有时呈绞痛性质。腹痛也可因伴发消化性溃疡、胆道疾病、肠道感染等引起。与腹痛同时出现的发热、黄疸和肝区疼痛常与肝病本身有关。

（6）腹胀：为常见症状，可能由低钾血症、胃肠胀气、腹水和肝脾大所致。

（7）出血：肝功能减退影响凝血酶原和其他凝血因子合成，脾功能亢进又引起血小板计数减少，故常出现牙龈、鼻腔出血，皮肤和黏膜有紫斑或出血点或有呕血与黑便，女性常出现月经过多。

（8）神经精神症状：如出现嗜睡、兴奋和木僵等症状，应考虑肝性脑病的可能。

2.体征

（1）面容：面色多较病前黝黑，可能由于雌激素增加，使体内硫氨基对酪氨酸酶的抑制作用减弱，因而酪氨酸变成黑色之量增多所致；也可能由于继发性肾上腺皮质功能减退和肝脏不能代谢垂体前叶所分泌的黑色素细胞刺激素所致。除面部（尤其是眼周围）外手掌纹理和皮肤皱褶等处也有色素沉着。晚期患者面容消瘦枯萎，面颊有小血管扩张、口唇干燥。

（2）黄疸：出现黄疸表示肝细胞有明显损害，对预后的判断有一定意义。

（3）发热：约1/3活动性肝硬化的患者常有不规则低热，可能由于肝脏不能灭活致热性激素，例如还原尿睾酮或称原胆烷醇酮所致。此类发热用抗生素治疗无效，只有在肝病好转时才能消失，如出现持续热，尤其是高热，多数提示并发呼吸道、泌尿道或腹水感染，革兰阴性杆菌败血症等，合并结核病的也不少见。

（4）腹壁静脉曲张：由于门静脉高压和侧支循环建立与扩张，在腹壁与下胸壁可见到怒张的皮下静脉，脐周围静脉突起形成的水母头状的静脉曲张，或静脉上有连续的静脉杂音等体征均属罕见。

（5）腹水：腹水的出现常提示肝硬化已属于晚期，在出现前常先有肠胀气。一般病例腹水聚积较慢，而短期内形成腹水者多有明显的诱发因素，如有感染、上消化道出血、门静脉血栓形成和外科手术等诱因时，腹水形成迅速，且不易消退。出现大量腹水而腹内压力显著增高时，脐可突出而形成脐疝。由于膈肌抬高，可出现呼吸困难和心悸。

（6）胸腔积液：腹水患者伴有胸腔积液者不太少见，其中以右侧胸腔积液较多见，双侧者次之，单纯左侧者最少。胸腔积液产生的机制还不明确，可能与下列因素有关：①低清蛋白血症；②奇静脉、半奇静脉系统压力增高；③肝淋巴液外溢量增加以致胸膜淋巴管扩张、淤积和破坏，淋巴液外溢而形成胸腔积液；④腹压增高，膈肌腱索部变薄，并可以形成孔道，腹水即可漏入胸腔。

（7）脾大：脾脏一般为中度肿大，有时可为巨脾，并发上消化道出血时，脾脏可暂时缩小，甚至不能触及。

（8）肝脏情况：肝硬化时，肝脏的大小、硬度与平滑程度不一，与肝内脂肪浸润的多少，以及肝细胞再生、纤维组织增生和收缩的程度有关。早期肝脏肿大，表面光滑，中度硬度，晚期缩小、坚硬，表面呈结节状，一般无压痛，但有进行性肝细胞坏死或并发肝炎和肝周围炎时可有触痛与叩击痛。

（9）内分泌功能失调的表现：当肝硬化促性腺激素分泌减少时可致男性睾丸萎缩，睾丸素分泌减少时可引起男性乳房发育和阴毛稀少。女性患者有月经过少和闭经、不孕，雌激素过多，可使周围毛细血管扩张而产生蜘蛛痣与肝掌。蜘蛛痣可随肝功能的改善而消失，而新的蜘蛛痣出现，则提示肝损害有发展。肝掌是手掌发红，特别在大鱼际、小鱼际和手指末端的肌肉肥厚部，呈斑状发红。

（10）出血征象：皮肤和黏膜（包括口腔、鼻腔及痔核）常出现瘀点、瘀斑、血肿及新鲜出血灶，系由于肝功能减退时，某些凝血因子合成减少和（或）脾功能亢进时血小板计数减少所致。

（11）营养缺乏表现：如消瘦、贫血、皮肤粗糙、水肿，舌光滑、口角炎、指甲苍白或呈匙状，多发性神经炎等。

综上所述，肝硬化早期表现隐匿，晚期则有明显的症状出现：①门静脉梗阻及高压所产生的侧支循环形成，包括脾大、脾功能亢进及腹水等；②肝功能损害所引起的血浆清蛋白降低，水肿、腹水、黄疸和肝性脑病等。

四、并发症

（一）上消化道出血

上消化道出血最常见，多突然发生大量呕血或黑便，常引起出血性休克或诱发肝性脑病，病死率很高。出血病因除食管胃底静脉曲张破裂外，部分为并发急性胃黏膜糜烂或消化性溃疡所致。

（二）肝性脑病

肝性脑病是本病最为严重的并发症，亦是最常见的死亡原因。

（三）感染

肝硬化患者抵抗力低下，常并发细菌感染，如肺炎、胆道感染、大肠埃希菌败血症和自发性腹膜炎等。自发性腹膜炎的致病菌多为革兰阴性杆菌，一般起病较急，表现为腹痛、腹水迅速增长，严重者出现中毒性休克，起病缓慢者多有低热、腹胀或腹水持续不减；体检发现轻重不等的全腹压痛和腹膜刺激征；腹水常规检验白细胞数增加，以中性粒细胞为主，腹水培养常有细菌生长。

（四）肝肾综合征

失代偿期肝硬化出现大量腹水时，由于有效循环血容量不足等因素，可发生功能性肾衰竭，又称肝肾综合征。其特征为自发性少尿或无尿、氮质血症、稀释性低钠血症和低尿钠，但肾却无重要病理改变。引起功能性肾衰竭的关键环节是肾血管收缩，导致肾皮质血流量和肾小球滤过率持续降低。

(五)原发性肝癌

并发原发性肝癌者多在大结节性或大小结节混合性肝硬化基础上发生。如患者短期内出现肝迅速增大、持续性肝区疼痛、肝表面发现肿块或腹水呈血性等,应怀疑并发原发性肝癌,应进一步检查。

(六)电解质和酸碱平衡紊乱

肝硬化患者在腹水出现前已有电解质紊乱,在出现腹水和并发症后,紊乱更趋明显,常见的有:①低钠血症:长期钠摄入不足(原发性低钠)、长期利尿或大量放腹水导致钠丢失、抗利尿激素增多致水潴留超过钠潴留(稀释性低钠);②低钾低氯血症与代谢性碱中毒:摄入不足、呕吐腹泻、长期应用利尿剂或高渗葡萄糖液、继发性醛固酮增多等,均可促使或加重血钾和血氯降低;低钾低氯血症可导致代谢性碱中毒,并诱发肝性脑病。

(七)门静脉血栓形成

约10%结节性肝硬化可并发门静脉血栓形成。血栓形成与门静脉梗阻时门静脉内血流缓慢、门静脉硬化,门静脉内膜炎等因素有关。如血栓缓慢形成,局限于肝外门静脉,且有机化或侧支循环丰富,则可无明显临床症状。如突然产生完全梗阻,可出现剧烈腹痛、腹胀、便血、呕血、休克等。此外,脾脏常迅速增大,腹水加速形成,并常诱发肝性脑病。

五、实验室和其他检查

(一)血常规
在代偿期多正常,失代偿期有轻重不等的贫血。脾亢时白细胞和血小板计数减少。

(二)尿常规
代偿期一般无变化,有黄疸时可出现胆红素,并有尿胆原增加。有时可见到蛋白管型和血尿。

(三)肝功能试验
代偿期大多正常或有轻度异常,失代期患者则多有较全面的损害,重症者血清胆红素有不同程度增高。转氨酶常有轻、中度增高,一般以 ALT 增高较显著,肝细胞严重坏死时则 AST 活力常高于 ALT,胆固醇酯亦常低于正常。血清总蛋白正常、降低或增高,但清蛋白降低、球蛋白增高,在血清蛋白电泳中,清蛋白减少,γ-球蛋白增高。凝血酶原时间在代偿期可正常,失代偿期则有不同程度延长,经注射维生素 K 亦不能纠正。

(四)肝纤维化血清指标
无特异性。联合检测有助于诊断。

1.PⅢP

PⅢP是细胞内合成的Ⅲ型前胶原分泌至细胞外后受内切肽酶切去的氨基端肽,其浓度升高反映Ⅲ型胶原合成代谢旺盛,故血清 PⅢP 升高主要反映活动性肝纤维化。

2.Ⅳ型胶原

检测指标有血中Ⅳ型前胶原羧基端肽(NCl)及氨基端肽(7S-Ⅳ型胶原)。肝纤维化时Ⅳ型胶原升高,两者相关性较好。

3.层粘连蛋白

层粘连蛋白是基膜的主要成分,血清层粘连蛋白升高,说明其更新率增加,与肝纤维化有良好的相关性。

4.脯氨酰羟化酶

脯氨酰羟化酶是胶原纤维生物合成的关键酶,肝硬化时增高。

（五）肝炎病毒血清标志物

乙型,丙型或乙型加丁型肝炎病毒血清标记一般呈阳性反应（个别患者也可呈阴性反应,但既往呈阳性）。

（六）免疫功能

肝硬化时可出现以下免疫功能改变:①细胞免疫检查可发现半数以上的患者 T 细胞数低于正常,CD_3、CD_4 和 CD_8 细胞均有降低;②体液免疫发现免疫球蛋白 IgG、IgA、IgM 均可增高,一般以 IgG 增高最为显著,与 γ-球蛋白的升高相平行;③部分患者还可出现非特异性自身抗体,如抗核抗体、抗平滑肌抗体、抗线粒体抗体等。

（七）腹水检测

一般为漏出液,如并发自发性腹膜炎,则腹水透明度降低,比重介于漏出液和渗出之间,Rivalta试验阳性,白细胞数增多,常在 $300 \times 10^6/L$ 以上,分类以中性粒细胞为主,并发结核性腹膜炎时,则以淋巴细胞为主;腹水呈血性应高度怀疑癌变,宜做细胞学检查。当疑诊自发性腹膜炎时,须床边做腹水细菌培养,可提高阳性率,并以药物敏感试验作为选用抗生素的参考。

（八）超声检查

肝硬化的声像图改变无特异性,早期可见肝脏肿大,常因肝内脂肪性及纤维性变,使肝实质内回声致密,回声增强、增粗。晚期肝脏缩小、肝表面凹凸不平,常伴有腹水等改变。大结节性肝硬化可见肝实质为反射不均的弥漫性斑状改变,或呈索条状、结节样光带、光团改变,门静脉高压者有脾大,门静脉主干内径＞13 mm,脾静脉内径＞8 mm,肝圆韧带内副脐静脉重新开放及腹内脏器与后腹壁之间有侧支循环的血管影像。超声多普勒检查能定量检测门静脉的血流速度、血流方向和门静脉血流量。肝硬化患者空腹及餐后门静脉最大血流速度及流量均较正常人显著减少,具有较好的诊断价值。

（九）食管钡餐 X 线检查

食管静脉曲张时,由于曲张的静脉高出黏膜,钡剂在黏膜上分布不均匀而呈现虫蚀状或蚯蚓状充盈缺损及纵行黏膜皱襞增宽,胃底静脉曲张时,吞钡检查可见菊花样缺损。

（十）内镜检查

可直接看见静脉曲张及其部位和程度,阳性率较 X 线检查为高;在并发消化道出血时,急诊胃镜检查可判明出血部位和病因,并可进行止血治疗。

（十一）CT 及 MRI 检查

对本病有一定的诊断价值,早期肝硬化 CT 图像显示有肝大,晚期肝缩小,肝门扩大和肝纵裂增宽,左右肝叶比例失调,右叶常萎缩,左叶及尾叶代偿性增大,外形因纤维瘢痕组织的收缩,再生结节隆起及病变不均匀的分布而呈不规整,凹凸不平。肝密度降低增强后,可见肝内门静脉、肝静脉、侧支血管和脾大,从而肯定门静脉高压的诊断。也可见脾周围和食管周围静脉曲张、腹水、胆囊和胆总管等,对于随诊十分有用。

MRI 与 CT 相似,能看到肝外形不规则,肝左、右叶比例失调、脂肪浸润、腹水及血管是否通畅。如有脂肪浸润则 T_1 值增高可至 $280 \sim 480$ 毫秒,在图像上呈暗黑色的低信号区。肝硬化门静脉压力升高,脾大,脾门处静脉曲张,如有腹水,则在肝脾周围呈带状低信号区。

(十二)肝穿刺活组织检查

病理学诊断是肝纤维化的"金标准"。但肝组织学活检有创伤,难以反复取材和做到动态观察纤维化的变化,且无可靠的方法确定胶原的含量而使其应用受到限制。目前有人提出形态测量学和半定量计分系统可弥补这一不足。

(十三)腹腔镜检查

可直接观察肝外形、表面、色泽、边缘及脾等改变,亦可用拨棒感触其硬度,直视下对病变明显处做穿刺活组织检查,对鉴别肝硬化、慢性肝炎和原发性肝癌及明确肝硬化的病因很有帮助。

六、诊断和鉴别诊断

(一)诊断

主要根据为:①有病毒性肝炎病史;②有肝功能减退和门静脉高压的临床表现;③肝脏质地坚硬有结节感;④肝功能试验常有阳性发现;⑤肝活体组织检查见假小叶形成。

失代偿期患者有明显上述临床表现及肝功能异常,诊断并不困难,但在代偿期诊断常不容易。因此,对长期迁延不愈的肝炎患者、原因未明的肝脾大等,应随访观察,密切注意肝大小和质地,以及肝功能试验的变化,必要时进行肝穿刺活组织病理检查。再对肝硬化程度作出分级,目前临床应用最广泛的是Child-Pugh分级,表6-7。

表6-7　Child-Pugh 分级

项目	1分	2分	3分
肝性脑病	无	Ⅰ~Ⅱ度	Ⅲ~Ⅳ度
腹水	无	易消除	顽固
胆红素(μmol/L)	<34	35~50	>51
清蛋白(g/L)	>35	28~34	<28
凝血酶原时间(s)	<14	14~18	>18

注:5~8分为 A 级,9~11 分为 B 级,12~15 分为 C 级。

(二)鉴别诊断

1.与表现为肝大的疾病鉴别

主要有慢性肝炎、原发性肝癌、华支睾吸虫病、肝包虫病、某些累及肝的代谢疾病和血液病等。

2.与引起腹水和腹部胀大的疾病鉴别

如结核性腹膜炎、缩窄性心包炎、慢性肾炎、腹腔内肿瘤和巨大卵巢囊肿等。

3.与肝硬化并发症的鉴别

(1)上消化道出血:应与消化性溃疡、糜烂出血胃炎、胃癌等鉴别。

(2)肝性脑病:应与低血糖、尿毒症、糖尿病酮症酸中毒等鉴别。

(3)功能性肾衰竭:应与慢性肾炎、急性肾小管坏死等鉴别。

七、治疗

(一)一般治疗

1.休息

肝功能代偿期患者可参加一般轻工作,肝功能失代偿期或有并发症者,须绝对卧床休息。

2.饮食

以高热量、高蛋白质、维生素丰富而易消化的食物为宜。严禁饮酒。脂肪尤其是动物脂肪不宜摄入过多。如肝功能显著减退或有肝性脑病先兆时应严格限制蛋白质食物。有腹水者,应予以少钠盐或无钠盐饮食,有食管胃底静脉曲张者,应避免进食坚硬、粗糙的食物。

（二）抗肝纤维化治疗

由于目前对肝纤维化的早期诊断尚有困难,考虑到肝内炎症,细胞变性坏死是肝纤维化的激发因素,故在某些易于慢性化的肝病,如乙型肝炎、丙型肝炎,在积极进行病因治疗的同时,应酌情采取抗肝纤维化治疗措施。目前治疗肝纤维化的药物有以下几种。

1.干扰素

体内外研究表明,干扰素 γ 能抑制成纤维细胞的增生及胶原的产生,抑制胶原基因的转录,促进前列腺素 E_2 的生成,有较明显的抗肝纤维化作用。干扰素 α 具有较强的抗病毒作用及抗炎症作用,临床研究表明,干扰素 α 可能也具有抗肝纤维化作用,对干扰素 α 治疗有反应者其肝纤维化有改善,表明干扰素 α 的抗肝纤维化作用与其抗病毒及抗炎症作用有关。目前关于干扰素抗肝纤维化的作用尚无标准方案,现在一般倾向较大剂量及长疗程效果比较好,建议 300 万单位,3 次/周,疗程为 12 个月左右。

2.秋水仙碱

秋水仙碱是一种抗微管药物,能抑制微管蛋白聚合,从而抑制胶原生成细胞分泌前胶原。同时促进细胞内前胶原降解,刺激胶原酶,抑制细胞有丝分裂,还有抗炎作用。部分临床应用表明该药具有抗肝纤维化作用,但临床应用有不良反应。每天口服 1 mg,5 次/周,注意复查血常规,监测白细胞,白细胞计数低于 4×10^9/L时停药。

3.中药

鳖甲软肝片、齐墩果酸、丹参滴丸在临床已广泛应用,有一定抗肝纤维作用。

4.其他

据报道 D-青霉胺、马洛替酯、前列腺素 E_2、钙通道阻滞剂等也有抗肝维化作用,确切疗效尚未肯定。

（三）保护肝细胞促进肝功能恢复

常用药物有门冬氨酸钾镁、易善力、甘利欣、还原型谷胱甘肽、维生素类等。

（四）腹水的治疗

基本措施应着手于改善肝功能,10%～15%的患者在卧床休息、增加营养、加强支持疗法、适当低盐饮食后即能使腹水消退。进水量一般限制在每天 1 000 mL 左右,显著低钠血症者,如上述措施腹水仍不能消退,则加用利尿剂,醛固酮阻滞剂——螺内酯(安体舒通)为首选,亦可用氨苯蝶啶,无效时加用呋塞米或氢氯噻嗪,利尿速度不宜过猛,以每周减轻体重不超过 2 kg 为宜,以免诱发肝性脑病、肝肾综合征等严重并发症。服排钾利尿剂时需补充氯化钾。螺内酯初始剂量为20 mg,每天用 3 次,5 天后疗效不佳,剂量加倍,如效果仍不佳可加用呋塞米,每天 40～60 mg。也可用测定尿中钠/钾比值调整螺内酯用量,如比值＞1,用量 50 mg/d 或加用呋塞米;比值为 0.1～1.0,螺内酯用量增加至 300 mg/d;如比值＜0.1,醛固酮显著增加,用量就更大,可达1.0 g/d。低钠血症者,除适当限水外,可用螺内酯 400 mg/d,或 20%甘露醇 200 mL/d 快速静脉滴注,可使钠恢复正常。患者有酸碱中毒或合并感染时,利尿剂效果明显降低,应迅速控制酸碱中毒及控制感染,不宜盲目加大利尿剂用量而引起不良反应。对顽固性腹水,治疗极为困难,要注意排除以下因素:钠摄入过多,肾灌注不足,血浆清蛋白过低,醛固酮异常增加,水、电解质紊乱,腹水并发感染等,除此之外,在基础治疗和合理使用利尿剂的基础上,可选择性采用如下辅助疗法:①糖皮质激素对部分肝硬化患者有效,可通过抑制醛固酮作用及改善肾功能而发挥作用,常用泼尼松 30 mg/d,持续 2 周。②血浆清蛋白<35 g/L 时输入无盐或低盐人体清蛋白,初始剂量为每天 10～15 g,以后每周输 10 g,亦可少量多次输入新鲜血液。③腹水量大造成呼吸困难时,可少量排放腹水,每次 2 000～3 000 mL,每周不超过 2 次为宜。④腹水回输是促进自由水排除,控制顽固性腹水,治疗低钠血症的有效方法。单纯腹水回输方法简便易行,但有造成循环剧增而引起肺水肿之弊。国内常用有国产平板回输机、浓缩腹水回输、腹水冰冻回输、超滤浓缩回输等。腹水回输大多很安全,但有腹水感染和癌变的患者应列为禁忌。近年来日本将腹水回输机加以改进,可清除细菌及癌细胞而扩大了应用范围。⑤腹腔-颈内静脉分流术可用于顽固性腹水和肝肾综合征的病例。也有人采用心钠素、莨菪类药物,口服甘露醇配合利尿剂获得较好疗效。

(五)门静脉高压的治疗

主要为手术治疗,旨在降低门静脉压力和消除脾功能亢进,掌握适当的手术适应证及把握良好的手术时机选择恰当的手术方式是降低手术死亡率和提高远期疗效、降低手术并发症的关键。出现大量腹水、黄疸、肝功能严重损害、血清蛋白<30 g/L、凝血酶原时间明显延长者,应列为手术禁忌证。近年来应用药物治疗门静脉高压也起到了一定疗效。

(六)食道静脉曲张破裂出血的治疗

(1)输血应以鲜血为宜,且输入量不宜过大,以免诱发肝性脑病和门静脉压增高致使再出血。

(2)升压素能使脾脏及网膜动脉收缩,减少门脉系统及奇静脉的血流量,近年来使用的三甘酰升压素,对心脏无不良反应,其他不良反应较血管升压素小。普萘洛尔(心得安)及硝酸甘油也能降低门静脉压达到止血目的。

(3)生长抑素能选择性地作用于内脏平滑肌使内脏循环血流量降低,从而减少门静脉血流量降低门静脉压,不良反应少,用法首次静脉注射 250 μg,继之 100～250 μg/h 持续静脉滴注,适用于肝硬化上消化道出血原因不明或合并溃疡病出血。

(4)胃食管气囊填塞法一般用于以上治疗无效者或反复大出血等待手术者或不具备手术指征的患者。

(5)内镜下硬化疗法可用于急诊止血,也可用于预防性治疗,近年来经前瞻性对照观察,急诊止血疗效为 85%～95%,重复治疗的病例,再出血发生率为 36%～43%,并发症也较三腔管压迫止血组低。经内镜透明气囊压迫止血优于旧式三腔管压迫止血。内镜下喷洒止血药物,如去甲肾上腺素,10%～25%孟氏液、凝血酶等,也有一定疗效。

(七)自发性腹膜炎的治疗

对自发性腹膜炎应积极加强支持治疗及使用抗生素。抗生素的使用原则为早期、足量、联合应用,腹水细菌培养未出报道前,一般选用针对革兰阴性杆菌并兼顾革兰阳性球菌的抗生素。常用的有头孢菌素、庆大霉素、青霉素,选用 2～3 种联合应用,待细菌培养结果回报后,根据培养结果及治疗反应考虑调整抗生素,如果腹水浓稠,还应进行腹腔冲洗。

八、预后

取决于患者的营养状况、有无腹水、有无肝性脑病、血清胆红素高低、清蛋白水平及凝血酶原时间 Child-PughC 级者预后很差。还与病因、年龄和性别有关。一般说来,病毒性肝炎引起的肝硬化预后较差;年龄大者,男性预后较差,肝性脑病、合并食管静脉大出血、严重感染等则病情危急,预后极差。

(裴瑞芝)

第七章

肾内科疾病

第一节　急性肾小球肾炎

　　急性肾小球肾炎简称急性肾炎,是一种常见的原发性肾小球疾病。本病大多呈急性起病,临床表现为血尿、蛋白尿、高血压、水肿、少尿及氮质血症。因其表现为一组临床综合征,为此又称为"急性肾炎综合征"。急性肾小球肾炎常见于多种致病微生物感染之后发病,尤其是链球菌感染,但也有部分患者由其他微生物感染所致,如葡萄球菌、肺炎链球菌、伤寒杆菌、梅毒、病毒、原虫及真菌等引起。通常临床所指的急性肾小球肾炎即指链球菌感染后肾小球肾炎,本节也以此为重点阐述。

一、发病机制与临床表现

(一)发病机制

　　本病发病与抗原抗体介导的免疫损伤密切相关。当机体被链球菌感染后,其菌体内某些有关抗原与相应的特异抗体于循环中形成抗原-抗体复合物,随血流抵达肾脏,沉积于肾小球而致病。但也可能是链球菌抗原中某些带有阳电荷的成分通过与肾小球基膜(GBM)上带有阴电荷的硫酸类肝素残基作用,先植于 GBM,然后通过原位复合物方式而致病。当补体被激活后,炎症细胞浸润,导致肾小球免疫病理损伤而致疾病。肾小球毛细血管的免疫性炎症使毛细血管腔变窄,甚至闭塞,并损害肾小球滤过膜。可出现血尿、蛋白尿及管型尿等,并使肾小球滤过率下降。因而对水钠各种溶质(包括含氮代谢产物、无机盐)的排泄减少,而发生水钠潴留,继而引起细胞外液容量增加。因此,临床上有水肿、尿少、全身循环充血状态、呼吸困难、肝大、静脉压增高等表现。本病引发的高血压目前认为是由于血容量增加所致,同时,也可能与肾素-血管紧张素-醛固酮系统活力增强有关。

　　本病急性期表现为弥漫性毛细血管内增生性肾小球肾炎、肾小球增大,并含有细胞成分,内皮细胞肿胀,系膜细胞浸润。电镜下可见上皮下沉淀物呈驼峰状。免疫荧光检查可见弥漫的呈颗粒状的毛细血管袢或系膜区的 IgG、C_3 和备解素的免疫沉着,偶有少量 IgM 和 C_4。

(二)临床表现

　　急性肾小球肾炎可发生于各年龄组,但以儿童及青少年多见。本证起病较急,病情轻重不一,多数病例患病前有链球菌感染史。感染灶以上呼吸道及皮肤为主,如扁桃体炎、咽炎、气管炎、鼻窦炎等。在上述前驱感染后,有1～3周无症状的间歇期。间歇期后,即急性起病,首发症状多为水肿和血尿,是典型性急性肾炎综合征。重症者可发生急性肾衰竭。

1.全身症状

发病时症状轻重不一,患者常有头痛、食欲减退、恶心呕吐、腰困、疲乏无力,部分患者先驱感染没有控制,可有发热、咽喉疼痛、咳嗽、体温一般在38℃上下,发热以儿童多见。

2.水肿、少尿

水肿、少尿常为本病的首发症状,占患者的80%～90%,在发生水肿之前,患者都有少尿。轻者仅晨起眼睑水肿,或伴有双下肢轻度可凹性水肿,面色较苍白。重者可延及全身,体重增加。水肿出现的部位主要取决于两个因素,即重力作用和局部组织张力。儿童皮肤及皮下组织较紧密,则水肿的凹陷性不十分明显。另外,水肿的程度还与钠盐的食入量有密切关系。钠盐入量多则水肿加重,严重者可有胸腔积液、腹水。

3.血尿

几乎全部患者均有肾小球源性血尿,是本病常见的初起症状。尿是浑浊棕红色,洗肉水样色。一般在数天内消失,也可持续1～2周转为镜下血尿。经治疗后一般镜下血尿多在6个月内完全消失。也可因劳累、紧张、感染后反复出现镜下血尿,也有持续1～2年才完全消失。

4.蛋白尿

多数患者有不同程度的蛋白尿,以清蛋白为主。极少数患者表现为肾病综合征。蛋白尿持续存在提示病情迁延或有转为慢性肾炎的可能。

5.高血压

大部分患者可出现一过性轻、中度高血压。收缩压、舒张压均增高,往往与血尿、水肿同时存在。一般持续2～3周,多随水肿消退而降至正常。产生原因主要与水钠潴留、血容量扩张有关。经利尿消肿后血压随之下降,少数患者可出现重度高血压,并可并发高血压脑病、心力衰竭或视网膜病变,出现充血性心力衰竭、肺水肿等。

6.肾功能异常

少数患者可出现少尿(<400 mL/24 h)、肾功能一过性受损,表现为轻度氮质血症。于2周后尿量增加,肾功能于利尿后数天内可逐渐恢复,仅有极少数患者可表现为急性肾衰竭。

二、诊断与鉴别诊断

(一)诊断

1.前驱感染史

一般起病前有呼吸道或皮肤感染,也可能有其他部位感染。

2.尿常规及沉渣检查

(1)血尿:为急性肾炎重要表现,肉眼血尿或镜下血尿,尿中红细胞多为严重变形红细胞,这是由于红细胞通过病变毛细血管壁和流经肾小管过程中,因渗透压改变而变形。此外,还可见红细胞管型,表示肾小球有出血渗出性炎症,是急性肾炎的重要特点。

(2)管型尿:尿沉渣中常见有肾小管上皮细胞、白细胞,偶有白细胞管型及大量透明和颗粒管型,一般无蜡样管型及宽大管型,如果出现此类管型,提示原肾炎急性加重,或全身系统性疾病,如红斑狼疮或血管炎。

（3）尿蛋白：通常为（＋）～（＋＋），24小时蛋白总量＜3.0 g，尿蛋白多属非选择性。

（4）尿少与水肿：本病急性发作期24小时尿量一般在1 000 mL以下，并伴有面部及下肢轻度水肿。

3.血常规检查

白细胞计数可正常或增加，此与原感染性是否仍继续存在有关。急性期血沉常增快，一般在30～60 mm/h，常见轻度贫血，此与血容量增大、血液稀释有关，于利尿消肿后即可恢复，但也有少数患者有微血管溶血性贫血。

4.肾功能及血生化检查

急性期肾小球滤过率（GFR）呈不同程度下降，但肾血浆流量常可正常。因此滤过分数常下降。与肾小球功能受累相比，肾小管功能相对良好，肾浓缩功能仍多保持正常。临床常见一过性氮质血症，血中尿素氮、肌酐轻度增高，尿钠和尿钙排出减少，不限进水的患者可有轻度稀释性低钠血症。此外，还可出现高血钾和代谢性酸中毒症。

5.有关链球菌感染的细胞学和血清学检查

链球菌感染后，机体对菌体成分及其产物相应的抗体，如抗链球菌溶血素 O 抗体（ASO），其阳性率可至50％～80％，常借助检测此抗体以证实前期的链球菌感染。通常在链球菌感染后2～3周出现，3～5周滴度达高峰，半年内可恢复正常，75％患者1年内转阴。在判断所测结果时应注意，ASO滴度升高仅表示近期内曾有链球菌感染，与急性肾炎发病的可能性及病情严重性不直接相关。经有效抗生素治疗者其阳性率降低，皮肤感染灶患者阳性率也低。另外，部分患者起病早期循环免疫复合物及血清冷球蛋白可呈阳性，但应注意病毒所致急性肾炎者可能前驱期短，一般为 3～5 天，以血尿为主要表现，C_3 不降低，ASO 不增高，预后好。

血浆补体测定除个别病例外，肾炎病程早期，血总补体及 C_3 均明显下降，6 周后可恢复正常，此规律性变化为急性肾炎的典型表现。血清补体下降程度与急性肾炎病情轻重无明显相关，但低补体血症持续 8 周以上者，应考虑有其他类型肾炎的可能，如膜增生性肾炎、冷球蛋白血症或狼疮性肾炎等。

6.血浆蛋白和脂质测定

本症患者有少数清蛋白常轻度降低，这是由于水钠潴留的血容量增加和血液稀释造成，并不是由尿蛋白丢失而致，经利尿消肿后可恢复正常。有少数患者伴有 α_2、β 脂蛋白增高。

7.其他检查

如少尿一周以上或进行性尿量减少伴肾功能恶化者、病程超过两个月而无好转趋势者、急性肾炎综合征伴肾病综合征者，应考虑进行肾活检以明确诊断，指导治疗。

8.非典型病例的临床诊断

最轻的亚临床病例可全无水肿、高血压和肉眼血尿，仅于链球菌感染后或急性肾炎紧密相接触者，行尿常规检查而发现镜下血尿，甚或尿检也正常，仅血中 C_3 呈典型的规律性改变，即急性期明显降低，而6～8周恢复正常。此类患者如行肾活检可呈典型的毛细血管内增生及特征性驼峰病变。

（二）鉴别诊断

1.发热性尿蛋白

急性感染发热患者可出现蛋白尿、管型及镜下血尿，极易与不典型或轻度急性肾炎患者相混淆，但前者无潜伏期，无水肿和高血压，热退后尿常规迅速恢复正常。

2.急进性肾炎

起病初与急性肾炎很难鉴别,本病在数天或数周内出现进行性肾功能不全、少尿或无尿,可帮助鉴别,必要时需采用肾穿刺病理检查,如表现为新月体肾炎可资鉴别诊断。

3.慢性肾炎急性发作

大多数慢性肾炎往往起病隐匿,急性发作常继发感染后,前驱期往往较短,1～2天即出现水肿、少尿、氮质血症等,严重者伴有贫血、高血压,肾功能持续损害常常可伴有夜尿增多,尿比重常低。

4.IgA肾病

IgA肾病主要以反复发作性血尿为主要表现,ASO、C_3往往正常,肾活检可以明确诊断。

5.膜性肾炎

膜性肾炎常以急性肾炎样起病,但常常蛋白尿明显,血清补体持续下降＞8周,本病恢复不及急性肾炎明显,必要时行肾穿活检明确诊断。

6.急性肾盂肾炎或尿路感染

尿常规检查常有白细胞和脓细胞、红细胞,患者并有明显的尿路刺激症状和畏寒发热,补体正常,中段尿培养可确诊。

7.继发性肾炎

继发性肾炎如过敏性紫癜性肾炎、狼疮性肾炎、乙型肝炎病毒相关性肾炎等。本类肾炎原发病症状明显,不难诊断。

8.并发症

(1)循环充血状态:因水钠潴留,血容量扩大,循环负荷过重,乃至表现循环充血性心力衰竭甚至肺水肿,此与病情轻重和治疗情况相关,临床表现为气急,不能平卧,胸闷,咳嗽,肺底湿啰音,肝大压痛,心率快,奔马律等左、右心衰竭症状。其是因为血容量扩大所致,而与真正心肌泵衰竭不同,且强心剂效果不佳,利尿剂的应用常助其缓解。

(2)高血压脑病:是指血压急剧增高时(尤其是舒张压)伴发的中枢神经系统症状而言,一般儿童较成年人多见。一般认为此症是在高血压的基础上,脑部小血管痉挛,导致脑缺氧、脑水肿而致。但也有人认为当血压急剧升高时,脑血管原具备的自动舒缩功能失调或失控,脑血管高度充血脑水肿而致。此外,急性肾炎时,水钠潴留也在发病中起一定作用。此并发症多发生在急性肾炎起病后1～2周。起病较急,临床表现为剧烈头痛,频繁恶心呕吐,继之视力障碍,眼花,复视,暂时性黑矇,并有嗜睡或烦躁。如不及时治疗则发生惊厥、昏迷,少数暂时偏瘫失语,严重时发生脑疝。神经系统多无局限性体征,浅反射及腱反射可减弱或消失,眼底检查常见视网膜小动脉痉挛,有时可见视盘水肿,脑脊液清亮,压力和蛋白正常或略高。当高血压伴视力障碍、惊厥、昏迷中的任一项,即可诊断。

(3)急性肾衰竭:急性肾炎患者中,有相当一部分病例有程度不一的氮质血症,但真正进展为急性肾衰竭者仅为极少数。由于防治及时,前两类并发症已大为减少,但合并急性肾衰竭尚无有效防止措施,已成为急性肾炎死亡的主要原因。临床表现为少尿或无尿,血尿素氮、肌酐升高,高血钾,代谢性酸中毒等尿毒症改变。在此情况下应及时行血液透析、肾替代疗法(按急性肾衰竭治疗)。如经治疗少尿或无尿3～5天或1周者,此后尿量逐渐增加,症状消失,肾功能可逐渐恢复。

（三）诊断标准

（1）起病较急，病情轻重不一，青少年儿童发病多见。

（2）前驱有上呼吸道及皮肤等感染史，多在感染后1～4周发病。

（3）多见血尿（肉眼或镜下血尿）、蛋白尿、管型（颗粒管型和细胞管型）。

（4）水肿，轻者晨起双眼睑水肿，重者可有双下肢及全身水肿。

（5）有短暂氮质血症，轻中度高血压，B超双肾形态大小正常。

三、治疗

本病的治疗以休息及对症治疗为主，纠正水钠潴留，纠正血液循环容量负荷重，抗高血压，防治急性期并发症，保护肾功能，如急性肾衰竭可行透析治疗。因本病属自限性疾病，一般不适宜应用糖皮质激素及细胞毒类药物。

（一）一般治疗

急性期应卧床休息2～3周，待肉眼血尿消失，水肿消退及血压恢复正常，然后逐渐增加室内活动量，3～6个月内应避免较重的体力活动。如活动后尿改变加重者应再次卧床休息。急性期低钠饮食，每天摄入食盐3 g以下，保证充足热量。肾功能正常者不需限制蛋白质入量，适当补充优质蛋白质饮食，对有氮质血症者，应限制蛋白质入量，以减轻肾脏负担。水肿重尿少者，除限盐外还应限制水的入量。

（二）感染灶的治疗

对有咽部、牙周、鼻窦、气管、皮肤感染灶者应给予青霉素1～2周治疗。对青霉素过敏者可用大环内酯类抗生素。对于反复发作的慢性扁桃体炎，病证迁延2～6个月及以上者，尿中仍有异常且考虑与扁桃体病灶有关时，待病情稳定后（尿蛋白少于＋），尿沉渣计数少于10个/HP者，可考虑做扁桃体切除术，术前术后需用2～3周青霉素。

（三）抗凝治疗

根据发病机制，且有肾小球内凝血的主要病理改变，主要为纤维素沉积及血小板聚集，因此，在临床治疗时并用抗凝降纤疗法，有助于肾炎的缓解和恢复，具体方法如下。

1.肝素

按成人每天总量5 000～10 000 U加入5％葡萄糖注射液250 mL静脉滴注，每天1次，10～14天为1个疗程，间隔3～5天，再行下一个疗程，共用2～3个疗程。

2.丹红注射液

成人用量为20～40 mL，加入5％葡萄糖注射液中，用法疗程同肝素，小儿酌减。或选择其他活血化瘀中成药注射剂，如血塞通、舒血通、川芎、丹参注射剂等。

3.尿激酶

成人每天总量5 000～10 000 U，加入5％葡萄糖250 mL中，用法疗程如丹红注射液，小儿酌减。注意肝素与尿激酶不要同时应用。

4.双嘧达莫

成人50～100 mg，每天3次口服，可连服8～12周，小儿酌情服用。

（四）利尿消肿

急性肾炎的主要生理病理变化为钠潴留，细胞外液量增加导致临床上水肿、高血压、循环负荷过重及致心肾功能不全等并发症。应用利尿剂不仅能达到消肿利尿作用，且有助于防治并发症。

1.轻度水肿

颜面部及双下肢轻度水肿（无胸腔积液、腹水者），常用噻嗪类利尿剂。如氢氯噻嗪，成人25～50 mg，1～2次/天，口服，此类利尿剂作用于远端肾小管。当 GFR 为 25 mL/min 时，常不能产生利尿效果，此时可用袢利尿剂。

2.中度水肿

伴有肾功能损害及少量胸腔积液或腹水者，先用噻嗪类利尿剂，氢氯噻嗪 25～50 mg，1～2次/天。但当 GFR 为 25 mL/min 时，可加用袢利尿剂，如呋塞米每次 20～40 mg，1～3次/天，如口服疗效差，可肌内注射或静脉给药，30 分钟起效，但作用短暂，仅 4～6 小时，可重复应用。此两种药在肾小球滤过功能严重受损，肌酐清除率为 5～10 mL/min 时，仍有利尿作用，应注意大剂量时可致听力及肾脏严重损害。急性肾炎一般不用汞利尿剂、保钾利尿剂及渗透性利尿剂。

3.重度水肿

当每天尿量＜400 mL，并有大量胸腔积液、腹水，伴肾功能不全，甚至急性肾衰竭、高血压、心力衰竭并发症时，立即应用大剂量强利尿剂，如呋塞米 60～120 mg，缓慢静脉推注，但剂量不能＞400 mg/d。因剂量过大，并不能增强利尿效果，反而会使不良反应明显增加，导致不可逆性耳聋。应用后如利尿效果仍不理想，则应考虑血液净化疗法，如血液透析、腹膜透析等，而不应冒风险应用过大剂量的利尿剂。此外，还可应用血管解痉药，如多巴胺以达利尿目的。

注意：其他利尿剂不宜应用，如汞利尿剂对肾实质有损害；渗透性利尿剂如甘露醇可增加血容量，加重心脑血管负荷而发生意外，还有诱发急性肾衰竭的潜在危险；保钾利尿剂可致血钾升高，尿少时不宜使用。对高尿酸血症患者，应慎用利尿剂。

（五）降压治疗

血压不超过 18.7/12.0 kPa（140/90 mmHg）者可暂缓治疗，严密观察。若经休息、限水、限盐、利尿治疗后，血压仍高者，应给予降压药，可根据高血压的程度、起病缓急，首选一种品种和小剂量使用。

1.钙通道阻滞剂

如硝苯地平、尼群地平类。此类药品可通过阻断钙离子进入细胞内而干扰血管平滑肌的兴奋-收缩偶联，降低外阻血管阻力而使血压下降，并能较好地维持心、脑、肾血流量。口服或舌下含服均吸收良好，每次 10 mg，2～3次/天，用药后 20 分钟血压下降，1～2 小时作用达高峰，持续4～6 小时。控释片、缓释片按说明服用，与 β 受体阻滞剂合用可提高疗效，并可减轻硝苯地平引起的心率加快。

2.血管紧张素转化酶抑制剂

通过抑制血管紧张素转换酶的活性，而抑制血管紧张素扩张小动脉，适用于肾素-血管紧张素-醛固酮介导的高血压，也可应用于合并心力衰竭的患者，常用药物如卡托普利口服 25 mg，15 分钟起效，服用盐酸贝那普利（洛丁新）5～10 mg，每天 1 次服用，对肾素依赖性高血压效果更好。

3.α_1受体阻滞剂

如哌唑嗪，具有血管扩张作用，能减轻心脏前后负荷，宜从小剂量开始逐渐加量，不良反应有直立性低血压、眩晕或乏力等。

4.硝普钠

硝普钠用于严重高血压者,用量为 $1\sim3$ $\mu g/(kg\cdot min)$,速度持续静脉滴注,数秒内即起作用。其常溶于 $200\sim500$ mL 的 5％葡萄糖注射液中静脉滴注,先从小剂量开始,依血压调整滴数。此药物的优点是作用快、疗效高、毒性小,既作用于小动脉阻力血管,又作用于静脉的血容量血管,能降低外周阻力,而不引起静脉回流增加,故尤适合心力衰竭患者。

(六)严重并发症的治疗

1.急性循环充血性状态和急性充血性心力衰竭的治疗

当急性肾炎出现胸闷、心悸、肺底啰音、心界扩大等症状时,心排血量并不降低,射血指数并不减少,与心力衰竭的病理生理基础不同,而是水钠潴留,血容量增加所致淤血状态。此时首先要绝对卧床休息,严格限制钠、水入量,同时应用强利尿剂。硝普钠或酚妥拉明药物多能使症状缓解,发生心力衰竭时,可适当应用地高辛或毒毛花苷 K。危重患者可采用轮流束缚上下肢或静脉放血,每次 $150\sim300$ mL,以减轻心脏负荷和肺淤血。当保守治疗无效时,可采用血透脱水治疗。

2.高血压脑病治疗

出现高血压脑病时,应首选硝普钠,剂量为 5 mg 加入 10％葡萄糖注射液 100 mL 中静脉滴注,4 滴/分开始。用药时应监测血压,每 $5\sim10$ 分钟测血压 1 次。根据血压变化情况调节滴数,最大15 滴/分,为 $1\sim2$ $\mu g/(kg\cdot min)$,每天总剂量<100 $\mu g/kg$。用药后如患者高血压脑病缓解,神志好转,停止抽搐,则应改用其他降压药维持血压。因高血压脑病可致生命危险,故应快速降压,争分夺秒。硝普钠起效快,半衰期短,$1\sim2$ 分钟可显效,停药 $1\sim10$ 分钟作用可消失,无药物依赖性。但应注意硝普钠可产生硫氰酸盐代谢产物,故静脉用药浓度应低,滴速应慢,应用时间要短(<48 小时),并应严密监测血压,如降压过度,可使有效循环血容量过低,而致肾血流量降低,灌注不足引起肾功能损害。应用硝普钠抢救急性肾炎高血压危象,疗效可靠、安全,而且不良反应小。

当高血压伴有脑水肿时,宜采用强利尿剂及脱水药以降低颅脑压力。降颅内压和脱水治疗可应用 20％甘露醇,每次 5 mL/kg,静脉注射或静脉快速滴注,视病情 $4\sim8$ 小时 1 次。呋塞米每次 1 mg/kg 静脉滴注,每 $6\sim8$ 小时 1 次。地塞米松 $0.3\sim0.5$ mg/kg(或 $5\sim10$ mg/次,每 $6\sim8$ 小时 1 次)。如有惊厥应注意对症止痉。持续抽搐者,成人可用地西泮(安定)每次0.3 mg/kg,总量不超过 15 mg 静脉给药,并可辅助吸氧等。

3.透析治疗

本病有以下两种情况时可采用透析治疗。

(1)少尿性急性肾衰竭,特别是有高血钾存在时。

(2)严重水钠潴留引起急性左心衰竭者,应及时给予透析治疗,以帮助患者度过急性期。由于本病具有自愈倾向,肾功能多可逐渐恢复,一般不需要长期维持透析。

临床应注意在治疗本病时,不宜应用糖皮质激素、非甾体抗炎药和山莨菪碱类药物治疗。本病大多预后良好,部分病例可在数月内自愈。老年患者有持续性高血压,大量蛋白尿,或肾功能损害者预后较差,肾组织增生病变重,伴有较多新月体形成者预后较差。

(张玲玲)

第二节　急进性肾小球肾炎

急进性肾小球肾炎(rapidly progressive glomerulonephritis,RPGN)是一个较少见的肾小球疾病。特征是在血尿、蛋白尿、高血压和水肿等肾炎综合征表现的基础上,肾功能迅速下降,数周内进入肾衰竭,伴随出现少尿(尿量<400 mL/d)或无尿(尿量<100 mL/d)。此病的病理类型为新月体性肾炎。

德国学者 Frenz 提出的肾炎分类,把血压高、肾功能差和进展快的肾炎称为"亚急性肾炎"(本病雏形)。英国学者 Ellis 对 600 例肾炎患者的临床和病理进行了回顾性分析,提出了"快速性肾炎"概念(本病基本型)。此后,有学者发现部分 RPGN 患者抗肾小球基膜(GBM)抗体阳性,同时发现部分患者抗中性粒细胞胞质抗体(ANCA)阳性,证实本病是一组病因不同但具有共同临床和病理特征的肾小球疾病。Couser 依据免疫病理学特点对 RPGN 进行分型,被称为Couser 分型(经典分型),本病被分为抗 GBM 抗体型、免疫复合物型及肾小球无抗体沉积型(推测与细胞免疫或小血管炎相关),这是现代 RPGN 的基本分型。这种分型使 RPGN 诊断标准统一,便于临床研究。

国外报道在肾小球疾病肾活检病例中,RPGN 占 2%～5%,国内两个大样本原发性肾小球疾病病理报告中,RPGN 占 1.6%～3.0%。在儿童肾活检病例中,本病所占比例<1%。由于并非所有的 RPGN 患者都有机会接受肾活检,而且对于部分病情危重、风险大的患者医师也不愿做肾活检,所以 RPGN 的实际患病率很可能被低估。

一、急进性肾炎的表现、诊断与鉴别诊断

(一)病理表现

确诊 RPGN 必须进行肾活检病理检查,如前所述,只有病理诊断为新月体肾炎,RPGN 才能成立。光学显微镜下见到 50% 以上的肾小球具有大新月体(占据肾小囊切面 50% 以上面积),即可诊断新月体肾炎。依据新月体组成成分的不同,又可进一步将其分为细胞新月体、细胞纤维新月体和纤维新月体。细胞新月体是活动性病变,病变具有可逆性,及时进行治疗此新月体有可能消散;而纤维新月体为慢性化病变,已不可逆转。

免疫荧光检查可进一步对 RPGN 进行分型。①Ⅰ型(抗 GBM 抗体型):IgG 和 C_3 沿肾小球毛细血管壁呈线状沉积,有时也沿肾小管基膜沉积。②Ⅱ型(免疫复合物型):免疫球蛋白及 C_3 于肾小球系膜区及毛细血管壁呈颗粒状沉积。③Ⅲ型(寡免疫复合物型):免疫球蛋白和补体均阴性,或非特异微弱沉积。

以免疫病理为基础的上述 3 种类型新月体肾炎,在光镜及电镜检查上也各有其自身特点。Ⅰ型 RPGN 多为一次性突然发病,因此,光镜下新月体种类(指细胞性、细胞纤维性或纤维性)较均一,疾病早期有时还能见到毛细血管袢节段性纤维素样坏死;电镜下无电子致密物沉积,常见基膜断裂。Ⅱ型 RPGN 的特点是光镜下肾小球毛细血管内细胞(指系膜细胞及内皮细胞)增生明显,纤维素样坏死较少见;电镜下可见肾小球内皮下及系膜区电子致密物沉积。Ⅲ型 RPGN常反复发作,因此光镜下新月体种类常多样化,细胞性、细胞纤维性及纤维性新月体混合存在,而

且疾病早期肾小球毛细血管袢纤维素样坏死常见;电镜下无电子致密物沉积。另外,各型 RPGN 早期肾间质均呈弥漫性水肿,伴单个核细胞(淋巴及单核细胞)及不同程度的多形核细胞浸润,肾小管上皮细胞空泡及颗粒变性;疾病后期肾间质纤维化伴肾小管萎缩;Ⅲ型 RPGN 有时还能见到肾脏小动脉壁纤维素样坏死。

曾有学者将血清 ANCA 检测与上述免疫病理检查结果结合起来对 RPGN 进行新分型,分为以下五型:新Ⅰ型及Ⅱ型与原Ⅰ型及Ⅱ型相同,新Ⅲ型为原Ⅲ型中血清 ANCA 阳性者(约占原Ⅲ型病例的 80%),Ⅳ型为原Ⅰ型中血清 ANCA 同时阳性者(约占原Ⅰ型病例的 30%),Ⅴ型为原Ⅲ型中血清 ANCA 阴性者(约占原Ⅲ型病例的 20%)。以后临床实践发现原Ⅱ型中也有血清 ANCA 阳性者,但是它未被纳入新分型。

(二)临床表现

本病的基本临床表现如下。①可发生于各年龄段及不同性别:北京大学第一医院资料显示Ⅰ型(包括合并肺出血的 Goodpasture 综合征)以男性患者为主,具有青年(20～39 岁,占40.3%)及老年(60～79 岁,占 24.4%)2 个发病高峰。而Ⅱ型以青中年和女性多见,Ⅲ型以中老年和男性多见。②起病方式不一,病情急剧恶化:可隐匿起病或急性起病,呈现急性肾炎综合征(镜下血尿或肉眼血尿、蛋白尿、水肿及高血压),但在疾病某一阶段病情会急剧恶化,血清肌酐于数周内迅速升高,出现少尿或无尿,进入肾衰竭。而急性肾炎起病急,多在数天内达到疾病顶峰,数周内缓解,可与本病鉴别。③伴或不伴肾病综合征:Ⅰ型很少伴随肾病综合征,Ⅱ型及Ⅲ型伴随肾病综合征常见。随肾功能恶化常出现中度贫血。④疾病复发:Ⅰ型很少复发,Ⅲ型(尤其由 ANCA 引起者)很易复发。

下列实验室检查有助于 RPGN 各型鉴别。①血清抗 GBM 抗体:Ⅰ型 RPGN 患者全部阳性。②血清 ANCA:约 80% 的Ⅲ型 RPGN 患者阳性,提示小血管炎致病。③血清免疫复合物增高及补体 C_3 下降:仅见于少数Ⅱ型 RPGN 患者,诊断意义远不如抗 GBM 抗体及 ANCA。

(三)诊断与鉴别诊断

本病的疗效和预后与能否及时诊断密切相关,而及时诊断依赖于医师对此病的早期识别能力,以及实施包括肾活检在内的检查。临床上呈现急性肾炎综合征表现(血尿、蛋白尿、水肿和高血压)的患者,数周内病情未见缓解(急性肾炎在 2～3 周就会自发利尿,随后疾病缓解),肌酐反而开始升高,就要想到患此病的可能。不要等肾功能继续恶化至出现少尿或无尿(出现少尿或无尿才开始治疗,疗效将很差),而应在肌酐"抬头"之初,就及时给患者进行肾活检病理检查。肾活检是诊断本病最重要的检查手段,因为只有病理诊断新月体肾炎,临床才能确诊 RPGN;同时肾活检还能指导制订治疗方案(分型不同,治疗方案不同,将于后述)和判断预后(活动性病变为主预后较好,慢性化病变为主预后差)。无条件做肾活检的医院应尽快将患者转往能做肾活检的上级医院,越快越好。

RPGN 确诊后,还应根据是否合并系统性疾病(如系统性红斑狼疮、过敏性紫癜等)来区分原发性 RPGN 及继发性 RPGN;并根据肾组织免疫病理检查及血清相关抗体(抗 GBM 抗体、ANCA)检验来对原发性 RPGN 进行分型。

二、急进性肾炎发病机制的研究现状及进展

(一)发病机制

有关 RPGN 发病机制的研究最早始于动物模型试验。Masugi 的抗肾抗体肾炎模型(用异

种动物抗肾皮质血清建立的兔、大鼠抗肾抗体肾炎模型)、Steblay 的抗 GBM 肾炎模型(用羊自身抗 GBM 抗体建立的羊抗 GBM 肾炎模型)及 Lerner 的 Goodpasture 综合征动物模型(用注入异种抗 GBM 抗体的方法在松鼠猴体内制作出的肺出血-肾炎综合征模型)都确立抗 GBM 抗体在本病中的致病作用。随着 Couser 免疫病理分类法在临床的应用,对本病发病机制的研究从 I 型(抗 GBM 型)逐渐扩展至 II 型(免疫复合型)和 III 型(寡免疫沉积物型)。研究水平也由早期的整体、器官水平转向细胞水平(单核巨噬细胞、T 细胞、B 细胞、肾小球固有细胞等),目前更深入到分子水平(生长因子、细胞因子、黏附分子等),但是对本病的确切发病机制仍尚未完全明白。

RPGN 在病因学和病理学上有一个显著的特征,即多病因却拥有一个基本的病理类型,表明本病起始阶段有多种途径致病,最终可能会有一个共同的环节导致肾小球内新月体形成。研究表明肾小球毛细血管壁损伤(基膜断裂)是启动新月体形成的关键环节。基膜断裂(裂孔)使单核巨噬细胞进入肾小囊囊腔,纤维蛋白于囊腔聚集,刺激囊壁壁层上皮细胞增生,而形成新月体。进入囊腔中的单核巨噬细胞在新月体形成过程中起着主导作用,具有释放多种细胞因子,刺激壁层上皮细胞增生,激活凝血系统和诱导纤维蛋白沉积等多种作用。新月体最初以细胞成分为主(除单核巨噬细胞及壁层上皮细胞外,近年证实脏层上皮细胞,即足细胞,也是细胞新月体的一个组成成分),随之为细胞纤维性新月体,最终变为纤维性新月体。新月体纤维化也与肾小囊囊壁断裂密切相关,囊壁断裂可使肾间质的成纤维细胞进入囊腔,产生 I 型和 III 型胶原(间质胶原),促进新月体纤维化。

肾小球毛细血管壁损伤(GBM 断裂)确切机制仍未明确,主要有如下解释。

1.体液免疫

抗 GBM 抗体(IgG)直接攻击 GBM 的 IV 胶原蛋白 α_3 链引发的 II 型(细胞毒型)变态反应和循环或原位免疫复合物沉积在肾小球毛细血管壁或系膜区引发的 III 型(免疫复合物型)变态反应,均可激活补体,吸引中性粒细胞及激活巨噬细胞释放蛋白水解酶,造成 GBM 损伤和断裂。

2.细胞免疫

体液免疫的特征是免疫复合物的存在。Stilmant 和 Couser 等报道了 16 例原发性 RPGN 患者的肾小球并无免疫沉积物,对体液免疫在这些患者中的致病作用提出了质疑。而后,Couser 对 RPGN 进行疾病分型时,直接提出第 3 种类型,即"肾小球无抗体沉积型",它的发病机制可能与细胞免疫或小血管炎相关。同时 Cunningham 在 15 例 III 型患者肾活检标本的肾小球中,观察到活化的 T 细胞、单核巨噬细胞和组织因子的存在,获得了细胞免疫在本型肾炎发病中起重要作用的证据。由 T 细胞介导的细胞免疫主要通过细胞毒性 T 细胞($CD4^-$,$CD8^+$)的直接杀伤作用和迟发型超敏反应 T 细胞($CD4^+$,$CD8^-$)释放各种细胞因子、活化单核巨噬细胞的作用,导致毛细血管壁损伤。

3.炎症细胞

中性粒细胞可通过补体系统活性成分(C_{3a}、C_{5a})的化学趋化作用、F_C 受体及 C_{3b} 受体介导的免疫黏附作用及毛细血管内皮细胞损伤释放的细胞因子(如白细胞黏附因子),而趋化到并聚集于毛细血管壁受损处,释放蛋白溶解酶、活性氧和炎性介质损伤毛细血管壁。

新月体内有大量的单核巨噬细胞,其浸润与化学趋化因子、黏附因子及骨桥蛋白相关。巨噬细胞既是免疫效应细胞,也是炎症效应细胞。它可通过自身杀伤作用破坏毛细血管壁,也可通过产生大量活性氧、蛋白溶解酶及分泌细胞因子而损伤毛细血管壁;它还能刺激壁层上皮细胞增生及纤维蛋白沉积,从而促进新月体形成。

4.炎性介质

在本病中 T 细胞、单核巨噬细胞、中性粒细胞、肾小球系膜细胞、上皮细胞及内皮细胞均可释放各自的炎性介质,它们在 RPGN 的发病中起着重要作用。已涉及本病的炎症介质包括补体成分(C_{3a}、C_{5a}、膜攻击复合体 C_{5b-9} 等)、白细胞介素(IL-1,IL-2,IL-4,IL-6,IL-8)、生长因子[转化生长因子(TGFβ)、血小板源生长因子(PDGF)、成纤维细胞生长因子(FGF)等]、肿瘤坏死因子(TNF-α)、干扰素(IFNβ,IFNγ)、细胞黏附分子(细胞间黏附分子 ICAM、血管细胞黏附分子 VCAM)及趋化因子、活性氧(超氧阴离子 O_2^-、过氧化氢 H_2O_2、羟自由基 HO^-、次卤酸如次氯酸(HOCl)、一氧化氮(NO)、花生四烯酸环氧化酶代谢产物(PGE_2、前列腺素 F_2、PGI_2 及血栓素 TXA_2)和酯氧化酶代谢产物(白三烯 LTC4、LTD4)及血小板活化因子(PAF)等。炎性介质具有网络性、多效性和多源性的特点,作用时间短且局限,多通过相应受体发挥致病效应。

综上所述,在 RPGN 的发病机制中,致肾小球毛细血管壁损伤(GBM 断裂)的过程,既有免疫机制(包括细胞免疫及体液免疫)也有炎性机制参与。今后继续对各种炎性介质的致病作用进行深入研究,将有助于从分子水平阐明本病发病机制,也能为本病治疗提供新的思路和线索。

(二)发病机制研究的进展

近年来,RPGN 发病机制的研究有很大进展,下面将着重对抗 GBM 抗体及 ANCA 致病机制的某些研究进展进行简单介绍。

1.抗肾小球基膜抗体新月体肾炎

(1)抗原位点:GBM 与肺泡基膜中的胶原Ⅳ分子,由 α_3、α_4 和 α_5 链构成,呈三股螺旋排列,其终端膨大呈球形非胶原区(NC1 区),两个胶原Ⅳ分子的终端球形非胶原区头对头地相互交联形成六聚体结构。原来已知抗 GBM 抗体的靶抗原为胶原Ⅳ α_3 链的 NC1 区,即 α_3(Ⅳ)NC1,它有两个抗原决定簇,被称为 E_A 及 E_B;而近年发现胶原Ⅳ α_5 链的 NC1 区,即 α_5(Ⅳ)NC1,也是抗 GBM 抗体的靶抗原,同样可以引起抗 GBM 病。

在正常的六聚体结构中,两个头对头交联的 α_3(Ⅳ)NC1 形成双聚体,抗原决定簇隐藏其中不暴露,故不会诱发抗 GBM 抗体。在某些外界因素作用下(如震波碎石,呼吸道吸入烃、有机溶剂或香烟),此双聚体被解离成单体,隐藏的抗原决定簇暴露,即可诱发自身免疫形成抗 GBM 抗体。

(2)抗体滴度与抗体亲和力:抗 GBM 抗体主要为 IgG1 亚型(91%),其次为 IgG4 亚型(73%),IgG4 亚型并不能从经典或旁路途径激活补体,因此在本病中的致病效应尚不清楚。北京大学第一医院所进行的研究已显示,抗 GBM 抗体亲和力和滴度与疾病病情及预后密切相关。他们报道抗 GBM 抗体亲和力与肾小球新月体数量相关,抗体亲和力越高,含新月体的肾小球就越多,肾损害越重。之后他们又报道,循环中抗 E_A 和(或)E_B 抗体滴度与疾病严重度和疾病最终结局相关,抗体滴度高的患者,诊断时的血清肌酐水平及少尿发生率高,最终进入终末肾衰竭或死亡者多。此外,北京大学第一医院还在少数正常人的血清中检测出 GBM 抗体,但此天然抗体的亲和力和滴度均低,且主要为 IgG2 亚型及 IgG4 亚型,这种天然抗体与致病抗体之间的关系值得深入研究。

(3)细胞免疫:动物试验模型研究已显示,在缺乏抗 GBM 抗体的条件下,将致敏的 T 细胞注射到小鼠或大鼠体内,小鼠或大鼠均会出现无免疫球蛋白沉积的新月体肾炎。α_3(Ⅳ)NC1 中的多肽序列——pCol(28-40)多肽,或与 pCol(28-40)多肽序列类似的细菌多肽片段均能使 T 细胞致敏。

动物试验还显示,CD4$^+$T 细胞,特别是 Th1 和 Th17 细胞,是致新月体肾炎的重要反应细胞;近年,CD8$^+$T 细胞也被证实为另一个重要反应细胞,给 Wistar-kyoto 大鼠腹腔注射抗 CD8 单克隆抗体能有效地预防和治疗抗 GBM 病,减少肾小球内抗 GBM 抗体沉积及新月体形成。对抗 GBM 病患者的研究还显示,CD4$^+$ 和 CD25$^+$ 调节 T 细胞能在疾病头 3 个月内出现,从而抑制 CD4$^+$T 细胞及 CD8$^+$T 细胞的致病效应。

(4)遗传因素:对抗 GBM 病遗传背景的研究已显示,本病与主要组织相容性复合物(MHC)Ⅱ类分子基因具有很强的正性或负性联系。Fisher 等在西方人群中已发现 *HLA-DRB1* * 15 及 *HLA-DRB1* * 04 基因与抗 GBM 病易感性密切相关,近年来,日本及中国人群的研究也获得了同样结论。而 *HLA-DRB1* * 0701 及 *HLA-DRB1* * 0101 基因却与抗 GBM 病易感性呈负性相关。

2.抗中性粒细胞胞质抗体相关性新月体肾炎

(1)抗体作用:近年对 ANCA 的产生及其致病机制有了较清楚地了解。感染释放的肿瘤坏死因子α(TNF-α)及白细胞介素-1(IL-1)等前炎症细胞因子,能激发中性粒细胞使其胞质内的髓过氧化物酶(MPO)及蛋白酶 3(PR3)转移至胞膜,刺激 ANCA 产生。ANCA 的(Fab)$_2$ 段与细胞膜表面表达的靶抗原结合,而 Fc 段又与其他中性粒细胞表面的 Fc 受体结合,致使中性粒细胞激活。激活的中性粒细胞能高表达黏附分子,促其黏附于血管内皮细胞,还能释放活性氧及蛋白酶(包括 PR3),损伤内皮细胞,导致血管炎发生。

(2)补体作用:补体系统在本病中的作用近来才被阐明。现已知中性粒细胞活化过程中释放的某些物质,能促进旁路途径的 C_3 转化酶 $C_{3b}Bb$ 形成,从而激活补体系统,形成膜攻击复合体 C_{5b-9},杀伤血管内皮细胞;而且,补体活化产物 C_{3a} 和 C_{5a} 还能趋化更多的中性粒细胞聚集到炎症局部,进一步扩大炎症效应。

(3)遗传因素:对 ANCA 相关小血管炎候选基因的研究很活跃。对 MHC Ⅱ类分子基因的研究显示,*HLA-DPBA* * 0401 与肉芽肿多血管炎(原称韦格纳肉芽肿)易感性强相关,而 *HLA-DR*4 及 *HLA-DR*6 与各种 ANCA 相关小血管炎的易感性均相关。

此外,还发现不少基因与 ANCA 相关小血管炎易感性相关,这些基因编码的蛋白能参与免疫及炎症反应,如 *CTLA*4(其编码蛋白能抑制 T 细胞功能)、*PTPN*22(其编码蛋白具有活化 B 细胞功能)、*IL-2RA*(此基因编码高亲和力的白细胞介素-2 受体)、*AAT Z* 等位基因(α-抗胰蛋白酶能抑制 PR3 活性,减轻 PR3 所致内皮损伤。编码 α-抗胰蛋白酶的基因具有高度多态性,其中 *AAT Z* 等位基因编码的 α-抗胰蛋白酶活性低,抑制 PR3 能力弱)。

总之,对 RPGN 发病机制的研究,尤其在免疫反应及遗传基因方面的研究,进展很快,应该密切关注。

三、急进性肾炎的治疗

(一)治疗现状

随着发病机制研究的深入和治疗手段的进步,RPGN 的短期预后较以往已有明显改善。Ⅰ型 RPGN 患者的 1 年存活率为 70%～80%,而出现严重肾功能损害的Ⅲ型 RPGN 患者 1 年缓解率可达 57%,已进行透析治疗的患者 44% 可脱离透析。但要获得长期预后的改善,还需要进行更多研究。

由于本病是免疫介导性炎症疾病,所以主要治疗仍是免疫抑制治疗。临床治疗分为诱导缓解治疗和维持缓解治疗两个阶段,前者又包括强化治疗(如血浆置换治疗、免疫吸附治疗及甲泼尼龙冲击治疗等)及基础治疗(糖皮质激素、环磷酰胺或其他免疫抑制剂治疗)。

(二)各型急进性肾炎的治疗方案

1.抗肾小球基膜型(Ⅰ型)急进性肾炎

由于本病相对少见,且发病急、病情重、进展快,因此很难进行前瞻性随机对照临床试验,目前的治疗方法主要来自小样本的治疗经验总结。此病的主要治疗为血浆置换(或免疫吸附)、糖皮质激素(包括大剂量甲泼尼龙冲击及泼尼松口服治疗)及免疫抑制剂(首选环磷酰胺)治疗,以迅速清除体内致病抗体和炎性介质,并阻止致病抗体再合成。

KDIGO 制订的《肾小球肾炎临床实践指南》对于抗 GBM 型 RPGN 推荐的治疗意见及建议如下。

(1)推荐:除就诊时已依赖透析及肾活检示 100%新月体的患者外,所有抗 GBM 型 RPGN 患者均应接受血浆置换、环磷酰胺和糖皮质激素治疗(证据强度 1B)。临床资料显示,就诊时已依赖透析及肾活检示 85%～100%肾小球新月体的患者上述治疗已不可能恢复肾功能,而往往需要长期维持性肾脏替代治疗。

建议:本病一旦确诊就应立即开始治疗。甚至高度怀疑本病在等待确诊期间,即应开始大剂量糖皮质激素及血浆置换治疗(无证据等级)。

(2)推荐:抗 GBM 新月体肾炎不用免疫抑制剂做维持治疗(1C)。

药物及血浆置换的具体应用方案如下。①糖皮质激素:第 0～2 周,甲泼尼龙 500～1 000 mg/d 连续 3 天静脉滴注,此后口服泼尼松 1 mg/(kg·d),最大剂量 80 mg/d(国内最大剂量常为 60 mg/d)。第 2～4 周,0.6 mg/(kg·d);第 4～8 周,0.4 mg/(kg·d);第 8～10 周,30 mg/d;第 10～11 周,25 mg/d;第 11～12 周,20 mg/d;第 12～13 周,17.5 mg/d;第 13～14 周,15 mg/d;第 14～15 周,12.5 mg/d;第 15～16 周,10 mg/d;第 16 周,标准体重<70 kg 者为 7.5 mg/d,标准体重≥70 kg 者为 10 mg/d,服用 6 个月后停药。②环磷酰胺:2 mg/(kg·d)口服,3 个月。③血浆置换:每天用 5%人血清蛋白置换患者血浆 4 L,共 14 天,或直至抗 GBM 抗体转阴。对有肺出血或近期进行手术(包括肾活检)的患者,可在置换结束时给予 150～300 mL 新鲜冰冻血浆。有学者认为,可根据病情调整血浆置换量(如每次 2 L)、置换频度(如隔天 1 次)及置换液(如用较多的新鲜冰冻血浆)。有条件时,还可以应用免疫吸附治疗。此外,国内不少单位应用双重血浆置换,它也能有效清除抗 GBM 抗体,在血浆清蛋白及新鲜冰冻血浆缺乏时也可考虑应用。队列对照研究表明,用血浆置换联合激素及免疫抑制剂治疗能提高患者存活率。

英国和中国两个较大样本的回顾性研究显示,早期确诊、早期治疗是提高疗效的关键。影响预后的因素有抗 GBM 抗体水平、血肌酐水平及是否出现少尿或无尿等。

2.寡免疫复合物型(Ⅲ型)急进性肾炎

近年来,许多前瞻性多中心的随机对照临床研究已对本病的治疗积累了宝贵经验,本病治疗分为诱导缓解治疗和维持缓解治疗两个阶段。KDIGO 制定的《肾小球肾炎临床实践指南》对于 ANCA 相关性 RPGN 治疗的推荐意见及建议如下。

(1)诱导期治疗。①推荐,用环磷酰胺及糖皮质激素作为初始治疗(证据强度 1A);环磷酰胺禁忌的患者,可改为利妥昔单抗及糖皮质激素治疗(证据强度 1B);对已进行透析或血肌酐上升迅速的患者,需同时进行血浆置换治疗(证据强度 1C);②建议,对出现弥漫肺泡出血的患者,宜同时进行血浆置换治疗(证据强度 2C);ANCA 小血管炎与抗 GBM 肾小球肾炎并存时,宜同时进行血浆置换治疗(证据强度 2D)。

药物及血浆置换的具体应用方案如下。①环磷酰胺:静脉滴注方案为 $0.75 g/m^2$,每 3~4 周静脉滴注 1 次;年龄≥60 岁或肾小球滤过率<20 mL/(min·1.73 m²)的患者,减量为 $0.5 g/m^2$。口服方案为 1.5~2 mg/(kg·d),年龄≥60 岁或肾小球滤过率<20 mL/(min·1.73 m²)的患者,应减少剂量。应用环磷酰胺治疗时,均需维持外周血白细胞计数>$3×10^9$/L。②糖皮质激素:甲泼尼龙 500 mg/d,连续 3 天静脉滴注;泼尼松 1 mg/(kg·d)口服,最大剂量 60 mg/d,连续服用 4 周。3~4 个月逐渐减量。③血浆置换:每次置换血浆量为 60 mL/kg,两周内置换 7 次;如有弥漫性肺出血则每天置换 1 次,出血停止后改为隔天置换 1 次,总共 7~10 次;如果合并抗 GBM 抗体则每天置换 1 次,共 14 次或至抗 GBM 抗体转阴。

已有几个随机对照临床试验比较了利妥昔单抗与环磷酰胺治疗 ANCA 相关小血管炎的疗效及不良反应,两药均与糖皮质激素联合应用,所获结果相似,而利妥昔单抗费用昂贵。

当患者不能耐受环磷酰胺时,吗替麦考酚酯是一个备选的药物。小样本前瞻队列研究(17 例)和随机对照研究(35 例)显示,吗替麦考酚酯在诱导 ANCA 相关小血管炎缓解上与环磷酰胺疗效相近。

(2)维持期治疗:对诱导治疗后病情已缓解的患者,推荐进行维持治疗,建议至少治疗 18 个月;对于已经依赖透析的患者或无肾外疾病表现的患者,不做维持治疗。

维持治疗的药物如下:①推荐硫唑嘌呤 1~2 mg/(kg·d)口服(证据强度 1B);②对硫唑嘌呤过敏或不耐受的患者,建议改用吗替麦考酚酯口服,剂量用至 1 g 每天 2 次(证据强度 2C)(国内常用剂量为 0.5 g,每天 2 次);③对前两药均不耐受且肾小球滤过率≥60 mL/(min·1.73 m²)的患者,建议用甲氨蝶呤治疗,口服剂量为每周 0.3 mg/kg,最大剂量为每周 25 mg(证据强度 1C)。④有上呼吸道疾病的患者,建议辅以复方甲硝唑口服治疗(证据强度 2B)。⑤不推荐用依那西普(为肿瘤坏死因子 α 受体阻滞剂)做辅助治疗(证据强度 1A)。

除上述指南推荐及建议的药物外,临床上还有用他克莫司或来氟米特进行维持治疗的报道。

ANCA 小血管炎有较高的复发率,有报道其 1 年复发率为 34%,5 年复发率为 70%。维持期治疗是为了减少疾病的复发,但是目前的维持治疗方案是否确能达到上述目的仍缺乏充足证据,而且长期维持性治疗是否会潜在地增加肿瘤及感染的风险也需要关注。已经启动的为期 4 年的 REMAIN 研究有可能为此提供新的循证证据。

3.免疫复合物型(Ⅱ型)急进性肾炎

Ⅱ型 RPGN(如 IgA 肾病新月体肾炎)可参照Ⅲ型 RPGN 的治疗方案进行治疗,即用甲泼尼龙冲击做强化治疗,并以口服泼尼松及环磷酰胺做基础治疗。对环磷酰胺不耐受者,也可以考虑换用其他免疫抑制剂。

总之,在治疗 RPGN 时,一定要根据疾病类型及患者具体情况(年龄、体表面积、有无相对禁忌证等)来制订个体化治疗方案,而且在实施治疗过程中还要根据病情变化实时调整方案。另外,一定要熟悉并密切监测各种药物及治疗措施的不良反应,尤其要警惕各种病原体导致的严重感染,避免盲目"过度治疗"。最后,对已发生急性肾衰竭的患者,要及时进行血液净化治疗,以维持机体内环境平衡,赢得治疗时间。

(张玲玲)

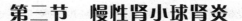

第三节　慢性肾小球肾炎

慢性肾小球肾炎简称慢性肾炎（CGN），指尿蛋白、血尿、高血压、水肿为基本临床特点的一组肾小球疾病。起病方式各有不同，病理类型及病程不一，临床表现多样化。大部分患者病情隐匿迁延，病变缓慢进展，可有不同程度的肾功能损害，最终将发展为慢性肾衰竭。部分患者病变可呈急性加重和进展。由于本组疾病的病理类型及病期不同，主要临床表现各不相同，疾病表现呈多样化，治疗较困难，预后也相对较差。

一、慢性肾小球肾炎的病因病机与临床表现

（一）病因病机

1.发病原因

慢性肾炎是一组多病因的慢性肾小球病变为主的肾小球疾病，大多数患者的病因不十分明确。但经临床免疫病理和实验室的资料说明，慢性肾炎的发病原因与免疫机制关系密切，与链球菌感染无明确关系，15％～20％是从急性肾小球肾炎转变而来，大部分慢性肾炎患者无急性肾炎病史，可能是由于各种细菌、病毒、原虫、感染等因素通过免疫机制、炎症介质因子及非免疫机制等引起本病，而并非直接的免疫反应病因。感染因素及其后的刺激导致免疫复合物在肾小球内沉积，提示体液免疫反应是慢性肾小球肾炎损伤的主要原因。单核巨噬细胞在诱发疾病中具有重要作用。

2.病理机制

（1）免疫机制的反应：主要发生在肾小球内，有较多的组织损伤介质被激活，有生长因子及补体产生趋化因子，引起白细胞募集。C_{5b-9}对肾小球细胞的攻击，使纤维素沉积，甚至形成新月体。炎症介质的刺激使肾炎进入慢性期，随着许多氧化物及蛋白酶的产生，发生细胞增殖，表型转化，细胞外基质积聚，引起肾小球硬化和永久性肾功能损害。

（2）非免疫机制的参与：主要参与肾小球肾炎的慢性进展，如有效过滤面积减少，残余肾小球滤过率升高，肾缺血，各种因子细胞释放，以及肾小管中蛋白质成分增高造成的毒性作用，均可加重肾小球硬化和慢性肾间质纤维化。

（3）慢性肾炎的病理特点：是由两侧肾脏弥漫性肾小球病变和多种病理类型引起的，因长期的反复发作，呈慢性肾炎过程，肾小球毛细血管逐渐破坏，纤维组织增生，肾小球纤维化，淋巴细胞浸润，玻璃样变，随之可导致肾小管肾间质继发性病变。后期肾皮质变薄，肾脏体积缩小，形成终末期固缩肾。在肾硬化的肾小球间有时可见肥大的肾小球。病理类型可见几种：系膜增生性肾炎、膜性肾病、系膜毛细血管性肾炎、局灶性节段性肾小球硬化、增生硬化型肾小球肾炎。

（二）临床表现

慢性肾炎可发生于任何年龄和性别，多数起病缓慢隐匿，临床以蛋白尿、血尿、高血压、水肿为基本特征，常有不同程度的肾功能损害。由于各种因素影响，病情时轻时重，反复发作，逐渐地发展为慢性肾衰竭。

发病初、早期，患者可表现乏力、劳倦、腰部隐痛、刺痛，或困重、食欲减退，水肿可有可无，有

水肿也不严重,部分患者可无明显的临床症状。尿检验蛋白尿持续存在,通常在非肾病综合征范围,并有不同程度的肾小球源性血尿及管型,多呈镜下血尿,肉眼血尿少见。血压可正常或轻度升高。肾功能正常或轻度损伤,肌酐清除率下降,或轻度氮质血症表现,可持续数年或数十年。肾功能逐渐恶化并出现相应的临床表现,如贫血、血压升高、酸中毒等,最终进展为尿毒症。

有部分慢性肾炎患者,可以高血压为突出或首先发现,特别是舒张压持续性中等以上的程度上升,可有眼底出血、渗血,甚则视盘水肿。如果未有控制使血压持续稳定,肾功能恶化较快。未经治疗,多数患者肾功能呈慢性渐进性损害,预后较差。当患者因感染、过度疲劳、精神压力过大,或使用肾毒性药物等因素,常可使病情呈急性发作或急骤恶化,经及时治疗或驱除病因后病情可有一定程度的缓解,但也可能因此而进入不可逆的肾衰竭。肾功能损害程度和发展快慢主要与病理类型相关,同时也与合理治疗和认真的调护等因素关系密切。

二、慢性肾小球肾炎的分类与辅助检查

(一)分类

慢性肾炎临床表现多样,个体差异较大,中青年发病率高,易误诊。有蛋白尿(一般在 1~3 g/24 h)、血尿、管型尿、水肿及高血压,以及病史 1 年以上者,无论有无肾损害,均应考虑此病。在除外继发性肾小球肾炎及遗传性肾小球肾病后,临床上可诊断为慢性肾炎。根据临床表现分为以下五型。

1.普通型

该类型较为常见,病程迁延,病情相对稳定,多表现为轻度至中度水肿,高血压和肾功能损害。尿蛋白定性(+)~(+++),镜下呈肾小球源性血尿和管型尿等。病理改变以 IgA 肾病、非 IgA 系膜增生性肾炎即局灶系膜增生性较常见,也可见于局灶性节段性肾小球硬化早期和膜增生性肾炎等。

2.肾病性大量蛋白尿型

除具有普通型的表现外,部分患者可表现肾病性大量蛋白尿,病理分型以微小病变型肾病、膜增生性肾炎、局灶性肾小球硬化等多见。

3.高血压型

除上述表现外,以持续性中度血压增高为主,特别是舒张压持续增高,常伴有眼底视网膜动脉细窄、迂曲和动静脉交叉压迫现象,少数可有絮状物或出血,病理常以局灶节段性肾小球硬化和弥漫性增生为多见,或晚期多有肾小球硬化表现。

4.混合型

临床上既有肾病型表现,同时又有高血压型表现,多伴有不同程度肾功能减退征象,病理改变可为局灶节段性肾小球硬化和晚期弥漫性增生性肾小球肾炎等。

5.急性发作型

在病情相对稳定或持续进展过程中,由于各种微生物感染,过度疲劳或精神打击等因素,经过较短的潜伏期(一般 2~7 天)后,而出现类似急性肾炎的临床表现,经治疗和休息等调治后,可恢复原先水平,或病情恶化逐渐发展至尿毒症,或者是反复发作多次后,肾功能急剧减退而出现尿毒症一系列临床表现。病理改变为弥漫性增生,肾小球硬化基础上出现新月体和(或)明显间质性肾炎。

(二)辅助检查

1.尿液检查

尿异常是慢性肾炎的基本特点和标志,蛋白尿是诊断慢性肾炎的主要依据。尿蛋白一般在 $1\sim3$ g/24 h,尿沉渣可见颗粒管型和透明管型,多数可有肾小球源性镜下血尿,少数患者可有间发性肉眼血尿。

2.肾功能检查

多数慢性肾炎患者可有不同程度的肾小球滤过率(GFR)下降,早期表现为肌酐清除率下降,其后血肌酐、尿素氮升高,可伴不同程度的肾小管功能减退,如近端肾小管尿浓缩功能减退和(或)近端肾小管重吸收功能下降。

3.影像学检查

B超检查早期可显示肾实质回声粗乱,晚期可有肾体积缩小等改变。

4.病理检查

肾活检有助于明确诊断,如无特殊禁忌证和有条件的医院,应强调所有慢性肾炎患者进行肾活检,肾活检有助于与继发性肾小球疾病的鉴别诊断。另外,可以明确肾小球病变的组织学类型和病理损害程度及活动性,从而指导合理的治疗,延缓慢性肾损害的进展。

三、慢性肾小球肾炎的鉴别诊断与诊断标准

(一)鉴别诊断

1.继发性肾小球疾病

如狼疮性肾炎、过敏性紫癜性肾炎、乙型肝炎相关性肾损害,以上可依据相应的系统表现及特异性实验室检查进行鉴别。

2.遗传性肾病

Alport综合征常起病于青少年儿童,多在 10 岁之前起病,患者有眼(圆锥形或球形晶状体)、耳(神经性耳聋)、肾形态异常,并有阳性家族史(多为性连锁显性遗传、常染色体显性遗传及常染色体隐性遗传)。

3.其他原发性肾小球疾病

(1)隐匿性肾小球肾炎:主要表现为无症状性血尿和(或)蛋白尿,无水肿、高血压和肾功能减退。

(2)感染后急性肾炎:有前驱感染,以急性发作起病的慢性肾炎需与此病鉴别,二者的潜伏期不同,血清 C_3 的动态变化有助于鉴别。另外,疾病的转归不同,慢性肾炎无自愈倾向,呈慢性进展,可资鉴别。

4.原发性高血压肾损害

先有较长期的高血压,然后出现肾损害,临床上近端肾小管功能损伤较肾小球功能损伤早,尿改变轻微,仅少量蛋白尿,常有高血压的其他靶器官并发症。

(二)诊断标准

(1)起病缓慢,病情迁延,临床表现可轻可重,或时轻时重,随着病情发展,可有肾功能减退、贫血、电解质紊乱等情况出现。

(2)可有水肿、高血压、蛋白尿、血尿及管型尿等表现中的一种或数种,临床表现多种多样,有时伴有肾病综合征或重度高血压。

（3）病程中可有急性发作，常因呼吸道及其他感染诱发，发作时有时类似急性肾炎的表现，有些病例可自动缓解，有些病例则出现病情加重。

四、慢性肾小球肾炎的治疗

慢性肾小球肾炎早期应该针对病理类型给予治疗，抑制免疫介导炎症，抑制细胞增生，减轻肾脏硬化；并应以防止或延缓肾功能进行性损害及恶化；以改善临床症状及防治并发症为主要目的。强调综合整体调治，可采取下列综合措施。

（一）一般治疗

1.动静结合，以静和休息为主

避免劳累及精神压力过大。因上列因素可加重肾功能负荷，加重高血压、水肿和尿检异常，故动静结合在治疗恢复过程中非常重要。

2.饮食调节

（1）蛋白质的摄入：慢性肾炎患者应根据肾功能减退程度决定蛋白质的入量。轻度肾功能减退者，蛋白食入量应为 0.6 g/(kg·d)，以优质蛋白为主，适当辅以 α-酮酸或必需氨基酸，可适当增加碳水化合物的摄入，以满足机体能量需要，防止负氮平衡。如患者肾功能正常，可适当放宽蛋白入量，一般不易超过1.0 g/(kg·d)，以免加重肾小球高滤过等所致的肾小球硬化。慢性肾炎、肾功能损害患者，如长期限制蛋白质入量，势必导致必需氨基酸的缺乏。因此，补充 α-酮酸是必要的。α-酮酸含有多种必需氨基酸，摄入后经过转氨基作用形成相应的氨基酸，可使机体既获取必需氨基酸，减少了不必要的氨基，还提供了一定量的钙。对肾性高磷酸盐血症和继发性甲状旁腺功能亢进起到良好的作用。

（2）盐的摄入：有高血压和水肿的慢性肾炎，盐的摄入一般控制在 3 g/d 以下。

（3）脂肪的摄入：高脂血症是促进肾脏病变加重的独立的危险因素，尤其是慢性肾炎大量蛋白尿的患者脂质代谢紊乱而出现的高脂血症。应限制脂肪摄入，限制含有大量饱和酸和脂肪酸的动物脂肪更为重要。

（二）药物治疗

1.积极控制高血压

高血压是加速肾小球硬化，促进肾功能恶化的重要危险因素，为此积极控制高血压是十分重要的环节。控制高血压可防止肾功能减退，或使已经受损的肾功能有所改善，并可防止心血管并发症，改善近期预后，具体治疗原则如下。

（1）力争达到目标值，如尿蛋白<1 g/d 的患者，血压控制在 17.3/10.7 kPa(130/80 mmHg) 左右；如尿蛋白≥1.0 g/d 的患者，血压应控制在 16.7/10.0 kPa(125/75 mmHg) 以下水平。

（2）降压速度不能过低、过快，应使血压平稳下降。

（3）先以一种药物小剂量开始，必要时联合用药，直至血压控制满意。

（4）优选具有肾保护作用、能减缓肾功能恶化的降压药物。

（5）降压药物的选择：首选血管紧张素转化酶抑制剂（ACEI）、血管紧张素Ⅱ受体阻滞剂（ARB）；其次选择长效钙通道阻滞剂（CCB）、β受体阻滞剂、血管扩张药、利尿剂等。由于 ACEI 与 ARB 除具有降压作用外，还能减少尿蛋白和延缓肾功能恶化，保护肾的功能效应，应优先选用。

在肾功能不全患者应用 ACEI 或 ARB 时，应注意防止高血钾和血肌酐升高发生。但血肌酐

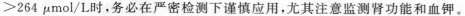

＞264 μmol/L时，务必在严密检测下谨慎应用，尤其注意监测肾功能和血钾。

2.严密控制蛋白尿

蛋白尿是慢性肾损害进程中独立危险因素，是肾功能渐进性恶化不利条件，控制蛋白尿可延缓疾病的进展。尿蛋白导致肾损害的机制有以下几点。

(1)导致肾小管上皮细胞重吸收蛋白过多而致细胞溶酶体破裂，释放溶酶体酶和补体引起组织损伤。

(2)肾小管上皮细胞摄取过多的清蛋白和脂肪酸，导致脂质合成和释放，引起细胞浸润，并释放组织因子造成组织损伤。

(3)肾小管本身产生的 Tamm-Horsfall 蛋白与滤液中蛋白相互作用阻塞肾小管。

(4)尿中补体成分增加，特别是 C_{5b-9} 膜攻击复合物激活近曲小管上皮的补体替代途径。

(5)肾小管蛋白质产氨增多，以及活化的氨基化 C_3 的相应产生。

(6)尿中转铁蛋白释放铁离子，产生游离氢氧根离子损伤肾小管。

以上因素导致肾小管分泌内皮素引起间质缺氧，产生致纤维因子。

控制蛋白尿药物的选择：ACEI 与 ARB 具有降低尿蛋白的作用，这种减少尿蛋白的作用并不依赖其降压的作用。因此，对于非肾病综合征范围内的蛋白尿可使用 ACEI 和（或）ARB 控制蛋白尿治疗。因用这类药物减少蛋白尿与剂量相关，所以其用药剂量，常需要高于降压所需剂量，但应预防低血压的发生。如选用依那普利 20～30 mg/d 和（或）氯沙坦 100～150 mg/d，才可发挥较好的降低蛋白尿和肾脏保护作用。

3.糖皮质激素和细胞毒类药物的应用

由于慢性肾炎是因多种因素引起的综合征表现，其病因、病理类型、病情变化和临床表现、肾功能损害程度等差异很大，故是否应用皮质激素、细胞毒类药物，应根据临床表现和病理类型的不同，综合分析，再确立是否应用。

(1)有大量蛋白尿伴或不伴肾功能轻度损害者，可考虑应用糖皮质激素，一般应用泼尼松 1 mg/(kg·d)，治疗过程中严密观察血压和肾功能，一旦有肾功能损害应酌情撤减。

(2)肾功能进行性减退者，不宜继续使用常规的口服糖皮质激素治疗。

(3)根据病理检查结果应用：如果病理检查结果以活动性病变为主，伴有细胞增生、炎症细胞浸润、大量蛋白尿等，则应用激素及细胞毒类积极治疗。如泼尼松 1 mg/(kg·d)，环磷酰胺 2 mg/(kg·d)。若病理检查结果为慢性病变为主（肾小管萎缩、间质纤维化），则不考虑皮质激素等免疫抑制剂治疗。如果病理检查结果表现为活动性病变和慢性病变并存，肾功能已有轻度损害（肌酐＜256 μmol/L），伴有大量蛋白尿，这类患者也可考虑皮质激素与细胞毒类药物的治疗（剂量同上），并可加用雷公藤总苷 60 mg/d，分 3 次服用。需密切观察肾功能的变化。

4.抗凝和血小板解聚药物治疗

抗凝药和血小板解聚药有一定的稳定肾功能、减轻肾脏病理损伤、延缓肾病进展的作用。即使无高凝状态和各种病理类型表现者，也可常规较长时间的配合激素及细胞毒类，或单独应用此类药物。常用药物如下。

(1)低分子肝素：该药的抗凝活性在于与抗凝血酶Ⅲ的结合后肝素链上的五聚糖抑制剂凝血酶和凝血因子Ⅹa，结果抗栓效果优于抗凝作用，生物利用度高，出血倾向少，半衰期比普通肝素长 2～4 倍，常用剂量为 5 000 U/d，腹壁皮下注射或静脉滴注，一般 7～10 天为 1 个疗程。根据临床表现和检验凝血系列，无出血倾向者，可连续应用 2～3 个疗程。

285

（2）双嘧达莫：此为血小板解聚药，用量为 200～300 mg/d，分 3 次口服，每月为 1 个疗程，可连续服用3～6 个月。

（3）阿司匹林：50～150 mg/d，每天 1 次，无出血倾向者可连续服用 6 个月以上。

（4）盐酸噻氯匹定（抵克立得）250～500 mg/d；西洛他唑 50～200 mg/d。

（5）华法林：4～20 mg/d，分 2 次服用，根据凝血酶原时间以 1 mg 为阶梯调整剂量。药物使用期间应定期检验凝血酶原时间（3～4 周 1 次），防止出血，应严密观察。

以上的抗凝、溶栓、解聚血小板、扩张血管的中药和西药制剂，在应用时可选择 1～4 种，应注意有出血倾向者，或有过敏等不良反应者忌用或慎用，并要随时观察凝血酶时间。

5.降脂药物治疗

肾病并发脂质代谢紊乱，可加重肾功能的损害，并引起细胞凋亡，导致组织损伤。因此，当肾病并发脂质异常时，特别是低密度脂蛋白异常，应引起重视进而调节。他汀类药物不仅可以降血脂，更重要的是可以与肾脏纤维化有关分子的活性可逆性抑制系膜细胞、平滑肌细胞和小管上皮细胞对胰岛素样生长因子（PDGF）的增生反应；抑制单核细胞化学趋化蛋白和黏附因子的产生，减轻肾组织的损伤和纤维化。

6.避免加重肾损害的因素

在慢性肾炎的治疗恢复过程中，应积极预防感染、低血容量、腹水、水电解质和酸碱平衡紊乱。避免过度劳累、妊娠和应用肾毒性药物，解除心理压力，如有血尿酸升高应积极治疗等。

（张玲玲）

第四节　隐匿性肾小球肾炎

隐匿性肾小球肾炎一般指在体检或偶然情况下，尿常规检查发现尿异常，其特点是平常没什么症状，不易被发现；患者无水肿、高血压、肾功损害等症状，而仅表现为无症状性蛋白尿或无症状性肾小球性血尿，或二者均有，但以一种表现更为突出的一组肾小球疾病。

一、隐匿性肾小球肾炎的病因病机与临床表现

（一）病因病机

本病有不同病因和不同的发病机制，由多种病理类型的原发性肾小球疾病所致，可能由于链球菌、其他球菌、某些杆菌或病毒所引起的免疫反应而致肾脏损害。其病理改变多较轻微，如轻微性的肾小球病变、轻度系膜增生性肾小球肾炎及局灶性节段性肾小球肾炎等病理类型。根据免疫病理表现，又可将系膜增生性肾小球肾炎分为 IgA 肾病和非 IgA 系膜增生性肾小球肾炎。

（二）临床表现

1.无症状性血尿

此型无症状性血尿以持续性肾小球源性镜下血尿和（或）反复发作的肉眼血尿为共同临床表现。发病多为青少年，无临床症状和体征。多在尿检验时发现镜下肾小球源性血尿，呈持续性和反复发作性。部分患者在剧烈活动、感染发热情况下，可出现一过性肉眼血尿，并于短时间内迅速消失。根据临床表现也通常称为"单纯性血尿症"或"无症状血尿症"，也有的将其称为"隐匿性

肾炎血尿症"。

患者临床无水肿、高血压、蛋白尿及肾功能损害表现；血常规、血沉、凝血机制等无异常；尿细菌培养阴性。部分 IgA 肾病患者，血清 IgA 水平可增高，其他免疫球蛋白正常；影像学检查：肾、肾盂、输尿管、膀胱下尿路等均正常。

实验室检查：离心尿高倍镜检查≥3 个红细胞称镜下血尿。100 mL 尿液中有 0.5 mL 血或红细胞，$>5×10^9/L$ 称为肉眼血尿。血尿在相差显微镜下观察红细胞形态表现为多种形态的异常红细胞，对肾小球疾病有重要的诊断价值，变形红细胞的多样性与肾小球病变严重性呈相关。镜检发现红细胞管型更能说明为肾小球源性血尿。

2.无症状性蛋白尿

无症状性蛋白尿多见于青年男性，主要表现为持续性蛋白尿，24 小时尿蛋白定量一般在 2.0 g 以下，以清蛋白为主，无水肿、高血压，且肾功能正常，血液生化及影像学检查均无异常表现，少数患者均有轻度腰酸痛表现。

无症状性蛋白尿由不同类型的肾小球轻微病理改变所致，如膜性肾病、系膜增生性肾炎、微小病变型肾病、局灶性节段性肾小球硬化、IgA 肾病早期。无症状性蛋白尿常可持续多年，一般预后相对良好。

实验室检查：多次检查尿蛋白呈持续性阳性＋～＋＋＋不等，24 小时蛋白定量常在 2.0 g 以下，多是中小分子蛋白尿，以清蛋白为主要成分，则为肾小球疾病所致蛋白尿，如果蛋白尿中有 IgG 成分则为非选择性蛋白尿，其他生化检查及影像学检查均正常。

3.无症状性血尿和蛋白尿

持续性血尿和蛋白尿同时存在，24 小时蛋白尿定量一般在 1.0～2.0 g，血尿常是镜下肾小球源性血尿，这类患者甚至是非静止的进展性肾小球疾病，通常较单纯性血尿和单纯性蛋白尿预后较重。其他临床症状和影像学检查、生化检查，在发病初中期同上两种类型表现。容易被忽视漏诊，发现后应引起重视，积极观察治疗。

二、隐匿性肾小球肾炎的诊断、鉴别诊断与诊断标准

(一)诊断与鉴别诊断

因隐匿性肾小球肾炎临床症状和体征表现均不明显，为此常被漏诊和误诊。当发现患者有单纯性蛋白尿和单纯性血尿，或同时存在时，应排除其他类型的原发性和继发性肾病和其他原因引起的血尿、蛋白尿，或者尽量做病理检查以明确确诊，特别是单纯血尿患者。仍有少数的患者因肾组织正常难以得出正确结论。

1.无症状性血尿的诊断和鉴别诊断

(1)诊断：血尿的临床诊断需持续多次尿沉渣镜检确诊。隐血定性检查只能作为初步筛查参考，因为单纯性隐血阳性者，在饮食、药物等因素影响下也可出现阳性(如过多食用猪肝、菠菜、铁制剂等)。

无症状血尿大多为青少年，男多于女，大多在体检时或偶然间发现，临床常无其他表现，而表现为单纯性血尿，以持续性镜下血尿为主，无管型，偶见反复肉眼血尿。

(2)鉴别诊断。肾小球源性和非肾小球源性血尿鉴别诊断：肾小球源性血尿表现是红细胞形态及容积，分布曲线异常，异常红细胞多数常呈棘形、肿胀型、皱缩型、破碎红细胞，占 60% 以上。正常红细胞可占总数的 20% 以上。如果是非肾小球源性血尿，红细胞呈正常形态而无变异的红

细胞。

应辨别是原发性肾小球疾病血尿,还是继发性肾小球血尿。最常见的引起原发性肾小球单纯性血尿有 IgA 肾病,其次为非 IgA 肾小球疾病,如系膜增生性肾小球肾炎、局灶性节段硬化性肾小球肾炎;继发性肾小球血尿则由过敏性紫癜性肾损、红斑狼疮肾损等引起。

如非肾小球源性单纯性正常红细胞尿,应进一步诊断:青年呈剧烈运动后血尿为一过性,休息后消失;青年妇女服用含雌激素避孕药时,可产生腰痛血尿综合征,停用药后血尿可消失。还应排除无症状性泌尿系统结石、肿瘤等泌尿外科疾病。

2.无症状性蛋白尿的诊断和鉴别诊断

无症状性蛋白尿多见于青年男性,呈持续性蛋白尿,通常 24 小时蛋白定量在 2.0 g 以下,以清蛋白为主,无水肿、高血压、肾功能损害等表现,血液生化检查无异常表现,一般可持续多年,预后相对良好。

病理变化可能是不同类型的肾小球疾病引起,如膜性肾病、系膜增生性肾炎、微小病变性肾炎、IgA 肾病的早期、局灶性节段性肾小球硬化症等,以上各类型的肾小球疾病多表现为轻微病理改变。

如尿蛋白增加至 24 小时 3.5 g 以上者,或出现血尿,应引起重视和积极治疗,有条件者进行肾病理检查。

单纯性血尿或蛋白尿有时在一定的诱因下(如过度疲劳、情绪激动、发热、受风寒、咽炎、扁桃体炎等炎症影响下),经数小时或 2~3 天可出现肉眼血尿或蛋白尿增多,经治疗一周内,肉眼血尿可消失,尿蛋白量可下降,或恢复到原来水平。

3.无症状性血尿和蛋白尿的诊断及鉴别诊断

这类患者可发生于多种原发性肾小球疾病,如肾小球轻微病变、轻度系膜增生性肾炎、局灶性节段性肾小球肾炎及 IgA 肾病,甚至某些膜性肾病早期。这类轻微变性肾小球疾病可呈现长期持续性无症状性血尿和蛋白尿,也有可能是这类肾小球疾病的早期表现。如果疾病缓慢进展而出现水肿、高血压及生化检查异常,则不可诊断为隐匿性肾小球肾炎。也有可能在患者就诊时,已是某些肾小球疾病的恢复期,如急性肾炎等,有可能随着时间进程而自我缓解。

如果血尿和蛋白尿同时较长时间的存在,需排除是否有大量血尿造成的假性蛋白尿,应排除泌尿系统肿瘤、无症状性结石、畸形肾血管等造成的某一局部出血。因大量红细胞伴血浆成分进入尿液,当泌尿道出血>2 mL 时,可出现尿蛋白阳性,为假性蛋白尿。另外,如泌尿道感染或结核时,由于炎症渗出会导致血尿和蛋白尿,不过泌尿系统感染引发的血尿、蛋白尿常伴有白细胞,或细菌培养阳性,同时有尿道刺激症状表现,并不难鉴别,而且经抗菌治疗在短期内可消失。

(二)诊断标准

(1)无急、慢性肾炎或其他肾脏病病史,肾功能基本正常。

(2)无明显临床症状、体征,而表现为单纯性蛋白尿和(或)肾小球源性血尿。

(3)可排除非肾小球血尿或功能性血尿。

(4)以轻度蛋白尿为主者,持续尿蛋白定量<1.0 g/24 h(或 2.0 g/24 h)以下者,可称为单纯性蛋白尿。

(5)以持续性或间断性镜下血尿为主者无其他异常,显微镜检查尿细胞以异形为主,亦称为单纯性血尿,只有确定肾小球性蛋白尿和(或)血尿,且患者无水肿、高血压及肾功能减退时才能考虑本病的诊断。必要时需进行肾活检确诊。

三、隐匿性肾小球肾炎的治疗

隐匿性肾小球肾炎目前尚无有效的药物治疗,但在患病过程中应注意监测随访,1 年以上无变化者,可暂时不给予治疗,继续观察。如果尿液改变,尿蛋白渐增至 2.0 g 以上者,或红细胞持续>20 个/HP,可考虑进行治疗,方案如下。

(一)一般治疗

患者以调养为主,勿感冒、劳累,勿用肾毒性药物;如有扁桃体炎应早期摘除扁桃体,如有鼻窦炎、牙周炎、牙髓炎等慢性感染灶时应彻底清除;起居、工作要规律;保持心情舒畅,防止过度劳倦熬夜;忌辛辣刺激食物,戒烟酒等;避免剧烈运动。

(二)药物治疗

如单纯性蛋白尿<1.0 g/24 h,或轻度镜下红细胞尿的患者可进行药物治疗。

1.综合用药治疗

可应用雷公藤总苷,每天 60 mg,分 3 次口服;双嘧达莫 150 mg/d,分 3 次口服;维生素 C 每次 0.5 g,每天 3 次口服;依那普利 5～10 mg,每天 2 次口服;百令胶囊 4 粒,每天 3 次口服。上述药物联合应用 6 个月,每个月为 1 个疗程,如蛋白尿、血尿消失,再持续服用 6 个疗程以上,以巩固治疗,预防复发。

2.糖皮质激素治疗

泼尼松龙 1 mg/(kg·d),初始剂量服用 8 周后,每 2～3 周撤减原用量的 10%,减至最小有效剂量20 mg时,维持 8～12 周,然后逐渐以每周 2.5 mg 剂量撤减至结束。

3.环磷酰胺治疗

环磷酰胺治疗与激素联合用可减少反复率,而对蛋白尿和血尿有疗效,剂量为 100 mg/d,或 2 mg/(kg·d),分 2～3 次口服,或 200 mg 隔天静脉滴注,累计量达 6～8 g 后停药。应用时注意骨髓抑制血球下降、中毒性肝炎、出血性膀胱炎、性腺抑制等不良反应。

4.血管紧张素转化酶抑制剂和血管紧张素Ⅱ受体阻滞剂应用

从小剂量开始适应后,渐渐增加用量。如应用依那普利、氯沙坦钾(科素亚)等。

隐匿性肾炎病理改变实属于肾小球系膜轻中度弥漫性或局灶性增生病变,但总的来说经过重视调护,不论是持续性蛋白尿或持续性血尿,病情都可在数年甚至 20～30 年处于稳定状态,且保持较好的肾功能。但也有少数患者在较长的病程中,因感染、过度劳倦、精神刺激、寒冷刺激等影响,突然诱发病情加重,迁延不愈而进入肾功能不全期,水肿、高血压、大量蛋白尿或肉眼血尿等随之表现出来。其病理类型多见于肾小球基膜、系膜增生或局灶性肾小球硬化,对此种情况应引起重视,进行积极治疗和调护。

目前,最新针对隐匿性肾炎的研究发现,并非过去大多数认为的"隐匿性肾炎不治疗也可以"。隐匿性肾炎已经有病理损伤,且肾脏开始纤维化时,如果得不到很好的控制和治疗,则在某些诱发因素的影响下,可发展为尿毒症,为此,应进行积极地调治。

(张玲玲)

第五节　IgA 肾病

IgA 肾病是一组以系膜区 IgA 沉积为特征的肾小球肾炎,由法国病理学家 Berger 和 Hinglais 最先报道,目前已成为全球最常见的原发性肾小球疾病。我国最早由北京协和医院与北京医科大学第一医院联合报道了一组 40 例 IgA 肾病。此后,国内各中心对该病的报道日益增多,研究百花齐放。本节将针对 IgA 肾病的一些重要而值得探索的问题加以讨论。

一、IgA 肾病的流行病学特点与发病机制

(一)流行病学特点

1.广泛性与异质性

IgA 肾病为全世界范围内最常见的原发肾小球疾病。各个年龄段都能发病,但高峰在 20～40 岁。北美和西欧的调查显示男女比例为 2∶1,而亚太地区比例为 1∶1。IgA 肾病的发病率存在着明显的地域差异,亚洲地区明显高于其他地区。美国的人口调查显示 IgA 肾病年发病率为 1/100 000,儿童人群年发病率为 0.5/100 000,而这个数字仅为日本的 1/10。中国的一项 13 519 例肾活检资料显示,IgA 肾病在原发肾小球疾病中所占比例高达 45%。此外,在无肾病临床表现的人群中,于肾小球系膜区能发现 IgA 沉积者也占 3%～16%。

以上数据提示了 IgA 肾病的广泛性与异质性特点。首先,IgA 肾病发病的地域性及发病人群的构成存在明显差异。这些差异可能与遗传、环境因素相关,也可能与各地选择肾活检的指征不同有关。日本和新加坡选择尿检异常(如镜下血尿)的患者常规进行肾穿刺病理检查,为此 IgA 肾病发生率即可能偏高;而美国主要选择蛋白尿>1.0 g/d 的患者进行肾穿刺,则其 IgA 肾病发生率即可能偏低。其次,IgA 肾病的发病存在明显的个体差异性。肾脏病理检查发现系膜区 IgA 沉积却无肾炎表现的个体并不少。同样为系膜区 IgA 沉积,有的患者出现肾炎,有的患者却无症状,原因并不清楚。欲回答这个问题必须对发病机制有更透彻理解,IgA 于肾小球沉积的过程与免疫复合物造成的肾损伤过程可能是分别独立调控的环节,同时,基因多态性的研究或许能解释这些表型差异。最后,不同地域患者、不同个体的临床表现及治疗反应的差异势必会影响治疗决策,为此目前国际上尚无统一的治疗指南。KDIGO 发表了《肾小球肾炎临床实践指南》,其中对 IgA 肾病治疗的建议几乎都来自较低级别证据。

2.病程迁延,认识过程曲折

早期观点认为 IgA 肾病是一良性过程疾病,预后良好。随着研究深入及随访期延长,现已明确其中相当一部分患者的病程呈进展性,高达 50% 的患者能在 20～25 年逐渐进入终末期肾脏病(ESRD),这就提示对 IgA 肾病积极进行治疗、控制疾病进展很重要。

(二)发病机制

1.免疫介导炎症的发病机制

(1)黏膜免疫反应与异常 IgA1 产生:大量研究表明 IgA 肾病的启动与血清中出现过量的异常 IgA1(铰链区 O-糖链末端半乳糖缺失,对肾小球系膜组织有特殊亲和力)密切相关。这些异常 IgA1 在循环中蓄积到一定程度,并沉积于肾小球系膜区,才可能引发 IgA 肾病。目前关于致

病性 IgA1 的来源主要有两种观点,均与黏膜免疫反应相关。其一,从临床表现来看,肉眼血尿往往发生于黏膜感染(如上呼吸道、胃肠道或泌尿系统感染)之后,提示 IgA1 的发生与黏膜免疫相关,推测肾小球系膜区沉积的 IgA1 可能来源于黏膜免疫系统。其二,IgA 肾病患者过多的 IgA1 可能来源于骨髓免疫活性细胞。Julian 等提出"黏膜-骨髓轴"观点,认为血清异常升高的 IgA 并非由黏膜产生,而是由黏膜内抗原特定的淋巴细胞或抗原递呈细胞进入骨髓腔,诱导骨髓 B 细胞增加 IgG1 分泌所致。所以,血中异常 IgA1 的来源目前尚未明确,有可能来源于免疫系统的某一个部位,也可能是整个免疫系统失调的结果。

以上发病机制的认识开阔了治疗思路,即减少黏膜感染,控制黏膜免疫反应,有可能减少 IgA 肾病的发病及复发。对患有慢性扁桃体炎并反复发作的患者,现在认为择机摘除扁桃体有可能减少黏膜免疫反应,降低血中异常 IgA1 和循环免疫复合物水平,从而减少肉眼血尿发作和尿蛋白。

(2)免疫复合物形成与异常 IgA1 的致病性:异常 IgA1 沉积于肾小球系膜区的具体机制尚未完全清楚,可能通过与系膜细胞抗原(包括种植的外源性抗原)或细胞上受体结合而沉积。大量研究证实免疫复合物中的异常 IgA1 与系膜细胞结合后,即能激活系膜细胞,促其增殖、释放细胞因子和合成系膜基质,诱发肾小球肾炎;而非免疫复合物状态的异常 IgA1 并不能触发上述致肾炎反应。上述含异常 IgA1 的免疫复合物形成过程能被多种因素调控,包括补体成分 C_{3b} 及巨噬细胞和中性粒细胞上的 IgA Fc 受体(CD89)的可溶形式。

以上过程说明系膜区的异常 IgA1 沉积与肾炎发病并无必然相关性,其致肾炎作用在一定程度上取决于免疫复合物形成及其后续效应。此观点可能也解释了为何有人系膜区有 IgA 沉积却无肾炎表现的原因。

(3)受体缺陷与异常 IgA1 清除障碍:现在认为肝脏可能是清除异常 IgA 的主要场所。研究发现,与清除异常 IgA1 免疫复合物相关的受体有肝细胞上的去唾液酸糖蛋白受体(ASGPR)及肝脏 Kupffer 细胞上的 IgA Fc 受体(FcαRI,即 CD89),如果这些受体数量减少或功能异常,就能导致异常 IgA1 免疫复合物清除受阻,这也与 IgA 肾病发病相关。

肝硬化患者能产生一种病理表现与 IgA 肾病十分相似的肾小球疾病,被称为"肝硬化性肾小球疾病",其发病机制之一即可能与异常 IgA1 清除障碍相关。

(4)多种途径级联反应致肾脏损伤:正如前述,含有异常 IgA1 的免疫复合物沉积于系膜,将触发炎症反应致肾脏损害。从系膜细胞活化、增殖,释放前炎症及前纤维化细胞因子,合成及分泌细胞外基质开始,通过多种途径的级联放大反应使肾损害逐渐加重。受累细胞从系膜细胞扩展到足细胞、肾小管上皮细胞、肾间质成纤维细胞等肾脏固有细胞及循环炎症细胞;病变性质从炎症反应逐渐进展成肾小球硬化及肾间质纤维化等不可逆病变,最终患者进入 ESRD。

免疫-炎症损伤的级联反应概念能为治疗理念提出新思路。Coppo 等人认为应该对 IgA 肾病早期进行免疫抑制治疗,这可能会改善肾病的长期预后。他们认为 IgAN 治疗存在"遗产效应",若在疾病早期阻断一些免疫发病机制的级联放大反应,即可能留下持久记忆,获得长时期疗效。这一观点大大强调了早期免疫抑制治疗的重要性。

综上所述,随着基础研究的逐步深入,IgA 肾病的发病机制已越来越趋清晰,但是遗憾的是,至今仍无基于 IgA 肾病发病机制的特异性治疗问世,当前治疗多在减轻免疫病理损伤的下游环节,今后应力争改变这一现状。

2.基因相关的遗传发病机制

遗传因素一定程度上影响着 IgA 肾病的发生。在不同的种族群体中,血清糖基化异常的 IgA1 水平显现出不同的遗传特性。约 75％的 IgA 肾病患者血清异常 IgA1 水平超过正常对照的第 90 百分位,而其一级亲属中也有 30％～40％的成员血清异常 IgA1 水平升高,不过,这些亲属多数并不发病,提示还有其他决定发病的关键因素存在。

家族性 IgA 肾病的病例支持发病的遗传机制及基因相关性。多数病例来自美国和欧洲的高加索人群,少数来自日本,中国香港也有相关报道。北京大学第一医院对 777 例 IgA 肾病患者进行了家族调查,发现 8.7％患者具有阳性家族史,其中 1.3％已肯定为家族性 IgA 肾病,而另外 7.4％为可疑家族性 IgA 肾病,为此有学者认为在中国 IgA 肾病也并不少见。

目前对于 IgA 肾病发病的遗传因素的研究主要集中于 *HLA* 基因多态性、T 细胞受体基因多态性、肾素-血管紧张素系统基因多态性、细胞因子基因多态性及子宫珠蛋白基因多态性。IgA 肾病可能是个复杂的多基因性疾病,遗传因素在其发生发展中起了多大作用,尚有待进一步的研究。

二、IgA 肾病的临床表现、病理表现与诊断

(一)IgA 肾病的临床表现分类

1.无症状性血尿、伴或不伴轻度蛋白尿

患者表现为无症状性血尿,伴或不伴轻度蛋白尿(少于 1 g/d),肾功能正常。我国一项试验对表现为单纯镜下血尿的 IgA 肾病患者随访 12 年,结果显示 14％的镜下血尿消失,但是约 1/3 的患者出现蛋白尿(超过 1 g/d)或者肾小球滤过率(GFR)下降。这个结果也提示对表现无症状性血尿伴或不伴轻度蛋白尿的 IgA 肾病患者,一定要长期随访,因为其中部分患者随后可能出现病变进展。

2.反复发作肉眼血尿

反复发作肉眼血尿多于上呼吸道感染(细菌性扁桃体炎或病毒性上呼吸道感染)后 3 天内发病,出现全程肉眼血尿,儿童和青少年(80％～90％)较成人(30％～40％)多见,多无伴随症状,少数患者有排尿不适或胁腹痛等表现。一般认为肉眼血尿程度与疾病严重程度无关。患者在肉眼血尿消失后,常遗留下无症状性血尿、伴或不伴轻度蛋白尿。

3.慢性肾炎综合征

慢性肾炎综合征常表现为镜下血尿、不同程度的蛋白尿(常＞1.0 g/d,但少于大量蛋白尿),而且随病情进展常出现高血压、轻度水肿及肾功能损害。这组 IgA 肾病患者的疾病具有慢性进展性质。

4.肾病综合征

表现为肾病综合征的 IgA 肾病患者并不少见。对这类患者首先要做肾组织的电镜检查,看 IgA 肾病是否合并微小病变病,如果是,则疾病治疗及转归均与微小病变病相似。但是,另一部分肾病综合征患者,常伴高血压和(或)肾功能减退,肾脏病理常为 Lee 氏分级 Ⅲ～Ⅴ级,这类 IgA 肾病治疗较困难,预后较差。

5.急性肾损伤

IgA 肾病在以下几种情况下可以出现急性肾损害(AKI)。①急进性肾炎:临床呈现血尿、蛋白尿、水肿及高血压等表现,肾功能迅速恶化,很快出现少尿或无尿,肾组织病理检查为新月体肾炎。IgA 肾病导致的急进性肾炎还经常伴随肾病综合征。②急性肾小管损害:这往往由肉眼血

尿引起,可能与红细胞管型阻塞肾小管及红细胞破裂释放二价铁离子致氧化应激反应损伤肾小管相关。常为一过性轻度 AKI。③恶性高血压:IgA 肾病患者的高血压控制不佳时,较容易转换成恶性高血压,伴随出现 AKI,严重时出现急性肾衰竭(ARF)。

上述各种类型 IgA 肾病患者的血尿,均为变形红细胞血尿或变形红细胞为主的混合型血尿。

(二)IgA 肾病的病理特点、病理分级及对其评价

1.IgA 肾病的病理特点

(1)免疫荧光(或免疫组化)表现:免疫病理检查可发现明显的 IgA 和 C_3 于系膜区或系膜及毛细血管壁沉积,也可合并较弱的 IgG 和(或)IgM 沉积,但 C_{1q} 和 C_4 的沉积少见。有时小血管壁可以见到 C_3 颗粒沉积,此多见于合并高血压的患者。

(2)光学显微镜表现:光镜下 IgA 肾病最常见的病理改变是局灶或弥漫性系膜细胞增生及系膜基质增多,因此最常见的病理类型是局灶增生性肾炎及系膜增生性肾炎,有时也能见到新月体肾炎或膜增生性肾炎,可以伴或不伴节段性肾小球硬化。肾小球病变重者常伴肾小管间质病变,包括不同程度的肾间质炎症细胞浸润,肾间质纤维化及肾小管萎缩。IgA 肾病的肾脏小动脉壁常增厚(不伴高血压也增厚)。

(3)电子显微镜表现:电镜下可见不同程度的系膜细胞增生和系膜基质增多,常见大块高密度电子致密物于系膜区或系膜区及内皮下沉积。这些电子致密物的沉积部位与免疫荧光下免疫沉积物的沉积部位一致。肾小球基膜正常。

所以,对于 IgA 肾病诊断来说,免疫荧光(或免疫组化)表现是特征性表现,不做此检查即无法诊断 IgA 肾病;电镜检查若能在系膜区(或系膜区及内皮下)见到大块高密度电子致密物,对诊断也有提示意义。而光镜检查无特异表现。

2.IgA 肾病的病理分级

(1)Lee 氏和 Hass 氏分级:目前临床常用的 IgA 肾病病理分级为 Lee 氏和 Hass 氏分级。这两个分级系统简便实用,对判断疾病预后具有较好作用。

(2)牛津分型:国际 IgA 肾病组织与肾脏病理学会联合建立的国际协作组织,提出了一项具有良好重复性和预后预测作用的新型 IgA 肾病病理分型——牛津分型。

牛津分型应用了 4 个能独立影响疾病预后的病理指标,并详细制订了评分标准。这些指标包括系膜细胞增生(评分 M0 及 M1)、节段性硬化或粘连(评分 S0 及 S1)、内皮细胞增生(评分 E0 及 E1)及肾小管萎缩/肾间质纤维化(评分 T0、T1 及 T2)。牛津分型的最终病理报告,除需详细给出上述 4 个指标的评分外,还要用附加报告形式给出肾小球个数及一些其他定量病理指标(如细胞及纤维新月体比例、纤维素样坏死比例、肾小球球性硬化比例等),以更好地了解肾脏急性和慢性病变情况。

牛津分型的制定过程比以往任何分级标准都严谨及科学,而且聚集了国际肾脏病学家及病理学家的共同智慧。但是,牛津分型也存在一定的局限性,例如新月体病变对肾病预后的影响分析较少,且其研究设计没有考虑到不同地区治疗方案的差异性,亚洲的治疗总体较积极(用激素及免疫抑制剂治疗者较多),因此牛津分型在亚洲的应用尚待进一步验证。

综上可见,病理分级(或分型)的提出需要兼顾指标全面、可重复性好及临床实用(包括操作简便、指导治疗及判断预后效力强)多方面因素,任何病理分级(或分型)的可行性都需要经过大量临床实践予以检验。

(三)诊断方法、诊断标准与鉴别诊断

1.肾活检指征及意义

IgA 肾病是一种依赖于免疫病理学检查才可确诊的肾小球疾病。但是目前国内外进行肾活检的指征差别很大,欧美国家大多主张对持续性蛋白尿>1.0 g/d 的患者进行肾活检,而在日本对于尿检异常(包括单纯性镜下血尿)的患者均建议常规做肾活检。有学者认为,掌握肾活检指征太紧有可能漏掉一些需要积极治疗的患者,而且目前肾穿刺活检技术十分成熟,安全性高,故肾活检指征不宜掌握过紧。确有这样一部分 IgA 肾病患者,临床表现很轻,尿蛋白<1.0 g/d,但是病理检查却显示中度以上肾损害(Lee 氏分级Ⅲ级以上),通过肾活检及时发现这些患者并给予干预治疗很重要。所以,正确掌握肾活检指征,正确分析和评价肾组织病理检查结果,对指导临床合理治疗具有重要意义。

2.IgA 肾病的诊断标准

IgA 肾病的诊断是一个肾小球疾病的免疫病理诊断。免疫荧光(或免疫组化)检查见 IgA 或 IgA 为主的免疫球蛋白伴补体 C_3 呈颗粒状于肾小球系膜区或系膜及毛细血管壁沉积,并能从临床除外过敏性紫癜肾炎、肝硬化性肾小球疾病、强直性脊柱炎肾损害及银屑病肾损害等继发性 IgA 肾病,诊断即能成立。

3.鉴别诊断

IgA 肾病应注意与以下疾病鉴别。

(1)以血尿为主要表现者:需要与薄基膜肾小球病及 Alport 综合征等遗传性肾小球疾病鉴别。前者常呈单纯性镜下血尿,肾功能长期保持正常;后者除血尿及蛋白尿外,肾功能常随年龄增长而逐渐减退直至进入 ESRD,而且还常伴眼、耳病变。肾活检病理检查是鉴别的关键,薄基膜肾小球病及 Alport 综合征均无 IgA 肾病的免疫病理表现,而电镜检查却能见到各自特殊的肾小球基膜病变。

(2)以肾病综合征为主要表现者:需要与非 IgA 肾病的系膜增生性肾炎鉴别。两者都常见于青少年,肾病综合征表现相似。假若患者血清 IgA 增高和(或)血尿显著(包括肉眼血尿),则较支持 IgA 肾病。鉴别的关键是肾活检免疫病理检查,IgA 肾病以 IgA 沉积为主,而非 IgA 肾病常以 IgM 或 IgG 沉积为主,沉积于系膜区或系膜及毛细血管壁。

(3)以急进性肾炎为主要表现者:少数 IgA 肾病患者临床呈现急进性肾炎综合征,病理呈现新月体性肾炎,他们实为 IgA 肾病导致的Ⅱ型急进性肾炎。这种急进性肾炎应与抗肾小球基膜抗体或抗中性粒细胞胞质抗体致成的Ⅰ型或Ⅲ型急进性肾炎鉴别。血清抗体检验及肾组织免疫病理检查是准确进行鉴别的关键。

三、IgA 肾病的预后评估与治疗选择

(一)疾病活动性及预后的评估指标及其意义

1.疾病预后评价指标

(1)蛋白尿及血压控制:蛋白尿和高血压的控制好坏会影响肾功能的减退速率及肾病预后。Le 等通过多变量分析显示,与肾衰竭关系最密切的因素为时间平均尿蛋白水平及时间平均动脉压水平。计算方法为求 6 个月内每次随访时的尿蛋白量及血压的算术平均值,再计算整个随访期间所有算术平均值的均值。

(2)肾功能状态:与起病或病程中出现的肾功能异常与不良预后相关,表现为 GFR 下降,血

清肌酐水平上升。日本一项针对 2 270 名 IgA 肾病患者 7 年随访的研究发现,起病时血清肌酐水平与达到 ESRD 的比例成正相关。

(3)病理学参数:病理分级的预后评价意义已被许多研究证实。系膜增生、内皮增生、新月体形成、肾小球硬化、肾小管萎缩及间质纤维化的程度与肾功能下降速率及肾脏存活率密切相关。重度病理分级患者预后不良。

(4)其他因素:肥胖 IgA 肾病患者肾脏预后更差,体重指数(BMI)超过 25 kg/m² 的患者,蛋白尿、病理严重度及 ESRD 风险均显著增加。此外,低蛋白血症、高尿酸血症也是肾脏不良结局的独立危险因素。

2.治疗方案选择的依据

只有对疾病病情及预后进行全面评估才可能制定合理治疗方案。应根据患者年龄、临床表现(如尿蛋白、血压、肾功能及其下降速率)及病理分级来综合评估病情,分析各种治疗的可能疗效及不良反应,最后选定治疗方案。而且,在治疗过程中还应根据疗效及不良反应来实时对治疗进行调整。

(二)治疗方案选择的共识与争议

1.非免疫抑制治疗

(1)拮抗血管紧张素Ⅱ药物:目前 ACEI 或 ARB 已被用作 IgA 肾病治疗的第一线药物。研究表明,ACEI/ARB 不仅具有降血压作用,而且还有减少蛋白尿及延缓肾损害进展的肾脏保护效应。由于 ACEI/ARB 类药物的肾脏保护效应并不完全依赖于血压降低,因此 ACEI/ARB 类药物也能用于血压正常的 IgA 肾病蛋白尿患者治疗。KDIGO 制定的《肾小球肾炎临床实践指南》,推荐对尿蛋白＞1 g/d 的 IgA 肾病患者长期服用 ACEI/ARB 治疗(证据强度 1B);并建议对尿蛋白 0.5～1 g/d 的 IgA 肾病患者也用 ACEI/ARB 治疗(证据强度 2D)。指南还建议,只要患者能耐受,ACEI/ARB 的剂量可逐渐增加,以使尿蛋白降至 1 g/d 以下(证据强度 2C)。

ACEI/ARB 类药物用于肾功能不全患者需慎重,应评估患者的药物耐受性并密切监测药物不良反应。服用 ACEI/ARB 类药物之初,患者血清肌酐可能出现轻度上升(较基线水平上升＜30%),这是由药物扩张出球小动脉引起。长远来看,出球小动脉扩张使肾小球内高压、高灌注及高滤过降低,对肾脏是起保护效应,因此不应停药。但是,用药后如果出现血清肌酐明显上升(超过了基线水平的 30%～35%),则必须马上停药。多数情况下,血清肌酐异常升高是由于肾脏有效血容量不足引起,故应及时评估患者血容量状态,寻找肾脏有效血容量不足的原因,加以纠正。除急性肾损害外,高钾血症也是应用 ACEI/ARB 类药物治疗的另一严重不良反应,尤易发生在肾功能不全时,需要高度警惕。

这里还需要强调,根据大量随机对照临床试验的观察结果,近年国内外的高血压治疗指南均不提倡 ACEI 和 ARB 两药联合应用。指南明确指出:在治疗高血压方面两药联用不能肯定增强疗效,却能增加严重不良反应;而在肾脏保护效应上,也无足够证据支持两药联合治疗。刚发表的西班牙 PRONEDI 试验及美国 VANEPHRON-D 试验均显示,ACEI 和 ARB 联用,与单药治疗相比,在减少 2 型糖尿病肾损害患者的尿蛋白排泄及延缓肾功能损害进展上并无任何优势。而在 VANEPHRON-D 试验中,两药联用组的高钾血症及急性肾损害不良反应却显著增加,以致试验被迫提前终止。

(2)深海鱼油:深海鱼油富含的 n-3(ω-3)多聚不饱和脂肪酸,理论上讲可通过竞争性抑制花生四烯酸,减少前列腺素、血栓素和白三烯的产生,从而减少肾小球和肾间质的炎症反应,发挥肾脏保护作用。几项大型随机对照试验显示,深海鱼油治疗对 IgA 肾病患者具有肾功能保护作用,但是荟萃分析却未获得治疗有益的结论。因此,深海鱼油的肾脏保护效应还需要进一步研究验证。鉴于深海鱼油治疗十分安全,而且对防治心血管疾病肯定有益,所以 KDIGO 制定的《肾小球肾炎临床实践指南》建议,给尿蛋白持续＞1 g/d 的 IgA 肾病患者予以深海鱼油治疗(证据强度 2D)。

(3)扁桃体切除:扁桃体是产生异常 IgA1 的主要部位之一。很多 IgA 肾病患者都伴有慢性扁桃体炎,而且扁桃体感染可导致肉眼血尿发作,所以择机进行扁桃体切除就被部分学者推荐作为治疗 IgA 肾病的一个手段,认为可以降低患者血清 IgA 水平和循环免疫复合物水平,使肉眼血尿发作及尿蛋白排泄减少,甚至对肾功能可能具有长期保护作用。

近期日本一项针对肾移植后复发 IgA 肾病患者的小规模研究表明,扁桃体切除术组降低尿蛋白作用显著(从 880 mg/d 降到 280 mg/d),而未行手术组则无明显变化。日本另外一项针对原发性 IgA 肾病的研究也同样显示,扁桃体切除联合免疫抑制剂治疗,在诱导蛋白尿缓解和(或)血尿减轻上效果均较单用免疫抑制治疗优越。不过上面两个研究均为非随机研究,且样本量较小,因此存在一定局限性。有研究认为,扁桃体切除术联合激素和肾素-血管紧张素系统(RAS)阻断治疗,至少对轻中度蛋白尿且肾功能尚佳的 IgA 肾病患者具有肾功能的长远保护效应。

但是,KDIGO 制定的《肾小球肾炎临床实践指南》认为,扁桃体切除术常与其他治疗(特别是免疫抑制剂)联合应用,所以疗效中扁桃体切除术的具体作用难以判断,而且也有临床研究并未发现扁桃体切除术对改善 IgA 肾病病情有益。所以,该指南不建议用扁桃体切除术治疗 IgA 肾病(证据强度 2C),认为还需要更多的随机对照试验进行验证。不过,有学者认为如果扁桃体炎与肉眼血尿发作具有明确关系时,仍可考虑择机进行扁桃体切除。

(4)抗血小板药物:抗血小板药物曾被广泛应用于 IgA 肾病治疗,并有小样本临床试验显示双嘧达莫治疗 IgA 肾病有益,但是许多抗血小板治疗都联合应用了激素和免疫抑制治疗,故其确切作用难以判断。KDIGO 制定的《肾小球肾炎临床实践指南》不建议使用抗血小板药物治疗 IgA 肾病(证据强度 2C)。

2.免疫抑制治疗

(1)单用糖皮质激素治疗:KDIGO 的《肾小球肾炎临床实践指南》建议,IgA 肾病患者用 ACEI/ARB 充分治疗 3～6 个月,尿蛋白仍未降达 1 g/d 以下,而患者肾功能仍相对良好(GFR＞50 mL/min)时,应考虑给予 6 个月的激素治疗(证据强度 2C)。多数随机试验证实,6 个月的激素治疗确能减少尿蛋白排泄及降低肾衰竭风险。

不过,Hogg 等人进行的试验,是采用非足量激素相对长疗程治疗,随访 2 年,未见获益。另一项 Katafuchi 等人开展的低剂量激素治疗,虽然治疗后患者尿蛋白有所减少,但是最终进入 ESRD 的患者比例并无改善。这两项试验结果均提示中小剂量的激素治疗对 IgA 肾病可能无效。Lv 等进行的文献回顾分析也发现,在肾脏保护效应上,相对大剂量短疗程的激素治疗方案比小剂量长疗程治疗方案效果更优。

在以上研究中,激素相关的不良反应较少,即使是采用激素冲击治疗,3 个月内使用甲泼尼龙达到 9 g,不良反应报道也较少。但是,既往的骨科文献认为使用甲泼尼龙超过 2 g,无菌性骨坏死发生率就会上升;Lv 等进行的文献复习也认为激素治疗会增加不良反应(如糖尿病或糖耐量异常、高血压、消化道出血、Cushing 样体貌、头痛、体重增加、失眠等)发生,因此仍应注意。

（2）激素联合环磷酰胺或硫唑嘌呤治疗：许多回顾性研究和病例总结（多数来自亚洲）报道，给蛋白尿＞1 g/d 和（或）GFR 下降和（或）具有高血压的 IgA 肾病高危患者，采用激素联合环磷酰胺或硫唑嘌呤治疗，病情能明显获益。但是，其中不少研究存在选择病例及观察的偏倚，因此说服力牵强。

近年有几篇联合应用激素及上述免疫抑制剂治疗 IgA 肾病的前瞻随机对照试验结果发表，多数试验都显示此联合治疗有效。两项来自日本同一组人员的研究显示，给肾脏病理改变较重和（或）蛋白尿显著而 GFR 正常的 IgA 肾病患儿，进行激素、硫唑嘌呤、抗凝剂及抗血小板制剂的联合治疗，结果均显示此联合治疗能获得较高的蛋白尿缓解率，并且延缓了肾小球硬化进展，因此在改善疾病长期预后上具有优势。Ballardie 等人报道的一项小型随机临床试验，用激素联合环磷酰胺续以硫唑嘌呤进行治疗，结果肾脏的 5 年存活率联合治疗组为 72％，而对照组仅为 6％。但是，Pozzi 等发表了一项随机对照试验却获得了阴性结果。此试验入组患者为血清肌酐水平低于 176.8 μmol/L（2 mg/dL）、蛋白尿水平高于 1 g/d 的 IgA 肾病病例，分别接受激素或激素联合硫唑嘌呤治疗，经过平均 4.9 年的随访，两组结局无显著性差异。

总的来说，联合治疗组的不良反应较单药治疗组高，包括激素的不良反应及免疫抑制剂的不良反应（骨髓抑制等），而且两者联用时更容易出现严重感染（各种微生物感染，包括卡氏肺孢菌及病毒感染等），这必须高度重视。因此，在治疗 IgA 肾病时，一定要认真评估疗效与风险，权衡利弊后再作出决策。

KDIGO 制定的《肾小球肾炎临床实践指南》建议，除非 IgA 肾病为新月体肾炎肾功能迅速减退，否则不应用激素联合环磷酰胺或硫唑嘌呤治疗（证据强度 2D）；IgA 肾病患者 GFR ＜30 mL/（min·1.73 m²）时，若非新月体肾炎肾功能迅速减退，不用免疫抑制剂治疗（证据强度 2C）。多数试验及其他一些临床试验，激素联合环磷酰胺或硫唑嘌呤治疗的对象均非 IgA 肾病新月体肾炎患者，可是治疗结果对改善病情均有效，所以将此激素联合免疫抑制剂治疗仅限于 IgA 肾病新月体肾炎肾功能迅速减退患者，是否有必要很值得研究。

（3）其他免疫抑制剂的应用。①吗替麦考酚酯分别来自中国、比利时及美国的几项随机对照试验研究了高危 IgA 肾病患者使用吗替麦考酚酯（MMF）治疗的疗效。来自中国的研究指出，在 ACEI 的基础上使用 MMF（2 g/d），有明确降低尿蛋白及稳定肾功能的作用。另外一项中文发表的研究也显示 MMF 治疗能够降低尿蛋白，12 个月内尿蛋白量由 1～1.5 g/d 降至 0.5～0.75 g/d，比大剂量口服泼尼松更有益。与此相反，比利时和美国在白种人群中所做的研究（与前述中国研究设计相似）均认为 MMF 治疗对尿蛋白无效。此外，Xu 等进行的荟萃分析也认为，MMF 在降尿蛋白方面并没有显著效益。所以 MMF 治疗 IgA 肾病的疗效目前仍无定论，造成这种结果差异的原因可能与种族、MMF 剂量或者其他尚未认识到的影响因素相关，基于此，KDIGO 制定的《肾小球肾炎临床实践指南》并不建议应用 MMF 治疗 IgA 肾病（证据强度 2C）。认为需要进一步研究观察。值得注意的是，如果将 MMF 用于肾功能不全的 IgA 肾病患者的治疗，必须高度警惕肺孢子虫病等严重感染，以前国内已有使用 MMF 治疗 IgA 肾病导致肺孢子虫病死亡的案例。②雷公藤总苷，雷公藤作为传统中医药曾长期用于治疗自身免疫性疾病，其免疫抑制作用已得到大量临床试验证实。雷公藤总苷是从雷公藤中提取出来的有效成分。Chen 等的荟萃分析认为，应用雷公藤总苷治疗 IgA 肾病，其降低尿蛋白的作用肯定。但是国内多数临床研究的证据级别都较低，因此推广雷公藤总苷的临床应用受到限制。此外，还需注意此药的毒副作用，如性腺抑制（男性不育及女性月经紊乱、闭经等）、骨髓抑制、肝损害及胃肠道反应。③其他药物,环孢素 A 用于 IgA 肾病治疗的相关试验很少,而且它具有较大的肾毒性,有可能加重肾间质纤维化,目前不推荐它在 IgA 肾病治疗中应用。来氟米特能通过抑制酪氨酸激酶和二氢乳清酸脱氢酶而抑制 T 细胞和 B 细胞的活化增殖,发挥免疫抑制作用,临床已用其治疗类风湿关节炎及系统性红斑狼疮。国内也有少数用其治疗 IgA 肾病的报道,但是证据级别均较低,其确切疗效尚待观察。

3.对 IgA 肾病慢性肾功能不全患者进行免疫抑制治疗的争议

几乎所有的随机对照研究均未纳入 GFR<30 mL/min 的患者,GFR 在30~50 mL/min 的患者也只有少数入组。对这部分人群来说,免疫抑制治疗是用或者不用? 若用应该何时用? 如何用? 均存在争议。

有观点认为,即使 IgA 肾病已出现慢性肾功能不全,一些依然活跃的免疫或非免疫因素仍可能作为促疾病进展因素发挥不良效应,所以可以应用激素及免疫抑制剂进行干预治疗。一项病例分析报道,对平均 GFR 为 22 mL/min 的 IgA 肾病患者,用大剂量环磷酰胺或激素冲击续以 MMF 治疗,患者仍有获益。另外,Takahito 等的研究显示,给 GFR<60 mL/min 的 IgA 肾病患者予以激素治疗,在改善临床指标上较单纯支持治疗效果好,但是对改善肾病长期预后无效。

对于进展性 IgA 肾病患者,如果血清肌酐水平>221 μmol/L(2.5 mg/dL)时,至今无足够证据表明免疫抑制治疗仍然有效。有时这种血肌酐阈值被称为"一去不返的拐点",因此选择合适的治疗时机相当关键。但是该拐点的具体范围仍有待进一步研究证实。

综上所述,对于 GFR 在 30~50 mL/min 范围的 IgA 肾病患者,是否仍能用免疫抑制治疗,目前尚无定论;但是对 GFR<30 mL/min 的患者,一般认为不宜进行免疫抑制治疗。

(张玲玲)

第六节　特发性膜性肾病

膜性肾病(membranous nephropathy,MN)为一病理学诊断名词,其病理特征为弥漫性肾小球基膜(GBM)增厚伴上皮细胞下免疫复合物沉积。MN 可分为特发性膜性肾病(IMN)和继发性膜性肾病两大类,继发性者多由自身免疫性疾病、感染、肿瘤、药物等引起,病因未明者称为 IMN。IMN 是中老年人原发性肾病综合征(NS)的最常见疾病,国外报道占成人原发 NS 的 20%~40%,在我国 IMN 发病率稍低,占原发性肾小球疾病的 10%~15%,但是近年来其发病率已显著增高。

IMN 多在 40 岁后发病,男性居多(男女比例约为 2:1),儿童少见。本病临床上起病缓慢,以蛋白尿为主要表现,60%~80% 的患者呈现 NS,少数患者(约占 40%)伴随镜下血尿,无并发症时不出现肉眼血尿。IMN 的自然病程差别较大,约 25% 的患者可自发缓解,也有 30%~40% 的患者能在起病 5~10 年进展至终末期肾病(ESRD)。

一、发病机制

目前认为,IMN 是一个器官特异性自身免疫性足细胞病。循环中的自身抗体与足突上的靶抗原结合形成免疫复合物沉积在上皮下,激活补体系统,诱发肾小球毛细血管壁损伤,出现蛋白尿。近年来，随着研究深入，人们对 IMN 发病机制的认识已取得了很大进展。

（一）足细胞靶抗原成分

Mellors 和 Ortega 首次报道：通过免疫荧光检查，在 MN 患者肾组织切片中，发现免疫复合物呈现在肾小球毛细血管壁，从此开启了对 MN 发病机制的探索历程。几十年来，人们对 MN 致病抗原认识过程大致经历了如下几个阶段。

Heymann 等利用大鼠近端肾小管刷状缘的组织成分 Fx1A 免疫大鼠制作成功人类 IMN 模型，即 Heymann 模型，并在血液中找到含有 Fx1A 的免疫复合物，所以当时认为 IMN 是由循环中的 Fx1A 抗原与抗体形成免疫复合物沉积于肾小球致病。Couser 等运用抗 Fx1A 的 IgG 抗体灌注分离的大鼠肾脏，重复出 Heymann 模型的病理表现，免疫荧光检查见 IgG 沿肾小球毛细血管壁呈细颗粒样沉积，电镜检查可见电子致密物广泛沉积于肾小球上皮细胞下及足突裂孔上，提示 Fx1A 在肾小球中形成的原位免疫复合物也能致病。

Kerjachki 等发现存在于大鼠足细胞表面及近端肾小管刷状缘上的致病抗原成分是糖蛋白 megalin（原称为 GP330）。megalin 为跨膜糖蛋白，由 4 600 个氨基酸组成，其胞外区 N 端的小糖化片断可能是其抗原决定簇。之后又发现第二个抗原成分，即受体相关蛋白（RAP），它能结合于 magalin 上。试验显示当循环抗体与足细胞表面的 megalin 及 RAP 结合后，即能形成上皮下原位免疫复合物致病。但是遗憾的是 megalin 在人类足细胞上并不表达，甚至与 megalin 结构相似的抗原也未能发现。

对于人类 MN 致病抗原研究的重大进展起始于 Debiec 等对同种免疫新生儿膜性肾病的研究，患此病的新生儿出生时即出现 NS，肾活检证实病理类型为 MN。Debiec 等在患儿足细胞的足突上发现了中性肽链内切酶（neutral endopeptidase，NEP），并首次证实它是导致人类 MN 的一个自身抗原。研究发现，此类患儿的母亲均为先天性 NEP 缺乏者，而其父亲正常，故母亲在妊娠过程中即会产生抗 NEP 抗体，该抗体可以透过胎盘与胎儿肾小球足细胞上的 NEP 结合，形成原位免疫复合物，激活补体生成 C_{5b-9}，损伤足细胞，导致 MN 发生。但是此抗原是否也参与成人 IMN 的发病，并不清楚。

Beck 等通过检测 IMN 患者的血清，发现 $75\%\sim80\%$ 的患者血清 M 型 PLA2R 抗体阳性，而在继发性膜性肾病、其他肾小球疾病和正常人的血清中此抗体皆阴性。后来，又有学者从 IMN 患者肾小球沉积的免疫复合物中分离出了 PLA2R 抗体，而 V 型狼疮性肾炎和 IgA 肾病患者的肾组织却无此抗体。上述研究均表明抗 PLA2R 抗体为 IMN 所特有。PLA2R，这一人类肾小球足细胞上具有丰富表达的蛋白成分，目前已备受关注，已明确它是人类 MN 的另一个重要自身抗原。

新近有学者提出醛糖还原酶、超氧化物歧化酶-2 和 α-烯醇化酶，也可能是导致人类 IMN 的足细胞抗原成分，但它们在疾病发生与进展过程中的作用尚未明确。

（二）致病抗体分子

应用免疫荧光或免疫组化方法检查 IMN 患者肾小球毛细血管壁上沉积的 IgG 亚类，发现主要是 IgG4，但是常同时并存较弱的 IgG1、IgG2 和（或）IgG3。已知 IgG4 分子具有"半抗体交换"特性，交换后重组的 IgG4 分子的两个 Fab 臂即可能结合不同的抗原，致使此 IgG4 抗体-抗原复合物不能与补体结合，失去激活补体能力。那么，IMN 患者的补体系统是如何被激活的呢？一种解释是，抗 PLA2R 抗体虽然主要由 IgG4 构成，但是常伴随其他 IgG 亚型，补体系统即可能通过伴随的 IgG1、IgG2 和（或）IgG3 激活。对同种免疫新生儿膜性肾病的研究显示，母亲血清只存在抗 NEP 的 IgG4 抗体时，新生儿不发病，只有同时存在抗 NEP 的 IgG1 和 IgG4 抗体，新生儿才会出现蛋白尿，此观察似支持这一观点。另一种解释是，IgG4 虽然不能从经典途径及旁路途径激活补体，但是近年发现它仍可能从甘露糖-凝集素途径激活补体系统，特别是其糖类侧链结构发生变化而导致其免疫活性改变时。

检测患者血清 PLA2R 抗体，不但对 IMN 诊断及鉴别诊断有帮助，而且研究显示血清 PLA2R 抗体滴度还与疾病活动性密切相关。IMN 发病时血清 PLA2R 抗体滴度升高，病情缓解时 PLA2R 抗体滴度下降直至转阴（有的患者在蛋白尿消失前数月血清抗 PLA2R 抗体就已转阴），复发时其滴度再次上升。所以，临床上可监测血清 PLA2R 抗体滴度，来判断 IMN 的疾病活动性。尽管 PLA2R 抗体滴度与疾病病情相关，但是有时仍能发现某些患者的血清抗体滴度与蛋白尿程度并不相关，血清抗 PLA2R 抗体已转阴，但是蛋白尿仍持续在 $2\sim3$ g/d 水平，对这种现象的解释是尽管促使 IMN 发病的免疫反应已缓解，但是长时间病程导致的肾小球硬化（局灶节段性硬化及球性硬化）和肾小管间质纤维化致使蛋白尿不消失。

（三）补体系统激活

在肾小球上皮下的免疫复合物（循环免疫复合物沉积或原位免疫复合物形成），要通过激活补体形成膜攻击复合体 C_{5b-9}，才能损伤足细胞致病。在被动 Heymann 肾炎大鼠模型中，予以抗 Fx1A 抗体后，再予以眼镜蛇毒因子耗竭补体，可显著减少 C_{5b-9} 在肾脏的沉积，蛋白尿减轻；另外，给予具有固定补体作用的绵羊抗大鼠 Fx1A 抗体 γ_1 亚类，大鼠将发生蛋白尿；而给予无固定补体作用的抗 Fx1A 抗体 γ_2 亚类，即使在肾小球足细胞上沉积了大量免疫复合物，但是无 C_3 沉积，大鼠不出现蛋白尿，由此说明足细胞上沉积的免疫复合物必须通过激活补体才能致病。

补体有 3 条激活途径，包括经典途径、旁路途径及甘露糖-凝集素途径。由于肾小球毛细血管壁上很少有补体 C_{1q} 沉积，故目前认为 IMN 主要是从旁路途径而非经典途径激活补体。其具体机制：一方面抗 Fx1A 抗体可增强 C_{3b} 在肾小球足细胞下沉积，促进 C_3 转化酶（$C_{3b}BbP$）形成；另一方面，抗 Fx1A 抗体还可拮抗补体调节蛋白如 H 因子的调节作用，延长 C_3 转化酶（$C_{3b}BbP$）半衰期，维持旁路途径活化。但是，正如前述，少数 IMN 患者的补体系统是否是由甘露糖-凝集素途径激活？很值得研究。

补体激活形成的终末产物即膜攻击复合体 C_{5b-9} 可在细胞膜上形成非选择性亲水跨膜通道，或在其周围形成"膜漏网"，即在细胞膜上"打孔"。溶解量的 C_{5b-9} 可使细胞穿孔坏死，而亚溶解量的 C_{5b-9} 则可作为人肾小球足细胞的一种刺激剂，插入细胞膜活化细胞，产生多种活性介质，损伤足细胞，产生蛋白尿。

（四）足细胞损伤

足细胞处于肾小球滤过膜最外层，它不仅参与构成滤过膜的机械屏障和电荷屏障，而且在维持肾小球毛细血管祥的正常开放、调节静水压、合成 GBM 基质及维持其代谢平衡上起着重要作用。其结构与功能的完整性对于维护滤过膜的正常功能具有重要意义。足细胞在 GBM 上稳定附着和发挥正常功能需要一组足细胞相关蛋白来维系。根据蛋白的分布部位将其分为裂孔隔膜蛋白、顶膜蛋白、骨架蛋白和基膜蛋白。IMN 发病时无论是原位免疫复合物形成及循环免疫复合物沉积，或是补体膜攻击复合体 C_{5b-9} 产生，都与足细胞有着密切联系，而其也是最终的受损靶细胞。

目前研究认为，膜攻击复合体 C_{5b-9} 插入足细胞膜后，破坏了裂孔隔膜蛋白 nephrin 与足细胞膜的锚定结构，使裂孔隔膜蛋白复合体结构解离，同时还导致骨架蛋白结构松散，顶膜蛋白丢失，负电荷屏障受损,这些足细胞相关蛋白的异常均加速了足细胞结构与功能的损伤。还有研究指出,C_{5b-9}可通过转换生长因子-β(TGF-β)/Smad7通路及活性氧产生导致足细胞损伤,促使足细胞凋亡与脱落。脱落的足细胞产生的蛋白酶能够进一步加重肾小球滤过膜损伤。裸露的GBM能与肾小囊壁粘连,启动肾小球硬化机制。还有研究发现C_{5b-9}还参与了足细胞细胞周期的调节,上调了细胞周期抑制蛋白p21及p27,阻止了足细胞增殖,同时C_{5b-9}通过损伤DNA加速了足细胞死亡。

综上所述,目前对于IMN的研究已经取得了重要进展。肾小球上皮下的免疫复合物沉积或原位形成,以及由此引起的补体系统活化、膜攻击复合体C_{5b-9}产生,最终造成足细胞损伤,这是IMN的重要发病机制。但是对IMN发病机制的认识仍存在不少未明之处,需要更进一步深入研究澄清。

二、病理表现、临床表现与诊断

本病诊断有赖于肾脏病理检查,而且需要排除继发性膜性肾病后,IMN诊断才能成立。

(一)肾脏病理表现

1.光镜检查

早期光镜下仅能见到肾小球上皮下嗜复红蛋白沉积,而后GBM弥漫增厚,"钉突"形成,甚至呈"链环状"改变。晚期系膜基质增多,毛细血管襻受压闭塞,肾小球硬化。通常肾小球无细胞增殖及浸润,系膜区和内皮下也无嗜复红蛋白沉积。如果出现明显的系膜细胞增殖、炎细胞浸润和坏死性病变,则需考虑继发性膜性肾病的可能。另外,在一些大量蛋白尿持续存在、肾功能异常的IMN患者中,发现伴发局灶节段性肾小球硬化病变,此类患者往往对免疫抑制治疗反应差,预后不良。近年来,一些伴发新月体肾炎的病例也屡见报道,其中部分患者的血清可检出抗GBM抗体或抗中性粒细胞胞质抗体(ANCA),但其发病机制不清楚。

肾小管间质病理改变主要包括肾小管上皮细胞颗粒及空泡变性、肾小管灶状萎缩、肾间质灶状炎性细胞浸润及肾间质纤维化。肾小管间质的病变程度往往与蛋白尿的严重程度和持续时间相关。

2.免疫荧光检查

免疫球蛋白IgG呈弥漫性细颗粒状沉积于肾小球毛细血管壁,是IMN特征性的免疫病理表现,在个别早期病例或免疫复合物已进入消散期的患者,IgG可呈节段性分布。大部分患者伴有C_3沉积。此免疫荧光检查十分敏感,有助于疾病的早期诊断。IMN一般无多种免疫球蛋白及补体C_{1q}沉积,而且也不沉积于肾小球毛细血管壁以外区域,若有则需排除继发性膜性肾病可能。

3.电镜检查

电镜检查可于GBM外侧(即上皮细胞下)见到排列有序的电子致密物,GBM增厚,并常能在电子沉积物间见到"钉突"。此外,足细胞足突常弥漫融合。

4.疾病分期

目前公认的Ehrenreich-Churg分期法,是以电镜表现为主,光镜表现为辅的IMN分期,共分为以下4期。①Ⅰ期:GBM无明显增厚,GBM外侧上皮细胞下有少数电子致密物。②Ⅱ期:GBM弥漫增厚,上皮细胞下有许多排列有序的电子致密物,它们之间可见"钉突"。③Ⅲ期:电子致密物被增多的GBM包绕,部分电子致密物被吸收,而呈现出大小不等、形状不一的透亮区。

④Ⅳ期:GBM 明显增厚,较多的电子致密物被吸收,使 GBM 呈虫蚀状。系膜基质逐渐增多,直至肾小球硬化。

另外,还有 Gartner 的五期分法,除上述 4 期外,将 IMN 自发缓解、肾小球病变已恢复近正常(可能遗留部分肾小球硬化)的阶段称为Ⅴ期。

起初大多学者认为 IMN 患者随着发病时间的延长,肾脏病变分期会升高。但是近年的大量研究并未发现分期与病程间存在明确的对应关系,因此,上述病理分期对临床病程、治疗疗效及疾病预后的评估到底具有多大意义,仍待今后进一步研究去澄清。

(二)临床表现与并发症

IMN 大多隐匿起病,以水肿为首发症状,病程进展缓慢。多数患者(约 80%)有大量蛋白尿(>3.5 g/d),呈现 NS;少数患者(约 20%)为无症状的非肾病范畴蛋白尿(<3.5 g/d)。尿蛋白量可随每天蛋白质摄入量及活动量而波动。20%～55%的患者存在轻度镜下血尿,不出现肉眼血尿,当患者存在显著的镜下血尿或肉眼血尿时,临床上要注意继发性膜性肾病或 IMN 出现并发症的可能。17%～50%的成年患者起病时伴随高血压。早期肾功能多正常,4%～8%的患者在起病时即存在肾功能不全,预后常较差。

IMN 的自然病程差距较大,约 20%的患者可自发完全缓解,也有 30%～40%的患者起病5～10 年后进展至 ESRD。有研究发现,蛋白尿的程度和持续时间与患者预后密切相关。此外,男性、高龄患者、伴随高血压和(或)肾功能不全、肾脏病理检查可见较多硬化肾小球和较重肾小管间质病变者预后较差。

NS 的各种并发症均可在本病中见到,但血栓和栓塞并发症发生率明显高于其他病理类型的肾小球疾病,其中肾静脉血栓、下肢静脉血栓、肺栓塞最为常见。有报道在 NS 持续存在的IMN 患者肾静脉血栓的发生率可高达 50%。当患者存在大量蛋白尿、严重低清蛋白血症(<20 g/L)、过度利尿、长期卧床等诱因时,患者突然出现腰痛、肉眼血尿、急性肾损害(肾静脉主干血栓)、双下肢不对称性水肿(下肢静脉血栓)、胸闷、气促、咯血(肺栓塞)等症状,均应考虑到血栓及栓塞性并发症发生的可能,并给予及时检查及治疗。

如下情况还能导致 IMN 患者出现急性肾损害:肾前性氮质血症(严重低清蛋白血症致血浆胶体渗透压降低,水分外渗,肾脏有效血容量减少而诱发),并发急性肾静脉主干(双侧或右侧)大血栓,出现抗 GBM 抗体或 ANCA 小血管炎性新月体肾炎,以及药物肾损害(包括肾小管坏死及急性过敏性间质性肾炎)。

(三)诊断与鉴别诊断

依据患者典型的临床实验室表现及肾活检病理改变,诊断 MN 并不困难,但需除外继发性膜性肾病才能确诊 IMN。

继发性膜性肾病有时呈现"非典型膜性肾病"病理改变,免疫荧光检查常见 IgG 伴其他免疫球蛋白、补体 C_3 及 C_{1q} 沉积,沉积于肾小球毛细血管壁及系膜区;光镜检查毛细血管壁增厚,有或无"钉突"形成,常出现"假双轨征",并伴系膜细胞增生和基质增多;电镜检查于上皮下、基膜内、内皮下及系膜区多部位见到电子致密物。

另外,近年开展的血清 PLA2R 抗体检测、肾切片上 IgG 亚型及 PLA2R 的免疫荧光或免疫组化检查,对鉴别继、原发性膜性肾病极有意义。IgG 亚型的免疫荧光或免疫组化检查显示,IMN 患者肾小球毛细血管壁上沉积的 IgG 以 IgG4 亚型为主,伴或不伴较弱的其他 IgG 亚型,而继发性膜性肾病常以其他亚型为主。另外,PLA2R 的免疫荧光或免疫组化检查显示,IMN 患者肾小球 PLA2R 染色阳性,细颗粒状高表达于肾小球毛细血管壁,而已检测的一些继发性膜性肾病(如狼疮性肾炎及乙肝病毒相关性肾炎等)阴性。血清 PLA2R 抗体的检测结果也与此相同。

常见的继发性膜性肾病有以下 4 类。①自身免疫性疾病:常见于狼疮性肾炎,并可见于类风湿关节炎、慢性淋巴细胞性甲状腺炎、干燥综合征等。②感染:常见于乙型肝炎病毒感染,其次为丙型肝炎病毒感染及梅毒等。③肿瘤:包括实体肿瘤及淋巴瘤等。④药物及重金属:常见汞、金制剂、D-青霉胺等。现简述如下。

1.膜型狼疮性肾炎

膜型狼疮性肾炎常见于青中年女性,常有系统性红斑狼疮的多器官受累表现,肾病常表现为大量蛋白尿及 NS,伴或不伴镜下血尿。肾组织免疫荧光检查常呈“满堂亮”现象(各种免疫球蛋白和补体 C_3 及 C_{1q} 均阳性),光镜检查常为“非典型膜性肾病”,电镜检查于上皮下、基膜内、系膜区及内皮下均可见电子致密物。需要注意的是,有少数膜型狼疮性肾炎患者起病时仅肾脏受累,无其他系统表现,还不能完全达到系统性红斑狼疮的诊断标准。对这类患者应严密追踪观察,其中一些患者随后能表现出典型的系统性红斑狼疮。

2.乙型肝炎病毒相关性膜性肾病

乙型肝炎病毒相关性膜性肾病多见于青中年,有乙型肝炎病毒感染的临床表现及血清标志物(抗原、抗体)。肾组织光镜检查可呈 IMN 或非典型膜性肾病改变,免疫荧光多呈“满堂亮”,诊断的关键是能在患者肾小球中检测到乙肝病毒抗原(如 HBcAg、HBsAg)存在。

3.肿瘤相关性膜性肾病

肿瘤相关性膜性肾病见于各种恶性实体瘤(常见于肺癌、乳腺癌、消化道恶性肿瘤及前列腺癌)及淋巴瘤,其病理表现常与 IMN 无明显区别。此病好发于老年人,有统计表明,60 岁以上的 MN 患者中恶性肿瘤相关性肾病可达 20%。因此,对于老年患者,尤其肾小球中 IgG 沉积物并非以 IgG4 为主且 PLA2R 染色阴性的患者,一定要严密随访,观察病程中发现肿瘤的可能。

对于肿瘤相关性膜性肾病目前尚无公认的诊断标准,有学者认为在诊断 MN 前后 1 年内发现肿瘤,患者蛋白尿的缓解及复发与恶性肿瘤的治疗缓解及复发密切相关,能除外其他肾脏病即能诊断。有的诊断标准更严格,需在肾小球的上皮下沉积物中发现肿瘤相关抗原或抗体,这一严格标准较难普及。

4.药物及重金属所致膜性肾病

金制剂、D-青霉胺等药物可以引起 MN,但是近代这些药物已经少用。而由含汞增白化妆品引起的 MN 国内近年却屡有报道,国内民间环保组织抽查实体店及网店出售的美白、祛斑化妆品,发现 23% 的产品汞含量超标,最高者达到国家规定标准的 44 000 倍,很值得重视。汞所致 MN 的病理改变与 IMN 无法区分,可是肾小球内沉积的 IgG 亚类并非 IgG4 为主,可助鉴别。至于这些药物及重金属所致继发性膜性肾病的 PLA2R 检测结果目前尚无报道。

三、治疗

IMN 的自然病程差距较大,存在自发缓解和肾功能逐渐恶化两种结局,且药物治疗时间长、疗效不一、不良反应多,因此在过去的几十年中对于临床治疗方案存在较大争议,人们对其研究的探索也从未停止。KDIGO 发表了《肾小球肾炎临床实践指南》(下文简称为 KDIGO 指南),其中 IMN 的治疗包括初治和复发后治疗,提出了一些重要推荐及建议,可供我们治疗 IMN 时参考。但由于循证证据的有限性,仍有许多实际应用问题亟待解决,这也是今后研究的方向。

(一)病情进展评估与风险分层

正如前述,IMN 的自然进程存在较大差异,那么哪些患者可能是进展至 ESRD 的高危人群?哪些指标能帮助医师对患者病情进展进行评估?对症治疗与免疫抑制治疗的时机该如何选择?这些都是我们在确定初始治疗方案前需要明确的问题。

Pei 及 Cattran 等创建了一种根据尿蛋白排泄量及持续时间,以及肌酐清除率(CCr)起始水平和变化率来评估 IMN 疾病进展风险的模型,其阳性预测值及敏感性为 66%。其后,Cattran 利用此模型将 IMN 疾病进展风险分成了以下 3 级。①低风险:患者在 6 个月的观察期内,尿蛋白量持续 <4 g/d 且 CCr 正常。②中等风险:患者在 6 个月的观察期内,CCr 正常无变化,但尿蛋白含量处于 4~8 g/d。③高风险:患者的尿蛋白持续 >8 g/d,伴或不伴有 CCr 下降。

Cattran 及 Lai 相继分别在美国肾脏病学会会刊和国际肾脏病学会会刊上发表文章,建议根据上述低中高风险分级来分层地制定治疗方案:对于低风险患者推荐应用 ACEI 或 ARB 治疗,并限制蛋白质入量;对中、高风险患者应结合患者具体情况采取免疫抑制剂治疗(详见下述)。这一风险评估在很大程度上避免了有可能自发恢复和(或)稳定低水平蛋白尿的患者被过度治疗,乃至出现严重治疗不良反应。

KDIGO 指南对 IMN 患者进行免疫抑制治疗的适应证及禁忌证进行了明确阐述。指南推荐只有表现为 NS 且具备如下之一条件者,才用免疫抑制剂进行初始治疗:①经过至少 6 个月的降血压和降蛋白治疗,尿蛋白仍然持续 >4 g/d 和超过基线水平 50% 以上,并无下降(证据强度 1B)。②出现 NS 引起的严重的、致残或威胁生命的临床症状(证据强度 1C)。③明确诊断后 6~12 个月内血清肌酐升高 ≥30%,但肾小球滤过率(eGFR)不低于 25~30 mL/(min·1.73 m²),且上述改变并非由 NS 并发症所致(证据强度 2C)。而对于血清肌酐持续 >309 μmol/L(3.5 mg/dL)或肾小球滤过率 <30 mL/(min·1.73 m²),以及超声显示肾脏体积明显缩小者(例如长度小于 8 cm),或并发严重的或潜在危及生命的感染者,建议避免使用免疫抑制治疗(无证据强度分级)。

(二)免疫抑制剂的选择与证据

1.糖皮质激素

半个多世纪以来,已有极多的用糖皮质激素治疗 IMN 的报道,结果十分不同。一个多中心对照研究显示,给予泼尼松治疗(125 mg 隔天口服,共 8 周)能显著降低肾功能恶化的发生率。美国的一个协作研究组用泼尼松 100~150 mg 隔天口服 8 周治疗 IMN,得到了相似结果,能降低患者蛋白尿至 2 g/d 以下,并降低血清肌酐倍增风险。这些研究结果曾鼓励临床医师用糖皮质激素治疗 IMN。

但是,加拿大学者 Cattran 等的一项前瞻性研究按泼尼松 45 mg/m² 体表面积隔天给药治疗 IMN(包括尿蛋白 ≤0.3 g/d 的患者),结果显示泼尼松对降低蛋白尿和改善肾功能均无效。英国学者 Cameron 等也用类似方案治疗 IMN,观察 3~9 个月,结果也未发现治疗能改善肾功能,而尿蛋白和血浆清蛋白的改善也只是暂时的。

Schieppati 等对免疫抑制剂治疗成人 IMN 疗效进行了系统评价,纳入了 18 个随机对照研究,包含 1 025 例患者,结果显示,与安慰剂对照组比较,单用糖皮质激素并不能提高蛋白尿缓解率,也不能提高患者肾脏长期存活率。

所以近代研究结果多不支持单独应用糖皮质激素治疗 IMN。为此,KDIGO 指南已明确指出,不推荐糖皮质激素单一疗法用于 IMN 的初始治疗(证据强度 1B)。

2.细胞毒药物

（1）苯丁酸氮芥：意大利学者 Ponticelli 进行了一项设计严谨的前瞻随机对照试验治疗 IMN，后被称为"意大利方案"。试验共入选了 81 例表现为 NS 而肾功能正常的 IMN 患者，被随机分为免疫抑制治疗组[42 例，第 1、3、5 个月用甲泼尼龙 1 g，静脉输注连续 3 天，余 27 天每天顿服甲泼尼龙 0.4 mg/（kg·d）；第 2、4、6 个月仅口服苯丁酸氮芥 0.2 mg/（kg·d），交替使用，总疗程 6 个月]和对症治疗组（39 例），进行了为期 10 年的随访观察，结果显示：存活且未发生 ESRD 的患者试验组占 92%，对照组仅 60%（$P=0.0038$）；疾病缓解率试验组为 61%（40% 完全缓解），对照组为 33%（5% 完全缓解）（$P=0.0001$）。随后，Ponticelli 等在另一项随机对照试验中，又将这一方案与单独口服泼尼松龙 0.5 mg/（kg·d）进行对比，为期 6 个月。结果显示，与单用泼尼松龙组比较，联合苯丁酸氮芥治疗组的疾病缓解率高及持续缓解时间长。

西班牙学者 Torres 等发表了他们的回顾性研究结果。他们将出现肾功能不全的 39 例 IMN 患者，分成免疫抑制治疗组[19 例，口服泼尼松 6 个月，并在治疗初 14 周里联合口服苯丁酸氮芥 0.15 mg/（kg·d）]和保守治疗组（20 例），进行比较分析。治疗前两组患者的肾功能和肾脏病理改变并无差异，但是其后保守治疗组肾功能逐渐恶化，而大部分免疫抑制治疗组患者尿蛋白下降，肾功能改善或稳定。因此有学者认为，对早期肾功能损害的 IMN 患者仍应给予糖皮质激素联合苯丁酸氮芥进行免疫抑制治疗。

由此可见，用糖皮质激素配合苯丁酸氮芥治疗 IMN 出现 NS 肾功能正常的患者，乃至轻度肾功能不全的患者，均有疗效。

（2）环磷酰胺：Ponticelli 等对肾功能正常的 IMN 患者，进行了甲泼尼龙联合苯丁酸氮芥 0.2 mg/（kg·d）口服（50 例），或甲泼尼龙联合环磷酰胺 2.5 mg/（kg·d）口服（45 例）的对比治疗观察。治疗 6 个月，结果显示两者都能有效缓解蛋白尿，延缓肾功能损害进展，但是苯丁酸氮芥不良反应较大，由于不良反应停药的患者占 12%，而环磷酰胺治疗组仅占 4%。

Branten 等对伴有肾功能不全的 IMN 患者给予泼尼松联合环磷酰胺 1.5~2.0 mg/（kg·d）口服治疗（17 例），或甲泼尼龙联合苯丁酸氮芥 0.15 mg/（kg·d）（15 例）口服治疗，疗程 6 个月，结果显示苯丁酸氮芥治疗组疗效较环磷酰胺组差，且不良反应大。

Du Buf-Vereijken 等给 65 例肾功能不全（血清肌酐＞135 μmol/L）的 IMN 患者，予以糖皮质激素（泼尼松 0.5 mg/kg，隔天口服，共 6 个月，并于第 1、3、5 个月静脉滴注甲泼尼龙 1 g/d，连续 3 天）及环磷酰胺[1.5~2.0 mg/（kg·d）口服，共 12 个月]治疗，随访 51 个月（5~132 个月），发现糖皮质激素联合环磷酰胺治疗能有效延缓肾损害进展。随访结束时，16 例（24.6%）完全缓解，31 例（47.7%）部分缓解；患者 5 年肾脏存活率是 86%，显著高于历史对照 32%。但是仍有 28% 的患者 5 年内疾病复发，而且如此长期地服用环磷酰胺不良反应大，约 2/3 的患者出现了治疗相关性并发症，主要为骨髓抑制及感染，2 例出现了癌症。

由此看来，环磷酰胺与苯丁酸氮芥相似，与糖皮质激素联合治疗时，对 IMN 呈 NS 的肾功能正常患者，乃至轻度肾功能不全患者均有效。而且与苯丁酸氮芥比较，环磷酰胺的不良反应较轻。不过长期服用时仍能出现骨髓抑制、感染及癌症等不良反应。

（3）硫唑嘌呤：加拿大西部肾小球疾病研究组报道，表现为 NS 的 IMN 病患者应用硫唑嘌呤治疗无效。Ahuja 等用泼尼松联合硫唑嘌呤治疗 IMN 患者，也得到同样结论。Goumenos 等发表了一项 10 年随访观察资料，33 例患者接受泼尼松龙（初始量 60 mg/d）及硫唑嘌呤[初始量 2 mg/（kg·d）]治疗，治疗（26±9）个月，17 例患者不接受任何免疫抑制剂治疗。随访结束时，治疗组 14 例(42%)、对照组 6 例(35%)出现血清肌酐翻倍($P>0.05$);治疗组 7 例(21%)、对照组 3 例(18%)进展至 ESRD($P>0.05$);二组 NS 的缓解率分别为 51% 及 58%($P>0.05$)。所以认为对于呈现 NS 的 IMN 患者用泼尼松龙联合硫唑嘌呤治疗无益。

KDIGO 指南关于细胞毒药物的应用进行了如下推荐及建议:推荐在开始治疗时,应用口服或静脉糖皮质激素与口服烷化剂每月交替治疗,共治疗 6 个月(证据强度 1B);初始治疗建议应用环磷酰胺而非苯丁酸氮芥(证据强度 2B)。指南并未推荐或建议使用非烷化剂的细胞毒药物硫唑嘌呤治疗 IMN。

3.钙调神经磷酸酶抑制剂

(1)环孢素 A:Cattran 等报道了北美 11 个中心完成的前瞻单盲随机对照研究结果,将 51 例伴有 NS 范畴蛋白尿泼尼松治疗失败的 IMN 患者分为如下两组:治疗组用环孢素 A[起始量 3.5 mg/(kg·d)]联合低剂量泼尼松[剂量 0.15 mg/(kg·d),最大剂量为 15 mg]治疗;对照组用安慰剂联合低剂量泼尼松治疗。26 周治疗结束时,治疗组的完全及部分缓解率为 75%,而对照组为 22%($P<0.001$);随访 78 周结束时,两组缓解率分别为 39% 和 13%($P=0.007$)。在 52 周时治疗组中 9 例患者(43%)及对照组中 2 例患者(40%)病情复发。因此认为对糖皮质激素抵抗的 IMN 患者仍可考虑给予环孢素 A 治疗,尽管有一定复发率,但仍能提高疾病总疗效。

希腊学者 Alexopoulos 等将表现为 NS 的 IMN 患者分为两组,其中 31 例给予泼尼松龙联合环孢素 A,20 例单独应用环孢素 A,环孢素 A 的起始量均为 2~3 mg/(kg·d),治疗时间为 12 个月。结果显示,联合用药组的 26 例(83.9%)患者、单一用药组的 17 例(85.0%)患者尿蛋白都均获得了完全或部分缓解,两组患者肾功能无明显变化,单一用药组患者的复发率为 47%,联合用药组为 15%。因此认为对表现为 NS 的 IMN 患者单用环孢素 A 或联合糖皮质激素治疗均有效,但联合用药组可减少复发率。另外,还给治疗 12 个月时达到完全或部分缓解的患者,继续用低剂量环孢素 A 维持治疗,联合用药组服环孢素 A 1.3mg±0.4 mg/(kg·d)共(26±16)个月,单一用药组服用环孢素 A 1.4 mg±0.5 mg/(kg·d)共(18±7)个月,结果显示两组在维持缓解上均获得了良好疗效。

Kosmadakis 等对比研究了甲泼尼龙(12.5 mg/d 口服)联合环孢素 A[3.0~3.5 mg/(kg·d)]及甲泼尼龙[0.75 mg/(kg·d)]联合环磷酰胺[2 mg/(kg·d)]治疗 IMN 呈现 NS 患者的疗效。治疗 9 个月,两组尿蛋白均减少,清蛋白均增高,但是环磷酰胺组肾功能显著改善,而环孢素 A 组肾功能却显著减退。治疗结束时,环磷酰胺组 4/8 例完全缓解,4/8 例部分缓解,而环孢素 A 组 1/10 例完全缓解,5/10 例部分缓解。因此认为环孢素 A 为基础的治疗疗效不如环磷酰胺为基础的治疗。

(2)他克莫司:此药与环孢素 A 同属钙调神经磷酸酶抑制剂(CNI),其免疫抑制作用是环孢素 A 的 10~100 倍。作为一种新型免疫抑制剂,其相关研究数据相对较少。Praga 等完成了一项治疗 IMN 的随机对照试验,患者均呈现 NS 而肾功能正常,治疗组($n=25$)使用他克莫司单药治疗[0.05 mg/(kg·d),治疗 12 个月,6 个月后逐渐减小剂量],对照组($n=23$)采用保守疗法。18 个月后,他克莫司组患者疾病缓解率为 94%,对照组仅为 35%;他克莫司组有 1 例(4%)而对照组有 6 例(26.1%)患者血清肌酐升高 50%。不过,治疗组在停用他克莫司后有一半以上患者疾病复发。因此,他克莫司是否也能像环孢素一样用低剂量长期服用来维持缓解呢?目前尚无报道。

国内一项多中心随机对照试验对 IMN 呈现 NS 的患者用糖皮质激素联合他克莫司或环磷

酰胺治疗进行对比观察。他克莫司治疗组($n=39$)用 0.05 mg/(kg·d)剂量口服 6 个月,再 3 个月逐渐减量至停;环磷酰胺组($n=34$)以 100 mg/d 剂量口服 4 个月,累积量达 12 g 停药。治疗 6 个月时,他克莫司组在疾病缓解率及尿蛋白减少上均优于环磷酰胺组($P<0.05$);而随访至 12 个月时两组患者的疗效基本相当,但是他克莫司组不良反应较多,如糖代谢异常、感染及高血压。两组都有约 15% 的患者复发。此试验结果提示糖皮质激素联合他克莫司可以作为治疗 IMN 患者的一个替代方案,但是需要注意药物不良反应。长期应用他克莫司治疗 IMN 的疗效和不良反应如何?目前尚缺经验。

KDIGO 指南关于 CNI 治疗 IMN 进行了如下推荐及建议:推荐用环孢素 A 或他克莫司作为 IMN 初始治疗的替代治疗方案,用于不愿接受烷化剂或应用烷化剂有禁忌证的患者,至少治疗 6 个月(证据强度 1C)。尽管目前他克莫司治疗 IMN 的临床研究证据远不如环孢素 A 多,但是 KDIGO 指南仍将他克莫司提到了与环孢素 A 并列的重要地位。

4.吗替麦考酚酯

Branten 等的一项研究入选了 64 例肾功能不全的 IMN 患者,一组($n=32$)口服吗替麦考酚酯 2 g/d 及糖皮质激素;另一组($n=32$)口服环磷酰胺 1.5 mg/(kg·d)及糖皮质激素。两组均治疗 12 个月,结果显示两组血清肌酐、尿蛋白排泄量及尿蛋白缓解率均无统计学差异,两组患者不良反应发生率相似,但吗替麦考酚酯组复发率较高。

Dussol 等发表了一个治疗 IMN 呈 NS 患者的前瞻随机对照试验结果,治疗组($n=19$)每天口服 2 g 吗替麦考酚酯,不并用糖皮质激素;对照组($n=19$)仅用保守治疗。治疗 12 个月后,结果显示两组的疾病完全及部分缓解率相似,提示单用吗替麦考酚酯治疗 IMN 疗效不佳。

KDIGO 指南建议不单用吗替麦考酚酯作为 IMN 的初始治疗(证据强度 2C)。其联合激素治疗是否确能取得较好疗效,还需要更多的随机对照研究去评估。

5.利妥昔单抗

目前有关利妥昔单抗(抗 B 细胞抗原 CD20 的单克隆抗体)用于 IMN 患者的治疗尚无随机对照研究证据,仅有一些规模较小的研究提供了一些鼓舞人心的结果。Ruggenenti 等用利妥昔单抗(375 mg/m²,每周静脉输注 1 次,共 4 次)治疗了 8 例呈大量蛋白尿的 IMN 患者,并进行了为期 1 年的随访。随访结束时所有患者的尿蛋白均显著减少,清蛋白显著上升,肾功能稳定,而且并无明显不良反应发生。此后又有几篇小样本的治疗观察报道,显示部分 IMN 患者经利妥昔单抗治疗后病情确能获得完全或部分缓解。

KDIGO 指南认为,尽管上述初步结果令人鼓舞,但是利妥昔单抗的确切疗效(包括长期复发情况)尚需随机对照试验来肯定。基于此,KDIGO 指南尚不能对其治疗 IMN 作出推荐。

(三)免疫抑制治疗方案与思考

1.初始治疗方案

KDIGO 指南关于 IMN 初始治疗方案进行了如下推荐或建议:①推荐口服和静脉糖皮质激素与口服烷化剂每月 1 次交替治疗,疗程 6 个月(证据强度 1B)。②建议首先选用环磷酰胺而非苯丁酸氮芥(证据强度 2B)。③根据患者的年龄和肾小球滤过率水平调整环磷酰胺及苯丁酸氮芥的剂量(证据强度未分级)。④可以每天连续(并非周期性)服用烷化剂治疗,此治疗也有效,但有增加药物毒性作用风险,尤其是使用药物>6 个月时(证据强度 2C)。⑤不推荐单独应用糖皮质激素(证据强度 1B)或吗替麦考酚酯(证据强度 2C)做初始治疗。

由于目前对于肾功能不全的 IMN 患者用免疫抑制剂治疗的前瞻对照研究较少,因此该指南未对这类患者的治疗提出推荐意见或建议,今后需要进行更多高质量的随机对照临床研究来提供循证证据。而且,目前对预测 IMN 治疗疗效及疾病结局的有价值的指标(包括临床病理表现、血和尿生物学标志物如 PLA2R 抗体等)的研究还很不够,今后也需加强,若能更准确地判断哪些患者能从治疗中获益,哪些难以获益,这对避免过度治疗及减少药物不良反应均具有重要意义。这些都应该是未来的研究内容。

2.初始治疗的替代治疗方案

KDIGO 指南对 IMN 初始治疗的替代治疗方案进行了如下推荐及建议:①对于符合初始治疗标准但不愿接受激素及烷化剂治疗或存在禁忌证的患者,推荐应用环孢素 A 或他克莫司,至少治疗 6 个月(证据强度 1C)。②用 CNI 治疗 6 个月而未获得完全或部分缓解时,建议停用 CNI(证据强度 2C)。③若达到持续缓解且无 CNI 治疗相关肾毒性出现时,建议 CNI 在 4~8 周内逐渐减量至起始剂量的 50%,并至少维持 12 个月(证据强度 2C)。④建议在开始治疗期间及血清肌酐异常增高(大于基线值 20%)时要规律地检测药物血浓度(无证据强度分级)。

指南也给出了 CNI 为基础的治疗方案中药物的参考剂量,环孢素 A 3.5~5.0 mg/(kg·d),每 12 小时口服 1 次,同时给予泼尼松 0.15 mg/(kg·d),共治疗 6 个月;他克莫司 0.05~0.075 mg/(kg·d),每12 小时口服 1 次,不并用泼尼松,共治疗 6~12 个月。为避免急性肾毒性发生,建议两药均从低剂量开始应用,然后逐渐加量。

治疗期间应定期检测 CNI 的血药浓度及肾功能,宜将患者环孢霉素 A 的血药谷浓度维持于 125~175 ng/mL 或峰浓度维持于 400~600 ng/mL 水平;将他克莫司的血药谷值浓度维持于 5~10 ng/mL 水平。

CNI 在 IMN 治疗中最突出的问题是停药后疾病的高复发率,由于尚缺高水平证据,因此 KDIGO 指南并未对此复发问题提出具体推荐意见和建议,已有学者应用低剂量环孢素 A 进行较长期维持治疗来减少复发,但目前尚缺乏高水平的随机对照试验来评价长期应用 CNI(尤其是他克莫司)对减少复发的确切效果及安全性。另外,对于 IMN 肾功能不全患者是否还能用 CNI,目前也缺乏足够证据来做肯定回答。这些也应是我们今后研究的方向。

3.对初始治疗抵抗病例的治疗方案

KDIGO 指南建议如下:对烷化剂及激素为基础的初始治疗抵抗者,建议使用 CNI 治疗(证据强度 2C);对 CNI 为基础的初始治疗抵抗者,建议应用烷化剂及激素治疗(证据强度 2C)。

4.NS 复发的治疗方案

KDIGO 指南建议如下:NS 复发的 IMN 患者,建议使用与初始诱导缓解相同的治疗方案(证据强度 2D);对于初始治疗应用糖皮质激素与烷化剂交替治疗 6 个月的患者,疾病复发时建议此方案仅能重复使用 1 次(证据强度 2B)。

应用烷化剂治疗的 IMN 患者,治疗后 5 年内的疾病复发率为 25%~30%;应用 CNI 治疗者,治疗后 1 年内疾病复发率为40%~50%。一些低级别证据提示,再次使用与初始诱导缓解相同的治疗方案仍然有效,但是较长期地使用烷化剂有增加肿瘤、机会性感染和性腺损害的风险。文献报道,环磷酰胺累积量超过 36 g(相当于 100 mg/d,持续 1 年)时,可使韦格纳肉芽肿患者患膀胱癌的风险增加 9.5 倍,烷化剂疗程的延长同样也增加了患淋巴组织增生病和白血病的风险。因此指南强调初始治疗用糖皮质激素与烷化剂交替方案治疗 6 个月的患者,疾病复发时最多再使用此方案 1 次。也有报道利妥昔单抗对一些 CNI 依赖的复发患者有较好疗效,但是证据尚欠充分,指南还未做推荐。

关于重复使用免疫抑制治疗的大多数资料,均来自肾功能正常的复发患者,几乎没有资料指导如何治疗肾功能不全的复发患者。另外,今后还应进行随机对照试验来评估其他药物如吗替麦考酚酯及利妥昔单抗对治疗 IMN 复发患者的疗效。

综上所述,基于循证医学证据而制定的 KDIGO 指南为临床合理治疗 IMN 提供了指导性意见,但是目前绝大部分循证医学证据都来自国外;高质量的前瞻性、大样本随机对照研究尚缺乏;研究随访期限普遍偏短,对于治疗的远期预后评估不足;不同免疫抑制剂方案之间尚缺乏大样本的对比性研究。这些问题依然存在,因此尚需继续努力来解决。另外,在临床实际应用指南内容时,切忌盲目教条地照搬,要根据患者的具体情况具体分析进行个体化治疗。

最后还要指出,在实施免疫抑制治疗同时,还应配合进行对症治疗(如利尿消肿、纠正脂代谢紊乱、服用 ACEI 或 ARB 减少尿蛋白排泄等)及防治并发症治疗,其中尤其重要的是预防血栓栓塞并发症。KDIGO 指南建议,对伴有肾病综合征且血清蛋白<25 g/L 的 IMN 患者,应预防性的应用抗凝药物,予以口服华法林治疗。

(张玲玲)

第七节　局灶节段性肾小球硬化

局灶节段性肾小球硬化(focal segmental glomerulosclerosis,FSGS)于由 Rich 首先描述,病理检查可见部分肾小球出现节段性瘢痕,临床上以大量蛋白尿及肾病综合征(NS)为突出表现。

FSGS 在儿童和成人的原发性肾小球疾病中占 7%～35%。近年来,FSGS 的发病率有逐年升高趋势。过去 20 年里,美国儿童和成人 FSGS 的发病率增加了 2～3 倍,可能的原因包括近年来除了重视经典型 FSGS 病理改变外,还注意到了许多 FSGS 的变异型,因而提高了 FSGS 检出率。此外,随着非洲裔美国人经济地位的提高,保健意识的增强,就诊人数明显增加,而非洲裔人群 FSGS 的发病率很高,从而导致美国整个人群发病率的上升。中山大学附属一院的资料也显示,在我国南方地区,近 10 多年来,FSGS 的发病率也有逐步升高的趋势。另外,原发病为 FSGS 接受肾移植的终末肾脏病患者,移植肾的 FSGS 发生率也较高。

与微小病变肾病相比,FSGS 患者临床上除表现大量蛋白尿及 NS 外,还常出现血尿、高血压及肾功能损害,对激素治疗常不敏感,常进行性发展至终末肾脏病。

一、发病机制

FSGS 的发病机制目前还不完全清楚。FSGS 的肾小球节段性病变主要是细胞外基质蓄积构成的瘢痕。这种节段性硬化病变的产生,目前认为与遗传因素、循环因子、病毒感染、足细胞损伤、血流动力学改变、细胞外基质合成与降解失衡、细胞因子介导免疫损伤、高脂血症和脂质过氧化,以及细胞凋亡等密切相关。

(一)遗传因素

大量的资料显示 FSGS 的发病具有明显的种族差异和家族聚集性。如美国的资料显示,黑种人肾病患者中 FSGS 的发病率是白种人的 2～3 倍(50%～60%对 20%～25%)。FSGS 是南非和非洲裔美国人 NS 最常见的病理类型。而在我国广东地区仅占成人 NS 的 7%左右。上述资料显示 FSGS 的发病具有明显的种族差异。

FSGS 的发病还与不同种族人群中人类白细胞抗原（HLA）等位基因出现的频率有关,已有报道,北美洲 FSGS 患者中 *HLA-DR4* 频率显著增高,而有 *HLA-DR4* 表型的成年人发生 FSGS 概率较高,提示具有该等位基因者较易发生 FSGS。西班牙裔儿童 FSGS 的发生与 *HLA-DR8* 相关,德国裔 FSGS 患儿则与 *HLA-DR3* 和 *DR7* 相关。而吸食海洛因的 FSGS 患者 *HLA-B53* 出现频率高。

FSGS 还呈现家族聚集性的特点,但 FSGS 的遗传特性尚不清楚,常染色体显性和隐性遗传都有报道。在一项对 18 个家族 45 个成员经肾活检证实为 FSGS 的病例研究中发现,FSGS 的家族遗传聚集性特征为常染色体显性遗传,伴随的 *HLA* 等位基因包括 *HLA-DR4*、*HLA-B12*、*HLA-DR8* 和 *HLA-DR5*。遗传性 FSGS 家族进行连锁分析发现,可疑基因定位在 *19q13* 上。

最近对家族性 FSGS 病例研究发现,肾小球滤过屏障中足细胞蛋白具有突出的重要性。例如,*ACTN4* 基因(编码足细胞上 α-辅肌动蛋白 4,即 αactinin 4,具有交联肌动蛋白微丝功能)变异可能引起家族性常染色体显性遗传 FSGS;*NPHS1* 基因(编码足细胞上 nephrin 蛋白)变异能导致芬兰型先天性 NS(呈常染色体隐性遗传疾病);*NPHS2* 基因(编码足细胞上 podocin 蛋白)变异能导致家族性常染色体隐性遗传性 FSGS(患者在儿童期开始出现蛋白尿,而后很快进展至终末肾脏病,肾移植后很少复发)。家族性 FSGS 的 *NPHS2* 变异常由该基因发生无意义密码子、错义、移码或终止密码早熟导致。另外,*NPHS2* 基因变异也能发生于散发 FSGS 病例。最近,还发现 *TRPC6* 基因(编码足细胞的一种钙离子内流通道)变异、*CD2AP* 基因(编码足细胞上 CD2 相关蛋白)变异、或 *PLCE1* 基因(编码足细胞上磷脂酶 Cε)变异也与家族性 FSGS 发病相关。但是,大部分的研究资料显示,这些基因型变异与临床表现和免疫抑制治疗的反应性没有明显的关联性。

近期美国学者采用混合连锁不平衡全基因组扫描的方法,发现在美国黑人中 *MYH9* 可能是主要的遗传易感基因。随后采用的小样本全基因组关联分析研究发现,22 号染色体包括 *APOL1* 和 *MYH9* 基因的一段 60 kb 区域可能与 FSGS 的发病密切相关。有趣的是,*APOL1* 变异可以保护非洲人免受引起昏睡病的锥虫(布氏锥虫罗得西亚亚种)感染,但是却可导致美国黑人易患 FSGS,进一步提示遗传因素在 FSGS 的发病中起着重要的作用。

(二)循环因子

对循环因子的重视和研究很多来自肾移植的临床观察和治疗。Savin 等的研究发现,与正常对照者相比,33 名肾移植后再发 FSGS 患者的肾脏对清蛋白有更高的通透性。经血浆置换治疗后,其中 6 例患者尿蛋白显著减少,因而推测 FSGS 患者体内可能存在某些因子导致 FSGS 的发生。随后 Sharma 等从 FSGS 患者血清中提取了一种具有在短时间内显著增强肾小球基膜(GBM)通透性的肾小球滤过因子,称为循环因子或渗透因子。体外研究证实,肾移植 FSGS 复发患者血清相对于未复发者可明显增强 GBM 的清蛋白的通透性。部分复发的 FSGS 患者接受血浆置换治疗后,GBM 通透性降低,尿蛋白明显减少,因此多数学者认为,循环因子或渗透因子与移植肾 FSGS 的复发有关。而在非移植的 NS 患者,仅发现少数患者(如激素抵抗的先天性 NS 患者)经血浆置换治疗可减少蛋白尿和稳定肾脏功能。因此,对大多数 FSGS 患者而言,尽管血浆置换治疗后循环因子可减少,但蛋白尿没有改善。为此人们一直在探索循环中是否存在致病因子?迄今对循环因子究竟为何物还不清楚,循环因子在原发性 FSGS 发病机制中的重要性仍所知甚少。

Reiser 等发现血清可溶性尿激酶受体(suPAR)在 2/3 原发性 FSGS 患者中升高。在肾移植术前血清中较高浓度的 suPAR 预示着移植术后复发的可能性比较大。循环中 suPAR 可激活足细胞 β3 整合素,造成足细胞足突融合消失、大量蛋白尿。在 3 种小鼠模型试验中提示 suPAR 可以造成蛋白尿和肾脏 FSGS 的发生,提示 suPAR-足细胞 β3 整合素在 FSGS 发生机制中具有重要作用,降低 su-PAR 浓度可能防止 FSGS 的发生。该研究组又发表了验证研究的结果,显示在两组原发性 FSGS 的临床研究(PodoNet 和 FSGS CT Study)患者中,84.3% 的成人患者和 55.3% 的儿童患者的血清 suPAR 均升高。目前,有关 suPAR 在 FSGS 患者血液中的表达及对长期预后的预示作用的验证工作正在进行中,而且中和或清除 suPAR 可作为 FSGS 的潜在治疗手段。

(三)病毒感染

艾滋病病毒(HIV)是导致 FSGS 的常见病毒之一。有研究发现,HIV-1 病毒感染是儿童期 HIV 相关肾病的直接原因,并在很大程度上影响到肾小球及肾小管上皮细胞的生长和分化,单核细胞局部浸润和细胞因子高表达,从而导致肾小球硬化。HIV 相关的 FSGS 在病理改变上与原发性塌陷型 FSGS 相似,前者内皮细胞中有管网状包涵体形成,而后者没有。

另外,细小病毒 B19 在 FSGS 中的可能致病作用近来也备受关注。在镰状细胞贫血合并 FSGS 的 NS 患者肾组织中,细小病毒 B19 mRNA 表达增高,尤其在塌陷型患者中表达更高,提示该病毒可能参与 FSGS 致病。另有报道,与其他病理类型的肾脏疾病比较,原发性塌陷型 FSGS 患者的肾组织更易找到细小病毒 B19。Moudgil 等在 78% 的原发性 FSGS 患者肾活检组织中检测到细小病毒 B19,这些研究都提示细小病毒 B19 可能参与原发性塌陷型 FSGS 的发生和发展。

(四)足细胞损伤

近年来,足细胞损伤在 FSGS 发病机制中的作用已为多数学者所重视。在大鼠残肾动物模型中,残余肾毛细血管袢扩大可导致足细胞发生代偿性胞体增大,同时细胞周期蛋白依赖性激酶-1(CDK-1)及其抑制剂 p27 和 p57 表达减少。随着病程进展,足细胞胞体增大失代偿并出现退行性变,变得扁平,滤过液进入胞体下空间,足细胞胞质隆起并进一步与 GBM 剥离,GBM 裸露,并与壁层上皮细胞发生粘连,最终在袢粘连区出现透明样变,形成节段性硬化。足细胞黏附表型的改变,如分泌整合素 α3 显著减少,也参与了上述病理损伤过程。上述病理变化过程可能是足细胞病变导致肾小球发生节段性硬化的主要途径之一。

在人类 FSGS 中,足细胞损伤导致 FSGS 发生的机制目前还不清楚。最近的研究发现在足细胞上表达与裂隙膜相关的分子如 CD2 激活蛋白、α-辅肌动蛋白 4、podocin 和 nephrin 蛋白,以及血管紧张素 Ⅱ 的受体都与 FSGS 的发病机制有关。研究发现,尽管微小病变肾病和膜性肾病的发病与足细胞的损伤密切相关,但是这些病理类型足细胞的标志蛋白仍然存在,而塌陷型 FSGS 和 HIV 相关 FSGS 患者,足细胞的正常标志蛋白消失。提示在这些疾病中足突细胞表型改变起了重要作用。另外,在 FSGS 中,有部分患者会出现足细胞增殖,这可能是细胞周期蛋白依赖性激酶抑制剂 p27 和 p57 表达下调的结果。足突的消失可能是氧自由基和脂质过氧化酶堆积过度所导致。

最近有研究发现,在动物模型中高表达 miR-193a 可引起广泛足突融合消失,导致 FSGS 样病理改变,其机制是 miR-193a 可下调转录因子 WT1 的表达,进而下调其靶基因 *PODXL*（编码足细胞上 podocalyxin 蛋白）及 *NPHS1*（编码足细胞上 nephrin 蛋白）表达。podocalyxin 与

nephrin 均为足细胞重要的骨架蛋白,其表达减少势必影响足细胞骨架结构稳定性,导致足突融合消失,引起大量蛋白尿。

(五)其他因素

导致 FSGS 发病的因素较多,包括血流动力学改变、细胞外基质合成与降解失衡、细胞因子介导免疫损伤、高脂血症和脂质过氧化,以及细胞凋亡等。

此外,在肾单位数量显著减少的情况下,容易出现 FSGS 的病理改变,如孤立肾损害、先天性肾单位减少、反流性肾病、局灶肾皮质坏死、单侧肾切除等。其可能的机制是,随着肾单位的丢失,剩余肾单位出现代偿性肥大和高压,这种代偿性改变会导致肾脏上皮细胞和内皮细胞的损伤,并最终导致肾脏的节段性硬化。

尽管 FSGS 的发病机制目前还不完全清楚,但已有的研究显示,FSGS 可能是多因素共同作用的结果。不同的致病因素可能通过不同的途径导致 FSGS。各致病因素可单独或联合参与 FSGS 的发生发展过程。

二、分型演变

(一)对疾病认识和分型的演变

局灶性肾小球病变是指病变仅累及部分肾小球而不是全部肾小球,节段性肾小球病变是指病变仅累及肾小球毛细血管袢的部分节段,而非全球性病变。

Rich 首先描述以肾小球节段性瘢痕和透明样变为特征的原发性 FSGS 以来,人们逐渐发现 FSGS 在病理上有很多复杂的病理改变特征,包括系膜基质增加、透明样变、系膜区 IgM 沉积、系膜细胞增生、泡沫细胞形成、足细胞增生肥大等。因此,有关 FSGS 的病理分型有许多分歧和争议,它大致经历了如下演变过程。

经典型 FSGS(classic FSGS):Rich 描述的原发性 FSGS。病变肾小球局灶分布于皮髓质交界处,节段性瘢痕靠近肾小球血管极,常伴透明样变。

变异性 FSGS:之后人们陆续发现了几种不同于经典型 FSGS 的亚型,它们被统称为变异性 FSGS,包括:①周缘型 FSGS(peripheral FSGS),硬化部位出现于毛细血管袢周缘部位。②顶端型 FSGS(tip FSGS),硬化部位位于肾小球尿极。此型由 Howie 及 Brewer 最先报道。③系膜增生型 FSGS(mesangial hypercellular FSGS),肾小球弥漫系膜细胞增生伴节段硬化。④细胞型 FSGS(cellular FSGS),部分肾小球呈球性或节段性足细胞增生、肥大,伴内皮细胞增生,白细胞浸润及核碎。此型由 Schwartz 和 Lewis 最先报道。⑤塌陷型 FSGS(collapsing FSGS),肾小球毛细血管塌陷闭塞,伴足细胞增生、肥大。

在我国肾活检病理诊断研讨会上,我国病理学家也制订了中国 FSGS 的病理诊断及分型标准,包括了上述 6 个类型(经典型被称为门部型,其他 5 种类型命名与上相同)。

国际肾脏病理学会(IRPS)组织国际知名专家综合分析了近年来的 FSGS 临床和病理资料,然后提出了具有权威性的国际新 FSGS 分型方案,此方案将 FSGS 分为门周型、细胞型、顶端型、塌陷型和非特殊型等类型(表 7-1)。其中,门周型与上述经典型相当,细胞型、顶端型及塌陷型与上述各相应变异型类似,但是新设了非特殊型(not otherwise specified FSGS,即 NOS FSGS),取消了上述变异型中的周缘型(有学者认为它是门部型进展的结果)及系膜细胞增生型(有学者认为它是系膜增生性肾炎基础上继发的 FSGS)。下面将对此新分型进行详细介绍。

表 7-1 原发性 FSGS 的病理分型及诊断要点（IRPS，2004）

类型	病变部位	分布	玻璃样变	粘连	足细胞增生肥大	肾小球肥大	系膜细胞增生	小动脉透明样变
门周型	门周	节段	2+/−	3+/−	−/+	3+/−	−/+	2+/−
细胞型	任何部位	节段	−/+	−/+	2+/−	−/+	−/+	−/+
顶端型	尿极	节段	+/−	3+/−	2+/−	−/+	−/+	−/+
塌陷型	任何部位	节段或球性	−/+	−/+	3+/−	−/+	−/+	−/+
非特殊型	任何部位	节段	+/−	2+/−	−/+	+/−	+/−	+/−

（二）国际肾脏病理学会的病理分型

1.光学显微镜检查

目前 FSGS 诊断及分型主要依靠光学显微镜检查。

（1）门周型 FSGS：该型必须同时满足以下 2 项标准才能诊断。①至少 1 个肾小球的门周部位（即血管极处）出现透明样变，伴或不伴硬化；②50％以上呈现节段病变的肾小球必须有门周硬化和（或）透明样变。常伴小动脉透明样变，并有时与肾小球门周透明样变相连。少见足细胞增生和肥大，硬化部位有时可见泡沫细胞。肾小球肥大和球囊粘连很常见，一般不伴系膜细胞增生。该型须排除细胞型、顶端型和塌陷型才能诊断。

该类型 FSGS 通常见于原发性 FSGS，也常见于由肾单位丧失或肾小球高压继发的 FSGS，例如肥胖、发绀型先天性心脏病、反流性肾病、肾缺如、肾发育不良、先天性肾单位减少伴代偿肥大、慢性肾脏病晚期肾单位毁坏等。与儿童相比，门周 FSGS 在成人中更常见。

（2）细胞型 FSGS：该型至少见 1 个肾小球毛细血管内细胞增多，并至少累及 25％毛细血管袢，导致毛细血管管腔堵塞。此病变可发生于肾小球的任何节段包括门周或周缘毛细血管袢。毛细血管内细胞主要为泡沫细胞、巨噬细胞及内皮细胞，有时也有中性粒细胞及淋巴细胞，且偶见这些细胞凋亡，形成核固缩和核碎裂。有时可见基膜下透亮区，但是节段性透明样变或硬化却不常见。偶见毛细血管内纤维蛋白沉积，但不伴肾小球基膜断裂。有或无球囊粘连。损伤部位常见足细胞增生和肥大。肾小球肥大和系膜细胞增生却不常见。其他肾小球可呈节段性和（或）全球性肾小球硬化。该型需排除顶端型和塌陷型才能诊断。

与门周型 FSGS 相比，细胞型 FSGS 在黑人中多见，大量蛋白尿显著（＞10 g/d，细胞型 FSGS 中占 44％～67％，而在门周型中只占 4％～11％），呈现 NS。细胞型 FSGS 常只存在于临床发病早期，患者很易进展至终末肾脏病。

（3）顶端型 FSGS：该型至少见 1 个肾小球顶部（即尿极处，靠近近端肾小管的起始部）节段病变，常为毛细血管袢与肾小囊粘连，或足细胞与壁层上皮细胞或肾小管上皮细胞融合。有时病变毛细血管袢会嵌入肾小管。常见毛细血管内细胞增多（累及 50％以下毛细血管袢）或硬化（累及 25％以下毛细血管袢）。损伤部位常见足细胞增生和肥大。常见泡沫细胞，也可见透明样变。有时可见肾小球肥大、系膜细胞增生和小动脉透明样变。虽然病变开始在外周，但是肾小球中心部位也能受累。该型需排除塌陷型才能诊断。

临床研究发现，该型 FSGS 的临床表现与微小病变相似，对激素治疗反应好，及时治疗预后佳。

（4）塌陷型 FSGS：该型至少见 1 个肾小球毛细血管壁塌陷，伴足细胞增生和肥大，病变可呈节段性或全球性，前者可出现在门周或周缘毛细血管袢。增生和肥大的足细胞可充满肾小囊腔，并可见胞质蛋白滴及空泡样变。足细胞充满肾小囊腔时可形成"假新月体"。早期球囊粘连和透明样变不常见,系膜细胞增生、肾小球肥大、小动脉透明样变也不常见。其他肾小球可出现各型 FSGS 的节段性病变(常见硬化、毛细血管内细胞增多、顶端病变等)和(或)球性硬化。

有学者观察到 HIV 相关性肾病伴发塌陷型 FSGS。此后逐渐注意到一些原发性 FSGS 患者也有相似的组织学改变,但超微结构上这些患者的内皮细胞内无管网状包涵体。塌陷型 FSGS 患者的肾小管间质损害往往比较严重。肾小管上皮细胞内含大的吞噬小体,小管内有蛋白管型,管腔局部膨胀。间质中有大量的单核细胞浸润。治疗效果是各 FSGS 类型中最差的病理类型。

(5)非特殊类型 FSGS:是指不能将其归为其他 4 种类型的 FSGS 病变,该类型须排除门周型、细胞型、顶端型和塌陷型才能诊断。肾小球节段性(门周或周缘毛细血管袢)细胞外基质增多,毛细血管腔闭塞,伴节段性毛细血管壁塌陷。球囊粘连及透明样变常见。泡沫细胞也常见。足细胞增生和肥大少见。系膜细胞增生、肾小球肥大、小动脉透明样变也能见到。该类型最常见,随着疾病的进展,其他 4 种病理类型均可进展为此型 FSGS。

2.免疫荧光检查

FSGS 的免疫荧光常表现为 IgM、C_3 在肾小球节段硬化部位呈团块状沉积。无硬化的肾小球通常无免疫球蛋白及补体沉积,不过有时系膜区仍可见较弱的 IgM、C_3 沉积,而 IgG、IgA 沉积罕见。由于 FSGS 病变呈局灶节段性分布,肾穿刺标本若无此病变肾小球,则免疫荧光检查也可全部阴性。

足细胞胞质内有时可见清蛋白和其他免疫球蛋白(尤其是 IgA 和 IgG),这是足细胞吸收蛋白所导致。同样,近端肾小管上皮细胞的胞质内也可见清蛋白和免疫球蛋白,也是肾小管重吸收的结果。

3.电子显微镜检查

在电子显微镜下观察 FSGS 的超微结构,常可见足细胞肥大、细胞器增多、微绒毛变性及胞质内吞噬空泡和脂肪滴。肥大的足细胞,胞体呈圆形,平滑地黏附在肾小球基膜上,足突消失。在硬化节段处可看到足细胞剥离,裸露的肾小球基膜和剥离的足细胞间有板层状的新生膜样物质沉积。光镜下基本正常的肾小球,也能呈现不同程度的足突消失,由此可见,在电镜超微结构下 FSGS 的足细胞病变是球性的。在足突消失区域通常可观察到裂孔隔膜的消失和细胞骨架微丝与肾小球基膜平行排列。节段硬化病变处可见肾小球基膜皱缩,最终导致肾小球毛细血管腔狭窄或闭塞。通常肾小球内并无提示免疫复合物的电子致密沉积物,但是需注意的是,有时血浆物质沉积也可呈现电子致密物,会被误认为是免疫复合物,此时需结合光学显微镜和免疫荧光显微镜观察加以鉴别。

塌陷型 FSGS 的主要超微结构观察在于判定有无上皮的管网状包涵体。90% 以上的 HIV 感染并发塌陷型 FSGS 患者有上皮的管网状包涵体,在原发性塌陷型 FSGS 和吸毒所致塌陷型 FSGS 患者中只到 10% 有上皮的管网状包涵体。此外,上皮的管网状包涵体在狼疮性肾炎患者和干扰素 α 治疗的患者中也很常见。

三、治疗原则

与微小病变肾病相比,FSGS 患者常表现为大量蛋白尿、血尿、高血压、肾功能损害、对激素治疗不敏感,以及疾病持续进行性进展等特点。其中蛋白尿的程度和血清肌酐水平与预后密切相关。有资料显示,蛋白尿 $\geqslant 3$ g/d 的原发性 FSGS 患者约 50% 在 5 年后发展至终末期肾病;而蛋白尿>10 g/d 的患者进展更快,5 年内全都进展至终末肾脏病。相比之下,非 NS 范畴蛋白尿的患者预后就较好,追踪 10 年仅 20%的患者进展至终末肾脏病。另一组资料显示,就诊时血清肌酐>115 μmol/L(1.3 mg/dL)的患者比肌酐小于此值的患者进展至终末肾脏病的风险明显增加。因此,临床治疗过程中必须密切观察患者尿蛋白和肾功能的变化,这是判断治疗效果和预后的最重要的指标。

原发性 FSGS 的治疗目标是达到蛋白尿的完全或部分缓解,减少复发,并维持肾功能稳定,延缓肾功能损害进展。具体包括以下几方面。

(一)治疗前的初始评估

除详细询问病史(包括肾脏病家族史)、进行体格检查、实验室检查及影像学检查外,患者需经肾活检病理检查确诊 FSGS。改善全球肾脏病预后组织(KDIGO)强调,对原发性 FSGS 成人患者进行治疗前,应对患者进行彻底检查以除外继发性 FSGS,但并无必要常规做遗传学检查。

(二)支持治疗

FSGS 患者的支持治疗包括寻找并清除潜在感染灶、积极控制高血压、进行调脂治疗等。ACEI 或 ARB 能通过血压依赖性及非血压依赖性作用机制,来减少蛋白尿及延缓肾损害进展。所以,ACEI 或 ARB 被推荐应用于所有的原发性 FSGS 患者治疗。

(三)FSGS 患者的初始治疗

最初,原发性 FSGS 的初始治疗一直遵循常规的原发性 NS 的治疗方案:泼尼松 0.5～1.0 mg/(kg·d),连服 4～8 周;然后逐步减量至停药。尽管这个方案对微小病变肾病有效,但是对原发性 FSGS 疗效并不理想,缓解率不超过 30%,完全缓解率低于 20%。

目前,一些用激素治疗原发性 FSGS 的队列研究疗效显著提高,完全缓解率超过 30%,最高达到 40%以上。将完全缓解率<30%与>30%的研究结果做比较,发现两者泼尼松的用量相同,但是治疗持续时间差别极大,低缓解率的激素治疗时间≤2 个月,而高缓解率的激素治疗时间是 5～9 个月。

Pei 等的研究发现,使用足量和长疗程的激素治疗原发性 FSGS,完全缓解率可达到 44%,缓解所需时间的中位数是 3～4 个月。同时,有近一半的患者需加用细胞毒药物如环磷酰胺(CTX)或硫唑嘌呤。获得完全缓解的患者 15 年内肾功能基本稳定,而不能获得缓解的患者肾功能 5 年、10 年、15 年分别下降了 27%、42%和 49%。对激素治疗抵抗的患者中有 50%在 4 年后血清肌酐翻倍。基于上述研究结果,他们推荐呈现 NS 的原发性 FSGS 患者足量激素治疗时间应为 3～4 个月,最长可用到 6 个月。

Ponticelli 等报道激素治疗少于 4 个月的患者完全缓解率只有 15%,而治疗时间≥4 个月者,完全缓解率可高达 61%。其中首次足量激素治疗时间对预后可能起更重要的作用。因为 FSGS 患者激素治疗 8 周获得完全缓解期的患者不到 1/3,达到完全缓解所需时间的中位数是 3～4 个月,绝大多数患者需要 5～9 个月。因此,有学者提出成人 FSGS 患者激素抵抗的定义为 1 mg/(kg·d)泼尼松治疗 4 个月无效者。

隔天大剂量激素治疗可减少激素的不良反应,但治疗效果欠佳,尤其是年轻人。Bolton 等观察了 10 名平均年龄为 29 岁的患者,泼尼松 60～120 mg/d,隔天口服,随访 9～12 个月,结果没有一例获得完全缓解。Nagai 等对一组≥60 岁的表现为 NS 的 FSGS 患者进行了观察,隔天顿服泼尼松 1.0～1.6 mg/kg(最大剂量 100 mg),随访 3～5 个月,有 44%的患者获得完全缓解。其可能原因是老年人对激素的清除率下降,血药浓度相对较高和(或)激素效果更持久。

一个回顾性研究比较了足量泼尼松治疗[始量 1 mg/(kg·d)至少服用 4 个月,然后逐渐减量]与低剂量泼尼松[始量 0.5 mg/(kg·d)]联合环孢素 A[CsA,始量 3 mg/(kg·d),逐渐减量至 50 mg/d]或硫唑嘌呤治疗[始量 2 mg/(kg·d),逐渐减量至 0.5 mg/(kg·d)]。低剂量泼尼松主要用于合并肥胖、骨病或轻度糖尿病的患者。平均治疗 20 个月。结果显示:足量泼尼松治疗缓解率为 63%;低剂量泼尼松联合硫唑嘌呤治疗为 80%;低剂量泼尼松联合 CsA 治疗为 86%。提示对足量长疗程激素可能不耐受的患者,改用低剂量激素联合免疫抑制剂治疗同样有效。

KDIGO 指南建议的 FSGS 患者 NS 治疗方案如下:足量激素如泼尼松 1 mg/(kg·d)治疗至少 4 周,如果 NS 未缓解且患者能耐受,则可继续足量用药达 4 个月,NS 完全缓解后,再用半年以上时间缓慢减量。对激素相对禁忌或不能耐受的患者,可选用钙调神经磷酸酶抑制剂(包括 CsA 及他克莫司)。此建议可供参考。

(四)FSGS 复发患者的治疗

既往的研究资料证实,FSGS 患者治疗后缓解期越久,其复发率越低。缓解期长达 10 年甚至更久的患者预后好,很少复发。大多数(>75%)复发的 FSGS 患者经合理治疗能仍能获得缓解。

KDIGO 指南建议,FSGS 患者 NS 复发的治疗与成人微小病变肾病复发的治疗相同。具体如下:口服 CTX 2~2.5 mg/(kg·d),共 8 周;使用 CTX 后仍复发或希望保留生育能力的患者,建议使用钙调神经磷酸酶抑制剂如 CsA 3~5 mg/(kg·d)或他克莫司 0.05~0.1 mg/(kg·d),分次口服,共 1~2 年;不能耐受糖皮质激素、CTX 和钙调神经磷酸酶抑制剂的患者,可以使用吗替麦考酚酯(MMF)每次 0.75~1.0 g,每天 2 次,共 1~2 年。此建议供参考。

1.环磷酰胺

研究发现 CTX 与激素联用可使 30%~60% 的 NS 患者完全缓解,降低复发率,并可减少激素用量及其不良反应。近年来多项研究认为 CTX 的治疗疗效往往与患者本身对激素的敏感程度相关,用于频繁复发及激素依赖的 FSGS 常有效,而对激素抵抗型则疗效有限。

2.环孢素 A

CsA 的疗效也取决于患者对激素治疗的敏感程度,在激素治疗敏感的患者中,应用 CsA 治疗后获得完全缓解、部分缓解和无效的患者比例分别为 73%、7% 和 20%。应用 CsA 治疗原发性 FSGS 的多中心前瞻性随机对照研究显示,CsA 治疗 FSGS 的缓解率明显优于单用激素治疗或 CTX 治疗。尽管 CsA 在复发的 FSGS 患者的治疗中显示出良好的疗效,但其治疗的最大问题仍是停药后复发。Ponticelli 等比较了激素加 CTX 2.5 mg/(kg·d)和激素加 CsA 5~6 mg/(kg·d)治疗的疗效,随访 2 年,CsA 治疗组的复发率是 75%,而 CTX 治疗组的复发率是 37%。因此,如何在获得良好治疗效果的同时,减少或避免 FSGS 复发是临床医师需要解决的问题。

3.他克莫司

目前已有多项关于他克莫司治疗 FSGS 的临床研究,提示他克莫司联合激素治疗儿童及成人 FSGS 都可诱导 NS 缓解,在短期内可减少蛋白尿,延缓肾病进展。有研究表明他克莫司与 CTX 在诱导 FSGS 缓解及预后方面无明显差异,但他克莫司联合激素治疗可以有效控制难治性 NS。目前国内应用他克莫司治疗原发性 FSGS 推荐剂量为 0.05~0.1 mg/(kg·d),维持血清谷浓度在 5~10 ng/mL 范围。

4.吗替麦考酚酯

MMF 是近十余年来用于治疗原发性 NS 的新型抗代谢类免疫抑制剂。有报道用 MMF 治疗难治性 FSGS 能增加 NS 缓解率、降低复发率、减少不良反应，但多为小样本研究，治疗效果亦不一致。有限的临床数据显示 MMF 能使对激素和 CsA 抵抗的 FSGS 患者得到部分和全部缓解。有研究表明在 CsA 抵抗型 FSGS 患者中，联合应用 CsA 和 MMF 治疗 12 个月能使部分患者蛋白尿减少，但未能阻止肾功能恶化。目前还不清楚 MMF 停药后的复发率。

（五）激素抵抗患者的治疗

KDIGO 指南建议，对激素抵抗型 FSGS 患者采用 CsA 治疗，CsA 3～5 mg/(kg·d)，分次服用，疗程≥4 个月。如果获得了部分或完全缓解，则继续 CsA 治疗≥12 个月，然后逐渐减量。若对 CsA 不能耐受，则应用 MMF 与大剂量地塞米松联合治疗。此建议可供参考。

已有的临床研究结果发现，应用 CsA 治疗成人和儿童激素抵抗的 FSGS 有较高的缓解率，并对患者的肾功能有保护作用。约有 48％的激素抵抗型 FSGS 患者能获得缓解，儿童患者的疗效比成人好。低剂量泼尼松和 CsA 联合治疗能增加激素抵抗型 FSGS 患者的缓解率。目前使临床医师困惑的最大问题仍然是 CsA 减量或停药后的复发。Cattran 等发现 60％的患者于停药 1 年后复发，而 Ponticelli 等则发现 75％的患者 1 年后复发。因此，如何在取得较好疗效的同时减少 NS 的复发是亟待解决的重要问题。

对于激素抵抗的 FSGS 患儿，有报道采用大剂量甲泼尼龙冲击加烷化剂治疗缓解率可达 60％以上，但更多的临床研究并没能支持上述结论。相反在唯一的一个评价 CTX 对激素抵抗 FSGS 患儿疗效的前瞻性随机试验中，泼尼松（40 mg/m²，隔天口服共 12 个月）加与不加 CTX [2.5 mg/(kg·d)，治疗90 天]的完全和部分缓解率并无统计学差别（分别为 56％和 50％）。因而对激素抵抗的 FSGS 患者加用细胞毒药物的作用似乎并不太大，尤其是儿童患者。

近年来，有一些小标本的研究结果显示，MMF 或他克莫司在激素抵抗的 FSGS 患者取得较好的疗效，能较好地减少蛋白尿和延缓肾功能的恶化，且不良反应轻微，但仍需增大样本数继续观察验证。

（六）其他治疗及展望

利妥昔单抗是抗 CD20 抗原的单克隆抗体，它与 B 细胞表面的 CD20 抗原结合后，能通过补体依赖性细胞毒作用及抗体依赖细胞的细胞毒作用，而导致 B 细胞溶解，此药原用于抵抗性 B 细胞型非霍奇金淋巴瘤的治疗，但是它也能作为免疫抑制剂治疗某些难治性免疫介导性疾病，包括难治性 FSGS。迄今，用利妥昔单抗治疗 FSGS 的临床试验病例数都很少，初步观察显示它能提高 FSGS 缓解率，对激素有效患者它的治疗效果较好，但对激素抵抗患者治疗效果较差。其确切治疗疗效尚需多中心前瞻性随机对照试验验证。

鉴于循环因子很可能是移植肾 FSGS 的重要致病因素，FSGS 患者肾移植前和移植后复发时都可进行血浆置换或免疫吸附治疗。而原发性 FSGS 患者血浆置换疗效欠佳，一般不推荐采用。

另外，近年对家族性 FSGS 的认识在逐渐深入，NPHS2 基因突变甚至还能见于散发性 FSGS 病例，这些病例用激素及免疫抑制剂治疗疗效均差。所以如何从 FSGS 患者中筛选出这些基因变异病例，是临床医师的一个重要任务，这可以避免对这些患者盲目应用激素及免疫抑制剂治疗，避免引起严重不良反应。

目前还有一些新治疗药物正在研究中，包括以下几种。①半乳糖：有研究认为循环因子是与肾小球血管内皮表面糖萼中的糖起反应，而导致血管通透性增加，因此口服或静脉投给半乳糖即可能拮抗循环因子的这一致病作用。初步临床观察显示,此药单独应用或与免疫抑制剂联合应用都能减少尿蛋白排泄。进一步评估其疗效的临床试验正在进行中。②吡非尼酮:为抗纤维化制剂,动物试验显示它能拮抗肺及肾纤维化。少数临床试验已观察了它对原发性 FSGS 及移植肾 FSGS 的治疗疗效,发现它能显著延缓肾小球滤过率下降。进一步评估其疗效的临床试验也在进行中。③脱氧精胍菌素衍生物:能调节 T 细胞功能,发挥免疫抑制作用。动物试验用 LF15-0195 治疗 Buff/Mna 大鼠的自发性 FSGS 及移植肾 FSGS 均显示出良好效果,能使尿蛋白正常,肾损害减轻。但是这类药物尚未进入临床试验。

FSGS 的预后主要与其临床、病理表现和病理类型有关。进行性发展的危险因素包括血清肌酐水平＞115 μmol/L(1.3 mg/dL)、大量蛋白尿(＞3.5 g/d)、肾间质纤维化＞20％。在 FSGS 亚型中塌陷型疗效及预后最差,顶端型比较好。

(张玲玲)

第八节　肾小管酸中毒

肾小管酸中毒是由于近端和(或)远端肾小管功能障碍所致的代谢性酸中毒,而肾小球功能正常或损害轻微。临床多见于 20～40 岁女性,一般依据病变部位及发病机制的不同,肾小管酸中毒可分为Ⅰ型、Ⅱ型、Ⅲ型、Ⅳ型四型。

一、远端肾小管酸中毒(Ⅰ型)

(一)概述

本型 RTA 是由于远端肾小管酸化功能障碍引起,主要表现为管腔液与管周液间无法形成高 H^+ 梯度,因而不能正常地酸化尿液,尿铵及可滴定酸排出减少,产生代谢性酸中毒。

(二)临床表现

1.高血氯性代谢性酸中毒

由于肾小管上皮细胞泌 H^+ 入管腔障碍中 H^+ 扩散返回管周,故患者尿中可滴定酸及铵离子(NH_4^+)减少,尿液不能酸化至 pH＜5.5,血 pH 下降,血清氯离子(Cl^-)增高。但是,阴离子间隙(AG)正常,此与其他代谢性酸中毒不同。

2.低血钾症

管腔内 H^+ 减少,而从钾离子(K^+)代替 H^+ 与钠离子(Na^+)交换,使 K^+ 从尿中大量排出,导致低血钾症。重症可引起低钾性瘫痪、心律失常及低钾性肾病(呈现多尿及尿浓缩功能障碍)。

3.钙磷代谢障碍

酸中毒能抑制肾小管对钙的重吸收,并使 1,25-$(OH)_2D_3$ 生成减少,因此患者出现高尿钙、低血钙,进而继发甲状旁腺功能亢进,导致高尿磷、低血磷。严重的钙磷代谢紊乱常引起骨病(骨痛、骨质疏松及骨畸形)、肾结石及肾钙化。

(三)诊断要点

(1)出现阴离子间隙(AG):正常的高血氯性代谢性酸中毒、低钾血症,尿中可滴定酸或 NH_4^+ 减少,尿 pH＞6.0,远端肾小管酸中毒诊断即成立。

(2)对不完全性远端肾小管酸中毒患者可进行氯化铵负荷实验(有肝病者可用氯化钙代替),若尿 pH 不能降至 5.5 以下则本病诊断也可成立。

(四)治疗

1.一般治疗

如有代谢性酸中毒,应减少食物固定酸摄入量,低盐饮食减少氯离子。对继发性患者应控制或去除病因。

2.药物治疗

(1)纠正代谢性酸中毒:碱性药物的剂量需个体化,可根据血 pH、二氧化碳结合力及尿钙排量加以调整,其中 24 小时尿钙排量(小于 2 mg/kg)是指导治疗的敏感指标。有高氯性代谢性酸中毒者,可用碳酸氢钠 2.0 g,3 次/天,口服;或用 5%碳酸氢钠 125 mL,静脉滴注。

(2)纠正电解质紊乱:目前认为纠正酸中毒开始即应予补钾;重症低钾,在纠酸前就应补钾。一般补钾应从小剂量开始,尽量避免使用氯化钾,以免加重高氯血症。补钾时应监测血钾或行心电监护,以防止高血钾,可用 10%枸橼酸钾 10 mL,3 次/天,口服;严重低钾时(血钾小于2.5 mmol/L),则可用 10%氯化钾15 mL加入 10%葡萄糖注射液 500 mL 中静脉滴注。存在骨病或缺钙严重的,可给钙剂与维生素 D_3(一般不使用维生素 D_2),可用维生素 D_3 滴丸 5 万～10 万 U,1 次/天,口服;或用骨化三醇(罗钙全)0.25 μg,1 次/天,口服;有肾结石、肾钙化时不宜使用维生素 D 和钙剂。当血磷、碱性磷酸酶降至正常时可减量或停用。

二、近端肾小管酸中毒(Ⅱ型)

(一)概述

Ⅱ型肾小管酸中毒是由近端肾小管酸化功能障碍引起的,主要表现为 HCO_3^- 重吸收障碍,常见于婴幼儿及儿童。

(二)临床表现

与远端 RTA 比较,它有如下特点。①虽均为 AG 正常的高血氯性代谢性酸中毒,但是化验尿液可滴定酸及 NH_4^+ 正常,HCO_3^- 增多。而且,由于尿液仍能在远端肾小管酸化,故尿 pH 常在 5.5 以下。②低钾血症常较明显,但是,低钙血症及低磷血症远比远端 RTA 轻,极少出现肾结石及肾钙化。

(三)诊断要点

(1)患者有阴离子间隙(AG)正常的高血氯性代谢性酸中毒、低钾血症。

(2)尿中 HCO_3^- 增加,近端肾小管酸中毒诊断成立。

(3)如疑诊本病,可做碳酸氢盐重吸收实验,患者口服或静脉滴注碳酸氢钠后,肾 HCO_3^- 排泄分数大于 15%即可确诊本病。

(四)治疗

1.一般治疗

有病因者应注意去除病因。

2.药物治疗

(1)纠正代谢性酸中毒:可用碳酸氢钠 2～4 g,3 次/天,口服;对不能耐受大剂量碳酸氢钠患者,可用氢氯噻嗪 25 mg,3 次/天,口服。一般酸中毒纠正后应减量,可用氢氯噻嗪 50 mg/d,口服。

(2)纠正电解质紊乱:对有低血钾者,应予 10%枸橼酸钾 10 mL,3 次/天,口服;严重低钾时

（血钾小于 2.5 mmol/L），则用 10%氯化钾 15 mL 加到 10%葡萄糖注射液 500 mL 中静脉滴注，应注意监测血钾或心电监护，以防止高血钾。若血磷低，可用磷酸盐合剂 20 mL，3 次/天，口服，长期服用磷盐治疗者，应注意监测血清磷水平，并维持在 1.0～1.3 mmol/L。

三、混合肾小管酸中毒（Ⅲ型）

此型患者远端和近端 RTA 表现均存在，尿中可滴酸及 NH_4^+ 减少，伴 HCO_3^- 增多，临床症状常较重，治疗与前两者相同。可视为Ⅱ型的一个亚型。

四、高血钾型肾小管酸中毒（Ⅳ型）

（一）概述

此型 RTA 较少见，又称Ⅳ型 RTA。

病因及发病机制：本病发病机制尚未完全清楚。醛固酮分泌减少（部分患者可能与肾实质病变致肾素合成障碍有关）或远端肾小管对醛固酮反应减弱，可能起重要致病作用，为此肾小管 Na^+ 重吸收及 H^+、K^+ 排泌受损，而导致酸中毒及高血钾症。

本型 RTA 虽可见于先天遗传性肾小管功能缺陷，但是主要由后天获得性疾病导致，包括肾上腺皮质疾病和（或）肾小管-间质疾病。

（二）临床表现

本型 RTA 多见于某些轻、中度肾功能不全的肾脏患者（以糖尿病肾病、梗阻性肾病及慢性间质性肾炎最常见）。临床上本病以 AG 正常的高血氯性代谢性酸中毒及高钾血症为主要特征，其酸中毒及高血钾严重度与肾功能不全严重度不成比例。由于远端肾小管泌 H^+ 障碍，故尿 NH_4^+ 减少，尿 pH>5.5。

（三）诊断要点

符合以下 3 点即可确诊本病。

（1）存在高血氯性代谢性酸中毒（AG 正常）。

（2）确诊有高钾血症。

（3）酸中毒、高血钾与肾功能不全程度不成比例。

（四）治疗

1.一般治疗

治疗上除病因治疗外，尚应纠正酸中毒、降低高血钾，以及予以肾上腺盐皮质激素治疗。

2.药物治疗

（1）纠正酸中毒：有高氯性代谢性酸中毒，可用碳酸氢钠 2.0 g，3 次/天，口服；或用 5%碳酸氢钠125 mL，静脉滴注。

（2）糖皮质激素治疗：有低醛固酮血症者，可用氟氢可的松 0.1 mg，1 次/天，口服。

（3）纠正高血钾：有高血钾者，应限制钾摄入，并可用呋塞米（速尿）20 mg，3 次/天，口服；或用聚磺苯乙烯 15～30 g，3 次/天，口服。血钾大于 5.5 mmol/L 应紧急处理，可用 10%葡萄糖酸钙 20 mL 加到 10%葡萄糖注射液 20 mL 中，静脉缓慢推注，并用 5%碳酸氢钠 125 mL，静脉滴注，以及普通胰岛素 6 U 加到 50%葡萄糖注射液 50 mL 中静脉滴注；如经以上处理无效，血钾大于 6.5 mmol/L，则应住院行血液透析治疗。

（张玲玲）

第八章

内分泌科疾病

第一节　单纯性甲状腺肿

单纯性甲状腺肿多见于高原、山区地带。本病属世界性疾病,据 WHO 估计全世界有 10 亿人口生活于碘缺乏地区,有地甲肿患者 2 亿～3 亿。我国目前有约 4.25 亿人口生活于缺乏地区,占全国人口的 40%,粗略统计,有地甲肿患者 3 500 万人,是发病最多的地方病。

一、病因

(1)碘缺乏:可以肯定碘缺乏是引起本病的主要因素,外环境缺碘时,机体通过增加激素合成,改变激素成分,提高肿大甲状腺组织对正常浓度促甲状腺素(TSH)的敏感性来维持甲状腺正常功能,这是机体代偿性机制,实际上是甲状腺功能不足现象。但是,这种代偿功能是有一定限度的,当机体长期处于严重缺碘而不能获得纠正时,就会因代偿失调发生甲状腺功能低下。青春期、妊娠期、哺乳期、绝经期妇女,全身代谢旺盛,对激素需要量相对增加,引起长期 TSH 过多分泌,促使甲状腺肿大,这种情况是暂时性的。

(2)化学物质致生物合成障碍:非流行地区是由于甲状腺激素生物合成、分泌过程中某一环节的障碍,过氯酸盐、硫氰酸盐等可妨碍甲状腺摄取无机碘化物,磺胺类药、硫脲类药、含有硫脲的萝卜、白菜等能阻止甲状腺激素的生物合成,引起甲状腺激素减少,也会增加 TSH 分泌增多促使甲状腺肿大。

(3)遗传性先天性缺陷:遗传性先天性缺陷,缺少过氧化酶、蛋白水解酶,也会造成甲状腺激素生物合成、分泌障碍,导致甲状腺肿大。

(4)结节性甲状腺肿继发甲亢:结节性甲状腺肿继发甲亢其原因尚不清楚。目前认为是由于甲状腺内自主功能组织增多,在外源性碘摄入条件下发生自主性分泌功能亢进。所以,甲状腺内自主功能组织增强是继发甲亢的基础。文献报道,绝大多数继发甲亢患者在发病前甲状腺内有结节存在,结节一旦形成即永久存在,对碘剂、抗甲状腺药物治疗无效。因此,绝大多数甲状腺结节有变为自主分泌倾向。据 N.D.查尔克斯报道,结节性甲状腺肿(结甲)66% 在功能组织内有自主区域,给予大剂量碘可能发展为 Plummer 病(结甲继发甲亢)。Plummer 病特有征象为功能组织是自主的,既不被 T_3,T_4 抑制,也不被 TSH 刺激,一旦供碘充足,就无节制的产生过多甲状腺激素。总之,摄取碘过多是继发甲亢发生的外因,甲状腺本身存在的结节,自主性功能组织增强,是继发甲亢发生的内因,外因通过内因而起作用,此时继发甲亢明显而持久。

(5)甲状腺疾病与心血管疾病的关系:甲状腺疾病与心血管疾病的关系早已被人们注意。多数人推荐,对所有后半生心脏不好的患者,血清 T_3、T_4 测定作为常规筛选过程。继发甲亢时儿茶酚胺产生增加,引起心肌肥厚、扩张、心律不齐、心肌变性,导致充血性心力衰竭,是患者死亡的原因。继发甲亢治愈后,心脏病的征象随之消失。有人认为,继发甲亢仅是原发心脏病的加剧因素。

(6)结甲合并高血压:结甲合并高血压发病率较高,继发甲亢治愈后血压多数能恢复正常。伴有高血压结甲患者,血液中有某种物质可能是 T_3,高血压是 T_3 毒血症的表现。T_3 毒血症是结甲继发甲亢的早期类型。T_3 引起高血压可能是通过抑制单胺氧化酶、N-甲基转移酶以减少儿茶酚胺的分解速度,使中枢、周围神经末梢儿茶酚胺蓄积,甲状腺激素可能增强心血管组织对儿茶酚胺的敏感性,T_3 可通过升压胺的作用使血压增高。T_3 增多,可能为病史较久的结甲自主性功能组织增加,摄碘量不足时优先分泌 T_3 之故。说明结甲合并高血压是隐性继发甲亢的表现形式。

(7)患者长期处于缺碘环境中,患病时间长,在此期间缺碘环境改变或给予某些治疗可使病理改变复杂化。由于机体长期严重缺碘,合成甲状腺激素不足,促使垂体前叶 TSH 反馈性增高,甲状腺滤泡上皮增生,胶质增多,胶质中存在不合格甲状腺球蛋白。缺碘暂时缓解时甲状腺滤泡上皮细胞可重新复原,但增多的胶质并不能完全消失。若是缺碘反复出现,则滤泡呈持续均匀性增大,形成胶质性弥漫性甲状腺肿。弥漫性增生、复原反复进行时,在甲状腺内有弥漫性小结节形成,这些胶质性结节胶质不断增多而形成潴留性结节。在肿大甲状腺内某些区域对 TSH敏感性增高呈明显过度增生,这种局灶性增生发展成为可见的甲状腺结节,结节中央常因出血、变性、坏死发生中央性纤维化,并向包膜延伸形成纤维隔,将结节分隔成大小不等若干小结节,以右侧为多。在多数结节之间的甲状腺组织仍然有足够维持机体需要的甲状腺功能,在不缺碘的情况下一般不引起甲状腺功能低下(甲减),但处于临界点的低水平。结甲到晚期结节包膜增厚,血管病变,结节间甲状腺组织被结节压迫,发生血液供应障碍而变性、坏死、萎缩,失去功能,出现甲减症状。

(8)甲状腺激素过多、不足均可引起心血管病变,年老、久病的巨大结节性甲状腺肿患者,由于心脏负担过重,亦可致心脏增大、扩张、心力衰竭。

(9)结甲钙化发生率为 $85\% \sim 97.8\%$,也可发生骨化。主要是由于过度增生、过度复原反复进行,结节间血管变性、纤维化、钙化。甲状腺组织内出血、供血不良、纤维增生是构成钙化的重要因素。

(10)结甲囊性变发生率为 22%,是种退行性变。按囊内容物分为胶性、血性、浆液性、坏死性、混合性。

(11)结甲继发血管瘤样变是晚期结甲的退行性变,手术发现率为 14.4%。结节周围或整个腺体被扩张交错的致密血管网所代替,与海绵状血管瘤相似,有弹性感,加压体积略缩小,犹如海绵,无血管杂音,为无功能冷结节。

(12)结甲继发甲状腺炎。化脓性甲状腺炎见于结节坏死、囊肿合并感染,溃破后形成瘘管。慢性淋巴性甲状腺炎为免疫性甲状腺炎病理改变,病变分布极不均匀,主要存在于结节周围甲状腺组织中。

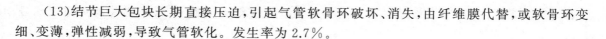

（13）结节巨大包块长期直接压迫，引起气管软骨环破坏、消失，由纤维膜代替，或软骨环变细、变薄，弹性减弱，导致气管软化。发生率为2.7%。

二、诊断

（1）结节性甲状腺肿常继发甲减症状，临床表现皮肤苍白或蜡黄、粗糙、厚而干、多脱屑，四肢冷，黏液性水肿。毛发粗，少光泽，易脱落，睫毛、眉毛稀少，是由于黏多糖蛋白质含量增加所致。甲状腺肿大，且为多结节型较大甲状腺肿，先有甲状腺肿以后继发甲减。心肌收缩力减退，心动过缓，脉率缓慢，窦性心动过缓，低电压T波低平，肠蠕动变慢，故患者厌食、便秘、腹部胀气、胃酸缺乏等。肌肉松软无力，肌痉挛性疼痛，关节痛，骨密度增高。跟腱反射松弛时间延长。面容愚笨，缺乏表情，理解、记忆力减退。视力、听力、触觉、嗅觉迟钝，反应减慢，精神失常，痴呆，昏睡等。性欲减退，阳痿，月经失调，血崩，闭经，易流产，肾上腺功能减退，呼吸、泌尿、造血系统均有改变。在流行区任何昏迷患者，若无其他原因解释都应考虑甲减症所致昏迷。基础代谢率（BMR）$-50\%\sim-20\%$。除脑垂体性甲减症外，血清胆固醇值均有显著增高。甲状腺^{131}I摄取率显著降低。血清FT_3值低于3 pmol/L，FT_4值低于9 pmol/L。TSH可鉴别甲减的原因。轻度甲减TSH值升高。若FT_3值正常、TSH值升高，甲状腺处于代偿阶段。TSH值低或对促甲状腺激素释放激素（TRH）无反应，为脑垂体性甲减。甲状腺正常，TSH偏低或正常，对TRH反应良好，为下丘脑性甲减。血清甲状腺球蛋白抗体（ATG）、甲状腺微粒抗体（ATM）阳性反应为原发性甲减。有黏液性水肿可除外其他原因甲减。甲减症经X线检查心脏扩大、心搏缓慢、心包积液，为黏液性水肿型心脏病。心电图检查有低电压、Q-T间期延长、T波异常、心动过缓、心肌供血不足等。

（2）结节性甲状腺肿合并高血压除有血压增高、甲状腺肿大、压迫症状外，还有心悸、气短、头晕等，无眼球突出、震颤。收缩压$\geqslant21.3$ kPa（160 mmHg），舒张压$\geqslant12.7$ kPa（95 mmHg），符合二者之一者可诊断为结甲合并高血压症，血压完全恢复正常水平为痊愈，收缩压、舒张压其中一项在可疑高血压范围为好转。

（3）临床上以X线摄片检查结节性甲状腺肿钙化较为方便可靠，并能显示钙化形态。以往甲状腺钙化被认为是良性结节退化，由于乳头状癌也可发生钙化，故引起学者们的重视。甲状腺癌钙化率约62.5%。良性肿瘤多呈斑片状、团块状、颗粒大、密度高、边缘清楚，圆形或弧形钙化表示肿块有囊性变。乳头状癌中有砂粒瘤形成，可发生在腺泡内或间质中，常见于乳头尖端，可能是乳头尖端组织发生纤维性变、透明样变。由于体液内外环境改变，表现为细胞外液相对碱性，降低了细胞呼吸，二氧化碳产物减少，可能改变钙、磷的浓度，产生钙盐沉积。近年来，提出糖蛋白理论，认为粘蛋白是一种糖蛋白，它对钙有很大亲和力，故甲状腺癌的钙化率相当高。钙化颗粒大小与肿瘤分化程度有关，颗粒越粗大肿瘤分化越好。砂粒样钙化为恶性肿瘤所特有，多是乳头状癌。粗大钙化中有1/10～1/5是恶性肿瘤，其中滤泡癌占比例较大。髓样癌是粗大钙化、砂粒钙化混合存在。坚硬如石的钙化、骨化灶直接长期压迫磨损气管壁，致无菌坏死，引起气管软化。胸骨后的钙化影像可作为诊断胸内甲状腺的佐证之一。

（4）结节性甲状腺肿囊变率57.9%：由于长期缺碘，甲状腺组织过度增生、过度复原，发生血管改变，出血、坏死导致功能丧失，形成囊肿。囊肿越大，对甲状腺破坏也越大，是不可逆的退行性变。囊肿生长较快，结节内出血可迅速扩大产生周围器官压迫症状，以呼吸系统症状最显著。结节内急性出血囊肿发生都很突然，增长迅速，伴有疼痛、颈部不适，触之张力大，有压痛。B超检查为实性或囊性,在鉴别诊断上有肯定的价值。针吸细胞学检查、X 线摄片均为重要诊断方法。

(5)结节性甲状腺肿合并血管瘤样退行性变的诊断,主要靠手术中观察、病理学检查。临床表现多种多样,常见有海绵状血管瘤样变、静脉瘤样变,手术前难以正确诊断。

三、治疗

(一)碘治疗

因长期严重缺碘的继发性病变,破坏甲状腺组织,导致机体代偿功能失调而发生甲减。由于机体碘摄入不足,产生甲状腺激素量不足,应当给予足量碘治疗,可获得治愈。必要时辅以甲状腺激素治疗,心脏病患者初治剂量宜小,甲状腺片 20～40 mg/d 或优甲乐 50～100 μg/d,根据治疗效果增加至甲状腺片 80～240 mg/d 或优甲乐 100～300 μg/d。治疗 2～3 周症状消失后,再适当减少剂量以维持。结节性甲状腺肿合并高血压,手术前给利血平、甲巯咪唑 3～5 天,手术后未用降压药者有效率 97.5%。手术后无效患者,高血压可能非结节性甲状腺肿所致。结节性甲状腺肿继发钙化用碘盐治疗,不能使甲状腺缩小而使钙化加重,不行手术切除很难治愈。结节性甲状腺肿继发囊性变碘剂治疗无效,还有可能发生多种并发症,并有发生癌变可能性,感染发生率 3.18%,恶变率 2%～3%。结节性甲状腺肿继发血管瘤样变不能被碘剂、其他药物治愈,放疗也难以奏效。

(二)手术治疗

(1)由于结节性甲状腺肿多数为大小不等结节、囊肿坏死、化脓成瘘等致甲状腺组织损害,使甲状腺功能不足,可以手术将压迫甲状腺组织的无功能结节切除,清除炎性病变,剩余甲状腺组织可以复原。手术后辅以甲状腺片或优甲乐治疗,以弥补甲状腺功能不足,对残留的小结节也有抑制作用以预防复发。将压迫甲状腺的结节,损害甲状腺组织的脓肿、瘘管尽量切除干净,但必须最大限度保留甲状腺结节、脓肿周围的甲状腺组织。有些患者手术后可出现永久性甲减。近年来,采用带血管同种异体甲状腺移植、胎儿甲状腺组织移植,有一定效果。但是,技术复杂,难以达到长远疗效,还是应用药物替代治疗为宜。

(2)结节性甲状腺肿继发钙化,不行手术切除难以治愈。若整个腺叶钙化或钙化位于气管壁处时,应行包括钙化全部甲状腺肿的大部分切除,不可将钙化灶挖出,钙化灶、腺肿部分切除,难免造成较大的、坚硬的、无法结扎缝合的渗血创面。结节性甲状腺肿的血管变化以动脉变性、钙化最常见,常为甲状腺动脉颗粒状钙盐沉积、内弹力膜断裂、毛细血管广泛玻璃样变。由于血管钙化、变脆、易断裂,手术中处理血管,尤其动脉不可过分用力钳夹,以防动脉被夹断。结扎动脉用线、用力要合适,以防割断钙化血管。

(3)结节性甲状腺肿继发囊性变,囊肿直径不超过 1 cm 可以观察,直径超过 3 cm 以上穿刺抽液治疗易复发可行手术切除,较大囊性结节 5%～23% 为恶性,故应尽早手术切除。手术方式的选择视具体情况而定,手术中要注意保留甲状腺后包膜,以避免切除甲状旁腺,损伤喉返神经。

(4)结节性甲状腺肿继发血管瘤样变手术切除是唯一的治疗方法,手术中应防止大出血,手术中应先谨慎结扎甲状腺主要动脉、静脉,然后做包膜内甲状腺次全切除,可避免切除肿瘤时出血较多的危险。

(艾珊珊)

第二节　高碘性甲状腺肿

环境缺碘可引起甲状腺肿大,环境含碘过高也能使甲状腺肿大。高碘性甲状腺肿又称高碘致甲状腺肿,就是由于机体长期摄入超过生理需要量的碘所引起的甲状腺肿。大多数是服用高碘食物或高碘水所致,属于地方性甲状腺肿的特殊类型,也有长期服用含碘药物所致的甲状腺肿称为散发性高碘性甲状腺肿。

一、流行病学

(一)地方性高碘甲状腺肿

长期服用海产品或含碘量高的深井水引起的甲状腺肿,根据高碘摄入的途径,地方性高碘甲状腺肿可分为食物性及水源性两类。

1.食物性高碘甲状腺肿

含碘丰富的海产品,主要是海藻。国内的报道,山东日照县沿海居民常年服用含碘量较高的海藻类食物,其甲状腺肿发病率增高。广西北部湾沿海的居民高碘甲状腺肿,成人患病率高达7.5%,中小学生患病率为38.4%,据了解由食用含碘量高的海橄榄嫩叶及果实所致。

2.水源性高碘性甲状腺肿

水源性高碘性甲状腺肿系我国首次在河北省黄骅市沿海居民中发现。该地区居民原来吃含碘量不高的浅井水时甲状腺肿的患病率不高,后来改吃含碘量较高的深井水后甲状腺肿患病率增高达7.3%。此种高碘性甲状腺肿与海水无关,很可能是古代海洋中富碘的动、植物残体中的碘,经无机化溶于深层水中形成。除沿海地区外我国亦首次报道了内陆性高碘性甲状腺肿,新疆部分地区居民饮水含碘量高,居民高碘甲状腺肿患病率为8.0%。山西省孝义市、河北高碑店市亦有饮用高碘水所致的甲状腺肿发病率增高的报道。内陆高碘甲状腺肿流行区域系古代洪水冲刷,含碘丰富的水沉积于低洼地区。

(二)散发性(非地方性)高碘甲状腺肿

母亲在妊娠期服用大量碘剂所生婴儿可患先天性甲状腺肿。甲状腺功能正常的人,长期接受药理剂量的碘化物,如含碘止咳药物,则有3%～4%的人可发展为有或无甲状腺功能低下(甲低)的甲状腺肿。综合国内外报道,应用碘剂(含碘药物)后出现甲状腺肿时间短,一般数周,长者达30年,年龄自新生儿到70余岁,但半数以上为20岁以下年轻人,每天摄碘量为1～500 mg不等。

二、发病机制

碘过多引起甲状腺肿大的机制,目前所知甚少。一般认为主要由于碘阻断效应所致。无论是正常人或各种甲状腺疾病患者,给予大剂量的无机碘或有机碘时,可以阻止碘离子进入甲状腺组织,称为碘阻断现象。碘抑制了甲状腺内过氧化酶的活性,从而影响到甲状腺激素合成过程中原子碘的活化、酪氨酸的活化及其碘的有机化过程。甲状腺激素合成过程中,酪氨酸的碘化过程其酪氨酸与碘离子必须在过氧化酶的两个活性基上同时氧化才能结合,当碘离子过多时,过氧化酶的两个活性基,均被碘占据了。于是造成酪氨酸的氧化受阻,产生了碘阻断,不能形成一碘酪氨酸和二碘酪氨酸,进而使 T_3 及 T_4 合成减少。另外碘还有抑制甲状腺分泌(释放)甲状腺素的作用。其机制至今未完全阐明,有两种学说,一般认为过量的碘化物抑制谷胱甘肽还原酶,使甲状腺组织内谷胱甘肽减少,影响蛋白水解酶的生成,因而抑制了甲状腺素的释放。另有人认为是由于过量的碘化物抑制了甲状腺滤泡细胞内第二信使 cAMP 的作用所致,并提出这种作用的部位是在细胞膜上腺苷酸环化酶的激活。甲状腺素合成和释放的减少,反馈地使脑腺垂体分泌更多的 TSH,使甲状腺增生、肥大,形成高碘性甲状腺肿。

需要指出的是,碘阻断及碘对甲状腺分泌甲状腺素的抑制作用都是暂时的,而且机体可逐渐调节适应,这种现象称为"碘阻断的逸脱"。因此,我们见到许多甲状腺功能正常而患其他疾病的患者需要服用大量碘剂时,大多数并不产生甲状腺肿大,而且血中甲状腺素的水平也在正常范围。多数人认为在甲状腺本身有异常的患者,如慢性淋巴细胞性甲状腺炎(桥本甲状腺炎)、甲亢合并有长效甲状腺素(LATs)、甲状腺刺激抗体、抗微粒体抗体或甲状腺抑制抗体存在时,以及一些未知的原因,机体对碘阻断和对甲状腺分泌甲状腺素的抑制作用失去了适应能力,则可导致甲状腺功能减退症状的发生及引起"碘性甲状腺肿",即"高碘性甲状腺肿"。

三、病理表现

高碘性甲状腺肿,腺体表面光滑,切面呈胶冻状,琥珀色,有的略呈结节状。光镜下见甲状腺滤泡明显肿大,上皮细胞呈柱状或上皮增生 2～4 层,有新生的筛孔状小滤泡。有的滤泡上皮断裂,滤泡融合、胶质多,呈深红色,上皮扁平。来惠明等用小鼠成功地复制了高碘性甲状腺肿的动物模型。电镜下可见极度扩大的泡腔中有中等电子密度的滤泡液,滤泡上皮细胞扁平,核变形,粗面内质网极度扩张,线粒体肿胀,溶酶体数量增多,细胞微绒毛变短且减少。

四、临床表现

高碘性甲状腺肿的临床表现特点为甲状腺肿大,绝大多数为弥漫性肿大,常呈 Ⅰ～Ⅱ度肿大。两侧大小不等,表面光滑,质地较坚韧,无血管杂音,无震颤,极少引起气管受压的表现,但新生儿高碘性甲状腺肿可压迫气管,重者可致窒息而死。高碘性甲状腺肿可继发甲亢,部分患者亦可出现甲状腺功能减退症状,但黏液性水肿极少见。

实验室检查:尿碘高,24 小时甲状腺摄碘率低,常在 10% 以下。过氯酸钾释放试验阳性($>10\%$)。血浆无机碘及甲状腺中碘含量均显著增高。血清中 T_3 稍高或正常,T_4 稍低或正常,T_3/T_4 比值增高。血清 TSH 测定大多数在正常范围,只有部分增高。

五、诊断

对有甲状腺肿大表现,有沿海地区或长期服用海产品或含碘高的深井水或含碘药物史,甲状腺摄碘率下降,过氯酸钾释放试验阳性,尿碘高即可诊断。

六、预防和治疗

对散发性高碘甲状腺肿,尽量避免应用碘剂或减少其用量并密切随访。对地方性高碘性甲状腺肿,先弄清楚是食物性还是水源性。对食物性者改进膳食,不吃含碘高的食物;对水源性者应离开高碘水源居住,或将高碘水用过滤吸附、电渗析法降碘后饮用。

　　治疗上一般多采用适量的甲状腺素制剂,以补充内生甲状腺素的不足,抑制过多的 TSH 分泌,缓解甲状腺增生。常用剂量:甲状腺素片,每次 40 mg,2～3 次/天,口服。或左甲状腺素片(优甲乐)50～150 μg,1 次/天,口服,可使甲状腺肿缩小或结节缩小,疗程 3～6 个月。停药后如有复发可长期维持治疗。

　　对腺体过大产生压迫症状,影响工作和生活,或腺体上有结节疑有恶性变或伴有甲亢者,应采用手术治疗。术后为防止甲状腺肿复发及甲状腺功能减退可长期服用甲状腺素。对有心血管疾病的患者及老年人应慎重应用甲状腺制剂。

（明淑敏）

第三节　糖　尿　病

一、病因与高危人群

(一)病因与发病机制

1.1 型糖尿病(T_1DM)

(1)1 型糖尿病是自身免疫病:T_1DM 在发病前胰岛素分泌功能虽然维持正常,但已经处于免疫反应活动期,血液循环中会出现一组自身抗体:胰岛细胞自身抗体(ICAs)、胰岛素自身抗体(IAA)、谷氨酸脱羧酶自身抗体(GAD_{65})。T_1DM 患者的淋巴细胞上,HLA-Ⅱ类抗原 DR_3、DR_4 频率显著升高。患者经常与其他自身免疫性内分泌疾病如甲状腺功能亢进、桥本甲状腺炎及艾迪生病同时存在。有自身免疫病家族史,如类风湿关节炎、结缔组织病等家族史。50%～60%新诊断的 T_1DM 患者外周血细胞中,具有杀伤力的 T 淋巴细胞 CD_{88} 数量显著增加。新诊断的 T_1DM 接受免疫抑制剂治疗可短期改善病情,降低血糖。

(2)1 型糖尿病的自然病程:①第一阶段,具有糖尿病遗传易感性,临床上无异常征象。②第二阶段,遭受病毒感染等侵袭。③第三阶段,出现自身免疫性损伤,ICA 阳性、IAA 阳性、CAD_{65} 阳性等,此阶段在葡萄糖的刺激下胰岛素的释放正常。④第四阶段,胰岛 β 细胞继续受损,β 细胞数量明显减少,葡萄糖刺激下胰岛素释放减少,葡萄糖耐量试验示糖耐量减低。⑤第五阶段,胰岛 β 细胞受损大于 80%,表现为高血糖及尿糖、尿酮体阳性,由于有少部分 β 细胞存活,血浆中仍可测出 C-肽,如果病变继续发展,β 细胞损失增多,血浆中 C-肽很难测出。

2.2 型糖尿病(T_2DM)

2 型糖尿病具有明显的遗传异质性,受到多种环境因素的影响,其发病与胰岛素抵抗及胰岛素分泌相对缺乏有关。

(1)遗传因素:目前认为 2 型糖尿病是一种多基因遗传病。与其相关的基因有胰岛素受体底物-1(IRS-1)基因、解偶联蛋白 2 基因(UCP_2)、胰高血糖素受体基因、$β_3$ 肾上腺素能受体(AR)基因、葡萄糖转运蛋白基因突变、糖原合成酶(GS)基因等。有遗传易感性的个体并不是都会发生糖尿病,环境因素在 2 型糖尿病的发生发展中起着重要作用,这些环境因素包括肥胖、不合理饮食、缺乏体育锻炼、吸烟、年龄、应激等。

(2)肥胖:近年来有一种"节约基因"假说(图 8-1),生活贫困的人群具有一种良好的本能,就是在贫困和强体力劳动的情况下,当营养充足时,体内的营养物以脂肪方式储存而节约下来,以备在饥荒时应用,当这些人进入现代社会,体力活动减少、热量充足或过剩,节约基因便成为肥胖和2型糖尿病的易感基因。

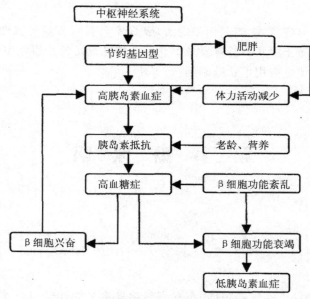

图 8-1　2型糖尿病的节约基因假说

肥胖者的胰岛素调节外周组织对葡萄糖的利用明显降低,周围组织对葡萄糖的氧化、利用障碍,胰岛素对肝糖生成的抑制作用减低,游离脂肪酸(FFA)升高,高水平 FPA 可刺激胰岛 β 细胞过度分泌胰岛素而造成高胰岛素血症,并损害胰岛 β 细胞功能;FFA 可抑制胰岛 β 细胞对葡萄糖刺激的胰岛素分泌;FFA 升高可使胰岛细胞中脂酰辅酶 A 升高,从而甘油三酯(TG)合成增多;胰岛 β 细胞中脂质的增加可能影响其分泌胰岛素的功能。另外,在人类 $β_3$ 肾上腺素能受体($β_3AR$)活性下降对内脏型肥胖的形成具有重要作用。

肥胖者存在明显的高胰岛素血症,高胰岛素血症降低胰岛素与受体的亲和力,从而造成胰岛素作用受阻,引发胰岛素抵抗,也就需要胰岛 β 细胞分泌更多的胰岛素,又引发高胰岛素血症,形成糖代谢紊乱与β细胞功能不足的恶性循环,最终导致β细胞功能严重缺陷,引发糖尿病。

(3)不合理饮食:目前认为脂肪摄入过多是2型糖尿病的重要环境因素之一。食物中不同类型的脂肪酸对胰岛素抵抗造成不同的影响,饮食中适量减少饱和脂肪酸和脂肪摄入有助于预防糖尿病。

食用水溶性纤维可在小肠表面形成高黏性液体,包被糖类,对肠道的消化酶形成屏障,延缓胃排空,从而延缓糖的吸收;食用水溶性纤维可被肠道菌群水解形成乙酸盐和丙酸盐,这些短链脂肪酸可吸收入门静脉,并在肝脏刺激糖酵解,抑制糖异生,促进骨骼肌葡萄糖转运蛋白(GLUT-4)的表达;此外水溶性纤维还可减少胃肠肽的分泌,胃肠肽可刺激胰岛分泌胰岛素,可见,多纤维饮食可改善胰岛素抵抗、降低血糖。

果糖可加重2型糖尿病患者的高胰岛素血症和高甘油三酯血症,食物中锌、铬缺乏也可使糖耐量减低,酗酒者可引发糖尿病。

(4)体力活动不足:运动可改善胰岛素敏感性,葡萄糖清除率增加,而且运动也有利于减轻体重,改善脂质代谢。

(5)胰岛素抵抗:胰岛素抵抗是指胰岛素分泌量在正常水平时,刺激靶细胞摄取和利用葡萄糖的生理效应显著减弱,或者靶细胞摄取和利用葡萄糖的生理效应正常进行,需要超量的胰岛素。①胰岛素抵抗的发生机制:胰岛素抵抗的主要原因是胰岛素的受体和受体后缺陷,包括在肥胖的 2 型糖尿病中可发现脂肪细胞上胰岛素受体的数量和亲和力降低,肝细胞和骨骼肌细胞上受体结合胰岛素的能力无明显异常。β 亚单位酪氨酸激酶的缺陷是 2 型糖尿病受体后缺陷的主要问题。胰岛素受体基因的外显子突变造成受体结构异常,使胰岛素与受体的结合减少。GLUT-4 基因突变也是胰岛素抵抗的原因之一,GLUT-4 基因的启动基因区突变可能与 2 型糖尿病的发生有关。2 型糖尿病患者经常存在游离脂肪酸(FFA)增多,从而引起胰岛素抵抗,其机制与 FFA 抑制外周葡萄糖的利用和促进糖异生有关。②胰岛素抵抗的临床意义:胰岛素抵抗是一种病理生理状态,贯穿于 2 型糖尿病发病的全过程,由单纯胰岛素抵抗到糖耐量减低(IGT)到糖尿病早期、后期。研究发现,2 型糖尿病的一级亲属及糖尿病患者都存在胰岛素抵抗,且与血管内皮功能损伤密切相关,而血管内皮功能损伤又是动脉硬化的初始阶段,所以胰岛素抵抗还可以引起心血管疾病,它经常存在于众多心血管代谢疾病,这些疾病常集中于一身,称为胰岛素抵抗综合征。胰岛素抵抗还见于多种生理状态和疾病,如妊娠、多囊卵巢综合征、胰岛素受体突变、肢端肥大症、皮质醇增多症、某些遗传综合征等。③防治胰岛素抵抗的临床意义:防治胰岛素抵抗可预防和治疗 2 型糖尿病;预防、治疗代谢综合征;改善糖、脂代谢;改善胰岛 β 细胞功能;减少心血管并发症的发生率和病死率。④肿瘤坏死因子-α(TNF-α)与胰岛素抵抗的关系:TNF-α 是由脂肪细胞产生的一种细胞因子,在胰岛素抵抗中起着重要作用。它可减低培养的脂肪细胞 GLUT-4 mRNA 的表达及 GLUT-4 蛋白含量;抑制脂肪及肌肉组织中胰岛素诱导的葡萄糖摄取。TNF-α 的作用机制为抑制胰岛素受体突变,酪氨酸激酶、胰岛素受体底物-1(IRS-1)及其他细胞内蛋白质的磷酸化,使其活性降低,同时降低 GLUT-4 的表达,抑制糖原合成酶的活性,增加脂肪分解,升高 FFA 浓度,升高血浆纤溶酶原激活物抑制物-1(PAI-1)的浓度。在肥胖、2 型糖尿病患者的脂肪和肌肉组织中 TNF-α 表达量明显增加。⑤抵抗素与胰岛素抵抗的关系:抵抗素是新近发现的由脂肪细胞分泌的一种含有 750 个氨基酸的蛋白质,具有诱发胰岛素抵抗的作用,基因重组的抵抗素能使正常小鼠的糖耐量受损,并降低胰岛素激发的脂肪细胞的糖摄取及胰岛素敏感性。目前认为它是一种潜在的联系肥胖与胰岛素抵抗及糖尿病的激素。⑥胰岛素敏感性的检测方法:空腹胰岛素是较好的胰岛素抵抗指数,与正糖钳夹结果有很好的相关性,适用于非糖尿病患者群。稳态模式评估法的胰岛素抵抗指数(HOMA-IR),HOMA-IR指数=空腹血糖(mmol/L)×空腹胰岛素(mIU/L)/22.5。空腹胰岛素敏感性指数(IRI):IRI=空腹血糖(mIU/L)×空腹胰岛素(mmol/L)/25。空腹血糖与胰岛素乘积的倒数(IAI):IAI=1[空腹血糖(mmol/L)×空腹胰岛素(mIU/L)],本方法由我国学者提出。空腹血糖与胰岛素比值(FPI),FPI=空腹血糖(mmol/L)/空腹胰岛素(mIU/L)。高胰岛素-正葡萄糖钳夹技术,是在胰岛素-葡萄糖代谢平衡状态下,精确测定组织对胰岛素敏感性的方法。在指定时间内,使血浆胰岛素水平迅速升高并保持于优势浓度(100 μU/L 左右),在此期间,每 5 分钟测定一次动脉的血浆葡萄糖浓度,根据测定的血糖值调整外源性的葡萄糖输注速度,使血糖水平保持在正常范围(5 mmol/L左右),一般经过 2 小时达到胰岛素-葡萄糖代谢稳定状态。由于优势浓度的胰岛素可基本抑制肝糖的输出(内源性葡萄糖产量),因此稳定状态下的葡萄糖输注率(M)相等于外周组织的葡萄糖利用率。M 值可作为评价外周组织胰岛素敏感性的指标。本法具有精确、重复性好的特点,缺点是不能知晓肝糖产生的真实情况及葡萄糖在细胞内代谢的机制。扩展葡萄糖钳夹技术,在正葡萄糖钳夹技术的基础上,联合应用放射性同位素追踪技术和间接测热技术,精确测定内源性葡萄糖生成量(肝糖)和机体葡萄糖利用率及细胞内葡萄糖氧化和合成的情况,从而全面了解机体葡萄糖的生成和利用。基本方法为:在钳夹前2~3小时,输注一定量3H标记的葡萄糖,根据所标记底物的放射性,分别计算出葡萄糖消失率(又称葡萄糖利用率)、肝糖产量(HGP)。应用间接测热法得出葡萄糖氧化率和非氧化率(糖原合成率)。此外,还可得知脂肪和蛋白质氧化利用的情况。该项组合技术是世界上公认的测定胰岛素敏感性的一套较完整技术。此项技术的应用为揭示胰岛素对葡萄糖、脂肪及蛋白质代谢的影响,胰岛素抵抗发生的机制、抵抗发生的部位提供了证据。目前国际上应用的扩展钳夹技术还有很多,但都以正糖钳夹为基础,如正钳夹联合局部插管法、联合局部组织活检等。微小模型和静脉胰岛素耐量试验,基本方法是静脉注射葡萄糖(0.3 g/kg)以刺激内源性胰岛素分泌,在3小时内抽血26~30次,检测胰岛素和葡萄糖浓度,将测定值输入计算机,应用微小模型进行计算。此法的优点是能同步测定和评估胰岛素敏感性和葡萄糖自身代谢效能,并可知晓β细胞分泌功能,应用本法计算出的胰岛素敏感性与正糖钳夹测定的结果有很好的相关性。目前已有简化样本法和改良法。短时胰岛素耐量试验,静脉注射胰岛素(0.1 U/kg),在15分钟内抽取血标本测定葡萄糖浓度,根据葡萄糖的下降率计算胰岛素敏感性。此法与正糖钳夹结果有很好的相关性,具有操作简单、耗时少、相对精确的特点。

3.特殊类型糖尿病

特殊类型糖尿病共有8类。

(1)胰岛β细胞功能缺陷:为单基因缺陷所致胰岛β细胞分泌胰岛素不足。目前发现的基因有:①MODY3基因、MODY2基因和MODY1基因。②线粒体基因突变:线粒体DNA常见为tRNALeu(UUR)基因3243突变(A→G)。

(2)胰岛素作用的遗传缺陷:此型呈明显的高胰岛素血症,明显的胰岛素抵抗,包括A型胰岛素抵抗、脂肪萎缩性糖尿病、矮妖精症。

(3)胰岛外分泌疾病:胰腺炎、血色病、外伤或胰腺切除、纤维钙化性胰腺病、肿瘤、囊性纤维化。

(4)内分泌疾病:肢端肥大症、甲状腺功能亢进、库欣综合征、生长抑素瘤、胰高血糖素瘤、醛固酮瘤、嗜铬细胞瘤等。

(5)其他:药物或化学物诱导所致糖尿病,感染所致糖尿病,免疫介导的罕见疾病,伴糖尿病的其他遗传综合征。

(二)糖尿病的高危人群

(1)老龄化:随着年龄增长,体力活动减少,体重增加,胰岛素分泌能力及身体对胰岛素的敏感性下降,使糖尿病特别是2型糖尿病的发生机会增多,所以年龄≥45岁的人群,是糖尿病的高危人群。

(2)肥胖:体重≥标准体重20%,或体重指数(BMI)≥27 kg/m²。

(3)糖尿病有明显的遗传倾向,家族中有患糖尿病的一级亲属的人群也是糖尿病发病的高危人群。

(4)有妊娠糖尿病史或巨大胎儿分娩史者,妊娠期间可能有未发现的高血糖,血糖经过胎盘达到胎儿,而胎儿的胰岛功能正常,充分利用了这些多余的糖分,形成巨大儿。

(5)原发性高血压患者。

(6)高脂血症：高密度脂蛋白(HDL)≤0.9 mmol/L，甘油三酯≥2.8 mmol/L。

(7)曾经有空腹血糖受损(IFG)或糖耐量减低(IGT)史者。

二、诊断

(一)临床表现

(1)代谢紊乱综合征："三多一少"，即多尿、多饮、多食和体重减轻。T_1DM 患者大多起病较快，病情较重，症状明显且严重。T_2DM 患者多数起病缓慢，病情相对较轻，肥胖患者起病后也会体重减轻。患者可有皮肤瘙痒，尤其外阴瘙痒。高血糖可使眼房水晶体渗透压改变而引起屈光改变致视力模糊。

(2)相当一部分患者并无明显"三多一少"症状，仅因各种并发症或伴发病而就诊，化验后发现高血糖。

(3)反应性低血糖：有的 T_2DM 患者进食后胰岛素分泌高峰延迟，餐后3～5小时血浆胰岛素水平不适当地升高，其所引起的反应性低血糖可成为这些患者的首发表现。

(二)实验室检查

部分反映糖代谢的指标见表 8-1。

表 8-1　反映糖代谢水平的有关检查指标的意义

实验室指标	代表血糖水平时间
血糖(空腹、餐后)	瞬间
24 小时尿糖	当天
果糖胺	最近 7～10 天
糖化血红蛋白(Hb_{A1c})	最近 2～3 个月

1.血糖测定

血糖测定是糖尿病的主要诊断依据，也是指导糖尿病治疗及判断疗效的主要指标。最常用的方法是葡萄糖氧化酶法。用血浆、血清测得的血糖比全血高 15％。如果作为诊断建议应用血浆或血清葡萄糖，正常值 3.9～6.0 mmol/L。

2.尿糖测定

正常人每天尿中排出的葡萄糖不超过 100 mg，一般常规的尿糖定性测不出。若每天尿中排出糖超过 100 mg，则称为糖尿。但尿糖阴性并不能排除糖尿病的可能。

3.葡萄糖耐量试验

(1)口服葡萄糖耐量试验(OGTT)：此方法是检查人体血糖调节功能的一种方法，是诊断糖尿病、糖耐量减低(IU)的最主要方法，应用非常广泛。儿童 1～1.5 岁 2.5 g/kg，1.5～3 岁 2.0 g/kg，3～12 岁 1.75 g/kg，最大量不超过 75 g。非妊娠成人服 75 g 葡萄糖。

方法：试验前一夜禁食 10 小时以上，16 小时以下，次日清晨(7～9 时)开始，把 75 g 葡萄糖稀释至 25％的浓度，5 分钟之内饮完，分别在空腹、服糖后 30 分钟、60 分钟、120 分钟、180 分钟采血，测血糖，若患者有低血糖史可延长试验时间，并于第 4 小时及第 5 小时测血糖，每次采血后立即留尿查尿糖以排除肾脏因素的影响。正常人服糖后血糖迅速上升，30～60 分钟血糖达到最高峰，高峰血糖水平比空腹超过 50％，此时肝脏摄取及其他组织利用与吸收进入血液的葡萄糖数量相等。在 1.5～2 小时血糖下降至正常水平。

口服葡萄糖耐量试验的影响因素：①饮食因素，试验前三天应该摄入足够的糖类，一天大于 250 g，否则容易出现糖耐量减低而导致假阳性，特别是老年人。另外，还要注意脂肪摄入的标准化。②体力活动，试验前体力活动过少或过多都会影响糖耐量试验结果。③精神因素及应激，情绪激动及急性应激均可以引起血糖升高，试验前要避免。④生理因素，妊娠、老年都可影响糖耐量试验结果。⑤药物，口服避孕药、烟酸、某些利尿剂、水杨酸类药物可影响糖耐量试验结果，试验前应停药。⑥疾病，一些疾病，如肝脏疾病、心脏疾病、肾脏疾病、胰腺疾病、骨骼肌疾病、某些内分泌疾病、代谢紊乱等均可影响糖耐量试验结果。

(2)静脉葡萄糖耐量试验(IVGTT)：由于缺乏肠道的刺激，IVGTT 不符合生理条件，所以只用于有胃肠功能紊乱者。具体方法为：按每千克体重 0.5 g 计算，静脉注射 50％葡萄糖溶液，2～3 分钟注完，在注射过程中的任何时间为零点，每 5 分钟取静脉血验血糖 1 次，共 60 分钟。将葡萄糖值绘在半对数纸上，横坐标为时间，计算某一血糖值下降到其一半的时间作为半衰期，再按公式 $K=0.69/t_{1/2}\times100$ 算出 K 值。正常人 $K\geqslant1.2$，糖尿病患者 $K<0.9$。IVGTT 可了解胰岛素释放第一时相的情况。

4.糖化血红蛋白

糖化血红蛋白(HbA1c)是血红蛋白 A 组分的某些特殊分子部位和葡萄糖经过缓慢而不可逆的非酶促反应结合而形成的，其中以 HbA1c 最主要，它反映 8～12 周的血糖的平均水平，可能是造成糖尿病慢性并发症的一个重要致病因素，是糖尿病患者病情监测的重要指标，但不能作为糖尿病的诊断依据。其参考范围为 4％～6％。

5.糖化血浆清蛋白

人血浆蛋白与葡萄糖发生非酶催化的糖基化反应而形成果糖胺(FA)，可以评价 2～3 周的血糖波动情况，其参考值为 1.7～2.8 mmol/L。此项化验也不能作为糖尿病的诊断依据。

6.血浆胰岛素和 C-肽测定

β 细胞分泌的胰岛素原可被相应的酶水解生成胰岛素和 C-肽，这两个指标可以作为糖尿病的分型诊断应用，也用于协助诊断胰岛素瘤。目前血浆胰岛素用放免法测定，称为免疫反应性胰岛素(IRI)，正常参考值为空腹 5～25 mU/L。C-肽作为评价胰岛 β 细胞分泌胰岛素能力的指标比胰岛素更为可信，它不受外源胰岛素的影响，正常人基础血浆 C-肽水平为 400 pmol/L。周围血 C-肽/胰岛素比例常大于 5。胰岛 β 细胞分泌胰岛素功能受许多因素所刺激，如葡萄糖、氨基酸(亮氨酸、精氨酸)、激素(胰升糖素、生长激素)、药物(磺脲类、α 受体阻滞剂、α 受体激动剂)等，其中以葡萄糖最为重要。正常人口服葡萄糖(或标准馒头餐)后，血浆胰岛素水平在 30～60 分钟上升至高峰，可为基础值的 5～10 倍，3～4 小时恢复到基础水平。C-肽水平则升高 5～6 倍。血浆胰岛素和 C-肽水平测定有助于了解 β 细胞功能(包括储备功能)和指导治疗，但不作为诊断糖尿病的依据。

(三)诊断过程中应注意的问题

糖尿病是以糖代谢紊乱为主要表现的代谢综合征，其病因及发病机制非常复杂，发病后涉及多个脏器的并发症，所以其诊断必须统一、规范，内容项目要齐全，应包含病因诊断、功能诊断、并发症及并发症诊断。首先，要根据诊断标准确定是糖尿病还是 IGT，如果确定糖尿病还应该注意区分糖尿病的类型。其次，要明确有无急、慢性并发症，如果有慢性并发症应该注意分期。最后还应注意是否同时存在并发症，如合并妊娠、Graves 病或肝和肾疾病等，了解这些情况有助于在治疗过程中采取正确的治疗方案及正确的估计预后。另外,因为糖尿病是一种高遗传性疾病,还应该注意,一定不要忘记询问患者的家族史。体检时注意患者的营养状态、是否肥胖、甲状腺情况等,对已经确诊糖尿病者还应注意进行视网膜、肾脏及周围神经的检查,确定是否存在并发症。

(四)诊断与鉴别诊断

1.糖尿病的诊断标准

国际上通用 WHO 的诊断标准,之后美国糖尿病协会提出修改建议,WHO 接受了此标准,见表 8-2、表 8-3,具体内容如下。

表 8-2 WHO 诊断标准(1)

	全血(mmol/L)	
	静脉血	毛细血管血
糖尿病		
空腹和(或)	≥6.1	≥6.1
糖负荷后 2 小时	≥10.0	≥11.1
IGT		
空腹	<6.1	<6.1
糖负荷后 2 小时	≥6.7 和<10.0	≥7.8 和<11.1
IFG		
空腹	≥5.6 和<6.1	≥5.6 和<6.1
糖负荷后 2 小时	<6.7	<7.8

表 8-3 WHO 诊断标准(2)

	血浆(mmol/L)	
	静脉血	毛细血管血
糖尿病		
空腹和(或)	≥7.0	≥7.0
糖负荷后 2 小时	≥11.1	≥12.1
IGT		
空腹	<7.0	<7.0
糖负荷后 2 小时	≥7.8 和<11.1	≥8.9 和<12.1
IFG		
空腹	≥6.1 和<7.0	≥6.1 和<7.0
糖负荷后 2 小时	<7.8	<8.9

(1)空腹血浆葡萄糖(FPG)的分类:FPC<6.0 mmol/L 为正常,FPG 6.0~7.0 mmol/L 为空腹血糖过高(简称 IFG),FPG≥7.0 mmol/L 为糖尿病(需另一天再次证实)。空腹的定义是至少8 小时没有热量的摄入。

(2)OGTT 中 2 小时血浆葡萄糖(2 小时 PG)的分类:2 小时 PG<7.8 mmol/L 为正常,2 小时PG 7.8~11.1 mmol/L 为糖耐量减低(IGT),2 小时 PG≥11.1 mmol/L考虑为糖尿病(需另一

天再次证实)。

(3)糖尿病的诊断标准:症状＋随机血糖≥11.1 mmol/L,或 FPG≥7.0 mmol/L,或 OGTT 中 2 小时 PG≥11.1 mmol/L。症状不典型者,需另一天再次证实。随机指一天当中任意时间而不管上次进餐时间。

对于临床工作,推荐采用葡萄糖氧化酶法测定静脉血浆葡萄糖。临床医师在做出糖尿病诊断时,应充分确定其依据的准确性和可重复性,对于无急性代谢紊乱表现,仅一次血糖值达到糖尿病诊断标准者,必须在另一天按以上标准复测核实,如复测结果未达到糖尿病诊断标准,应让患者定期复查,直至诊断明确为止。应注意在急性感染、创伤或各种应激情况下可出现暂时血糖升高,不能以此诊断为糖尿病。IFG 或 IGT 的诊断应根据 3 个月内的两次 OGTT 结果,用其平均值来判断。

2.2 型糖尿病与 1 型糖尿病的鉴别

见表 8-4。

表 8-4　1 型糖尿病与 2 型糖尿病的鉴别

鉴别要点	1 型糖尿病	2 型糖尿病
发病年龄	各年龄均见	10 岁以上多见
季节	秋冬多见	无关
发病	急骤	缓慢
家族遗传	明显	明显
肥胖	少见	多见
酮症酸中毒	多见	少见
胰岛炎	有	无
胰岛 β 细胞	减少	不一定
血胰岛素	明显减少	稍减少、正常或增多
空腹血 C-肽	$<1\ \mu g/L$	$>1\ \mu g/L$
血胰岛细胞抗体	＋	－
胰岛素	依赖	暂时性
口服降糖药	无效	有效

3.糖尿病的鉴别诊断

(1)其他原因所致的血糖、尿糖改变:急性生理性应激和病理性应激时,由于应激激素如肾上腺素、促肾上腺皮质激素、肾上腺皮质激素和生长激素分泌增加,可使糖耐量减低,出现一过性血糖升高,尿糖阳性,应激过后可恢复正常。

(2)其他糖尿和假性糖尿:进食过量半乳糖、果糖、乳糖,可出现相应的糖尿,肝功能不全时果糖和半乳糖利用障碍,也可出现果糖尿或半乳糖尿,但葡萄糖氧化酶试剂特异性较高,可加以区别。大量维生素 C、水杨酸盐、青霉素、丙磺舒也可引起班氏试剂法的假阳性反应。

(3)药物对糖耐量的影响:噻嗪类利尿药、呋塞米、糖皮质激素、口服避孕药、水杨酸钠、普萘洛尔、三环类抗抑郁药等可抑制胰岛素释放或拮抗胰岛素的作用,引起糖耐量减低,血糖升高,尿糖阳性。另外,降脂药物、乳化脂肪溶液、大量咖啡等也可以引起糖耐量异常。

(4)继发性糖尿病:肢端肥大症(或巨人症)、Cushing 综合征、嗜铬细胞瘤可分别因生长激素、皮质醇、儿茶酚胺分泌过多、拮抗胰岛素而引起继发性糖尿病或糖耐量减低。此外,长期服用大量糖皮质激素可引起类固醇糖尿病。

(5)胰源性糖尿病:胰腺全切除术后、慢性酒精中毒或胰腺炎等引起的胰腺疾病可伴有糖尿病,临床表现和实验室检查类似 1 型糖尿病,但血中胰高糖素和胰岛素均明显降低,在使用胰岛素或其他口服降糖药物时,由于拮抗胰岛素的胰高糖素也同时缺乏,极易发生低血糖,但不易发生严重的酮症酸中毒。无急性并发症时,患者多有慢性腹泻和营养不良。

三、治疗

2 型糖尿病的治疗程序如图 8-2 所示。

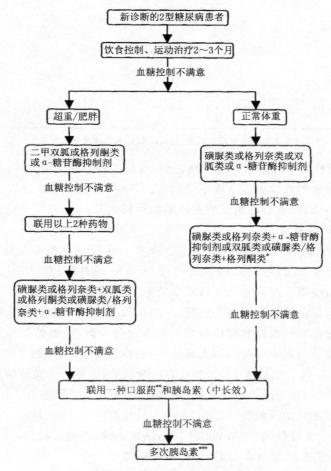

图 8-2 2 型糖尿病的治疗程序

注:* 有代谢综合征表现者可优先考虑

　　* * 肥胖、超重者可优先考虑实用二甲双胍或格列酮类

　　* * * 如胰岛素用量较大,可加用非胰岛素促分泌剂

(一)糖尿病的控制目标及病情监控

1.糖尿病的控制目标

根据美国糖尿病联合会临床指南确立下列标准,见表 8-5。

表 8-5　糖尿病的控制目标

指标	理想	一般	差
血糖(mmol/L)			
空腹	4.4～6.1	≤7.0	>7.0
非空腹	4.4～8.0	≤10.0	>10.0
HbA1c(%)	<6.5	6.1～7.5	>7.5
血压 kPa(mmHg)	<17.3/10.7	17.3/10.7～18.7/12.0	≥18.7/12.0
	(130/80)	(130/80～140/90)	(140/90)
BMI(kg/m²)			
男	<25	<27	≥27
女	<24	<26	≥26
TC(mmol/L)	<4.5	>4.5	≥6.0
HDL-C(mmol/L)	>1.1	1.1～0.9	<0.9
TG(mmol/L)	<1.5	1.5～2.2	≥2.2
LDL-C(mmol/L)	<2.6	2.6～3.3	≥3.3

注：TC,胆固醇；HDL-C,高密度脂蛋白胆固醇；IG,甘油三酯；LDL-C,低密度脂蛋白胆固醇。

在表 8-5 中,血糖控制于理想水平为严格控制,适用于新诊断的糖尿病患者、青少年、妊娠糖尿病、强化胰岛素治疗者和持续胰岛素皮下注射者;表中差的适应人群为 70 岁以上老年人、脆性糖尿病、严重肾功能不全、严重冠心病或缺血性脑血管病患者。

2.糖尿病患者的病情监控

(1)血糖控制:幼年、70 岁以上老年人、合并其他严重疾病者血糖的控制可以放宽,视患者的综合情况而定;要经常监测餐后血糖,以帮助达到 HbA1c 的目标;在治疗过程中如果出现严重和反复的低血糖发作,应该及时调整治疗目标及方案。

血糖的自我监测:目前提倡患者自测血糖,但应确保患者测定方法的正确性,并定期校对血糖仪;医务人员告知患者如何根据血糖检测结果调整饮食及运动,血糖仪检测结果是全血,比静脉血糖高10%;测定血糖的频率和时间因人而异,一般检测每餐前、餐后 2 小时及睡前,便于了解全天血糖情况。HbA1c 可反映过去 2～3 个月的血糖水平,也可作为预测糖尿病并发症的指标。所以提倡血糖治疗达标的患者应该 6 个月检测一次 HbA1c 以了解过去 2～3 个月的血糖情况;血糖治疗不达标、治疗刚开始或调整治疗时,每 3 个月检测一次 HbA1c。

(2)尿糖:当血糖低于肾糖阈(10 mmol/L)时,尿糖阴性,不能反映出血糖水平。

(3)尿酮体:血糖超过 20 mmol/L 时,应检测尿酮体。

(二)糖尿病的现代综合治疗原则

1.糖尿病教育

由于糖尿病是一种终身性疾病,其病情变化与患者的饮食、运动、情绪等密切相关,而控制这些因素都需要患者的配合,所以,糖尿病教育越来越引起医务工作者的高度重视。糖尿病教育的具体内容包括社会宣传教育,卫生保健人员的教育与培训,患者及家属糖尿病知识培训等。这样,能够使患者得到早期诊断与治疗,最终能够把患者培训成为能够自我保健、自我护理的"糖尿病专家"。另外,广泛宣传糖尿病的知识,可以使糖尿病的易感人群(如糖尿病患者的子女)充分认识疾病的危害,并采取健康生活方式,减少或延缓糖尿病的发生、发展。

2.糖尿病饮食控制

糖尿病的饮食控制是一切治疗的基础,无论在何种情况下,糖尿病患者都应该严格控制饮食,维持正常体重。

3.糖尿病运动疗法

运动治疗是指除了围绕生存、工作、生活的基本活动之外而特意设计的运动。2 型糖尿病患者运动可以增加胰岛素敏感性,增加糖的摄取和无氧糖酵解,改善脂代谢,防治并发症。

4.糖尿病的病情监控

一些代谢紊乱如高血压、高血脂等是糖尿病病情发展及并发症的主要原因,所以严密监控这些因素对防治糖尿病及其并发症有重要意义。

5.糖尿病的药物治疗

根据糖尿病患者的类型、病情选择个体化的药物治疗方案,利于有效控制糖尿病。

(三)糖尿病教育

1.糖尿病基础知识教育

(1)糖尿病是一种不能根治的疾病,但是如果得到良好控制,多数患者可以像正常人一样的生活。

(2)糖尿病需要终身治疗。

(3)糖尿病控制欠佳可以造成急慢性并发症,严重者可以造成劳动能力的丧失,甚至最终造成死亡。

(4)糖尿病的并发症与高血压、高血脂、肥胖、体力活动减少、饮食不合理等因素有关。

(5)胰岛素治疗是各种类型糖尿病治疗的有效手段。

2.糖尿病教育应该注意的几个关键问题

(1)使患者根据自己的工作、生活情况的变化随时调整热量摄入、食物成分比例、食量增减的方法与原则。

(2)能较准确地计算和调整胰岛素的用量,学会胰岛素注射技巧,部位变换及低血糖的防治方法。

(3)口服降糖药的患者能自己调整用量,失效时遵从医师的指导。

(4)不要乱寻医问药,而应以最低的医疗费用达到最佳的治疗效果。

3.糖尿病的心理教育

患者得知自己患有糖尿病时,心理行为表现多样,医师应该及时进行解释说明,让患者了解本病的可治性和可防性,解除心理压力、配合治疗。在治疗过程中避免精神刺激,同时需要家属配合。

4.糖尿病饮食治疗教育

(1)标准体重及热量控制。

(2)学会制订饮食计划。

(3)养成良好的健康饮食习惯。

(4)能够根据运动量、时间及药物作用时间等灵活调整加餐。

5.糖尿病运动治疗教育

(1)掌握运动原则,确定适合自己的运动方式。

(2)确定适合自己的运动时间、频率及强度。

（3）明确锻炼强度如何监测。

（4）应该避免哪些运动方式。

（5）在运动中应该警惕哪些症状（如低血糖和心脏症状）出现及应该采取哪些预防和保护措施。

（6）锻炼前后如何调节膳食计划及胰岛素用量。

6.糖尿病的药物治疗教育

（1）了解口服药的作用、应用原则、适应证、禁忌证。

（2）继发性磺脲类药物的失效。

（3）胰岛素的作用、种类、适应证、注射技术及用量调整。

（4）明确药物治疗的同时不能放松饮食治疗及运动。

（5）了解低血糖及其处理。

7.糖尿病的病情自我监测及护理教育

（1）血糖监测的时间，检测糖化血红蛋白及糖化血清蛋白的意义。

（2）监测血压、血脂水平，同时了解他们对糖尿病并发症的作用。

（3）定期检测重要脏器功能。

（4）加强慢性并发症的处理，特别是足部护理。

（四）糖尿病的饮食治疗

1.糖尿病饮食治疗的目的

（1）减轻胰岛负担。

（2）维持正常体重。

（3）纠正已经发生的高血糖、高血脂等代谢紊乱。

（4）降低餐后高血糖，可减轻对胰岛细胞的刺激。

（5）有利于预防和治疗急性并发症，改善整体健康水平。

（6）妊娠糖尿病患者饮食治疗能保证孕妇和胎儿的健康，糖尿病儿童饮食治疗能保证糖尿病儿童的正常发育。

2.糖尿病饮食治疗的方法

（1）热量的计算：见表8-6、表8-7、表8-8。①患者可按照实际体重判断自己属于肥胖、正常还是消瘦。②根据体重状态和劳动强度选择每千克体重的热量并计算每天总热量。③肥胖者最好按每天总热量摄入减少2 092～4 184 kJ（500～1 000 kcal）的要求远渐减少，其减少是根据肥胖程度和患者的耐受能力而定。体重降低不宜过速过猛，否则患者可因蛋白质摄入不足而感乏力，不能坚持。④儿童、孕妇、哺乳妇女及消耗性疾病患者应适当增加热量。

表 8-6 糖尿病患者每天每千克理想体重所需热量[kJ(kcal)]

劳动强度	消瘦	正常	肥胖
卧床休息	83.8～104.8(20～25)	62.9～83.8(15～20)	62.9(15)
轻体力劳动	146.4(35)	125.5(30)	83.8～104.8(20～25)
中等体力劳动	167.6(40)	146.4(35)	125.5(30)
重体力劳动	188.6～209.5(45～50)	167.6(40)	146.4(35)

表 8-7 儿童每千克体重所需热量

年龄（岁）	每天所需热量[kJ(kcal/kg)]
<4	209.5(50)
4～10	188.6～167.6(45～40)
10～15	167.6～146.4(40～35)

表 8-8 劳动强度的种类

活动水平	职业工作时间分配	工作内容举例
轻	75%时间坐或站立	办公室工作、售货员、酒店服务员
	25%时间站立或活动	化验室操作、讲课
中	75%时间坐或站立	学生日常活动、机动车驾驶、车床操作
	25%时间特殊职业活动	金工切割
重	75%时间坐或站立	非机械化农业劳动、舞蹈、体育活动
	25%时间特殊职业活动	采矿等

（2）营养成分的合理分配：营养物质的分配原则是高糖类、高纤维素、低脂肪。

糖类含量占总热量的 50%～60%，忌单糖和双糖，应含各种聚糖 8～10 g/d。吸收过快的糖类血糖峰值出现早而集中，不利于控制，吸收过慢，尤其糖尿病患者胃排空时间延长，将使餐后晚期血糖升高，可以用多潘立酮以促进胃排空，并使用较长效的降血糖药物为宜。

蛋白质含量一般不超过总热量的 15%，成人每天每千克理想体重 0.8～1.0 g，儿童、孕妇、乳母、营养不良或伴有消耗性疾病者宜增至 1.5～2.0 g。伴有糖尿病肾病而肾功能正常者应限制至 0.8 g；血尿素氮升高者，应限制在 0.6 g。许多患者严格控制糖类的摄入，同时增加蛋白质及脂肪的摄取来控制血糖，这种方法是错误的。如饮食中糖类过低，将减低胰岛 β 细胞的贮备功能，对患者不利，而过多的蛋白摄入对糖尿病患者也不利。

脂肪占总热量 20%～25%，其中饱和脂肪酸与不饱和脂肪酸的比例应为 1∶1。动物性脂肪除鱼油外主要含饱和脂肪酸，植物油主要含不饱和脂肪酸，目前认为多价不饱和脂肪酸的热量与饱和脂肪酸热量的比值越大，对降低胆固醇和预防动脉硬化越有利。所以，在限制脂肪总量的前提下应以植物油代替动物油。肥胖患者特别是伴有心血管疾病者脂肪摄入应限制在总热量的 30%以下，胆固醇每天摄入量应在 300 mg 以下。

此外，各种富含可溶性食用纤维的食品可延缓糖和脂肪的吸收，制约餐后血糖的急剧上升和胰岛素分泌，有利于改善血糖、脂代谢紊乱，并促进胃肠蠕动，防止便秘。每天饮食中纤维素含量以不少于 24 g 为宜。提倡食用绿叶蔬菜、豆类、块根类、粗谷物、含糖成分低的水果，不但提高饮食中纤维素含量，而且有利于各种纤维素和微量元素的摄取。限制饮酒。每天摄入食盐应限制在 10 g 以下。

（3）食谱和热量的计算：①粗算法，体重正常、身体较好者，每天主食按劳动强度计算，休息者 200～250 g；轻体力劳动者 250～350 g；中体力劳动者 350～400 g；重体力劳动者 400～500 g。蛋白质 30～40 g，脂肪 40～50 g。肥胖者每天主食 200～250 g，蛋白质 30～60 g，脂肪 25 g 左右。②细算法，本方法科学性强，但应用起来比较烦琐。其步骤为根据患者性别、年龄、身高计算标准体重。根据患者劳动强度确定每天所需总热量。确定糖类、蛋白质、脂肪的供给量。

每克糖类和每克蛋白均产生 16.7 kJ(4 kcal)热量，每克脂肪产生 37.7 kJ(9 kcal)热量。设全天总热量＝X，全天糖类(g)＝X·(50%～60%)/4；全天脂肪(g)＝X·(20%～35%)/9；全天蛋白(g)＝X·(12%～20%)/4。总热量三餐分配按 1/5、2/5、2/5 分配。

糖尿病患者应该戒酒，但某些患者戒酒困难，在血糖控制良好、无糖尿病并发症、肝肾功能正常、非肥胖者，允许少量饮酒(白酒 50 mL，啤酒 200 mL)。饮酒时一般不需减少其他食物的摄入量，但饮酒摄入了多余的能量，故应相应减少脂肪的摄入量。

(4)随访：以上饮食治疗方案仅是原则估算，在治疗过程中应随访患者并按实际效果做必要调整。

3.微量元素与糖尿病的关系

(1)铬的作用：①铬是人体必需的微量元素，无机铬人体基本不能吸收，只有三价有机铬人体才能吸收。②铬的食物来源是粗粮、酵母、啤酒、豆类和肉类。③铬可作用于葡萄糖代谢中的磷酸变位酶，如果缺铬，这种酶的作用就会降低，长期缺铬会影响糖耐量，不利于糖尿病病情的控制。④活化胰岛素，有助于葡萄糖的转化。

(2)锌的作用：①锌与胰岛素联结复合物调节和延长胰岛素的降血糖作用。②缺锌会导致免疫功能低下，容易患疾病，加重糖尿病的病情。③锌存在于多种食物中，动物性食物含锌丰富，且吸收率高，牡蛎、鲜鱼含锌量非常高，肉类、肝脏、蛋类含锌量也较多，植物性食物中以黄豆、大白菜、白萝卜含锌较多。

(3)硒的作用：①含有硒的谷胱甘肽过氧化物酶可使视网膜的氧化损伤减低，改善糖尿病视网膜病变。②海味、肾、肝、肉类和整粒的谷物含硒较丰富。

4.甜味剂的种类及应用

(1)分类：①营养性甜味剂，包括山梨醇、糖醇、麦芽糖醇、甘露醇、乳糖醇及低聚糖类。低聚糖类如低聚异麦芽糖、低聚果糖、大豆低聚糖等，除了有糖醇的功能外，还多了一个双歧杆菌的增殖效果，所以称双歧因子。②高倍非营养性甜味剂，包括天然提取物和化学提取物，如化学合成的糖精、甜蜜素、阿斯巴糖等，以及天然提取物如甜菊糖、甘草甜等。

(2)应用：糖尿病患者推荐使用营养性甜味剂，如糖醇和低聚糖。

5.健康饮食的注意事项

(1)改进进餐顺序：①饭前先吃一点生黄瓜或西红柿。②饭前先喝汤。③饭前先吃些用餐的菜。④最后吃主食和蔬菜。

(2)改变进食方法：①细嚼慢咽。②专心吃饭，不要边吃边干活。③饭要一次盛好，不要一点一点盛饭。④不打扫剩饭菜。

(3)改变进餐习惯：少吃零食、少荤多素、少细多粗、少盐多醋、少量多餐、少吃多动、少稀多干。

(4)改变进程品种：①吃带叶、茎类蔬菜，少吃根、块类的菜。②不吃油炸食物或过油食物。③不要勾芡。④不要吃含淀粉高的食物，如吃要交换主食。⑤血糖控制好的可在两餐间加水果，但不要喝果汁。⑥喝汤去掉上面的油。⑦吃肉丝比吃肉片、肉排、红烧肉好。⑧吃带刺鱼比吃鱼块好，因为可以减慢进餐速度，增加饱腹感。⑨吃带骨头肉比吃肉块好，既满足要求，吃进的肉量又不大。⑩吃鸡肉去掉鸡皮及肥肉。

(五)糖尿病的运动治疗

对于 2 型糖尿病患者来说，运动能改善胰岛素敏感性，增加糖的摄取和糖的无氧酵解，调节脂代谢。

1.糖尿病患者的运动疗法可以达到下列效果

(1)减轻体重。

(2)减轻或消除胰岛素抵抗现象。

(3)改善脂代谢和肝糖代谢。

(4)可促进凝血酶形成和纤溶活性,减少血小板聚集和血栓形成。

(5)运动可增加磺脲类口服降糖药物的疗效。

(6)应用胰岛素治疗者,运动可促进胰岛素的吸收。

运动治疗适用于空腹血糖在 16.7 mmol/L 以下的 2 型糖尿病患者,特别是超重或肥胖者。运动强度起码应该达到 60% 中等强度的脉率才能达到目的。运动的形式多种多样,采取的方式因人而异,但应以容易调节运动强度的运动为宜。运动量的大小取决于运动强度和时间,在实施运动计划时应根据个人的具体情况,由轻到重地增加运动强度。

2.糖尿病患者运动强度指标的测定

(1)计算法:最大运动能力的百分比脉率＝安静时脉率＋(运动中最大脉率－安静时脉率)×强度。运动中最大脉率＝210－年龄,如 60 岁的人安静时脉率为 70 次/分,其 60% 中等强度运动时脉率＝70＋(210－60－70)×60%＝118 次/分。

(2)简易法:运动时脉率(次/分)＝170－年龄(岁)。

开始运动时应从最大运动量的 30%～40% 开始,适应后可逐渐增加运动量。运动存在一定的风险,如引起缺血性心脏病加重、高血压患者诱发心脑血管意外、视网膜病变者发生视网膜出血、肾病者使蛋白尿加重、足溃疡者溃疡加重、1 型糖尿病胰岛素用量不足时促使血糖升高甚至诱发酮症,而注射胰岛素后又可使胰岛素吸收过快引起低血糖等。因此,运动要掌握适应证。

3.糖尿病患者不适于运动的情况

(1)严重 1 型糖尿病。

(2)肾脏并发症。

(3)高血压和各种心脏病。

(4)眼底病变。

(5)暂时性脑缺血。

(6)严重神经、肌肉及关节病变。

(7)极度肥胖等。

4.糖尿病运动疗法的安全原则

(1)所有的体育锻炼应以运动后没有不适感为标准。

(2)运动时要掌握适合的锻炼进度,心率是检测有氧运动调节心肺功能的最好指标。

(3)选择适合的锻炼方式。

(4)锻炼时心率不应超过安全最高心率,即 180－年龄。

(5)锻炼要逐渐增加运动量,同时调整药物及饮食。

(6)锻炼前要做好预备锻炼,锻炼后要放松。

(7)预防运动性低血糖的发生。

(六)糖尿病的口服药物治疗

应用口服降糖药物治疗适合于饮食、运动无法控制的 2 型糖尿病患者。口服降糖药物治疗的适应证为:血糖不太高,改善生活方式1~2个月后仍然不能使血糖控制在正常范围者;存在显著高血糖症状的患者在改善生活方式的同时可给予药物治疗。应用口服降糖药物时应注意,每种药物都有不同的组织作用特异点,当联合用药时要根据患者的具体情况决定哪种组合最合适。口服降糖药物分为胰岛素促泌剂(磺脲类、格列奈类)和非胰岛素促泌剂(α-葡萄糖苷酶抑制剂、双胍类、格列酮类)。

治疗糖尿病药物的选择和治疗的程序:对于肥胖或超重的2型糖尿病患者,在饮食和运动不能满意控制血糖的情况下,首选非胰岛素促泌剂;2型糖尿病的药物治疗应着眼于解决胰岛素缺乏和胰岛素抵抗两个问题。有代谢综合征或伴有心血管疾病危险因素者,首选双胍类或格列酮类;对于正常体重的2型糖尿病患者,在饮食和运动不能满意控制血糖的情况下,首选胰岛素促泌剂,如血糖控制仍然不满意,有代谢综合征或伴有心血管疾病危险因素者应选用双胍类或格列酮类。α-葡萄糖苷酶抑制剂适用于餐后血糖升高而空腹血糖升高不明显者。

使用口服降糖药时应注意:①掌握适应证,1型糖尿病患者在胰岛素治疗的基础上,可联合使用胰岛素增敏剂、双胍类和α-糖苷酶抑制剂,而不应该用促胰岛素分泌剂;2型糖尿病肥胖者,首选双胍类、α-糖苷酶抑制剂或胰岛素增敏剂,后用促胰岛素分泌剂;2型糖尿病消瘦者首选促胰岛素分泌剂或胰岛素增敏剂,可联合使用α-糖苷酶抑制剂或双胍类药物。②先从小剂量开始,再根据餐后2小时血糖情况(一定要服药),调整药物剂量。③合理联合用药,同类降糖药一般不合用(如格列喹酮不应与格列齐特同用),用一种降糖药物后,如效果尚不理想,可考虑联合用药,不同作用机制的药物联合可以扬长避短,每一类药物不要用到最大剂量,可避免或减少药物的不良反应。单一药物治疗疗效逐年减退,长期疗效差。一般联合应用2种药物,必要时可用3种药物。④兼顾其他治疗,在降血糖治疗的同时,还要考虑其他问题,如控制体重、控制血压、调整血脂紊乱等。⑤要考虑药物的相互作用,当与下列具有增强降血糖作用的某个药物合用时,可能会导致低血糖反应,如胰岛素、其他降糖药、别嘌醇、环磷酰胺、喹诺酮类、水杨酸等;当与下列具有减弱降血糖作用的某个药物合用时,可能引起血糖升高,如皮质类固醇、高血糖素、雌激素和孕激素、甲状腺素、利福平等。

1.磺脲类药物

(1)磺脲类药物的作用机制:磺脲类药物通过与胰岛β细胞膜上的K^+通道相结合,使β细胞去极化,细胞内Ca^{2+}增加,触发胰岛素释放;还可以改善胰岛素受体及受体后缺陷,增加外周组织对胰岛素的敏感性,从而促进周围靶器官,特别是肌肉组织对胰岛素介导的葡萄糖的利用。其代谢及作用特点见表8-9。

表8-9 磺脲类药物代谢及作用特点

药名	排除途径	高峰时间(h)	持续时间(h)	通常剂量	最大剂量
甲磺丁脲	肾排100%	3~4	6~8	500毫克/次	1 000毫克/次
(D-860)				3次/天	3次/天
格列本脲	肾排50%	2~5	16~24	2.5毫克/次	5毫克/次
(优降糖)				3次/天	3次/天
格列齐特	肾排	0.5	10~24	80毫克/次	80毫克/次
(达美康)	60%~70%			2次/天	3次/天
格列吡嗪	肾排90%	1~2.5	6~24	5毫克/次	10毫克/次
(美吡达)				3次/天	3次/天

续表

药名	排除途径	高峰时间(h)	持续时间(h)	通常剂量	最大剂量
格列喹酮	肾排5%	2～3	10～20	30毫克/次	60毫克/次
(糖适平)	胆汁排95%			3次/天	3次/天
格列吡嗪控释	肾排90%	2～3	6～12	5毫克/次	20毫克/次
(瑞易宁)				1次/天	1次/天
格列美脲	肾排90%		24	1～4毫克/次	8毫克/次
(亚莫利)				1次/天	1次/天

(2)磺脲类药物的适应证:①新诊断的非肥胖的2型糖尿病患者经饮食、运动治疗2个月疗效不满意者。②肥胖的2型糖尿病患者服用双胍类药物血糖控制不满意或因胃肠道反应不能耐受者。由于其增加胰岛素分泌,可使患者体重增加,一般不作为肥胖患者的首选药物。

(3)磺脲类药物的服用方法与应用特点:磺脲类药物应在餐前半小时服用。不同磺脲类制剂的降糖作用和时间差别很大,应根据病情做出合适的选择。一般空腹血糖轻中度升高者宜选用甲苯磺丁脲(D-860)或格列喹酮(糖适平),也可选格列齐特(达美康)或格列吡嗪(美吡达);空腹血糖中度以上升高者可选用格列本脲(优降糖)或格列吡嗪(美吡达);对老年人应选用降糖作用温和、剂量范围大的甲苯磺丁脲、格列喹酮和格列吡嗪,应慎用格列本脲。另外,要根据作用时间决定每天给药次数,甲苯磺丁脲、格列喹酮和格列吡嗪半衰期短,每天给药3次,格列本脲、格列美脲、格列齐特1～3次/天。

(4)不良反应:磺脲类药物,尤其是第一代和长效类药物容易发生低血糖及低血糖昏迷,所以应从小剂量开始,缓慢加量,特别是老年患者更应注意;少数患者发生皮疹、黄疸;偶见肝功能异常和骨髓异常;肾功能不全者除格列喹酮外,不宜服用。

(5)磺脲类药物的禁忌证:①1型糖尿病。②单纯饮食及运动治疗能够满意控制血糖的轻型患者。③并发急性代谢紊乱,如酮症酸中毒、乳酸酸中毒、非酮症性高渗性昏迷等。④严重感染、外伤、手术等应激情况。⑤严重肝、肾功能不全,影响药物动力学者。⑥妊娠期(有致畸危险和引起胎儿和新生儿低血糖)。

(6)磺脲类药物的原发或继发失效:①原发失效,指糖尿病患者接受足量的磺脲类药物治疗开始1个月内空腹血糖仍然高于14 mmol/L,常见于自然病程晚期才获得初诊的2型糖尿病患者,是由于胰岛功能丧失或严重受损造成。这种情况往往在合并使用双胍类药物后病情有所改善。②继发失效,指糖尿病患者接受磺脲类药物治疗后收到明显的治疗效果,但继续原来治疗降血糖疗效逐渐减弱,加大剂量至足量后空腹血糖仍高于11.1 mmol/L,餐后血糖高于14 mmol/L,且这种高血糖持续数月,此时宜加用或改用胰岛素治疗。双胍类药物也部分存在继发失效。

(7)影响磺脲类药物作用的药物有两类。加强磺脲类降糖作用的药物:①从蛋白结合位点代替磺脲类、抑制磺脲类从尿中排出,阿司匹林、水杨酸、非激素类抗炎药、磺胺药。②竞争抑制磺脲类代谢,乙醇、H_2受体拮抗剂、抗凝药、单胺氧化酶抑制剂。③拮抗内源性胰升糖素,β受体阻滞剂。减弱或对抗磺脲类降糖作用的药物:增强磺脲类排除的酶诱导剂,乙醇(慢性饮用)、巴比妥类药物、氯普吗嗪。胰岛素分泌抑制剂,拮抗胰岛素作用,噻嗪类利尿剂、糖皮质激素、雌激素、吲哚美辛(消炎痛)、烟酸。

2.双胍类药物

(1)双胍类药物的作用机制(代谢及作用特点见表 8-10):①双胍类药物可延缓肠道对葡萄糖的吸收,但葡萄糖吸收总量不减少。②抑制糖原异生、肝糖分解从而减少肝糖输出。③增加机体对胰岛素的敏感性,从而增加外周组织对葡萄糖的摄取和利用,达到降糖目的。④促进各类细胞葡萄糖转运因子的转位。双胍类药物在高血糖状态下有降糖作用,但对正常血糖无降糖作用,故不引起低血糖。

表 8-10　双胍类药物代谢及作用特点

药名	排除途径	高峰时间(h)	持续时间(h)	通常剂量	最大剂量
苯乙双胍	肾排 50%	2～3	4～6	25 毫克/次	50 毫克/次
(降糖灵)				3 次/天	3 次/天
二甲双胍	肾排 80%	2	5～6	250 毫克/次	500 毫克/次
	粪排 20%			3 次/天	3 次/天
美迪康	肾排 80%		5～6	250 毫克/次	500 毫克/次
	粪排 20%			3 次/天	3 次/天
迪化糖锭	肾排 80%		5～6	250 毫克/次	500 毫克/次
	粪排 20%			3 次/天	3 次/天
格华止	肾排 90%	5～6		500 毫克/次	1 000 毫克/次
	粪排 10%			3 次/天	3 次/天

(2)双胍类药物的适应证:①以胰岛素抵抗为主的糖尿病患者,特别是肥胖的 2 型糖尿病患者。②非肥胖 2 型糖尿病患者用磺脲类药物不能控制血糖时。③1 型和 2 型糖尿病患者使用胰岛素治疗时若联合应用双胍类,不仅可增加胰岛素的降糖作用,减少胰岛素用量,并可减少血糖不稳定者的血糖波动。④葡萄糖耐量减低者。

(3)双胍类药物的不良反应:①消化道反应,有食欲缺乏、恶心、呕吐、腹痛及腹泻等。②乳酸增高及乳酸酸中毒,因其促进肌肉中糖的无氧酵解,产生大量乳酸,机体缺氧时易致乳酸中毒,应引起重视。苯乙双胍比二甲双胍多见,尤其在肝、肾功能不全,心肺疾病,贫血及老年人。

(4)双胍类药物的禁忌证:①糖尿病酮症酸中毒、高渗性昏迷、严重感染、创伤及大手术等。②糖尿病患者伴心力衰竭、肝及肾衰竭、慢性肺部疾病、组织缺氧、酗酒等均禁用双胍类药物,因易引起乳酸性酸中毒。③糖尿病患者在妊娠期间亦不能应用双胍类药物。④消化道反应剧烈不能耐受者或有慢性消化道疾病者。⑤酒精中毒者。

(5)影响双胍类药物作用的其他药物:①利福平抑制双胍类药物的吸收而减弱其降糖作用。②乙醇抑制苯乙双胍代谢,加强其降糖作用。③西咪替丁减少双胍类药物在肾脏清除,加强其降糖作用。

3.α-糖苷酶抑制剂

(1)作用机制:该类药物的降糖机制是抑制多糖或双糖转变为单糖,延缓葡萄糖在肠道的吸收从而降低餐后血糖并兼有减轻胰岛素抵抗的作用。长期应用也可降低空腹血糖。其中阿卡波糖主要是抑制 α-淀粉酶,伏格列波糖主要是抑制双糖水解酶的作用,其代谢及作用特点见表 8-11。

表 8-11 α-糖苷酶抑制剂的代谢及作用特点

药名	排除途径	每片剂量	每天剂量
阿卡波糖	胃肠道 50%	50 mg	50～200 毫克/次
(拜糖平)	尿 35%		
伏格列波糖(倍欣)	胃肠道	0.2 mg	0.2～0.4 毫克/次 每天 3 次

(2)适应证:该类药物的适应证很广,可单独或与双胍类同用于肥胖的 2 型糖尿病患者;与磺脲类联用于仅用磺脲类血糖控制不理想的 2 型糖尿病患者;与胰岛素合用于 1 型和 2 型糖尿病需用胰岛素者,不仅可减少胰岛素用量还有助于减轻餐后早期高血糖及餐后晚期低血糖。

(3)不良反应:主要是消化道反应,表现为腹部胀满、胀气、肠鸣音亢进和排气过多,少数患者有腹泻或便秘。这些症状多在服药 2 周左右缓解,仅少数患者不能耐受而停药。

(4)禁忌证:原有消化不良、消化道溃疡、肠梗阻倾向、感染、恶性肿瘤、酗酒、严重肝和肾功能损害者;妊娠或哺乳妇女及小儿。

(5)注意事项:α-糖苷酶抑制剂的使用应从小剂量开始,渐增加剂量,并与第一口饭一起嚼碎咽下。避免同服考来烯胺、肠道吸附剂、消化酶制剂。

4.胰岛素增敏剂

胰岛素增敏剂除了二甲双胍外,目前还有噻唑烷二酮类药物(TZDs)。它属于过氧化物酶增殖体所激活的受体,是一种核受体(简称 PPAR-γ)。被激活后的这种受体蛋白,能够结合 DNA 的反应成分,继而影响基因的转录,其生物效应是改变和调节一系列糖类和脂肪的代谢。现在应用于临床的有罗格列酮和吡格列酮。

(1)作用机制:目前噻唑烷二酮类药物的作用机制还在进一步的探讨当中。根据最近的研究可归纳为以下几点:①激活 PPAR-γ,能够减少脂肪的溶解和增加脂肪细胞的分化,减少外周组织的胰岛素抵抗。②降低瘦素和肿瘤坏死因子-α 的表达,减少 PAI-1 分泌,降低游离脂肪酸水平,从而增加周围组织对胰岛素的敏感性和反应性,提高糖原合成酶的活性,促进骨骼肌对胰岛素介导的葡萄糖摄取和利用。③通过抑制肝糖异生的限速酶即 1,6-二磷酸果糖酶和 2,6-二磷酸果糖酶的活性而降低肝糖输出。④提高胰岛素敏感性,从而抑制肝内合成内源性甘油三酯并促进其清除,改善糖尿病患者的血脂,防止动脉硬化的产生,延缓其发展。⑤清除自由基,降低过氧化脂质的形成,抑制动脉硬化的形成。⑥减少血管平滑肌细胞的钙离子内流,内皮细胞合成一氧化氮增加,改善血管内皮功能。见表 8-12。

表 8-12 噻唑烷二酮类药物的代谢及作用特点

药名	每片剂量(mg)	每天剂量(mg)	每天服药次数	半衰期(h)
罗格列酮	1、2、4	4～8	1～2	4
(文迪雅)				
吡格列酮	15	30	1～2	16～24
(艾汀、艾可拓)				

(2)适应证:①胰岛素抵抗、肥胖,或伴有高血压的 2 型糖尿病患者。②胰岛素抵抗者。③可单独用于 2 型糖尿病的治疗,也可与磺脲类、双胍类药物或胰岛素合用。

（3）不良反应：转氨酶升高、头痛、头晕、恶心、腹泻、体重增加和液体潴留。

（4）禁忌证：1 型糖尿病患者、酮症酸中毒、肝功能异常者。

（5）用药注意事项：用药期间监测肝功能，转氨酶升高 3 倍以上者停药。

5.非磺脲类胰岛素促泌剂

非磺脲类胰岛素促泌剂又称餐时促胰岛素分泌剂，其化合物能促进胰岛 β 细胞中胰岛素的第一时相分泌。其特点是只在进餐时才会迅速而短暂的刺激胰腺分泌胰岛素，起效快，作用持续时间短，安全性好。此类药物包括瑞格列奈和那格列奈。

（1）作用机制：通过与胰腺 β 细胞膜上的 ATP 敏感性钾通道（K^+-ATP）偶尔受体相互作用，使浆膜去极化，随即通过电压敏感性 L 型钙通道的开放，引起钙离子内流和胰岛素分泌。它与磺脲类药物不同之处在于：它在胰岛 β 细胞膜上的结合位点不同；不直接刺激胰岛素的胞泌作用。见表 8-13。

表 8-13　格列奈类药物的代谢及作用特点

药名	排除途径	起效时间（h）	高峰时间（h）	半衰期（h）	持续时间（h）	每顿餐前剂量（mg）	最大剂量（mg）
瑞格列奈（诺和龙）	胆汁 90% 尿 10%	0.5	1	1～1.5	6	0.5～4	12
那格列奈（唐力）	肝代谢 主要肾排泄	0.3	0.3	1.3	4	120～180	360～540

（2）适应证：2 型糖尿病、餐后高血糖。

（3）不良反应：①轻度胃肠功能紊乱、腹泻、呕吐。②个别患者出现乳酸、转氨酶升高，疗程结束后即可消失。③少数患者出现轻微低血糖。④变态反应。⑤体重轻微增加。

（4）禁忌证：1 型糖尿病患者，肝、肾功能不全者。

（5）应用：可以单独或与双胍类、噻唑烷二酮联合使用。格列奈类药物不能与格列苯脲或其他促胰岛素分泌剂合用。格列奈类药物可减少餐后高血糖并且在单独使用时，一般不导致低血糖。一般进餐前服药（餐前 15 分钟即可），不进餐不服药。

（6）影响格列奈类药物的其他药物：①增强降糖作用，如单胺氧化酶抑制剂、非选择性 β 受体阻滞剂、ACEI、非甾体抗炎药、乙醇、促合成代谢激素、奥曲肽。②减弱降血糖作用，如口服避孕药、噻嗪类、皮质激素、甲状腺素、拟交感神经药。③因格列奈类药物均经肝细胞色素 P_{450} 酶代谢，凡影响肝脏 P_{450} 酶活性的药物如酮康唑、某些抗生素、环孢霉素、类固醇可抑制该类药物代谢，而诱导 P_{450} 酶活性的药物如利福平、巴比妥、卡马西平可促进该类药物代谢。

6.胰岛素治疗

（1）胰岛素的生理作用：胰岛素通过与肝脏、脂肪组织、肌肉等组织的细胞膜受体结合后发挥效应。主要作用是增加葡萄糖的穿膜转运，促进葡萄糖摄取、促进葡萄糖在细胞内的氧化或糖原合成，并为合成蛋白或脂肪提供能量，促进蛋白质及脂肪的合成，减少酮体生成。其与生长激素有协同作用，促进生长、促进钾向细胞内转移，有水、钠潴留作用。

（2）适应证：①1 型糖尿病患者。②2 型糖尿病患者经饮食及口服降血糖药治疗未获得良好控制者。③糖尿病并发急性代谢紊乱如酮症酸中毒、高渗性昏迷和乳酸性酸中毒伴高血糖时。

④合并重症感染、消耗性疾病、视网膜病变、肾病、神经病变、急性心肌梗死、脑卒中。⑤因存在伴发病需外科治疗的围手术期。⑥妊娠和分娩。⑦全胰腺切除引起的继发性糖尿病。

（3）胰岛素的类型：胰岛素制剂可分为速（短）效、中效和长（慢）效 3 类。速效有普通（正规）胰岛素（RI），皮下注射后发生作用快，但持续时间短，是唯一可经静脉注射的胰岛素，可用于抢救糖尿病酮症酸中毒。中效胰岛素有低精蛋白胰岛素（NPH，中性精蛋白锌胰岛素）和慢胰岛素锌混悬液。长效制剂有精蛋白锌胰岛素注射液（PZI，鱼精蛋白锌胰岛素）和特慢胰岛素锌混悬液。速效胰岛素主要控制 1 餐饭后高血糖；中效胰岛素主要控制 2 餐饭后高血糖，以第 2 餐饭为主；长效胰岛素无明显作用高峰，主要提供基础水平胰岛素。胰岛素的种类及作用特点见表 8-14。

表 8-14　胰岛素的种类及作用特点

种类	起效时间(h)	峰时间(h)	有效作用时间(h)	最大持续作用时间(h)
猪胰岛素				
短效(RI)	0.5～2	2～4	4～6	6～8
中效(NPH)	2～4	6～12	12～20	18～24
长效(PZI)	4～6	12～24	14～20	24～36
人胰岛素				
超短效(Lispro)	0.08～0.25	1～2	2～4	4～5
短效(RI)	0.5～1	2～4	3～5	6～8
中效(NPH)	1～3	4～12	13～18	20～24
长效(Ultralente)	2～4	8～14	18～20	20～30

（4）胰岛素的不良反应：①低血糖反应，最常见，一般由体力活动太多、饮食减少、药物用量过大引起，发作多较急，如昏迷持续 6 小时以上可能导致中枢性不可逆性损害。②变态反应，以注射局部疼痛、硬结、皮疹为主，偶有全身性变态反应，如荨麻疹、紫癜、血清病、局限性水肿、支气管痉挛、虚脱、胃肠道反应、急性肺水肿。多见于注射含有附加蛋白的制剂时。③注射部位皮下脂肪营养不良。④胰岛素拮抗或胰岛素耐药性糖尿病，耐药性的定义为每天胰岛素需要量超过 200 U，持续 48 小时以上。发生率为 0.1％～3.6％。⑤胰岛素性水肿，糖尿病控制后 4～6 天可发生水、钠潴留而导致水肿。⑥屈光失常，视力模糊属暂时性变化，多见于血糖波动较大的 1 型糖尿病患者。⑦高胰岛素血症与肥胖，与胰岛素剂量与使用方法有关，剂量越大越易引起肥胖和高胰岛素血症，故应强调胰岛素治疗的同时饮食控制和运动。加用双胍类及 α-糖苷酶抑制剂有助于减少胰岛素用量，减轻外周高胰岛素血症。

（5）胰岛素的应用原则：①急需控制糖代谢紊乱者用短效类，如酮症等急性并发症、急性感染、大手术前后、分娩前及分娩期。1 型或 2 型糖尿病初治阶段，为摸索剂量和治疗方案，可用短效胰岛素，每天 3～4 次。②可采用长效制剂于早餐前注射或中效制剂晚 10 时睡前注射，以维持血浆胰岛素基础水平，并使次晨血糖控制较好。③为减少注射次数可采用混合剂，早晚餐前注射，中效和长效的比值可以灵活掌握，在制备混合剂时为避免鱼精蛋白锌进入普通胰岛素瓶内，应先抽普通胰岛素再抽鱼精蛋白锌胰岛素。也可直接应用混合好的胰岛素。④如病情严重伴循环衰竭、皮下吸收不良、有抗药性需极大剂量时，常使用胰岛素或锌结晶胰岛素静脉滴注。⑤采用纯度较高的制剂时剂量减少 30％左右，从动物胰岛素转为人胰岛素时剂量减少 10％。⑥1 型糖尿病血糖波动大不易控制者,2 型糖尿病伴胰岛素抵抗者可与口服降糖药联合应用。

(6)应用胰岛素的注意事项:①患者需要密切监测血糖,学会根据血糖情况调节胰岛素用量,特别是在患病期间、饮食运动改变时(表 8-15)。②指导患者如何识别低血糖症状,处理低血糖发作。③胰岛素剂量取决于进食量、体力活动、精神状态、伴发疾病、应激状态、胰岛素制剂种类、患者体内抗体情况、注射部位、联合用药情况、是否伴有肥胖、肝及肾功能是否异常等。

表 8-15　胰岛素治疗时的血糖控制目标

血糖控制指标	血糖控制目标	需调整胰岛素量
餐前血糖(mmol/L)	4.4～6.7	<4.4 或>6.7
睡前血糖(mmol/L)	5.6～7.8	<5.6 或>7.8
HbA1c(%)	≤7	≥8

(7)影响胰岛素作用的因素:①胰岛素制剂的种类,胰岛素的来源。②胰岛素的浓度与剂量,浓度高、剂量大的吸收缓慢,作用延迟。③给药方法,不同的给药方法会影响胰岛素的吸收,按吸收速度由快至慢分别为静脉注射、腹膜内注射、肌内注射、皮下注射。④注射技术。⑤注射部位和温度,不同部位吸收由快至慢分别为腹部、前臂、大腿、臀部。洗热水澡可加速胰岛素的吸收。⑥注射与进食的间隔时间,进食种类。⑦患者有无胰岛素抗体。⑧运动,运动增加肌肉对胰岛素的敏感性,注射部位的肌肉运动加速胰岛素的吸收。⑨肝、肾功能,当肝、肾功能不全时,影响胰岛素的清除,使胰岛素半衰期延长,血液循环中游离胰岛素增多可导致严重低血糖,故应减少胰岛素用量,特别是避免中长效胰岛素。⑩应激因素,机体处于应激状态时,儿茶酚胺等拮抗胰岛素的激素分泌增多,使胰岛素效价降低、血糖升高,此时需要增加胰岛素用量。

(8)胰岛素的一般用法:口服降糖药效果欠佳时可采用口服降糖药与中长效胰岛素联合治疗的方法,即白天用口服药,加睡前注射一次中效胰岛素。当血糖仍然不理想时可停口服药,而完全胰岛素治疗,具体方法如下:①给予速效和长效胰岛素混合制剂,2 次/天,早餐和晚餐前注射。此方法可能出现中午和(或)午夜低血糖,但上午吃一些零食可预防中午低血糖,睡前注射中效胰岛素代替晚餐前的混合胰岛素可预防午夜低血糖。②3 次/天餐前注射速效胰岛素,加睡前注射中、长效胰岛素,此方法可以灵活安排进餐时间。③灵活应用,餐前注射短效胰岛素加长效胰岛素,以模仿生理胰岛素基础分泌。此法可以根据进食和运动时间安排,或饮食中糖类的含量调整胰岛素的使用,饮食中每 10～15 g 糖给予 1～2 U 胰岛素。④胰岛素抵抗患者胰岛素用量较大,可加用噻唑烷二酮类药物、二甲双胍或 α-糖苷酶抑制剂。⑤胰岛素泵持续皮下给药。⑥胰岛素注射笔匹配专用胰岛素制剂,定量准确、注射方便,特别适合老年和视力减迟的患者。

(9)胰岛素用量:开始胰岛素治疗时每天总剂量的计算。①按体重计算:1 型糖尿病 0.5～1 U/(kg·d);新诊断的 1 型糖尿病 0.2～0.6 U/(kg·d);青春期 1 型糖尿病 1.0～1.5 U/(kg·d),因青春期生长发育迅速,故需要量增大;2 型糖尿病 0.1～0.2 U/(kg·d)。②按生理需要量计算:正常人每天分泌 30～40 U 胰岛素,起始量胰岛素可从 24～40 U/d 开始。③按空腹血糖(FPG)估算:FPG 为 8～10 mmol/L 时,给 0.25 U/(kg·d);FPG＞10 mmol/L 时,每增加 1 mmol/L胰岛素增加 4 U/d。

(10)胰岛素泵治疗:①胰岛素泵的脉冲式连续输注方式符合生理状态下胰岛素分泌,能够持续提供基础胰岛素,减少了餐前胰岛素用量,可更快地消除胰岛素抵抗状态。避免了高胰岛素血症,且较普通胰岛素吸收快,缩短了胰岛素吸收入血的起效时间。②胰岛素泵只使用速效或超短效胰岛素,减少了使用多种胰岛素制剂引起的吸收差异。③可自由调整基础量,减少低血糖的发生,并能有效抑制"黎明现象"。④24 小时持续输入基础量胰岛素,不进食、晚进食也不至于引起低血糖,而多进食也可适量追加胰岛素,从而使患者全天血糖接近正常,更适于生活方式多变的人、低血糖无感知者及糖尿病自主神经病变者。

适应证:①所有 1 型糖尿病患者,尤其是经常规治疗血糖控制不佳、血糖剧烈波动、对低血糖不能感知而多次发生低血糖、夜间低血糖、对胰岛素特别敏感或胰岛素需求量很少者。②胰岛功能差需要胰岛素治疗的 2 型糖尿病患者。③有"黎明现象"者,空腹血糖 > 11.1 mmol/L。④生活方式多变,工作、进食、活动不规律者。⑤妊娠。⑥器官移植后血糖难以控制者。⑦严重糖尿病自主神经病变,如胃麻痹、下肢疼痛等。

胰岛素泵治疗时胰岛素用量的计算:可根据实际体重或以前胰岛素总量进行计算。①体重在理想体重的 20%以内时,每天胰岛素总量=0.4~0.9 U/kg,或按以前胰岛素总量的 75%计算。②基础量=40%~50%每天胰岛素总量。③餐前量=50%~60%每天胰岛素总量,如果基础量已经平衡了生物节律因素,则可将餐前量平均分配到三餐前。

胰岛素泵治疗时胰岛素用量的调整:①基础量的调整主要根据早晨空腹血糖。②餐前量的调整根据下次餐前血糖值调整。③如果连续 2 天血糖值大于靶血糖值,增加餐前量每次 1 U,连续 2 天血糖值小于靶血糖值,减少餐前量每次 1 U。④每次剂量调整不超过 2 U,观察 2~3 天后再根据血糖情况继续调整。

7.胰岛素类似物

(1)胰岛素类似物与普通人胰岛素比较,有着诸多的益处,促使胰岛素的给药方式更趋完善。①起效快速,避免人胰岛素的起效时间需 30~60 分钟,必须餐前 30 分钟给药的缺点,仅邻近程前 15 分钟注射,或于餐后即用,同时作用持续时间短。②贴近生理治疗,胰岛素类似物和长效胰岛素联合应用,三餐时注射短效类似物及睡前注射甘精胰岛素,可帮助糖尿病患者更准确地模拟正常人在生理状态下的胰岛素代谢过程;以最大限度地将血糖控制在正常范围,且不易引起低血糖的发生。③峰效时间与餐后血糖峰值同步,更好地控制餐后血糖升高。另注射时间随意,便于灵活应用,如根据进餐的需要及在餐后追加使用。④显著减少夜间低血糖发作。⑤可降低糖化血红蛋白,达到<7%的指标。⑥注射部位的药物吸收较稳定,个体内的变化及个体间的差异较小,吸收的变异度有很大的改善。另外,人胰岛素注射剂量较大时,可在皮下形成储存,疗效与持续时间难以预计,而类似物极少出现此类现象。⑦睡前注射甘精胰岛素与口服降糖药联合应用将提高 2 型糖尿病患者的血糖控制,且比通常预想的更容易实行和节约费用。⑧口服肾上腺皮质激素的糖尿病患者的缺陷常是餐后血糖处理受损,皮质激素可抑制胰岛素的分泌,增加糖异生,减少外周组织对葡萄糖的摄取。但胰岛素类似物可改变这一弊端。

(2)胰岛素类似物的应用原则:①甘精胰岛素的 pH 低,不能与其他胰岛素注射剂混合,以免发生凝聚,使吸收延迟。②由动物胰岛素改用人胰岛素类似物时,剂量应减少 10%左右,否则易致低血糖的发生。③对过敏者、妊娠妇女、动物源性胰岛素呈现免疫抵抗者、初始采用胰岛素治疗者、间断应用胰岛素者宜尽量首选人胰岛素。④甘精胰岛素宜提倡睡前给药,以控制"黎明现象"高血糖及白天葡萄糖毒性所致的夜间高血糖。并可替代三餐间的基础胰岛素的分泌。⑤与可升高血糖的药物联合应用,如肾上腺皮质激素、异烟肼、雌激素、口服避孕药、烟酸、噻嗪类利尿药,可适当增加剂量;当与含硫抗菌药、水杨酸盐、单胺氧化酶抑制剂、血管紧张素转化酶抑制剂、

β受体阻滞剂、奥曲肽等药联合应用,可减少胰岛素类似物的需求量。且β受体阻滞剂可能掩盖胰岛素所致的低血糖现象,需特别警惕。

（商秀芳）

第四节 肥 胖 症

肥胖症是指身体脂肪的过度堆积,以及体重的超重。在健康的个体中,女性身体脂肪约为体重量25%,男性约为18%。体重指数(BMI),即体重(kg)/身高^2(m^2),与身体脂肪高度相关,因此目前国际上常常使用BMI来作为评估肥胖症水平的指标,一般认为BMI为20～25 kg/m^{2}代表健康体重,轻度超重的定义是BMI为25～30 kg/m^2,或者体重在正常体重的上限与高于正常体重上限(根据标准身高-体重表)的20%之间;而BMI高于30 kg/m^2,或者体重高于正常体重上限的20%,被定义为肥胖症。BMI高于30 kg/m^{2}意味着患病风险极大地增高。肥胖症与神经性厌食和神经性贪食相比较不属于精神类疾病,但是属于医学类疾病。

在美国大约35%的女性和31%的男性显著超重(BMI≥27 kg/m^2);如果以BMI超过25 kg/m^{2}来定义肥胖症,可能现在肥胖的美国人多于不肥胖的;如果以BMI超过30 kg/m^{2}来定义肥胖症,则有11%的女性和8%的男性有肥胖症。目前在美国,肥胖症的患病率至少是20世纪早期的3倍。

社会经济地位与肥胖症密切相关,在美国,社会经济地位低的女性肥胖症的患病率是社会经济地位高的女性的6倍。无论男性还是女性,体重在25～44岁增加是最明显的。怀孕可能导致女性体重大大地增加,如果一个女性接连怀孕,她们的体重平均会比上一次怀孕约有2.5 kg的增长。在50岁以后,男性的体重趋于稳定,在60～74岁,甚至会出现轻微下降;女性则相反,体重的持续增长会持续到60岁,在60岁以后才会开始下降。

一、病因学

肥胖症是一个复杂的多因素疾病,涉及生物、社会、心理等多方面因素。在今天,大多数研究者认为肥胖者是能量平衡障碍,即能量摄入与消耗的障碍;肥胖症也是与某个基因结构有关的疾病,而这个基因结构是通过文化和环境的影响来被调整的。

(一)生物学因素

1.遗传因素

遗传因素在肥胖症中起着重要作用。双生子研究和寄养子研究均显示遗传因素对患肥胖症有重要影响。大约80%的肥胖患者都有肥胖症家族史;80%的肥胖父母的下一代都是肥胖子女,父母其中之一是肥胖者,他们中40%的下一代有肥胖,而父母都很苗条的,只有10%的下一代是肥胖者。这些均提示了遗传的作用。虽然有研究发现肥胖基因能调节体重和身体脂肪的储存,但迄今为止,还未发现肥胖症特异的遗传标志物。

2.神经生物学

中枢神经系统,特别是外侧下丘脑存在"摄食中枢"或者"饥饿中枢",可以根据能量需求的改变来调节食物摄取的量,并以此来维持体内脂肪的基线贮存量。动物试验发现,用电刺激动物的外侧下丘脑,已经吃饱了的动物又重新开始吃食物;损毁了大白鼠两侧的外侧下丘脑,结果发现动物拒绝吃东西。

饱足感与饥饿感对食物摄取起着调控作用,参与肥胖症的发病。饱足感是一种当饥饿被满足后的感觉。人会在就餐结束时停止进食是因为他们已经补充了那些耗尽的营养,来自已经被吸收的食物的新陈代谢的信号通过血液被携带到大脑,大脑信号激活了可能位于下丘脑的受体细胞,从而产生了饱足感。5-羟色胺、多巴胺和去甲肾上腺素的功能紊乱通过下丘脑参与调节进食行为,其他涉及的激素因子可能包括促肾上腺皮质激素释放因子(CRF)、神经肽Y、促性腺激素释放激素和促甲状腺激素。当重要营养物质耗尽,新陈代谢信号强度下降,便产生饥饿感。嗅觉系统对饱足感可能起着重要作用,实验显示通过使用一个充满特殊气味的吸入器使鼻子里的嗅球受到食物气味的强烈刺激,从而产生出对食物的饱足感。

有一种脂肪细胞产生的激素称为瘦素,是脂肪的自动调节器。当血液瘦素浓度低时,更多的脂肪被消耗,而当瘦素浓度高时,脂肪消耗较少。

(二)心理、社会因素

尽管心理、社会因素是肥胖症发展的重要因素,但是这些因素如何导致肥胖症至今尚不清楚。饮食调节机制易受环境影响,文化、家庭和个体心理动力因素都影响着肥胖症的发展。

肥胖症与文化有着密切的关系,随着全球化的进展和经济飞速发展导致生活节奏加快、人们压力增大、活动锻炼时间明显减少,而快餐文化的迅速发展及餐馆餐饮消费的增多,使得当今社会肥胖症日益增多。躯体活动明显减少是作为公共卫生问题的肥胖症日趋增多的一个主要因素,原因是躯体活动不足限制了能量的消耗,而摄食却不一定会相应减少。

特殊的家族史、生活事件、人格结构或是潜意识冲突都可能导致肥胖症。有很多肥胖的患者因为在他们的成长环境里可以看到很多的过量进食例子,所以他们学会了用过量摄食作为应对情绪紊乱及各种心理问题的一种方式。

(三)其他因素

有很多临床疾病会导致肥胖症。肾上腺皮质功能亢进与特征性的脂肪分配有关(水牛型肥胖症);黏液水肿与体重增加有关,尽管并非恒定;其他神经内分泌障碍,包括脑性肥胖症,是以肥胖症及性与骨骼的异常为特征。

不少精神药物会导致体重增加。在非典型抗精神药物中,奥氮平、氯氮平、利培酮和喹硫平常见的不良反应即为体重增加;在心境稳定剂中,锂盐、丙戊酸盐和卡马西平也会引起体重增加;长期使用选择性5-羟色胺再摄取抑制剂也能导致体重增加。

二、临床特征

(一)心理和行为障碍

肥胖症的心理和行为障碍分成两类:进食行为紊乱和情绪紊乱。肥胖症患者的进食模式存在很大的差异,最常见的是,肥胖者经常抱怨他们不能限制自己进食,并且很难获得饱足感。一些肥胖者甚至不能区分饥饿和其他烦躁不安的状态,并且当他们心情不好时就会吃东西。

肥胖症患者不会出现明显的或者过度的病理心理学。通过对那些已经做过胃旁路术的严重肥胖的患者的研究,发现对他们最多见的精神科诊断是重性抑郁障碍。但是,在肥胖症患者中重性抑郁障碍的患病率并不高于普通人群。自我贬低自己的体象尤其见于那些从童年期就开始肥胖的人,这可能是由于对肥胖人群长期的社会偏见所致。有些研究反应肥胖者因病感觉羞耻和

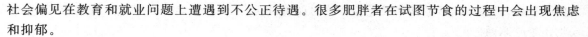

社会偏见在教育和就业问题上遭遇到不公正待遇。很多肥胖者在试图节食的过程中会出现焦虑和抑郁。

(二)生理障碍

肥胖会对生理功能产生很大的影响,产生一系列的医学并发症。

当体重增加时血液循环会负担过重,严重肥胖者可能会发生充血性心力衰竭;高血压和肥胖症高度关联;肥胖症患者的低密度脂蛋白水平升高,而高密度脂蛋白水平下降,低水平高密度脂蛋白可能是增加肥胖症心血管疾病风险的机制之一。如果一个人是上半身体脂肪增加、而非下半身,很可能与糖尿病的发生相关联。严重肥胖症患者肺功能受损非常严重,包括肺换气不足、高碳酸血症、缺氧症和嗜睡(即肥胖肺心综合征)且肥胖肺心综合征的死亡率很高。肥胖症可能会恶化骨关节炎及因皮肤伸张、擦烂和棘皮症而引起皮肤病问题。肥胖妇女存在产科风险,易患毒血症和高血压。

肥胖症还与一些癌症有关联。肥胖男性患前列腺癌和结肠直肠癌的比率更高,肥胖女性患胆囊癌、乳腺癌、宫颈癌、子宫癌和卵巢癌的比率更高。研究发现肥胖症通过影响雌激素分泌而导致子宫内膜癌和乳腺癌的产生和恶化。

三、诊断与鉴别诊断

(一)诊断

肥胖症的诊断主要根据 BMI 或体重:BMI 高于 30 kg/m²,或者体重高于正常体重上限的20%,被诊断为肥胖症。

(二)鉴别诊断

1.其他综合征

夜间进食综合征的患者会在晚餐后过度进食,他们是被充满压力的生活环境而促发的,一旦得了往往就会每天反复发生,直到压力缓解。

暴食综合征被定义为在短时间里突然强迫性地摄取大量食物,通常随后伴有严重的不安和自责。暴食也可以表现为是一种应激反应。与夜间进食综合征比起来,暴食综合征的暴食发作并不是定时的,而且常常与特定的促发环境紧密相连。

肥胖肺心综合征:当一个人的体重超过理想体重的100%,并伴有呼吸和心血管疾病时才被认为患有肥胖肺心综合征。

2.躯体变形障碍

一些肥胖者感觉他们的身体畸形、令人厌恶,并且感觉他人对他们带有敌意和厌恶。这种感觉是与他们的自我意识及社会功能受损紧密相连。情绪健康的肥胖者没有体象障碍,只有少数神经质的肥胖者才有体象障碍。该躯体变形障碍主要局限于从儿童期就已经肥胖的人,而在这些儿童期就肥胖的人中间,也仅有少于一半的人患躯体变形障碍。

四、病程和预后

肥胖症的病程是进展性的。减轻体重的预后很差,那些体重明显减轻的患者,90%最终体重再增加;儿童期就开始肥胖的患者预后特别差;青少年发病的肥胖症患者,往往更严重,更难治,与情绪紊乱的联系也比成人肥胖症更紧密。肥胖症的预后取决于肥胖产生的医学并发症。

肥胖症对健康有着不良影响,与心血管疾病、高血压[血压高于 21.3/12.7 kPa (160/95 mmHg)]、高胆固醇血症(血胆固醇高于 6.5 mmol/L)、由遗传决定的糖尿病特别是2型糖尿病(成年起病或非胰岛素依赖型糖尿病)等一系列疾病有关。根据美国健康协会的资料,肥胖的男性无论抽不抽烟,都会由于结肠、直肠和前列腺癌症而比正常体重的男性有更高的死亡率。肥胖的女性会由于胆囊、胆管、乳腺、子宫(包括子宫颈和子宫内膜)和卵巢的癌症而比正常女性有更高的死亡率。研究指出一个超重的人其体重越重,死亡的概率就越大。对那些极端肥胖的人,即体重为理想体重的 2 倍,减轻体重可能是挽救他们生命的方法,这些患者可能会出现心肺衰竭,特别是在睡觉的时候(睡眠呼吸暂停综合征)。

五、治疗

存在广泛的精神疾病理学如焦虑障碍、抑郁障碍的肥胖者,在节食过程中有过情绪紊乱病史的及正处于中年危机的肥胖者,应该尝试减肥,并最好在专业人员严格的督导下进行。

(一)节食

减肥的基础为摄入低于消耗。减少热量摄入的最简单方式就是建立一个低热量的饮食方式,包含那些易获得食物的均衡节食计划可获得最佳长期效果。对大多数人来说,最满意的节食计划通常的食物数量参照标准的节食书上可获得的食物营养价值表,这样节食可以最大机会地长期保持体重的持续减少。

禁食计划一般用于短期减肥,但经常会引发一些疾病,包括直立性低血压、钠利尿和氮平衡的破坏。酮体生成节食是高蛋白、高脂肪的节食方式,用于促进减肥,但这种节食会增高胆固醇浓度并且会导致酮症,产生恶心、高血压和嗜睡等反应。无论各种节食方式多么有效,他们大多数都很乏味,所以当一个节食者停止节食并回到以前的饮食习惯,会刺激他们加倍地过度进食。

一般而言,减肥的最好方式就是有一个含有 4 602～5 021 kJ 的均衡饮食方案。这种节食方案可以长期执行,但必须另外补充维生素,特别是铁、叶酸、锌和维生素 B_6。

(二)锻炼

增加躯体活动常常被推荐为一种减肥养生法。因为多数形式的躯体活动所消耗的热量直接与体重成一定比例,所以做同样多的运动肥胖的人比正常体重的人消耗更多的热量。而且,以前不活动的人增加躯体活动事实上可能还会减少食物摄入。锻炼也有助于维持体重的减低。

(三)药物疗法

各种用于治疗肥胖症的药物中,有些药物效果较好,如安非他明、右旋安非他明、苄非他明、苯二甲吗啡、苯丁胺、马吲哚等。药物治疗有效是因为它会抑制食欲,但是在使用几周后可能会产生对该作用的耐受。

奥利斯特是一个选择性胃和胰腺脂肪酶抑制剂减肥药,这种抑制剂用于减少饮食中脂肪(这种脂肪会通过粪便排泄出来)的吸收。它通过外围机制起作用,所以一般不影响中枢神经系统(即心跳加快、口干、失眠等),而大多数减肥药都会影响中枢神经系统。奥斯利特主要的不良反应是肠胃道不良反应。该药可以长期使用。

西布曲明是一种 β-苯乙胺,它抑制 5-羟色胺和去甲肾上腺素的再摄取(在一定范围内还抑制多巴胺),用于减肥,长期使用可以维持体重减轻。

(四)外科手术

那些可引发食物吸收不良或者减少胃容量的外科手术方法已经用于显著肥胖者。胃旁路术是一个通过横切或者固定胃大弯或胃小弯而使胃变小的手术。胃成形术使胃的入口变小从而使食物通过变慢。尽管会出现呕吐、电解质紊乱和梗阻，但是手术的结果还是成功的。抽脂术（脂肪切除术）一般是为了美容，而对长期的减肥并没有用。

（五）心理治疗

精神动力性心理治疗以内省为取向，可能对一些患者有效，但没有证据表明揭示过度进食的无意识原因可以改变肥胖者以过度进食来应对压力的症状。在成功的心理治疗和成功的减肥后的几年里，多数患者在遇到压力时还会继续过度进食，而且，许多肥胖者似乎特别容易过度依赖一个治疗师，在心理治疗结束过程中可能会发生紊乱的退行。

行为矫正已经是最成功的心理治疗法，并被认为是治疗肥胖症的选择。患者通过指导会认识到与吃有关的外界线索，并且在特定环境中保持每天的进食量，比如在看电影、看电视或处于焦虑、抑郁等某种情绪状态之下时。患者也会通过教导发展出新的进食模式，比如慢吃，细嚼慢咽，吃饭时不看书，两餐间不吃东西或不坐下就不吃东西。操作性条件治疗，通过奖励，比如表扬或新衣服来强化减肥，也已经使减肥获得成功。

团体治疗有助于保持减肥动机，有助于提高对已经减肥成功的成员的认同，并且可以提供有关营养方面的教育。

（六）综合治疗

一个管理肥胖症患者的真正全面的方法是以设备（如新陈代谢测量室）和人（如营养学家和锻炼生理学家）为核心；但是这些都很难获得。设计高质量的项目时，要有容易获得的资源（如治疗手册），以及合理运用锻炼、心理治疗和药物治疗相结合的综合方法。决定使用哪种心理治疗或体重管理方法是一项重要环节，并且与患者一起来决定哪些资源的结合可以控制体重将是最合适的方式。

（朱华芳）

参 考 文 献

[1] 王佃亮,黄晓颖.内科医师诊疗与处方[M].北京:化学工业出版社,2023.

[2] 李志宏.临床内科疾病诊断与治疗[M].汕头:汕头大学出版社,2023.

[3] 张阳阳,张树堂.内科常见病诊疗精要[M].汕头:汕头大学出版社,2023.

[4] 徐冉.当代内科理论与实践[M].长春:吉林科学技术出版社,2023.

[5] 宋波.内科医师临床必备[M].青岛:中国海洋大学出版社,2023.

[6] 张群英,龙涛,林荡,等.实用内科诊疗学[M].上海:上海科学技术文献出版社,2023.

[7] 李菁.内科常见病诊疗进展[M].武汉:湖北科学技术出版社,2023.

[8] 江科.临床内科疾病诊治与传染病防治[M].上海:上海交通大学出版社,2023.

[9] 苏鹏.内科疾病检查与治疗[M].长春:吉林科学技术出版社,2023.

[10] 秦世云,秦中文,杨侠.中医内科实践录[M].北京:中医古籍出版社,2023.

[11] 刘新红,张龙,孟庆菊.神经内科临床与康复[M].上海:上海交通大学出版社,2023.

[12] 解苇生,李爽,张建林,等.现代内科临床诊治[M].长春:吉林科学技术出版社,2023.

[13] 李毅,满玉洁,赵宏,等.内科疾病诊治与康复理疗[M].上海:上海科学技术文献出版社,2023.

[14] 宋明明.内科临床诊断治疗实践[M].汕头:汕头大学出版社,2023.

[15] 柴倩倩,黄彩娜,张清,等.内科疾病治疗与用药指导[M].上海:上海科学技术文献出版社,2023.

[16] 马路.当代内科医学诊断及治疗[M].济南:山东大学出版社,2023.

[17] 刘新民,王涤非,王祖禄,等.内科常见病治疗手册[M].沈阳:辽宁科学技术出版社,2023.

[18] 宋荣刚,于军霞,王春燕,等.内科常见病诊治思维与实践[M].青岛:中国海洋大学出版社,2023.

[19] 毛真真,贺广爱,丁明红,等.内科疾病诊疗思维精解[M].青岛:中国海洋大学出版社,2023.

[20] 高成志.心内科疾病诊治精要[M].长春:吉林科学技术出版社,2023.

[21] 李东.临床内科疾病综合诊疗[M].长春:吉林科学技术出版社,2023.

[22] 刘冬燕,史金莎,朱颖,等.心内科疾病诊治与护理[M].青岛:中国海洋大学出版社,2023.

[23] 李栋,石伟丽,冯兴兰,等.现代内科病症诊疗精要[M].长春:吉林科学技术出版社,2023.

[24] 孔刚,高丽红,郭玉延.内科诊断思维与治疗原则[M].上海:上海交通大学出版社,2023.

[25] 李婷,李敏,刘晓娟.内科常见疾病检查与治疗[M].上海:上海交通大学出版社,2023.

[26] 高娟，王佩，魏爱爱.临床神经内科诊疗必备[M].上海：上海交通大学出版社，2023.
[27] 路庆锋.内科常见疾病诊断与实践[M].上海：上海交通大学出版社，2023.
[28] 陈倩，孙艳，罗晓俊.消化内科临床思维与实践[M].上海：上海交通大学出版社，2023.
[29] 王丽娜.常见内科疾病诊疗思维与实践[M].上海：上海交通大学出版社，2023.
[30] 胡建国，闫勇，郑婉，等.实用内科疾病中西医诊疗[M].北京：中医古籍出版社，2023.
[31] 支继新.心内科诊疗技术与疾病处置[M].北京：中国纺织出版社，2023.
[32] 杨柳，何显森，谢登海，等.临床心血管内科疾病诊疗学[M].上海：上海科学技术文献出版社，2023.
[33] 郭道林，李宛真，李琳，等.现代神经内科疾病诊治新进展[M].上海：上海科学技术文献出版社，2023.
[34] 郭明霞.实用中医内科疾病基础与临床[M].上海：上海交通大学出版社，2023.
[35] 刘天君.临床肾脏内科疾病理论与实践[M].上海：上海交通大学出版社，2023.
[36] 谢琼，郭莹，彭建强.内科住院医师规范化培训分层递进培养模式的探索及应用[J].中国继续医学教育，2023，15(6)：177-180.
[37] 王飞，于庆功，段薇，等.联合教学模式在消化内科临床教学中的应用探索[J].中国继续医学教育，2023，15(4)：19-23.
[38] 赵荫涛，郑璐，刘源，等.PACS 系统在心内科住培中的运用价值[J].中国继续医学教育，2023，15(3)：149-153.
[39] 曹瑜，林盪.PDCA 循环联合 PBL 教学法对呼吸内科住院医师规范化培训的应用效果[J].中国医药指南，2023，21(20)：186-188
[40] 欧阳慧，黄楚媚，齐健.消化内科见习带教效果的探讨[J].中国卫生产业，2023，20(14)：248-251.